航天科工出版基金资助出版

U0265433

航天职工健康知识读本

（上册）

邵天民　张　燕　主编

中国宇航出版社

·北京·

图书在版编目(CIP)数据

航天职工健康知识读本：全二册／邵天民，张燕主编．--北京：中国宇航出版社，2018.8

ISBN 978 - 7 - 5159 - 1500 - 5

Ⅰ.①航… Ⅱ.①邵… ②张… Ⅲ.①航空航天医学 Ⅳ.①R85

中国版本图书馆 CIP 数据核字(2018)第 179301 号

责任编辑 赵宏颖　　　**装帧设计** 宇星文化

出 版 发 行	**中国宇航出版社**			
社 址	北京市阜成路 8 号 **邮 编** 100830		版 次	2018 年 8 月第 1 版
	(010)60286808　　(010)68768548			2018 年 8 月第 1 次印刷
网 址	www.caphbook.com		规 格	787×960
经 销	新华书店		开 本	1/16
发行部	(010)60286888　　(010)68371900		印 张	52.25
	(010)60286887　　(010)60286804(传真)		字 数	700 千字
零售店	读者服务部		书 号	ISBN 978-7-5159-1500-5
	(010)68371105		定 价	80.00 元
承 印	河北画中画印刷科技有限公司			

本书如有印装质量问题，可与发行部联系调换

《航天职工健康知识读本》
编委会

目　录

第一篇　心脏篇

第二篇　血压篇

第五篇　老年篇

第六篇　女性篇

第七篇　儿童篇

第八篇　五官篇

第九篇　肿瘤篇

第十篇　过敏及免疫篇

第十一篇　健康管理篇

第十二篇　日常保健篇

第十三篇　合理用药篇

第十四篇　运动饮食减重篇

第十五篇　家庭护理篇

第一篇

心脏篇

呵护从心开始

高　炬

冠心病，是冠状动脉粥样硬化性心脏病的简称，顾名思义是指供应心脏的冠状动脉因为粥样斑块的形成、增大，使血管腔逐渐变小，从而影响心脏肌肉的供血，产生一系列的临床症状。

冠心病分为 5 大类，日常中我们最常见的 3 种类型是：心绞痛、心肌梗死和猝死，这 3 种类型的危险程度依次递增。

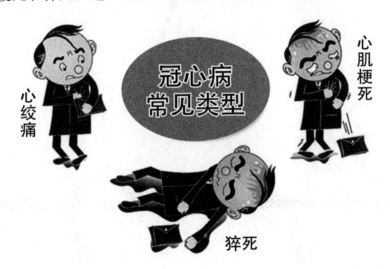

1. 冠心病的症状

（1）心绞痛

心绞痛主要表现为胸骨后或心前区出现疼痛，疼痛有时会牵扯到肩部、左臂内侧、手指及咽部，疼痛可表现为压榨、烧灼、酸胀、紧缩或憋闷感，易在情绪剧烈波动、强体力活动、饱餐和寒冷时发作，一般持续 3～5 分钟，休息可缓解。

（2）心肌梗死

心肌梗死发作的部位与心绞痛类似，但疼痛持续的时间、性质均较心绞痛严重，并伴有心慌、出汗、恶心、呕吐等不适，休息后症状不能缓解。

其中一些患者无明显的不适，或者伴随一些不典型的症状，如：牙疼、腹痛、后背痛，需引起高度警惕。

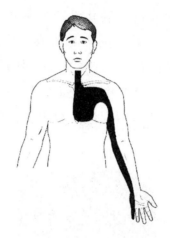

心绞痛常见部位

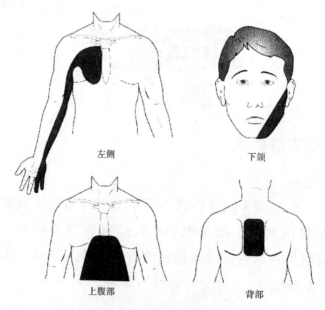

左侧　　　　　　　　　下颌

上腹部　　　　　　　　背部

心绞痛不常见部位

2. 冠心病的易患因素

目前冠心病的发病机制仍未完全清楚，它是一种由多因素引发的疾病，人们所共知的密切相关的因素不外乎以下几种，包括：年龄和性别（45 岁以上的男性，55 岁以上或者绝经后的女性），家族史（父兄在 55 岁以前，母亲/姐妹在 65 岁前死于心脏病），血脂异常（低密度脂蛋白胆固醇过高，高密度脂蛋白胆固醇过低），高血压，糖尿病，吸烟，肥胖以及缺乏运动等。我们将这些高危因素又分为可控的危险因素和不可控的危险因素。

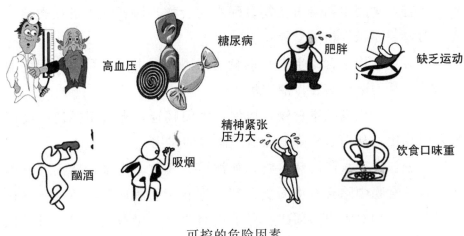

可控的危险因素

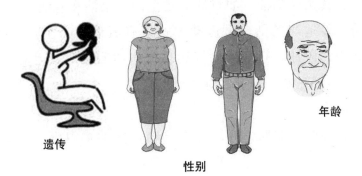

不可控的危险因素

所以在日常生活和工作中，我们要积极干预，避免这些可控的危险因素，从而起到预防发病、降低患病率的作用。

3. 冠心病一级预防

一级预防是针对没有发生冠心病的危险人群，采取回避或干预的措施，预防冠心病的发生。除了平时我们采用药物治疗控制血压、血糖、血脂外，培养良好的生活方式和饮食习惯等尤为重要。其中饮食方面我们要做到"五宜、五忌"。

（1）五宜

一宜：食用植物蛋白及复合碳水化合物，前者主要指豆类食品等，后者主要指淀粉类食物；

二宜：食用富含维生素 C 的食物，因为维生素 C 可以使胆固醇羟基化，从而减少其在血液中的蓄积；

三宜：食用高纤维食物，以保持大便畅通，有宜于粪便中类固醇及时排出，从而起到降低血清胆固醇的作用；

四宜：食用水产海味食物，如海带、海蜇、淡菜、紫菜和海藻等，这些食物中除含有优质蛋白和不饱和脂肪酸以外，还含有各种无机盐，它们对阻碍胆固醇在肠道内吸收有一定作用，同时对软化血管也有一定作用；

五宜：食用植物油，如豆油、花生油、菜油和麻油等。

同时，要适当的活动，运动方式以有氧锻炼为主，包括步行、骑车、爬山、游泳、打门球、打乒乓球和羽毛球等。运动时间一般为每次 30 分钟左右，每周锻炼 4～5 次。

（2）五忌

一忌：多吃高脂肪、高胆固醇食物，如动物内脏、动物大脑和蛋黄等；

二忌：多实用单糖食物，如含果糖、葡萄糖等的食物，以避免单糖转化脂肪而存积体内；

三忌：烟、酒，经常吸烟、嗜酒往往会成为脂质代谢紊乱的诱因，从而促进胆固醇的合成，造成血浆胆固醇和甘油三脂浓度的增高；

四忌：高盐食物，食盐中的钠能增加血浆渗透压，促使血压升高，对冠心病患者会产生不利影响；

五忌：饮食过多、过饱，切勿暴饮暴食。一方面饮食摄入过多，可导致肥胖，加重心脏负担，同时容易加快动脉粥样硬化；另一方面，暴饮暴食可使大量血液积聚于消化道，从而导致心肌供血不足，发生心肌缺血。

4. 冠心病二级预防

对已经患上冠心病的患者，应尽早进行诊断和治疗，具体预防措施概括为"A、B、C、D、E"5个方面。

A——服用血管紧张素转换酶抑制剂（ACEI）和阿司匹林（Aspirin）；

B——使用β阻滞剂（β-blocker）和控制血压（Blood pressure control）；

C——戒烟（Cigarette guitting）和降胆固醇（Choleslerol - lowering）；

D——合理饮食（Diet）和控制糖尿病（Diabetes control）；

E——运动（Exercise）和教育（Education）。

总之，冠心病是一种可防、可控、可治的疾病，需要我们对其引起重视，积极做好预防，同时不要忽略平常生活中的任何不适症状，及时进行相关检查，并采取合理、有效的治疗措施。

作者简介

姓名：高炬

性别：男

工作单位：航天中心医院心脏医学部

学历及学位：本科

技术职称：主治医师

研究方向：冠脉介入和先心病介入

通信地址：北京市海淀区玉泉路 15 号院

邮编：100049

E－mail：super. gj@163. com

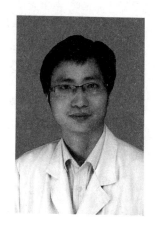

冠心病患者的衣食住行

舒　成

随着生活水平的提高和生活节奏的加快，冠心病患者也越来越多，在我们身边常出现的患者猝死的现象大都是冠心病引起，因此大家都要重视冠心病。很多朋友在医院被诊断出冠心病后，都很紧张，感觉自己好像被判了死缓一样，天天除了按时服用药物外，都不知道生活该如何正常进行下去，怕一不留神病情加重，引起不良后果。下面我们从冠心病患者的"衣、食、住、行"几个方面告诉大家如何做好预防措施。

1. 衣：注意气候变化，适时增减衣物

我们生活在自然界中，一年四季的变换也必然影响到人体的生理功能，春、夏、秋、冬发生不同疾病的概率也不同，一般在寒冷的冬季，突然的降温、大风或潮湿的天气导致冠心病的发病率最高。这是因为，一方面，人体在受到寒冷的刺激时，体内分泌去甲肾上腺素增多，心率加快，心肌耗氧量增加；另一方面，寒冷也可以诱发冠状动脉痉挛，使管腔持续闭塞，或挤压动脉粥样硬化斑块，使动脉内膜损伤，血小板聚集，致血栓形成而引发心肌梗死。所以每年11月到次年的1月和每年3—4月是心梗的高发期，因此冠心病患者在降温、刮风的日子里，应当减少户外活动，注意御寒保暖，减少疾病的发生。

2. 食：合理饮食，禁烟限酒

饮食对冠心病患者非常重要，在饮食上要做到"三低两高"，

即低热量、低脂肪、低盐、高纤维素、高维生素。其中低热量即每天主、副食物供应热量应该控制在 7531～8363kJ，糖类含量为 55%～60%，脂类含量 25%～30%，蛋白质含量 10%～15%；低脂肪是指必须严格控制动物脂肪的摄入，有助于减少肥胖、高脂血症的发生；低盐即每天摄入食盐不可超过 5g，有助于减轻对血管壁的损害；高纤维素、高维生素是指要多吃含纤维素、维生素的食物，即增加谷类、新鲜蔬菜和水果的摄入，有助于改善血管状态。另外，还要禁烟忌酒，香烟中的尼古丁不仅可加速动脉粥样硬化的发生及发展，而且可刺激血管收缩和血压升高，流行病学统计，吸烟者心肌梗死的发病率是不吸烟者的 3.6 倍；少量饮用低度酒可升高血液中高密度脂蛋白含量，同时降低胆固醇和低密度脂蛋白的含量，对防止冠心病是有利的，但大量饮酒则会增加心肌耗氧，引发冠心病发作，因此一定要限制饮酒量。

3. 住：早睡早起，生活规律

人的一生中约有一半的时间是在居室中度过的，所以冠心病患者的住也显得尤为重要，一般居住的环境温度控制在 20℃ 左右为宜，室内的相对湿度以 30%～70% 为宜，夜间睡眠噪声应小于 45 分贝。每天要保障 6～8 小时的睡眠时间，并且要养成午睡的习惯，时间控制在 30～60 分钟，同时还要提高睡眠质量。夜晚理想的就寝时间为晚上 10 点左右，睡前不要进食，看些内容轻松的书籍或电视，使心情安静下来，做到先睡心后睡目。一般睡姿选取右侧卧位，这样不会压迫心脏，而且有利于血液循环。

4. 行：适度运动，养心建体

冠心病患者在疾病的恢复期、心脏功能允许的情况下进行适宜的体力活动是十分必要的。活动类型和强度根据患者具体病情和各自的兴趣爱好各异，但应做到循序渐进、持之以恒，开始活动量一定要小，锻炼强度和时间根据自身情况逐渐调整。在健体的同时也要调整心情，切忌大喜大悲，只有心宽了，心脏才能更有力地跳动。

　　以上内容只是从生活的几个方面对冠心病患者进行了指导，但是每位患者病情都有各自的不同，要根据自己的实际情况在医生的指导下选择最适合自己的衣、食、住、行，尽可能降低冠心病的发作频率，改善生活质量。

作者简介

姓名：舒成

性别：男

工作单位：湖北航天医院

学历及学位：本科　学士　在职硕士

技术职称：主治医师

研究方向：冠心病介入治疗及循环呼吸危
　　　　　重症的诊断治疗

通信地址：湖北省孝感市北京路 36 号

邮编：432000

E - mail：4396924@qq.com

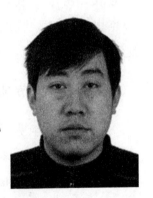

房颤并不可怕

张文昶

心房颤动（房颤）是最常见的心律失常疾病，特别是在老年患者中。随着年龄的增长，房颤的发病率逐步升高，80 岁这个年龄段的老人，房颤的发病率将近 10％，因此房颤被称为老年人"杀手"一点也不为过。我国已经进入了老龄化社会，因此，房颤成为 21 世纪我国心血管疾病的重点防治领域。

1. 房颤的危害

（1）房颤容易形成血栓，导致脑血栓

有研究显示，因为脑血栓在神经科就诊的患者有 20％合并了房颤，随之而来的中风和偏瘫给家庭和社会带来了沉重的负担。因此，房颤患者抗凝治疗预防血栓栓塞成为房颤治疗的重中之重。而在世界性的普查当中，我国房颤患者的抗凝治疗率与欧美发达国家相比是极低的，只有 2％~3％。所以，我们希望通过健康宣教、义诊等活动，帮助患者提高对房颤中风危害的认识，及早防治，不但可以减轻患者家庭的负担，也帮助国家节约巨额的医疗经费。

（2）房颤容易导致心功能不全

房颤会使心房丧失收缩功能，从而降低心脏泵血的能力。而长期房颤使得心脏进一步扩大，心脏的泵血功能会进一步下降。最终，房颤引起心脏功能衰竭。特别是在原本就合并了其他心脏疾病，如高血压、冠心病的患者身上，房颤就如同压垮骆驼的最后一根稻草，使得心脏功能衰竭进一步加重。

因此，房颤的危害是严重的，但是，房颤并不是绝症，它是可防、可治的。

2. 房颤的治疗

1）房颤需要规范抗凝治疗，经过抗凝治疗，可降低约70%的中风风险。目前抗凝治疗药物有传统的华法林，还有新型的口服抗凝药，如达比加群酯、利伐沙班。这些药物都需要在医生指导下服用。如果因为特殊原因不能服用抗凝药物，如药物过敏、出血和药物不耐受等，经过医生详细评估后，还可以采用左心耳封堵术替代房颤的抗凝治疗。

2）纠正房颤心律，恢复正常的窦性心律。纠正房颤心律的办法很多，主要包括药物复律、电复律以及导管消融。药物复律的选择比较广泛，国内常用的药物有普罗帕酮、胺碘酮、伊布利特等，药物的使用必须由医生评估并在医生指导下使用。导管消融在众多治疗手段中是效果比较好的。目前的研究显示，导管消融优于药物治疗，可以使大部分的房颤患者得到很好的疗效，甚至达到根治。

3）与房颤共存。如果房颤持续很长时间了，把它转复正常心律就很困难了，那么维持房颤且使用药物控制心率也能得到良好的治疗效果。

综上所述，房颤十分常见，若放弃治疗后果很严重，通过现代治疗方法可以收到很好的疗效。

作者简介

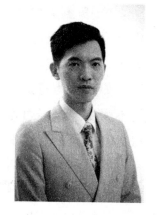

姓名：张文昶

性别：男

工作单位：航天中心医院心脏医学部

学历及学位：硕士　研究生

技术职称：主治医师

研究方向：心脏电生理

通信地址：北京市海淀区玉泉路 15 号院

邮编：100049

E‐mail：tom‐z@yeah.net

房颤患者用药误区与策略

南宇飞

我国是房颤发病大国，且房颤患者数量日趋增加。房颤最大的危害就是脑卒中。调查发现，房颤患者脑卒中总体发生风险是无房颤人群的 5 倍，如果不采取预防治疗措施，每年每 20 名房颤患者中就会有近 1 人（5%）发生脑卒中，并且房颤导致的脑卒中具有高致残性、高致死性和高复发性的特点。减少由房颤引起的脑卒中，必须从源头抓起，即对于有中、高脑卒中危险性的房颤患者进行抗凝治疗，也就是服用抗凝药物。这个观点已在国内和国际上达成共识，但我国房颤患者抗凝药的使用还不尽如人意，并且存在一些误区。

首先，许多面临脑卒中威胁的中危、高危房颤患者仍在使用阿司匹林抗凝，但其抗凝疗效不明确，而且预防脑卒中发生的效果有限。因为阿司匹林是通过减少血小板聚集来预防血栓形成的，对动脉粥样硬化导致的血栓治疗效果比较好。而房颤导致的血栓主要是凝血因子在起作用，因此阿司匹林的效果有限，应该使用华法林以及达比加群酯这类作用于凝血因子的新型口服抗凝药物。

其次，还有相当一部分房颤患者根本没有治疗。在房颤患者的抗凝治疗中，华法林抗凝治疗可以大大降低脑卒中发生的危险性。但由于华法林抗凝治疗一定要有医生指导，难度较大，抗凝过度可能导致出血，抗凝强度不够则没有预防作用，长期应用华法林需监测凝血指标（INR），并据此调整剂量，特别是用药初期，需要反复抽血化验，许多患者不能长期坚持，甚至主动放弃抗凝治疗。

第三，许多房颤患者甚至医生缺乏对无需监测 INR 血药浓度的达比加群酯等新型抗凝药物的了解，认为没有无需检测 INR 的抗凝药，进而放弃抗凝治疗。其实，预防成年非瓣膜性房颤患者脑卒中和全身性栓塞的新型口服抗凝药，如达比加群酯等早已应用于临床，不仅能显著降低缺血性脑卒中和全身性栓塞的风险，也能显著降低颅内出血、致死性出血的风险，而且使用方便、安全，无需常规抽血监测 INR 血药浓度、调整剂量等。

总之，由于抗凝治疗并不能消除房颤，不能改善患者心悸、乏力、心衰等症状，一些房颤患者只用房颤治疗药物而忽视抗凝治疗。其实，房颤患者特别是年龄大于 65 岁、以前有过脑卒中病史或者短暂脑缺血发作、充血性心力衰竭患者，以及患有高血压、糖尿病和冠心病等其他血管疾病的患者和左心房扩大、超声心动图发现左心房血栓的房颤患者，除了服用房颤治疗药物外，必须进行抗凝治疗，甚至应该以抗凝药治疗为主。

作者简介

姓名：南宇飞

性别：男

工作单位：航天中心医院老年医学二科

学历及学位：研究生　硕士

技术职称：主治医师

研究方向：老年心脑血管呼吸疾病

通信地址：北京市海淀区玉泉路 15 号院

邮编：100049

E - mail：nanyufei501@126.com

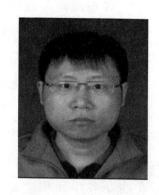

心跳慢就一定要装起搏器吗？

张文昶

心脏是我们身体里面最勤劳的器官。生命不息，心跳不止。心脏无时无刻不在规律地跳动着，每分钟要跳动 60～100 次，我们把这种正常规律的跳动称作"窦性心律"。

1. 为什么心脏能永不停歇地保持跳动

我常把心脏比作房子，这个房子不大，只有我们自己的拳头大小，却是"两房两厅"。两房就是左心房和右心房，两厅就是左心室和右心室。房子自然有电线电路，我们的心脏就好像房子一样有一套独特的电线电路——传导系统。传导系统的"司令官"叫做窦房结，由窦房结发放"指令"，通过传导系统，指挥心房跳动，指令再通过"中转站"，也叫做房室结传导到心室。一次指令的发放，指挥心房和心室顺序跳动一次，这样就完成一次心脏完整的跳动，把血液泵出心脏，通过血管传送到全身，给各个器官输送营养和能量，满足我们日常活动的需要。

如果心率小于 60 次/分，我们通常叫做缓慢型心律失常，主要包括窦房结指令发放障碍和指令在传导系统的传导中受阻等两个原因。前者叫做病态窦房结综合征，后者叫做房室传导阻滞。

（1）病态窦房结综合征

包括：1）持续的窦性心动过缓；2）窦性停搏；3）慢-快综合征，指患者平时心跳很慢，但有时候会突然地非生理性加速，主要表现为房性快速心律失常，因患者在心跳慢的基础上间歇性发作，出现心跳快的现象，故称之为慢-快综合征。

（2）房室传导阻滞

房室传导阻滞是指发放心脏跳动指令的窦房结功能大多正常，只是在下传到心室的"中转站"上受到阻滞。根据房室传导阻滞的程度，分为完全阻滞（Ⅲ度房室传导阻滞，即所有的窦房结发出的指令完全不能通过房室结下传到心室）和不完全阻滞，后者又分为Ⅱ度（部分窦房结指令不能通过房室结下传）和Ⅰ度（所有窦房结冲动都能通过房室结下传，只是传导的时间比正常缓慢而已）房室传导阻滞。很显然，Ⅱ度及Ⅲ度房室传导阻滞是比较严重的心动过缓。

2. 心跳慢如何治疗

心跳慢的症状可以从毫无感觉到引起患者晕厥甚至猝死。毫无症状往往不能引起患者重视。严重的心动过缓常常引起患者头晕、乏力、心慌、精神不振、黑朦、活动耐量下降，甚至晕厥或猝死。

治疗的策略主要根据：

1）患者有没有因为心动过缓出现症状；

2）患者的心动过缓有没有晕厥或猝死的风险。

针对缓慢型心律失常的治疗措施包括以下几项。

（1）不作任何治疗

如患者无明显症状，只是在体检时发现窦性心动过缓或Ⅰ度房室传导阻滞等，此时无需作任何处理，只是需要定期到医院随访心跳情况。

（2）植入心脏起搏器

在下列情况下，医生通常建议患者植入心脏起搏器：1）证实了缓慢心律失常引起了明显的症状；2）医生认为存在心脏骤停危险时（即使此时患者毫无症状）；3）患者存在治疗矛盾。

（3）服用药物

如存在心动过缓相关的症状而患者又不愿接受心脏起搏器治疗

时，可尝试服用一些药物，例如阿托品、舒喘灵以及茶碱类药物等。但这些药物未能通过临床实验证实有明确疗效。目前相关治疗指南中不推荐常规使用这类药物预防患者已存在的症状性心动过缓。

作者简介

姓名：张文昶

性别：男

工作单位：航天中心医院心脏医学部

学历及学位：研究生　硕士

技术职称：主治医师

研究方向：心脏电生理

通信地址：北京市海淀区玉泉路 15 号院

邮编：100049

E - mail：tom - z@yeah. net

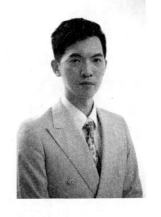

感冒应当"心"——病毒性心肌炎

孔颖颖

小赵是一名公司职员，今年三十岁出头，身强力壮，是家中的经济支柱，工作比较辛苦。某次连夜加班完后感冒了，发烧了两天，自己随便吃了点感冒药，并未在意，仍坚持工作。然而风云突变，两周后小赵突然晕倒，同事立刻将他送到医院，检查结果竟然是病毒性心肌炎，在重症病房抢救治疗期间，曾几度徘徊在死亡边缘，让这个不幸的家庭承担了巨大的经济压力。感冒发烧，差点毁了一个幸福的家庭，我们感慨生命脆弱的同时，也了解到"病毒性心肌炎"的可怕。

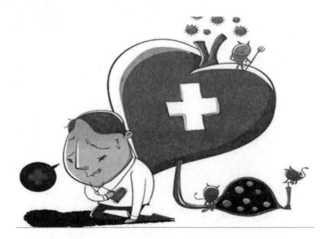

1. 病毒性心肌炎，到底何方妖孽

心肌炎是心肌的炎症性疾病，常见的病因为病毒感染，如感冒后，病毒进入人体，通过病毒的直接作用或病毒与机体的免疫反应共同作用，损害心肌组织结构和功能。严重的近期可能导致患者猝死，远期可能进展为扩张性心肌病，心脏扩大，反复心衰。

2. 什么样的临床症状，助你明察秋毫

病毒性心肌炎患者，轻者可能完全没有症状。多数患者发病前1～3周会有一些前驱症状，如发热、疲倦、肌肉酸痛或恶心、呕吐等消化道症状。这个时候要注意休息，避免劳累后加重病情。如出现胸闷、胸痛、心悸、气短、面色苍白、呼吸困难甚至晕厥等症状时，切勿耽误病情，应立即去医院就诊。医生会根据临床表现、心电图改变、心肌损伤指标及超声心动图等检查来明确诊断。

3. 什么样的治疗，让你一招定乾坤

本病无特效疗法，但多数患者经过一段时间休息及对症治疗后能自行痊愈。本病一经确诊，应立即卧床休息，防止过度劳累加重心脏负担，药物治疗包括：

1）抗病毒治疗：一般而言，若属流行性感冒病毒所致，可试用金刚烷胺、吗啉胍；

2）改善心肌细胞营养代谢，如维生素 C、ATP、辅酶 Q 等；

3）糖皮质激素：多数学者主张病情危重者，如短期内心脏急剧增大，高热不退、急性心衰，可试用地塞米松静点治疗，病情改善后改口服，并迅速减量至停用，疗程不宜超 2 周。

4. 既然来势汹涌，如何防患于未然

（1）预防感染

预防病毒入侵，尤其是呼吸道感染。平时容易感冒的朋友应注意加强营养，防寒保暖。感冒流行期间戴口罩，避免去人多拥挤的公共场所。

（2）合理饮食

饮食宜富含蛋白质、维生素，应多吃水果、蔬菜，忌暴饮暴

食。烟草中的尼古丁可导致冠状动脉痉挛收缩，影响心肌供血，饮酒会造成血管功能失调，所以应戒烟忌酒。

（3）增强体质

在恢复期时，根据自己的体力参加适当的锻炼，可早日康复，避免后遗症。心肌炎后遗症只要没有严重心律失常，可参加一般性的体育锻炼，只要能坚持，对疾病的康复肯定是有利的。

希望以上这些病毒性心肌炎的知识能够给读者朋友们带来帮助。

作者简介

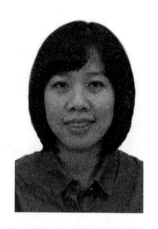

姓名：孔颖颖

性别：女

工作单位：航天中心医院呼吸科

学历及学位：硕士

技术职称：住院医师

研究方向：呼吸系统疾病内镜下介入治疗

通信地址：北京市海淀区玉泉路 15 号院

邮编：100049

E - mail：yingying890714@126.com

第二篇

血压篇

您了解高血压么？

易　忠

对于高血压这种疾病，相信大家都不会陌生。但对于能否正确对待高血压，大家可能不会给出肯定的回答。今天，我们就和大家讲讲如何对待高血压。

"只是血压有点高，又没什么不舒服的感觉，没事，不用治。"

这是不正确的。高血压是"无声的杀手"，早期时，症状可能不明显，您可能没有感觉。但是对它不重视，任其发展，就会导致严重的并发症，还可能会威胁到生命。所以当您发现自己血压升高时，一定要提高重视，积极治疗，否则等到疾病一并发生，再进行治疗，不但延误了治疗时机，还浪费金钱，增加痛苦。

"是药三分毒，能不吃就不要吃。"

这种观念是绝对错误的。得了高血压，如果不长期坚持服药，任其发展，就会引发一系列严重的并发症，相比于药物带来的某些副作用，对身体危害更大。而且现在多采用具有保护作用的降压药物，不仅无"毒"，还可保护心、脑、肾，对您的健康有极大益处。

"血压降得越快越好。"

其实这种观点是错误的。老年高血压患者，可能常伴有心、脑、肾等重要器官的病变。如果血压降得太快、太低，容易导致器官缺血，从而导致心脑血管意外的发生，如脑梗塞、心梗，甚至猝死。因此，应该选择平稳降压的降压药。

"我的血压已经降至正常了，就不用吃降压药了。"

这也是不正确的治疗态度。高血压是一种慢性疾病，需要终身服药。即使血压降至正常了，也要通过服药和健康的生活方式来维持，中间停药容易引起血压反复波动，因此应该在医生的指导下，长期坚持服用降压药，这样才可以帮助血压持续的达标。

"不能长期服用一种降压药，会产生耐药性的。"

这是概念上的错误。耐药性多针对抗菌药而言，是指药物对病菌不起作用，这种情况在降压药中是不存在的，而且恰恰相反，像ARB 或 ACEI 类药物，是用药时间越长，对心、脑、肾的保护作用越明显。

健康虽然换不来一切，但失去健康也就失去了一切。愿我们大家积极防控高血压、有效控制高血压，拥有健康、美好的幸福生活。

作者简介

姓名：易忠

性别：女

工作单位：航天中心医院老年一科

学历及学位：博士

职务：主任

技术职称：主任医师

研究方向：心脏起搏与心电生理

通信地址：北京市海淀区玉泉路 15 号院

邮编：100049

E－mail：yzmed@163.com

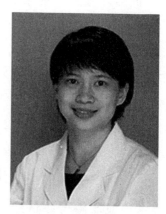

长期高血压的治疗与饮食

孙　佳

1. 高血压的概念

原发性高血压是以血压升高为主要临床表现的综合征，简称高血压。

在未服用降压药物状态下，2 次或 2 次以上非同日多次测量血压所得平均值高于正常，即可诊断为高血压。

正常右大于左（5 ～ 10mmHg），下肢大于上肢（20 ～ 40mmHg）

2. 高血压发病因素

1）遗传因素。

2）环境因素：

a）高钠盐、低钾盐膳食摄入。

b）交感神经活性偏高。

c）吸烟、大量饮酒。

d）超重。

e）服用非甾体类消炎药、避孕药；阻塞性睡眠呼吸暂停综合征等。

3. 药物选择治疗的目标

1）将血压恢复至目标值（小于 140/90mmHg）。

2）中、青年患者（小于 60 岁），高血压合并糖尿病或肾脏病患者应使血压降至 130/80mmHg 以下。

3）老年人至少降至正常高值（140/90mmHg）。

4. 五类一线降压药

（1）利尿剂

①噻嗪类

氢氯噻嗪，使用最多，持续时间较长。适于心衰及老年患者，影响血脂、血糖、血尿酸代谢，痛风患者禁用，可引起低血钾。

②祥利尿剂

呋塞米，可引起低钾血症。

③保钾利尿剂

螺内酯，高血钾者用该药物时不宜与 ACEI、ARB 合用；

氨苯蝶啶，肾功能不全者禁用。

（2）β受体阻滞剂

适应症：

1）心率较快的中、青年患者；

2）合并冠心病。

注意事项：

1）心动过缓患者须谨慎使用，可能会引发病态窦房结综合征、房室传导阻滞；

2）虽然糖尿病不是使用β受体阻滞剂的禁忌症，但它增加胰岛素抵抗，还可能掩盖和延长降血糖治疗过程中的低血糖症，使用时应加以注意；

3）急性心力衰竭患者慎用；

4）支气管哮喘患者慎用；

5）外周血管病患者禁用。

（3）钙通道阻滞剂（CCB）

1）起效迅速而强力，剂量与疗效呈正相关关系；

2）除心力衰竭外，钙通道阻滞剂较少有治疗禁忌症，对血脂、血糖等代谢无明显影响；

3）对老年患者有较好的降压疗效，高钠摄入不影响降压疗效，非甾体抗炎药不干扰降压作用，对嗜酒的患者也有显著降压作用，可用于合并糖尿病、冠心病或外周血管病患者，长期治疗时还具有抗动脉粥样硬化作用；

4）主要缺点是使用短效制剂引起心率增快、面部潮红、头痛及下肢水肿等；

5）非二氢吡啶类药物抑制心肌收缩及自律性和传导性，不宜在心力衰竭、窦房结功能低下或心脏传导阻滞患者中应用。

（4）血管紧张素转换酶抑制剂及血管紧张素 II 受体阻滞剂

适应症：

1）改善胰岛素抵抗和减少尿蛋白的作用；

2）特别适用于伴有心力衰竭、心肌梗死后糖耐量减低或糖尿病肾病的高血压患者。

不良反应：

1）主要是刺激性干咳和血管性水肿；

2）高钾血症患者慎用；

3）妊娠妇女和双侧肾动脉狭窄患者禁用；

4）血迹该超过 3mg/dL 的患者使用时需谨慎。

（5）选择性 α1 受体阻滞剂

1）对血糖、血脂代谢无影响；

2）可能出现体位性低血压及耐药性；

3）常用药物如哌唑嗪、特拉唑嗪等。

5. 特殊人群降压问题

1）糖尿病：首选 ACEI 或 ARB；

2）肾脏疾病：ACEI、ARB 有利于防止肾病发展，但肾功损害严重时禁用；

3）脑血管病：缓慢、平稳降压，长效制剂；

4）老年人：年龄超过 60 岁并达到高血压诊断标准者即为老年人高血压，以收缩压升高为主，宜选择利尿剂、长效二氢吡啶类及钙通道阻滞剂。

6. 高血压的饮食治疗

1）避免进食高热能、高脂肪及高胆固醇的"三高"食物。

2）餐饮中的食用油宜选择植物油，如菜籽油、玉米油等，这些植物油对预防高血压及脑血管的硬化及破裂有一定好处，忌食荤油及油脂类食品。

3）食盐的过量摄入是导致高血压的一个重要原因，高血压患者饮食不能太咸，老年人因味觉功能减退，常感觉食物无味，故喜食味重，特别是较咸的食物，应改变饮食习惯，限制钠盐的摄入，控制在每日 6g 以下。

4）大量饮酒，超重和肥胖也是高血压的危险因素。吸烟饮酒者应戒烟限酒，肥胖者应控制体重。一日三餐遵循"早上吃好，中午吃饱，晚上吃少"的原则。

5）适量摄入蛋白质，高血压患者每日蛋白质摄入量为每千克体重 1g 为宜，每周吃 2～3 次鱼类蛋白质，可改善血管弹性和通透性，增加尿钠排出，从而降低血压。如高血压合并肾功能不全时，应限制蛋白质的摄入。

作者简介

姓名：孙佳

性别：女

工作单位：沈阳二〇一医院

学历及学位：本科　学士

技术职称：主治医师

研究方向：内科

通信地址：沈阳市大东区新东一街 12 号

邮编：110043

E-mail：anjiana333@163.com

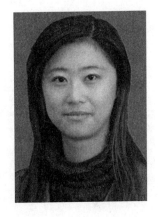

重视上班族高血压

翟东东

1. 上班族高血压存在的问题和危害

（1）认识不足、控制率低

青年是上班族的主力，但对于高血压病的认识明显不足。2016年，某航天单位职工体检时，发现中青年高血压发病率为7％左右，同时服药率及控制率均不足。而阜外医院王增武的一项观察发现，4个上班族中就有1个人有高血压，差不多2个上班族中就有1个人有高血压前期，仅有不到1/3的人是理想血压。

高血压患者占全国人口比例及患者类型图

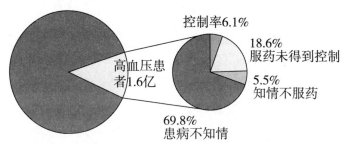

控制率6.1%

18.6%
服药未得到控制

高血压患者1.6亿

5.5%
知情不服药

69.8%
患病不知情

（2）靶器官损害影响大

上班族不仅是单位的主力，更是家庭的支柱。高血压如果不积极控制，会引起诸如心梗、心衰、脑梗及肾功能不全等疾病，造成沉重的社会经济负担。

2. 上班族高血压的特点和原因

（1）临床症状少，以舒张压高为主

中青年高血压患者早期往往没有症状或轻微的头晕、头痛不

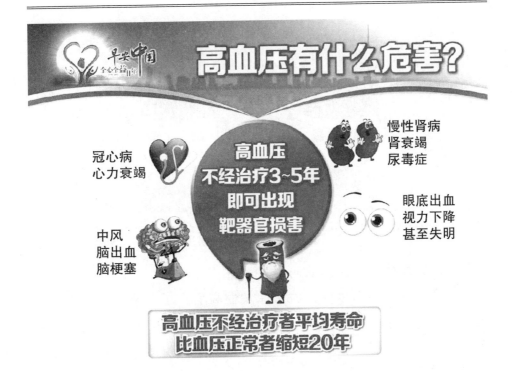

适，如果重视程度不够，可能会延误治疗。血压升高往往以舒张压为主，部分患者收缩压仅上升到150～160mmHg时，舒张压就可以升高到120～130mmHg[2]，带来的临床危害更大。

（2）继发性高血压相对多见

继发性高血压是指能找到明确病因的高血压，部分继发性高血压患者去除病因后可以根治高血压。

所有高血压人群里约10％为继发性高血压。但青年患者中继发性高血压比例明显增高。阜外医院对309例青年高血压患者进行分析，继发性高血压占40.1％（120/309），常见的病因有：肾血管性高血压（28.5％）、主动脉缩窄（4.2％）、原发性醛固酮增多症（2.9％）、肾实质性高血压（1.6％）及其他（白大衣性高血压、Cushing综合征、肾素瘤等占1.0％）。因此，诊断高血压后，最好能通过医院检查看自己是不是继发性高血压。

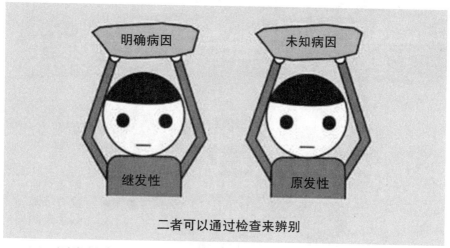

二者可以通过检查来辨别

（3）原发性高血压病的病因

除外了继发性高血压，就是原发性高血压了。原发性高血压的病因尚未完全明了，易合并高脂血症、糖尿病及肥胖等代谢性疾病，众多研究表明，动脉压升高与遗传、不良生活方式及精神心理之间有联系。

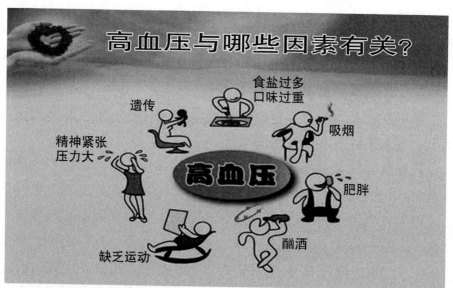

尤其上班族，工作、生活压力大，饮食不规律，应酬多，缺乏运动等，都是引起血压升高重要因素。

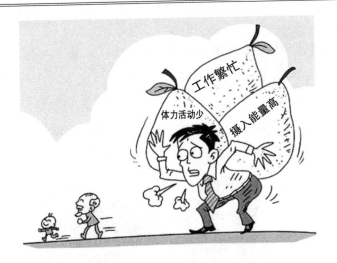

3. 上班族高血压日常保健注意事项

（1）检测血压变化

经常自测血压可弥补医院监测血压的不足。目前自测血压常采用电子血压计，测量的时间和次数一般建议每周测 3 天，每天测 2 次（早晨 7－8 时和晚上 19－20 时），每次测 3 遍后取平均值。治疗方案变更或者血压极不稳定者，需要每天测量，连续监测 2～4 周。

（2）调整生活方式是青年高血压的治疗基础

①减轻体重

体重降低对改善胰岛素抵抗、糖尿病、高脂血症和左心室肥厚均有益。

②减少钠盐摄入

膳食中约 80％钠盐来自烹调用盐和各种腌制品，所以应减少烹调用盐，每人每日食盐量以不超过 6g 为宜。

③补充钙和钾盐

每人每日吃新鲜蔬菜 400～500g，喝牛奶 500mL，可以补充钾 1000mg 和钙 400mg。

④低脂、限酒、戒烟

减少脂肪摄入，限制饮酒，戒烟。

⑤增加运动

运动有利于减轻体重和改善胰岛素抵抗，提高心血管适应调节能力，稳定血压水平。一般每周 3～5 次，每次 30～60 分钟。

⑥心理平衡

高血压病心理调节是简单易行的有效降压的途径，轻性高血压甚至可以通过心理干预降压。

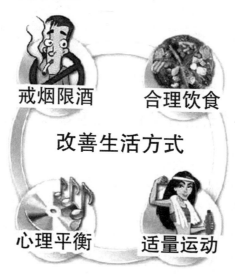

4. 上班族高血压的药物治疗注意事项

（1）个体化用药

上班族多有精神紧张、工作压力大等导致的不良情绪，舒张压高多见，可以选用 β 受体阻滞剂（如美托洛尔、比索洛尔等）为主的降压方案。如合并左室肥厚、肾功能不全等靶器官损害，可以选用血管紧张素转换酶抑制剂（如依那普利、福辛普利、培哚普利等）或血管紧张素 II 受体拮抗剂（如缬沙坦、氯沙坦、坎地沙坦等）。用药需要在高血压门诊专科医师指导下进行。

（2）规律服药，遵医嘱

坚持规律服药、不能自行停用，必要时可以在专科医师指导下减量或加药。

　　总之，上班族的健康问题、尤其是高血压的危害应提高重视程度，如果能采用正确的防治措施，不仅会为个人和家庭带来健康和幸福，同时也能为单位和社会减轻负担。

作者简介

姓名：翟东东

性别：男

工作单位：航天中心医院心脏医学部

学历及学位：研究生　硕士

技术职称：主治医师

研究方向：冠心病药物及介入治疗，高血压
　　　　　的药物及介入治疗

通信地址：北京市海淀区玉泉路 15 号院

邮编：100049

E-mail：13552657434@qq.com

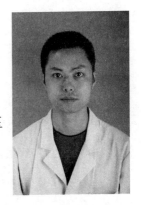

常见降压药不良反应及对策

韩　阳

一般在治疗高血压时，医生更多考虑的是药物疗效，而不够重视降压药物对机体带来的不良影响。尤其当高血压患者出现并发症或伴发其他疾病时，需同时应用多种药物，这时更容易产生不良反应。

用药是一种医术，也是一种艺术。怎样因病施药，同时应用两种以上药物时的配伍、剂量及患者机体情况等问题都必须谨慎考虑，只有这样才能使药效 1＋1＞2，而不良反应 1＋1＜2。现将常用的几种药物不良反应及处理简述如下。

1. 应利尿剂的不良反应

（1）低钾血症

由于利尿剂使肾脏排钾增多而引起低钾血症，主要症状是四肢无力，少数患者出现各种心律失常。如平时注意摄入含钾、镁的蔬菜水果，一般不会引起该症状，但在服药期间如患者出现不明原因的乏力，则应及时检查血钾。如果血钾降低要及时补充氯化钾，并少吃含糖类食物，多吃蔬菜水果。应定期监测血、血钠等，注意维持水与电解质平衡，尤其是老年人等高危人群，注意及时补钾。若利尿剂与 ACEI 或 ARB 同时使用，则可减少低钾血症等不良反应的发生。

（2）低钠血症

低钠血症由尿钠排出增加引起，表现为恶心、呕吐、全身不适、眩晕、嗜睡、思维混乱、多尿或少尿甚至无尿等，日常饮食较少易发生低钠血症。长期服用噻嗪类药物的患者，低血钠症的发病率高5倍。影响低血钠的因素还包括年龄、体重指数及肾小球滤过率等。

（3）高尿酸血症

服药后有些患者短期内血尿酸轻度升高，但小剂量长期治疗大多可恢复正常。利尿剂一般不会引起痛风，但原有痛风病患者则可能诱发关节红肿等痛风发作。高尿酸血症及痛风患者最好不要用利尿剂。

（4）低血压

低血压由排尿多且未及时补充水分引起，表现为口干、乏力、晕厥等，尤其是与血管扩张剂一起用时容易发生。有些患者对利尿剂很敏感，常规剂量即可引起大量排尿。因此，用利尿剂要从小剂量开始，并注意适量饮水，适时测量血压，一般利尿剂不要与血管扩张剂同用。利尿剂引起大量排尿时可同时发生低钾、低钠和低血压症。这是一组严重的不良反应和急症，应该提高警惕。

（5）血糖升高

用氢氯噻嗪治疗3周后，空腹血糖较用药前可能有所升高，故一般高血糖症及糖尿病患者最好不用利尿剂。吲达帕胺能干扰部分患者的糖代谢，出现糖耐量异常现象，对高血压伴有糖耐量异常的患者应定期复查血糖。以上不良反应常在利尿剂较大剂量并长期用药时出现，小剂量服用一般不会产生不良反应。在应用利尿剂期间，要多吃水果蔬菜及补充水分。

（6）肾功能不全

不同利尿剂会直接或间接引起肾脏血流动力学改变，导致肾血流灌注量减少，肾小球滤过率下降，严重的甚至可能导致肾小管坏死。当高血压合并中重度肾功能不全时，禁用噻嗪类利尿剂，此时可用呋塞米代替。吲达帕胺禁用于对磺胺类药物过敏者，其缓释剂不良反应较少。

2. 血管紧张素转换酶抑制剂不良反应

（1）咳嗽

咳嗽是最常见的不良反应，不同制剂发生率不同。多为干咳，较剧烈，服用止咳药效果差，这种咳嗽反应，停药1～3周便可消失，无需特殊治疗。

（2）高钾血症

少数患者用药后血钾轻度升高，但不会引起严重高钾血症。对高血压合并肾功能不全或双侧肾动脉狭窄的患者，则可引起重度高钾血症而发生严重后果。对长期血压未控制，尤其是病情比较重的高血压患者，应先检查肾功能后再考虑是否应用此类药物。除低钾血症外，ACEI不可与氯化钾和保钾利尿剂螺内酯同时应用。

（3）肾功能减退和蛋白尿

由于ACEI对肾功能不全患者可能使病情加重，故在用药后血肌酐升高超过基础状态的50%，或绝对值超过2.5mg/L时，应考虑停药，但对于高血压肾病及糖尿病肾病患者，使用得当可显著延缓肾功能进一步恶化及减少蛋白尿的排泄量。

（4）皮疹及血管性水肿

皮疹为药物变态反应，一旦出现，应立即停药。血管性水肿罕见，此反应一般在用药后4周内发生，喉部水肿可影响呼吸功能，重者可窒息。服药期间如发生喉部总有阻塞感及呼吸不畅等症状时，要警惕发生本病，应及时就诊。

血管紧张素II受体拮抗剂不良反应除很少引起咳嗽外，不良反应与ACEI类似，此药与ACEI合用发生高钾血症等不良反应风险增加，在降压治疗中一般不宜与ACEI合并使用。

3. 钙拮抗剂的不良反应

常见的不良反应是踝部水肿、脸红、头痛、头昏及牙龈增生，大多发生在用药后1～2年内，停药1～2个月可自行消退等。脸红、头痛、头昏由头部血管扩张引起，在继续服药1～2周后可减轻或消失。踝部水肿则常在服药较长时间后发生，且不易自行消退。这种反应虽然不影响疗效也无不良后果，但患者在心理上往往难以接受，故换用其他降压药为好。如仍需使用，可加小剂量利尿剂，水肿会减轻或消退。另外，钙拮抗剂停药也可发生反跳性血压升高、兴奋和焦虑等停药反应，但发生率很低。

非二氢吡啶类钙离子拮抗剂维拉帕米有减慢心率和降低心肌收缩力的作用，高血压伴有心动过缓或心功能不全的患者不宜使用。

4. β-受体阻滞剂的不良反应

（1）心动过缓

随着剂量增加心搏频率减慢，并可发生传导阻滞，甚至心搏停止。故在用药后出现明显的窦房阻滞或窦性停搏，应考虑停用或减量。用药后随着血压下降，心跳都会有所减慢，这是一种正常的治疗反应，一般心率在50次/分以上者不会有多大问题。

（2）支气管痉挛

β-受体阻滞剂可使支气管痉挛，诱发或加重呼吸困难，故禁用于支气管哮喘和慢性阻塞性肺气肿患者。

（3）心功能不全

临床上，β-受体阻滞剂虽然常用于治疗轻中度心功能不全患者，但要注意的是由于β-受体阻滞剂有降低心肌收缩率的作用，故禁用于高血压心脏病并发急性左心功能不全者。对高血压合并心功能不全的患者，换用利尿剂治疗，既可降压又可缓解心力衰竭，可谓一举两得。

（4）撤药综合征

β-受体阻滞剂突然停药或减药会出现交感神经兴奋症状，发生反跳性高血压。此时血压迅速恢复到治疗前水平，甚至比治疗前更高，可出现严重心律失常、心绞痛、心肌梗死或猝死等。少数患者在长期应用后停药，可出现心肌耗氧量增加及血小板聚集现象，多在停药2～7天内发作。因此患者不能随意停药，如发现血压反跳现象，可立即复用所停药物以缓解症状，同时加用其他降压药物，待血压稳定后再逐渐停药。

（5）对血糖、血脂及体力的影响

β-受体阻滞剂有升高血糖的倾向，普萘洛尔及阿替洛尔可轻度升高甘油三酯和降低高密度脂蛋白，而有高度受体选择美托洛尔、比索洛尔对血脂和血糖的影响很小。

（6）中枢神经系统症状

美托洛尔因具脂溶性，口服吸收后易透过血脑屏障，当患者服后出现明显嗜睡、厌食或抑郁等精神症状时，应考虑为其所致，可改服水溶性的阿替洛尔治疗。

作者简介

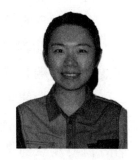

姓名：韩阳

性别：女

工作单位：沈阳二〇一医院

学历及学位：本科　学士

技术职称：中级

研究方向：内科

通信地址：沈阳市大东区新东一街12号

邮编：110043

E-mail：hy112358@126.com

高血压 18 问

贺大春

（1）什么是高血压？

在静息（安静）状态下，非同日三次收缩压（高压）均大于140mmHg 和/或舒张压（低压）大于90mmHg 者，为高血压。

（2）多长时间量一次血压？

健康成年人每年至少测量一次血压。高血压患者要经常测量血压。

（3）哪些人容易发生高血压？

超重和肥胖、高盐饮食及过量饮酒者容易发生高血压，父母均有高血压者具有较高遗传易感性。

（4）高血压有什么危害？

长期的血压升高会引起冠心病、心力衰竭、高血压脑病、脑卒中、肾功能衰竭和眼底出血等严重并发症。

（5）早期控制高血压有什么好处？

早发现、早治疗、早控制，可使中风概率下降 35%～40%；心肌梗死概率减少 20%～25%；心力衰竭概率减少 50%以上。

（6）健康的生活方式有哪些？

健康的生活方式是高血压防治的基础，包括：不吸烟；坚持适量体力活动；合理膳食，适当限制钠盐及脂肪摄入，增加蔬菜与水果摄入；节制饮酒；保持正常体重；心理平衡。

（7）如何控制体重？

增加体力运动是控制体重的有效措施。每周运动3～5次，每次20～60分钟。

（8）运动方式有哪些？

高血压患者运动宜夜不宜晨。中年人运动选择散步、快速步行、跑步、游泳和登山等；老年人以打太极拳、做操与散步为宜，运动量应以个人的年龄和体质为基础。

（9）为什么要控制钠盐的摄入？

高盐饮食是高血压的重要危险因素。限盐是非常经济有效的预防心血管病的措施。提倡每人每天平均食盐摄入量不超过 6g。

（10）高血压患者如何限酒？

过量饮酒可使血压增高，因此提倡高血压患者戒酒。已习惯饮酒的健康人每天饮酒量限制啤酒小于 250g，或葡萄酒小于 100g，或白酒小于 50g。妇女饮酒量减半。不提倡饮高度烈性酒。

（11）吸烟与高血压有关吗？

吸一支烟可使收缩压升高 20～25mmHg，吸烟也会影响降压药物的疗效。高血压者应戒烟。

（12）紧张与高血压的有关吗？

精神紧张、愤怒、烦恼和环境的恶性刺激等都可导致血压升高。

（13）哪些食品有降压功效？

荠菜、莼菜、菠菜、马兰头、紫菜、木耳、芥菜、海带、豆腐、豆芽、土豆、蒜、芹菜、萝卜、桔子、大枣、梨、苹果、南瓜、黄瓜、山楂、鱼类、蛋清以及食醋等。

（14）高血压应避免哪些危险动作？

趴在床上看书、看电视；衣扣扣得太紧；晨起后做反复向前弯曲身体、下蹲等剧烈运动。

（15）没有症状的高血压需要服药吗？

需要服药。高血压患者拒绝降压治疗或不规律服用降压药，会导致心脑血管事件的发生。

（16）降压药物应用原则？

降压治疗药物应用应遵循以下几项原则：小剂量开始，优先选择长效制剂，联合用药及个体化。

（17）为什么提倡 24 小时平稳降压？

血压降得过快，会出现头痛、头晕或心慌等不适；长期降压不平稳会诱发中风、心肌梗死等心脑血管急症。

（18）中药能降血压吗？

目前没有大规模的研究证据证明某一种中药产品是合适安全的降压药物。

作者简介

性别：男

姓名：贺大春

工作单位：湖北航天医院重症医学科

学历及学位：本科　学士

职务：主任

技术职称：副主任医师

研究方向：心血管疾病、重症医学

通信地址：湖北省孝感市北京路 36 号

邮编：432000

E－mail：HDC.998@163.COM

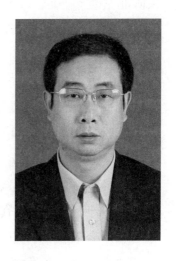

预防高血压病的"八项注意"

姜金爱

高血压的危害极大，可造成心、脑、肾三大器官的损害，引发心脑血管疾病，甚至导致死亡，而目前，国内外高血压疾病的现状都是患病率高，知晓率和控制率却非常低。因此，进行高血压早期预防非常重要。

"少盐、少脂、多运动，戒烟、限酒、减压力，按时服药是关键，谨遵医嘱是保障。"对于广大高血压患者，有专家提出忠告，特别是要做到"八项注意"。

（1）减少食盐摄入量

流行病学和临床观察均显示，食盐摄入量与高血压的发生和血压水平呈正相关。世界卫生组织建议人群每日摄盐量应控制在 6g 以下，轻中度高血压患者每日摄盐量应控制在 4～5g 为宜，大约每天半匙（小汤匙），尤其对盐敏感的患者要更少。

（2）有效控制体重

超重肥胖是原发性高血压独立的危险因素，减重可使血压不同程度的下降，并可明显减少同时存在的心血管危险因子。减肥、控制体重最有效的方法是节制饮食，减少每天摄入的总热量，例如减少主食和膳食中的脂肪成分，少食煎炸类和糖分较高的食物，低胆固醇饮食，保持八分饱，不吃零食等。

（3）保证充足的钾、钙摄入

高血压患者，尤其盐敏感患者更应注意补充钾，多食用含钾丰富的食物，如黄豆、番茄、芹菜、香菇、木耳以及各种绿叶蔬菜，水果如香蕉、橘子、苹果等。补钙有增加尿钠排泄的作用，而我国膳食结构中普遍存在钙摄入低而钠摄入过多的情况，增加钙的摄入，对预防高血压及骨质疏松等慢性疾病十分必要。美国医学专家认为，高血压患者每天坚持摄入高钙食物能使 2/3 左右的人收到明显降压效果，含钙食物如奶制品、豆制品、芝麻酱、虾皮等。

（4）戒烟

烟中含有尼古丁，能刺激心脏，使心跳加快、血管收缩、血压升高。长期大量吸烟可引起小动脉持续性收缩，使小动脉壁的平滑肌变性，血管内膜逐渐增厚，形成小动脉硬化，促使高血压进一步恶化。因此，高血压患者一定要下定决心戒烟。

（5）限酒

大量饮酒尤其是饮烈性酒，可使血压升高，有些患者即使饮酒后当时血压不高，但过几天血压仍可呈现高于平常的状态。长期饮酒使皮质激素水平升高，儿茶酚胺水平增加，还会影响肾素-血管紧张素-醛固酮及血管加压素的作用。饮酒量的多少与血压水平及高血压患病率有直接关系。我国专家认为，高血压患者应积极提倡不饮酒。

（6）合理安排运动量

适当的体育锻炼可增强体质、减肥和维持正常体重，对中老年人应包括有氧、伸展及增强肌力 3 类运动，具体项目可选择步行、慢跑、太极拳、气功等。运动强度因人而异，常用的运动强度指标为运动时最大心率达到 170 减去年龄，运动频率一般每周 3～5 次，每次持续 30～60 分钟。注意劳逸结合，以不出现不适反应为主。

（7）注意心理、社会因素

高血压与人的精神、心理状态密切相关。剧烈的精神刺激会使血压增高，因此高血压患者应保持心情舒畅，避免情绪大起大落。

（8）看效果决定今后治疗

如果通过 3～6 个月的非药物治疗，血压控制良好，可继续维持。如无效，则应改用降压药物治疗，不能因为年轻或无症状而不用药。

作者简介

姓名：姜金爱

性别：女

工作单位：湖北航天医院

学历及学位：本科　学士

技术职称：主管护师

研究方向：高血压、冠心病患者护理保
　　　　　健及冠心病介入患者的综合
　　　　　护理

通信地址：湖北省孝感市北京路 36 号

邮编：432000

E - mail：344486437@qq.com

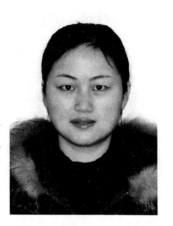

高血压的自我管理

樊国丽

我国目前高血压患者近 3 亿人，每年因高血压引发的心脑血管疾病意外死亡 300 万人，其中 90% 的高血压患者死于脑溢血、心梗、脑梗等并发症。未干预的高血压患者平均寿命只有 54.7 岁，比正常人少活 20 年。所以做好高血压自我管理非常重要。

高血压病的自我管理包括以下 6 点。

（1）控制体重

标准体重简便计算公式：标准体重（kg）＝身高（cm）－105。比标准体重高 20% 为肥胖，20%～30% 之间为轻度肥胖，30%～50% 之间为中度肥胖，大于 50% 为重度肥胖。

（2）合理膳食

第一，要控制能量的摄入，提倡吃复合糖类，如淀粉、玉米。少吃葡萄糖、果糖及蔗糖，这类糖属于单糖，易引起血脂升高。

第二，限制脂肪的摄入。

第三，适量摄入蛋白质。高血压患者每日摄入蛋白质的量为每千克体重 1g 为宜。每周吃 2～3 次鱼类蛋白质，可改善血管弹性和通透性，如高血压合并肾功能不全时，应限制蛋白质的摄入。

第四，多吃含钾、钙丰富而含钠低的食品，如土豆、茄子、海带、莴笋。多吃含钙高的食品：牛奶、酸牛奶、虾皮。少吃肉汤类。

限制盐的摄入量：每日盐摄入量应逐渐减至 6g 以下。

多吃新鲜蔬菜，水果。每天吃新鲜蔬菜不少于 400g，水果 100～200g。

适当增加海产品摄入：如海带，紫菜，海产鱼等，痛风患者除外。

（3）适量运动

要有持续运动的习惯：最好是做到有氧运动。有氧运动同减肥一样，可以降低血压，如散步、慢跑、太极拳、骑自行车和游泳都是有氧运动。运动坚持"三、五、七"原则，即每天运动 30 分钟，一周五次，运动后目标心率＝170－年龄。

（4）戒烟限酒

吸烟会导致高血压。研究证明，吸一支烟后心率每分钟增加 5～20 次，收缩压增加 10～25mmHg。因此，无高血压的人戒烟可预防高血压的发生，有高血压的人更应戒烟。

与吸烟相比，饮酒对身体的利弊存在争议。但可以肯定的一点是，大量饮酒肯定有害，高浓度的酒精会导致动脉硬化，加重高血压。

（5）心理健康

高血压患者的心理表现是紧张、易怒、情绪不稳，这些又都是使血压升高的诱因。患者可通过改变自己的行为方式，培养对自然环境和社会的良好适应能力，当有较大的精神压力时应设法释放，使自己生活在最佳境界中，从而维持稳定的血压。

（6）按时就医

按医生吩咐定期复诊，了解降压效果，及时调药。定期查血脂，血糖，肝肾功。血压升高或过低，血压波动，出现眼花、头晕、恶心呕吐、视物不清、偏瘫、失语、意识障碍、呼吸困难、肢体乏力等状况立即到医院就医。如病情危重，及时求救 120 急救中心。

总之，养成良好的生活习惯，可以预防高血压。有高血压的患者管理好自己的血压，可以改善生活质量，减少并发症，有效延长寿命。

作者简介

姓名：樊国丽

性别：女

工作单位：湖北航天医院

学历及学位：本科

职务：心内科医师

技术职称：副主任医师

研究方向：高血压、冠心病及心律失常

通信地址：湖北省孝感市北京路 36 号

邮编：432000

E-mail：476902755@qq.com

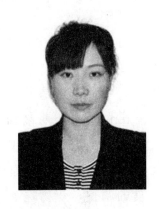

高血压患者的饮食策略

罗亚军

高血压是指在未服用降压药物的情况下，血压≥140/90mmHg。长期高血压极易导致心、脑、肾等重要器官的功能损害，甚至造成伤残或死亡。

一旦确诊为高血压，大家往往会求助于药物治疗，却忽略了饮食的调整，药物吃了一盒又一盒，血压却没有明显改善，甚至因为某些药物的副作用出现了新的合并症。其实，高血压患者如果能够注意合理饮食，改善生活方式，往往可以起到事半而功倍的效果。因此，本文将主要针对高血压患者的饮食展开讨论。

首先，必须减少钠盐摄入，高血压患者每日饮食中加入的食盐量应控制在2～3g。如图所示，3g食盐约相当于啤酒瓶盖容积的一半，当然，我们也可以选择定量勺作为限盐的工具，这样更有助于量化。

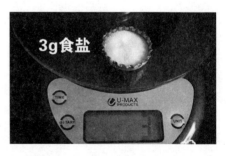

如果感觉食物无味、难以下咽，可换用醋、糖、葱、蒜、辣椒和芥末等调味品。此外，我们还可以选择以酱油来替代食盐，5mL酱油约相当于1g食盐，但二者相比，5mL酱油为菜品所带来的色香味都更优于1g食盐。此外，我们的生活中存在着很多隐形的食盐，如味精、蚝油、咸菜以及各种熟食、酒水、饮料等，因此，高血压患者应

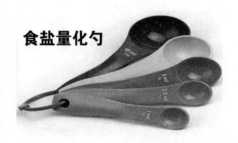

该尽量减少上述食物的摄入（备注：《高血压治疗指南》中推荐每日食盐摄入量不超过 6g，但日常主食及蔬菜中即含有约 3g 钠盐，因此作为调味品加入的食盐量不应超过 3g）。

其次，控制脂肪摄入，增加蛋白质摄入比重。每日摄入油脂量不宜超过 50g，其中包括烹饪用油、坚果及其他食物成分中所含的油脂总量，所以每次用于烹饪的油脂建议控制在 30g 以内（酱油及烹饪用油定量壶如图），既有助于控制血压，同时也可以降低血脂。对于肾功能正常的高血压患者，可以适当增加蛋白的摄入量（1g/kg/d），如

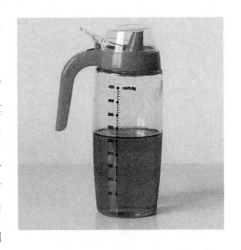

体重 60kg 的患者，每日蛋白质摄入量可控制在 60g 左右。这样解释难免抽象，大家很难具体落实到生活中，因此现将我们日常食物成分中所含蛋白质的量归纳如表所示。具体举例来说，体重 60kg 者，每日摄入 200g 主食（含蛋白质 26g）、1 个鸡蛋（含蛋白质 7g）、100g 瘦猪肉（含蛋白质 18g）和 200g 鲜牛奶（含蛋白质 7g），此外，再配合适量蔬菜和水果即可满足每日蛋白质所需。当然，如果伴有肾功能损害的高血压患者，则应该限制蛋白质的摄入量（0.6～0.8g/kg/d）。

再次，高血压患者还应注意改善生活方式，戒烟限酒，选择适合自己的运动方式，如快速步行、慢跑、太极拳和游泳等，但要注意劳逸结合，避免过度劳累。

最后，若经饮食调整、康复治疗效果不佳者，应及时就医，根据具体病情选择合理的降压药物，切不可讳疾忌医，造成不可挽回的后果。

日常食物成分所含蛋白质和脂肪量

组	类别	每份质量/g	蛋白质/g	脂肪/g
谷薯组	谷薯类	50	6	—
蔬果组	蔬菜类	50	1	—
	水果类	50	0.25	—
肉蛋组	大豆类	50	18.0	8.0
	鲜奶类	50	1.8	1.8
	瘦肉类	50	9.0	6.0
	鸡蛋类	50	7.0	4.5
油脂组	坚果类	50	13.5	23.0
	油脂类	50	—	50

作者简介

姓名：罗亚军

性别：女

工作单位：航天中心医院医务处

职务：医务部副主任兼质控办主任

学历及学位：博士

技术职称：主治医师

研究方向：疑难危重症

通信地址：北京市海淀区玉泉路 15 号院

邮编：100049

E - mail：yajun _ luo@126.com

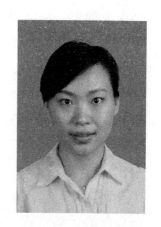

高血压除了控制盐还能做什么？

许美艳

大多数高血压患者都知道饮食需要控盐，有的还知道要少吃酱油、甜面酱及味精，饮食应该清淡，为什么要这么做呢？饭菜太清淡吃不进去，吃点什么能调调味？除了控制盐，吃点啥能帮助控制血压呢？

控盐不是高血压防治的目的，控钠才是关键，因为钠跟血压有千丝万缕的关系。人体一天仅需0.5g钠，食盐中钠含量约39%，换句话说，一天摄入1.28g盐就够用了，多余的钠通过尿、大便、皮肤、毛发排出，所以多喝水排尿、多运动出汗或夏天出汗多的时候血压控制得更好。如果口味比较重，长期大量摄入食盐，钠、钾、钙等代谢失衡，水钠潴留，就会出现高血压。

刚开始尝试清淡饮食可能会觉得食之无味，难以坚持，这时可用甜面酱或酱油调味，5mL酱油可以代替1g盐，酱油要蘸着吃，不要直接倒到菜里，一天最多可以用25～30mL酱油。同时禁吃咸食、腌菜、泡菜、咸鱼罐头、盐制海鲜干货、腊肠及其他高盐加工品；少用味精、酱油、辣椒酱等含盐多的调味品，多用葱、蒜、生姜、茴香和新鲜辣椒等天然食物调味，可适当多食用醋，有助于清淡口味的形成。

适当食用高钾（青菜、香蕉、橘子、葡萄、木耳、大豆、菌类、海带、紫菜、香菇、土豆、山药和玉米面等）、高钙（各类奶制品）食物有助于尿钠排出。高钾低钠盐不适合肾功能不全的高血压患者。

清淡饮食习惯的养成不是一句话就能实现的，需要循序渐进慢慢减少食盐摄入量，否则极可能因为饭菜没味道而放弃，一般坚持3个月即可收到很好效果。除了饮食清淡，不熬夜、心态平和、少生气、不发火或焦虑，控制体重避免肥胖，适当运动，戒烟限酒也有助于血压稳定。

作者简介

姓名：许美艳

性别：女

工作单位：航天中心医院营养科

学历及学位：医学硕士

技术职称：主管医师

研究方向：临床营养与疾病防治

通信地址：北京市海淀区玉泉路 15 号院

邮编：100049

E-mail：312572599@qq.com

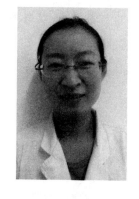

自测血压的那些事儿

姜金爱

做好血压的自我监测是控制血压必不可少的一个重要部分，在高血压的治疗过程中，自测血压可以帮助医生确诊高血压，监测治疗效果，预防和控制并发症。那么，在自测血压的过程中，我们应该注意哪些问题呢？

1. 量血压应该注意这些

测血压前 30 分钟，不要运动、吸烟和饮浓茶、咖啡，排空小便；休息至少 5 分钟，平复心情；选张有靠背的椅子坐下，两脚落地（不要翘二郎腿），也可以采取仰卧位，手臂伸直，放松，掌心向上，不要握拳，肘部与心脏处于同一高度，将袖带紧贴皮肤缠绕于上臂，袖带的下缘距离肘窝 2～3cm，松紧以能塞进一指为宜。

2. 选用合适的血压计

目前可以做医疗诊断的血压计主要有两种，一种是汞柱式血压计，另一种是电子血压计。汞柱式血压计又称水银血压计，其优点是测得的数值较准确可靠，但使用时需配合听诊器，且水银式血压计笨重、玻璃管易破裂，对操作人员的技术要求相对较高，普通人无法准确操作。电子血压计外观轻巧、携带方便，显示简单清晰，因此建议使用电子血压计。要强调的是，不建议使用腕式血压计，因其测量的值不稳定。在选购上臂式血压计时，一定要选择适合测量者上臂粗细的袖带，肥胖患者应该用大号袖带。使用电子血压计时也应以水银式血压计为准，每 3 个月校准一次，最好每半年或一年送回售后服务处保养校正一次。

3. 合理安排自测血压的时间

人体的血压每天会进行有特点的波动，即在早晨 6：00－10：00 和下午 16：00－18：00 出现两个高峰值。所以，一般建议在早晨 6：00－10：00 左右测量血压，最好是在起床后，服用降压药物、进食早餐之前进行，也可以在下午 16：00－18：00 加测一次，这样可以更容易发现隐匿性高血压。晚上测压，则建议在晚饭后、洗浴后、服药后或就寝前测量。

4. 测血压要量两只胳膊

相信在测量血压时，选择左胳膊还是右胳膊，是测量者最为纠结的一个问题了。正常情况下，一般左右上肢的血压会有一定差异，右上肢比左上肢血压高 10～20mmHg，因此临床上常推荐测量右上肢血压。不过，由于个体差异，有些人可能左上肢比右上肢血压偏高些，因此，在自测自检的时候，应当一次性测量两只胳膊的血压。如果说两只胳膊的血压差过大，就应当引起特别的注意了，因为两臂之间血压值差得太大，就意味着身体四肢和主要脏器输送血液的血管出了问题，长此以往就会影响血液循环的中枢——心脏的健康，从而诱发心脏病、中风或脑血管病等更为严重的疾病。因此，同时测量两只胳膊的血压，依此为依据，可更科学地做出判断，及早发现隐藏的一些疾病，及早治疗，及早康复。

作者简介

姓名：姜金爱

性别：女

工作单位：湖北航天医院

学历及学位：本科 学士

技术职称：主管护师

研究方向：高血压、冠心病患者护理保
健及冠心病介入患者的综合
护理

通信地址：湖北省孝感市北京路 36 号

邮编：432000

E - mail：344486437@qq.com

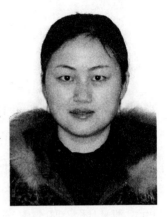

电子血压计到底准不准？

叶晓发

在临床上我们经常会被患者问道："听说电子的测量血压不准确，是不是真的？"在这里我要说的是，如果您购买的电子血压计是经过了国际标准验证的，其准确性都是可以信赖的，由于水银血压计存在由于关闭不好或使用年限久等因素容易出现水银泄露的潜在威胁，为了避免这些泄露的风险，电子血压计将会成为血压测量的主要工具。那么电子血压计分几种？是不是所有人都适用电子血压计呢？

目前市面上适用的电子血压计分为臂式血压计和腕式血压计两种。有人要问：臂式血压计和腕式血压计测得的结果都是一样的么？怎么选择呢？臂式血压计相对更准确一些，但腕式血压计更方便，适用于上班族或是经常出差的人或一天需要多次测量的人群；腕式血压计不适用于患有糖尿病、高血脂、高血压等疾病的人群，这些人的手腕血压与上臂的血压测量值误差较大；臂式血压计和腕式血压计都不适用于过度肥胖者，心律失常者，脉搏极弱者（心率低于40次/分和高于240次/分者），严重呼吸困难、大出血、低血容量、休克和低体温者及帕金森氏症者。

使用臂式电子血压计测量时应该注意一些什么呢？应该尽量地做到"四定"：定时间、定体位、定部位和定血压计。测量的方法是：首先应选择在安静、放松的环境中，裸露上臂或穿较薄的衣服，坐位或平卧位，将臂带缠绕在上臂处，袖带中心应与心脏保持大致相同的水平位置，气管端口应位于胳膊内侧，其延长线与中指在同一直线上，臂带的下边缘应处于肘关节以上2～3cm处，松紧以刚好能插入一指为宜即可。

　　测量血压后常有人问：为什么每次测量的血压都不一样呢？

　　人每天、每时、每刻的血压都不一样，一个健康的人的血压在一天内会有 15～30mmHg 的波动，高血压患者的血压波动则更大，它随人的精神状态、时间、季节和体温等的变化而变化。

作者简介

姓名：叶晓发

性别：女

工作单位：柳州长虹航天技术有限公司职
　　　　　工医院

学历及学位：大专

职务：综合科护士长

技术职称：护师

研究方向：护理学

通信地址：广西壮族自治区柳州市柳北区
　　　　　柳长路 611 号

邮编：545012

E - mail：yxfa_1984@163.com

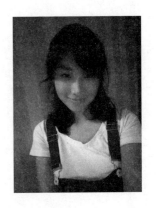

第三篇
血糖、血脂篇

高脂血症危害知多少？

贺永梅

生活中很多人对血脂增高不以为然，我曾经医治一位28岁的年轻小伙，既往体健，家族中无心脑血管疾病危险因素，以间断胸痛入院，发作时呈撕裂样疼痛，当时行主动脉弓至头颅CTA检查排除主动脉夹层，入院第一次抽血查肌钙蛋白正常，第二次抽血查肌钙蛋白明显升高，提示急性心肌梗死，立即行冠脉造影开通血管，并行支架植入两枚，整个过程发病凶险，而次日化验结果汇报除了高脂血症，其他化验结果基本正常。因此，血脂升高对人体危害极大，不管您处于什么年龄阶段，都应该重视起来！

1. 什么是高脂血症？具体范围又是多少呢

血脂异常通常指血浆中胆固醇和（或）甘油三脂升高，俗称高脂血症。

血脂正常与异常范围：

血清总胆固醇：5.2mmol/L 以下为合适范围；5.23～5.69mmol/L 为边缘升高；5.72mmol/L 以上为升高。

血清甘油三脂：1.7mmol/L 以下为合适范围；1.7mmol/L 以上为升高。

血清低密度脂蛋白：3.12mmol/L 以下为合适范围；3.15～3.61mmol/L 为边缘升高；3.64mmol/L 以上为升高。

血清高密度脂蛋白：1.04mmol/L 以上为合适范围；0.91mmol/L 以下为减低。

2. 临床表现

血脂异常通常没有临床症状，是"隐形杀手"。多数在化验检查时发现，随病程进展可能出现：脂质在真皮内沉积所引起的黄色瘤，在血管内皮沉积引起动脉粥样硬化，产生冠心病、缺血性卒中和周围血管病等，高甘油三脂血症引起急性胰腺炎。

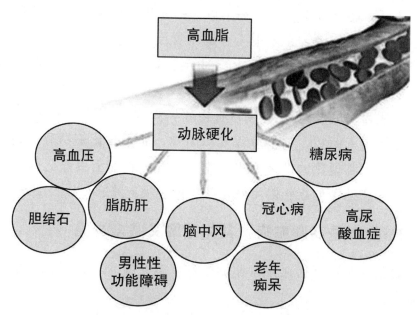

以下人群应警惕高脂血症：患有冠心病、糖尿病、高血压、缺血性脑卒中、肥胖的人群，40岁以上男性，绝经后女性，有吸烟史及有高脂血症家族史的人群。

3. 危险程度及目标值

高脂血症是诱发动脉粥样硬化的重要因素，那么血脂应该降到多少合适呢？危险程度不同，血脂目标值也不同，不能仅凭化验单上的箭头判断血脂是否达标。

血脂在常见病症中的危害程度与目标值

危险程度	常见疾病	低密度脂蛋白目标值
极高危	不稳定心绞痛或急性心肌梗死、冠心病或者脑卒中患者同时还患有糖尿病	小于 2.07mmol/L
高危	同时患有冠心病、脑卒中/短暂性脑缺血发作、糖尿病、高血压 3 个及以上的患者及慢性肾病患者	小于 2.59mmol/L
中危	同时患有高血压或其他危险因素 3 个及以上的患者及总胆固醇≥6.24mmol/L,低密度脂蛋白≥4.14mmol/L	小于 3.37mmol/L
低危	无高血压且其他危险因素小于 3 个	小于 4.14mmol/L

4. 防治措施

高脂血症患者易患心脑血管疾病,那么应该做些什么预防心脑血管疾病呢?

(1) 健康的生活方式

①合理膳食

1) 少脂:少吃肥肉、动物内脏等高脂肪食物;

2) 少食:少食多餐,控制总热量;

3) 少盐:每日食盐摄入少于 6g。

合理的饮食搭配见下表。

合理的饮食搭配

肉、鱼、禽类	少于 100～150g/天(鱼:每周 2 次)
奶制品	无脂或 1% 的低脂牛奶及其制品,至少半斤/日
蛋类	2 个/周
水果	中等大小每天 1～2 个

续表

合理的饮食搭配	
蔬菜	每天 400~500g
谷物、大米和干豆	选择全麦、豆类食物,少吃精制食品,油炸食品和糕点,可偶尔吃低脂或水果等甜食

②戒烟限酒

建议您从现在开始戒烟，降低心脑血管疾病风险，最好不饮酒，如饮酒，尽量少量。

③适量运动

可选择慢跑、打太极、游泳等项目，运动要量力而行，贵在坚持，建议每周三到五次，每次半小时到 1 小时。

④心理平衡

树立健康的人生观，时刻保持心情愉悦，无论遇到什么事情，都要心态平和，泰然处之。

（2）药物治疗

如果医生建议药物治疗，请遵医嘱坚持按时服药。常见的高脂药物有他汀类、贝特类和烟酸类等。出现以下情况的人群服用他汀类药物治疗可显著降低心血管疾病风险。

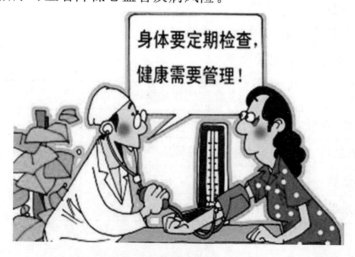

1）心绞痛、心肌梗死、缺血性脑卒中、短暂性脑缺血发作、外周动脉疾病患者。

2）原发性低密度脂蛋白≥4.9mmol/L 的患者。

3）年龄 40～75 岁，低密度脂蛋白为 1.8～4.9mmol/L 的糖尿病患者。

4）年龄 40～75 岁，低密度脂蛋白为 1.8～4.9mmol/L 且 10 年动脉粥样硬化心血管疾病发病风险大于等于 7.5％的患者。

（3）注意定期进行血脂检测

临床血脂检查常见的检查项目有：总胆固醇、甘油三酯、高密度脂蛋白胆固醇和低密度脂蛋白胆固醇。

不同人群血脂检测频率	
人群	血脂检测频率
40 岁以下血脂正常人群	每 2～5 年检测 1 次血脂
40 岁以上人群	至少每年 1 次血脂检测
心血管病高危人群	每 6 个月检测 1 次血脂

作者简介

姓名：贺永梅

性别：女

工作单位：航天中心医院老年医学二科

学历及学位：本科

技术职称：主治医师

研究方向：老年医学

通信地址：北京市海淀区玉泉路 15 号院

邮编：100049

E－mail：heymtj@163.com

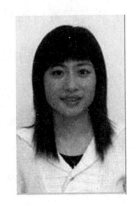

高血脂一定是油吃多了么？

贾占坤

1. 什么是高血脂

无论高、矮、胖、瘦什么身材的人都有可能患高血脂。高血脂，在医学上又被叫做高脂血症，它是指人体内的脂肪代谢异常引起血液中血脂升高，或者导致血脂水平的变化超出了正常范围。常见的高血脂变化表现为下列一项或多项指标异常。

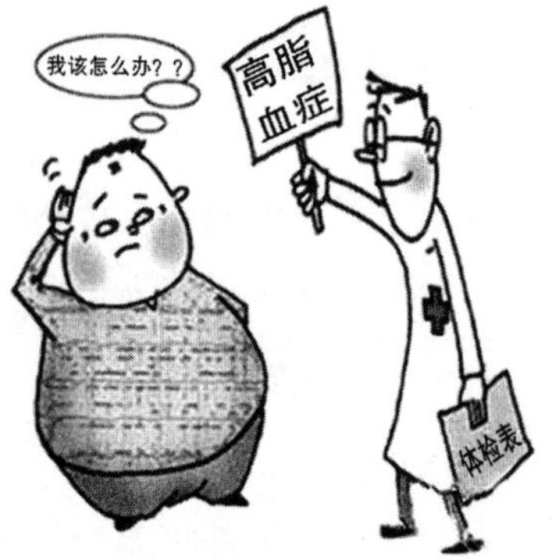

1）血清总胆固醇水平升高；

2）血清甘油三脂水平升高；

3）血清高密度脂蛋白胆固醇水平异常减低。

事实上，以血清低密度脂蛋白胆固醇取代血清总胆固醇更为准确些，因为总胆固醇水平脂粗略地反映了所有脂蛋白的总体水平。

2. 高血脂的危害

随着生活水平的提高，人们饮食方面摄入高蛋白、高脂食物的机会增多，并且缺乏运动，因此导致血液中的脂肪由于无法燃烧和消耗而积聚，从而导致高血脂。长期高血脂会导致脂肪肝、肥胖、动脉硬化和心脑血管疾病，一般化验结果提示高血脂时，医生会提醒炒菜少放油、少吃油炸的食物，有时候还会提醒少吃坚果。那高血脂一定跟这些高脂肪食物有关吗？

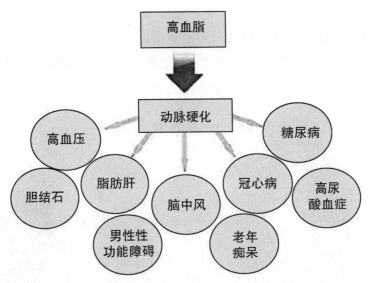

如果化验结果仅甘油三酯一项高，其他血脂指标都正常，这可能不是植物油或高脂肪食物吃多了，而可能是果糖摄入超量了。果糖的升糖指数较低，经常被推荐给糖尿患者使用，但果糖和葡萄糖、淀粉所含热量一样，均是 4kcal/g。果糖比葡萄糖更容易转化成甘油三酯，最终产生更多脂肪，导致内脏脂肪增加。长期摄入大量果糖，还会导致胰岛素抵抗；与葡萄糖相比，果糖不能有效刺激机体分泌胰岛素和瘦素，饱腹感差，所以高果糖食物吃起来少有饱腹感；果糖的甜度高于葡萄糖，高果糖食物口感会更好，会不由自主多吃一些，这些都是高血脂和肥胖的隐患。

高果糖食物包括各类水果、甜点、甜饮料，甚至某些主食。中国营养学会建议添加单糖最多不超过 50g/天，最好不超过 25g/天。果糖常作为甜味剂添加到各种食品中，购买时需关注食品配料表。水果虽然富含维生素和矿物质，但是果糖含

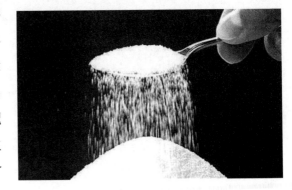

量很高，如果长期大量吃水果，也会导致甘油三酯升高，甚至肥胖，一般建议水果每天食用 250g 即可，多吃水果时需适量减少主食。口感比较甜的食物一般果糖含量都不低，适当减少高果糖食物的摄入，一段时间后甘油三酯可能恢复正常。

作者简介

姓名：贾占坤

性别：女

工作单位：航天中心医院心脏医学部

学历及学位：大专

技术职称：护师

研究方向：临床护理

通信地址：北京市海淀区玉泉路 15 号院

邮编：100049

E - mail：574474780@qq.com

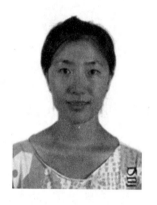

高脂血症与脑卒中

郭翮江

老刘参加单位体检，血脂检查结果让他大吃一惊，他的总胆固醇和低密度脂蛋白胆固醇水平都很高，他赶紧到医院咨询医生。

"医生，我平时没感觉什么不舒服，血脂水平怎么这么高？血脂高有哪些危害？有什么办法让血脂降下来呢？"

医生详细地帮他解答了高血脂的危害，我们也来听听。

1. 什么是血脂异常？有哪些临床症状？

血脂是血液中胆固醇、甘油三酯和类脂等的总称。血脂异常通常指血浆中胆固醇和甘油三酯升高，俗称高脂血症。血脂异常通常没有临床症状，是"隐形杀手"。

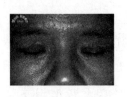

脂质在真皮内沉积所引起的黄色瘤

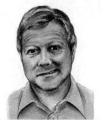

脂质在血管内皮沉积引起动脉粥样硬化，产生缺血性脑卒中、冠心病和周围血管病等

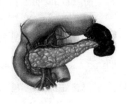

高甘油三酯血症引起急性胰腺炎

2. 临床血脂检查常见的检查项目有哪些呢？

血脂包括甘油三酯、总胆固醇、高密度脂蛋白（好胆固醇）和低密度脂蛋白（坏胆固醇）。

3. 哪些人应该警惕高脂血症？

肥胖、冠心病、吸烟、高血压和糖尿病等人群应警惕高脂血症。

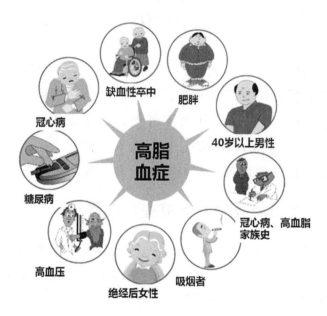

4. 高脂血症有哪些危害呢？

我们知道动脉硬化会加速衰老，在引起动脉粥样硬化的因素中高脂血症尤其重要。动脉粥样硬化就是动脉壁上有小米粥样的脂质沉积，它使血管腔变得狭窄。动脉粥样硬化的形成主要是由于血液中的低密度脂蛋白（坏胆固醇）过多所致，它会沉积在动脉壁上，再结合其他物质，就形成了粥样硬化斑块。

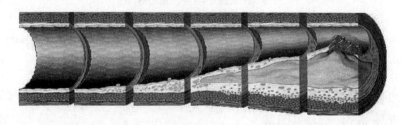

动脉粥样硬化

　　动脉粥样硬化是一个逐步发展的过程，可引发一系列疾病，统称为动脉粥样硬化性心血管疾病，如脑卒中、短暂性脑缺血发作、心绞痛、心肌梗死、肾动脉狭窄和外周动脉疾病等。如果出现下列症状就应该警惕脑卒中：一过性眼前发黑、视物模糊不清、说话吐字不清甚至不会说话、一侧面舌唇或肢体麻木，突然感到天旋地转、站立不稳、一侧上下肢不受支配、口角歪斜、饮水呛咳等。脑卒中病情凶险，超过 3/4 的患者因脑卒中发作残疾不能独立生活，2/3 的患者出现认知功能障碍，其中半数为痴呆，近 50% 出现脑卒中后抑郁。

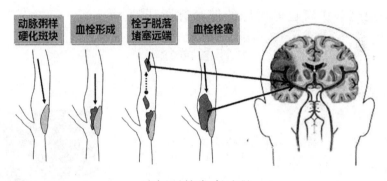

脑梗死的发病过程

　　据统计，血胆固醇每增加 1mmol/L，缺血性卒中风险增加 25%，所以要积极控制血脂水平，降低脑卒中发生风险。

5. 血脂应该降到多少合适呢？

　　控制血脂主要看低密度脂蛋白（坏胆固醇）的数值，化验单上低密度脂蛋白的正常值是 0～3.1mmol/L，但不能仅凭化验单上的箭头判断血脂是否达标。国际上根据危险程度不同，血脂目标值也不同，对于无危险因素的低危人群，低密度脂蛋白应控制在 4.14mmol/L 以内；合并高血压的中危人群，低密度脂蛋白应控制在 3.37mmol/L 以内；合并多个危险因素的高危人群，低密度脂蛋白应控制在 2.59mmol/L 以内；而有脑卒中、冠心病合并糖尿病的极高危人群，低密度脂蛋白应控制在 2.07mmol/L 以内。

6. 怎样控制血脂、预防脑卒中

要坚持健康的生活方式，合理膳食，减少高脂肪类食物摄入，戒烟酒，适当运动，时刻保持愉快的心情。如血脂超标则需要进行药物干预，常用的调脂药物有他汀类、贝特类和烟酸类等，应遵医嘱坚持降脂药物治疗，并定期进行血脂检测。

通过医生的讲解，老刘对高脂血症的危害和防治有了初步的了解，更加注重自身的健康保健。

希望这些讲解也能对您的健康有所帮助。

作者简介

姓名：郭翃江

性别：男

工作单位：航天中心医院老年医学二科

学历及学位：硕士

技术职称：副主任医师

研究方向：老年医学

通信地址：北京市海淀区玉泉路 15 号院

邮编：100049

E - mail：ghj _ ghj _ ghj@sohu.com

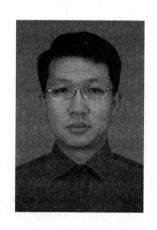

空腹高血糖　不要乱加药

董　松

　　李大妈是 2 型糖尿病患者，平时经常监测晨起空腹血糖。最近家逢喜事，没太管住嘴，吃的有点儿多，一测空腹血糖明显比平时高，便凭着多年控糖的经验增加了晨起的运动锻炼，并自行加大了晚餐前预混胰岛素的注射剂量，但空腹血糖的改善仍不尽人意。这天半夜一觉醒来，睡衣都被汗湿透了，感觉浑身没劲，险些栽倒在卫生间里，测血糖只有 3.3mmol/L，赶紧喝了杯糖水才逐渐缓过劲来。令她百思不得其解的是，为什么晚上都低血糖了，空腹血糖还那么高？她忧心忡忡地来到糖尿病门诊。

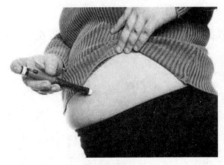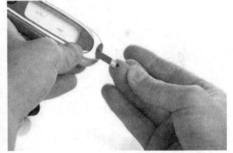

　　医生告诉李大妈，空腹血糖的控制可没那么简单，千万不能仅凭空腹高血糖就乱调药，一定要结合夜间血糖的情况，先弄明白血糖升高的原因。

　　（1）夜间和空腹血糖"双高"要注意两种情况

　　一是夜间胰岛素作用不足引起空腹高血糖。夜间胰岛素注射剂量不够或者注射操作错误，使胰岛素不能完全发挥作用，可导致睡前或夜间血糖持续控制不佳，并伴有口渴、夜尿多等现象，晨起空腹血糖也会居高不下。这种"双高"情况才可以像李大妈一样适当加大夜间胰岛素剂量，或纠正错误的注射方式，如避免注射出血、注射前预混胰岛素摇匀、使用胰岛素笔注射后要停留 10 秒等。

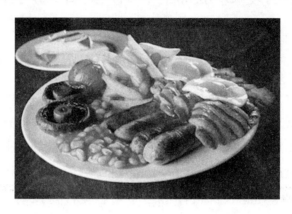

二是晚餐进食高脂、高热量食物，这种饮食对血糖影响的后遗效应比较明显，并可以抑制胰岛素的分泌，因而导致空腹血糖不易控制。晚餐高热量引发的肥胖还会使胰岛素敏感性下降，从而为血糖紊乱火上浇油。俗话说"早餐吃得像皇帝，午餐吃得像平民，晚餐吃得像乞丐"，这是确实值得提倡的。另外有些糖友的睡前不适当加餐也可能是引起空腹血糖不易控制的原因。

（2）夜间血糖稳定，空腹出现异常高血糖的代表是黎明现象

这种"单高"现象的发生，主要是由于体内升糖激素，如生长激素、皮质醇等，在凌晨开始分泌增加，这是机体为迎接新一天的工作生活所做的积极准备。正常人可以分泌相应的胰岛素来保持血糖在正常范围，而对于血糖调节能力降低的糖尿病患者来说，就会导致晨起血糖的突然升高。黎明现象的处理往往需要增加睡前基础胰岛素的用量，或者睡前加用二甲双胍来控制清晨高血糖，有些仍难控制的就需要胰岛素泵来帮忙。

（3）夜间低血糖、空腹高血糖的代表是苏木杰（Somogyi）现象

通俗的说就是"先低后高"现象。当各种原因导致夜间低血糖

后，机体为保护自身进行主动调节，使具有升高血糖作用的激素（如胰高血糖素、皮质醇等）分泌增加，从而导致晨起时血糖出现反跳性升高。这种空腹高血糖情况的判定需要严格监测夜间血糖，尤其要加测凌晨2～3点血糖，如此时发现低血糖，可证实存在苏木杰现象。李大妈空腹血糖升高的主要原因就是由于自行加用胰岛素过量造成的苏木杰现象，其处理需在医生指导下减少降糖药的用量，而恰恰不是增加夜间胰岛素的剂量。

（4）晨起空腹运动会引起高血糖

一些糖友和李大妈的想法一样，认为晨起运动会更好地控制血糖。而有研究表明这样做会造成血糖波动，在空腹血糖不太高时会升高血糖，即便是低强度的运动。血糖升高的机制是：晨起升高血糖的激素水平处于高峰，而运动会兴奋交感神经，使激素水平进一步增高，促进肝糖输出增加，超过运动过程中肌肉组织对葡萄糖的摄取量时，就会导致血糖升高。而如果空腹运动时血糖较高，运动过程中组织对葡萄糖的利用可能会超过神经、体液因素的影响，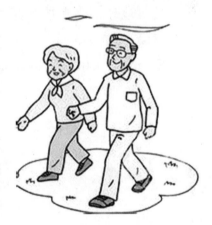导致血糖下降，甚至低血糖。因此目前认为空腹运动是糖友的大忌，科学的运动时间最好安排在餐后1～2个小时为宜。

李大妈终于明白了控制空腹高血糖还有这么多讲究，自己盲目加药险些酿成大错！她听从医生的建议调整了饮食结构和运动时间，并适当减少了夜间胰岛素的用量。一周过去了，空腹血糖降到了较为理想的6.2mmol/L，餐后血糖也随之改善，夜间未再出现低血糖反应。

作者简介

姓名：董松

性别：女

工作单位：航天中心医院内分泌科

学历及学位：硕士

职务：副主任

技术职称：主任医师

研究方向：糖尿病、甲状腺疾病、骨质疏
　　　　　松的临床诊疗

通信地址：北京市海淀区玉泉路 15 号院

邮编：100049

E-mail：qljs2015@163.com

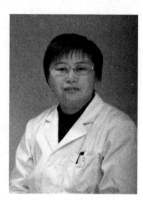

谁动了我的血糖——克服糖尿病心理障碍

雷 蕾

从前，在一个城堡里住着两个小矮人哼哼和唧唧，他们生活安逸、幸福，每天和朋友一起大吃大喝，身材逐渐变胖。有一天，他们同时发现自己血糖升高，两个小矮人面对这一重大变化嚎啕大哭、自暴自弃、烦恼丛生，无法接受这一残酷现实，始终固守在已经消失的美好幻觉中追忆和抱怨，对生活失去兴趣，懒言少动，血糖越来越高，身体状况

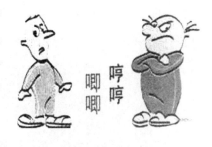

越来越差……最终，经过激烈的思想斗争，唧唧冲破了思想的束缚，穿上久置不用的跑鞋，重新进入城堡，开始工作、生活、运动，将血糖降至了正常，生活像以前一样幸福、美满，而哼哼却仍在对苍天的追问中郁郁寡欢……

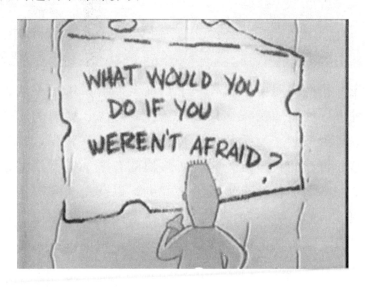

对于广大糖尿病患者来说，糖尿病的治疗主要依赖于长期饮食控制、服用降糖药物或者注射胰岛素等，除此之外还需要定期监测血糖，这些都需要患者的高度配合和自我照料，需要消耗大量精力，很容易让人产生无助、焦虑和抑郁等负面情绪。反之，焦虑、抑郁等情绪又使糖尿病病情加重、并发症发生率增高，形成一个恶性循环。

对于糖尿病患者来说，或多或少都会有些心理问题，如：忧思过度、心烦不安、紧张恐惧、急躁易怒、悲伤易泣、悲观失望、气郁胆小、心情郁闷等。甚至有很多糖尿病患者拒绝面对自己是糖尿病患者这一事实。面对这些问题，我们应该如何处理呢？

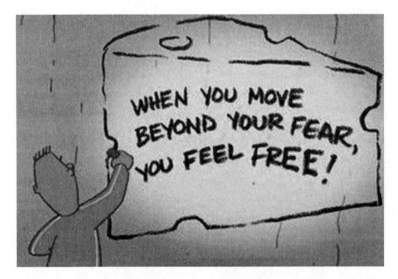

首先，我们要对糖尿病有一个正确全面的了解。要知道，糖尿病是一种可以控制的疾病，只要血糖控制理想，糖尿病的并发症就可以有效得到抑制。要缓解患者焦虑情绪，消除紧张，转移其注意力，多培养自己的兴趣及爱好，听轻快的音乐，进行户外运动、跳舞等活动，多参加各种组织或患者互助，以获得互相支持，树立起战胜疾病的信心、决心和恒心。同时作为医生也应该充分理解患者的各种思想，倾听他们的心声，说理开导，帮助患者调整情绪，排解疑难，调动起患者所有的积极性和有利条件，集中优势"兵力"把疾病治好。

其次，应针对每个患者实际的不同情况，制定相应的切实可行的治疗方案，给予具体化的指导。尽量从小的、容易完成的方式开始，完成后给予正面鼓励，并根据计划不断增加和更新目标，使其在循序渐进、不知不觉中顺利完成自我保健、监控的训练。

保持良好的心态的糖尿病治疗就像打一场持久战，糖尿病患者只有控制它、战胜它，才能使自己过上高质量的生活，进行学习和工作。

作者简介

姓名：雷蕾

性别：女

工作单位：航天中心医院内分泌科

学历及学位：本科

技术职称：主治医师

研究方向：糖尿病及其并发症的处理

通信地址：北京市海淀区玉泉路 15 号院

邮编：100049

E-mail：20236672@qq.com

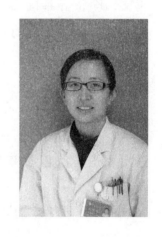

2 型糖尿病之合理运动

高琳琳

1. 概述

2 型糖尿病被认为是一种缺乏运动（身体惰性）的疾病，超过 80％的 2 型糖尿病与肥胖及身体惰性有关，因此缺少运动本身就是糖尿病的发病因素之一，而通过运动干预可以显著降低糖尿病发病率[5]。全世界各国已经公认控制饮食和运动治疗是糖尿病的两大基本疗法，但运动也有风险，如提高低血糖的发生率。指导糖尿病患者做运动的总目标，就是要使运动的益处最大化，风险最小化。

2. 运动的方式、强度、时间和频率

1）运动的强度：运动时保持脉率（次/分钟）＝170－年龄，还可根据自身感觉来掌握，即周身发热、出汗，但不是大汗淋漓或气喘吁吁。

2）做有氧运动，即大肌肉群的运动，可消耗葡萄糖、动员脂肪、升高 ATP，并使心肺活动加强，如慢跑、游泳、骑车。不要做无氧运动，无氧运动一般指特定的肌肉训练，或短时间、高强度的运动，由于氧气不足，使乳酸生成增加，如举重、百米赛跑。

3）运动的频率：糖尿病患者每周 3～5 次中低强度的运动。

4）运动时间：应从吃第一口饭算起，饭后 1 小时，因为此时血糖较高，不易发生低血糖。运动时间约 60 分钟（包括运动前后的准备和整理时间），注意在到达运动强度后应坚持 20～30 分钟，这样才能起到降低血糖的作用。

3. 运动治疗的适应症与禁忌症

1）适应症：病情稳定的 2 型糖尿病；体重超重的 2 型糖尿病；稳定的 1 型糖尿病；稳定的妊娠糖尿病。

2）禁忌症：合并各种急性感染；伴有心功能不全、心律失常，且活动后加重；严重的糖尿病肾病；严重糖尿病足；严重的眼底病变；新近发生的血栓；有明显酮症或酮症酸中毒；血糖控制不佳。

4. 患有慢性合并症在参与运动时应注意的问题

1）有潜在的心血管疾病高风险的患者，应做分级运动试验。对安静和运动时的左心室收缩功能进行评估。

2）有外周动脉疾病的症状和体征，包括间歇跛行、足凉、下肢动脉搏动减弱或消失、皮下组织萎缩、汗毛脱落等，要评估有无血流方面问题。

3）视网膜病变患者避免无氧运动及用力、剧烈震动等，可能诱发玻璃体出血或视网膜脱离。

4）糖尿病肾病患者运动能力降低，不适合大强度运动。

5）神经病变的患者的运动限制。

周围神经病变可导致足部的保护性感觉消失，患者可参考下表运动。

禁忌的运动	推荐的运动
脚踏车	游泳
长时间行走	骑自行车
慢跑	划船
爬楼梯	坐式运动
	手臂的锻炼
	其他非负重运动

自主神经病变要注意患者心率，并避免在过冷或过热的环境中运动，并注意多饮水。

5. 糖尿病足时运动选择

糖尿病足是糖尿病的一种并发症，主要由于血管、神经因素及感染因素导致，其致残率极高，严重影响患者的生活质量。

糖尿病足 0 级：此期皮肤没有破溃，表现肢端供血不足，若出现皮肤发凉，呈紫褐色，有麻木、刺痛、灼痛感等，应减少运动，如 1 分钟行走 40 米，活动几分钟休息一会儿再活动。

糖尿病足 2～5 级：避免足部受压承重，采取力所能及的运动方式进行活动，有利于血糖的控制。

6. 运动前的准备

1）开始运动前要做彻底的检查、筛查潜在的并发症，排除危险因素，确保安全。检查内容包括血糖、糖化血红蛋白、血酮、血脂、血压、心率、心电图或运动试验、胸片、眼底、尿常规或鸟微量白蛋白、足部和关节以及神经系统等。

2）制定运动计划，确定运动方式和运动量，选择舒适的鞋袜（注意鞋的密闭性和透气性），运动场地要平整、安全、空气新鲜。

3）注意空腹血糖大于 13.9mmol/L，且出现酮体，应避免运动。如果血糖大于 16.7mmol/L，未出现酮体，应谨慎运动；如果血糖小于 5.6mmol/L，应摄入额外的碳水化合物后，方可运动。

4）外出携带糖果，以便低血糖自救。外出活动要告诉家人地点和时间，随时携带自己的相关信息的卡片，以便出现意外时他人帮助处理。

7. 运动中的注意点

1）运动前后要做 5～10 分钟的热身和舒展运动，使骨骼、肌肉、心肺做好准备。

2）运动时出现乏力、头晕、心慌、胸闷、出虚汗、腿痛等不适，立即停止运动，必要时就医。

3）运动时要注意饮一些白开水，及时补充丢失的水分。

8. 其他注意事项

运动时间、强度相对固定，切忌忽大忽小。运动前如需注射胰岛素，最好打腹部，防止低血糖的发生。有条件最好运动前后监测血糖变化；运动后检查双脚，避免损伤，如出现红肿、青紫、水泡、感染，要及时就医。

作者简介

姓名：高琳琳

性别：女

工作单位：航天中心医院老年医学二科

学历及学位：本科

技术职称：护师

研究方向：糖尿病健康教育

通信地址：北京市海淀区玉泉路 15 号院

邮编：100049

E-mail：1269921219@qq.com

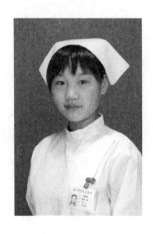

运动是治疗糖尿病的良方

林　昕

众所周知"生命在于运动"，任何人都需要运动，而对于糖尿病患者来讲，科学、合理的运动是治疗的有效手段。

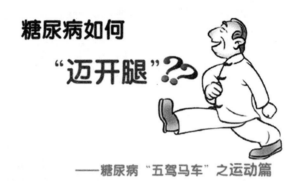

——糖尿病"五驾马车"之运动篇

从目前研究来看，有氧运动和力量型训练是糖尿病患者的良好选择。专家建议，有氧耐力运动项目以中低强度的节律性运动为好，可选择散步、慢跑、骑自行车、游泳以及全身肌肉都参与活动的中等强度有氧体操，如健身操、气功和太极拳等。

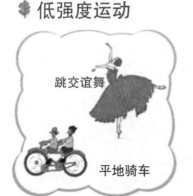

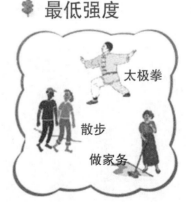

运动的最佳时间是餐后 1 小时（从吃第一口饭计时），每周进行 3～5 次运动锻炼是较为适宜的，时间间隔可根据每次运动量的大小而定。如果运动量较大，间歇宜稍长；如果运动量较小，且身体条件较好，运动后又不疲劳，可坚持每天运动。

运动三步曲

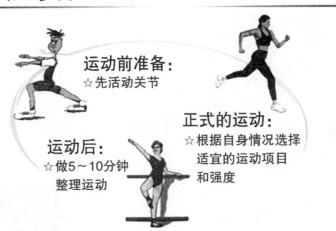

运动前准备：
☆先活动关节

正式的运动：
☆根据自身情况选择
适宜的运动项目
和强度

运动后：
☆做5～10分钟
整理运动

除了户外运动，还有许多"替补运动"可在室内进行。有研究指出，糖尿病患者每天步行 1000 步，就能对病情产生良性促进作用。试试做这些家务：洗盘子、熨烫衣物 15 分钟，做饭或准备食物 13 分钟，擦窗户 11 分钟，整理床铺、搬桌椅 10 分钟，手洗衣物 9 分钟，扫地、扫院子、拖地板、吸尘 8 分钟，和孩子做游戏 7 分钟等，都相当于步行 1000 步产生的热量。

此外，降糖操、瑜伽、上下楼梯等也可做为室内运动项目，对于不宜户外运动的糖尿病患者，比如合并各种急性感染者；伴有心功能不全、心律失常，且活动后加重者；严重糖尿病肾病者；严重的眼底病变者等，会更加合适。

运动可以促进新陈代谢，提高胰岛素敏感性，对防治糖尿病及慢性并发症的发生、发展有着重要作用。想使运动疗法起到较好的效果，需要持之以恒，让其成为生活的一部分。

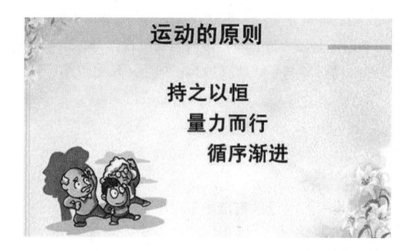

作者简介

姓名：林昕

性别：女

工作单位：航天中心医院内分泌科

学历及学位：本科　学士

技术职称：医师

研究方向：糖尿病及其慢性并发症、甲状
　　　　　腺疾病、痛风、骨质疏松症的
　　　　　诊治

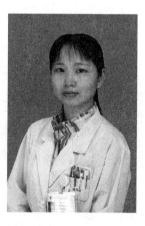

通信地址：北京市海淀区玉泉路 15 号院

邮编：100049

E-mail：172701411@qq.com

糖尿病能吃粥和水果吗？

许美艳

出门诊的时候总有糖尿病患者说自己不能吃粥和水果，我问他们原因是什么？他们说"粥和水果热量太高了，不能吃"。粥和水果的热量到底高不高呢？大家看看下表就知道了。

食物名称	热量(kcal/100g)	食物名称	热量(kcal/100g)
馒头	233	苹果	52
米饭	117	香蕉	91
面条	280	火龙果	51
大米粥	46	西瓜	34
小米粥	46	草莓	30

粥和水果的热量比米饭、馒头和面条等主食要低很多，血糖控制较好或血糖值波动幅度不大的患者是可以吃粥和水果的。但血糖过高或波动幅度较大的患者一般不建议吃粥和水果，为什么呢？

我们一般吃的食物都是大分子的杂食，需要经过口腔、胃、肠道等多个器官的挤压和多种酶酵解后才能消化吸收，大概需要4～6个小时才能代谢完全。水果中的糖分多为果糖、葡萄糖和蔗糖等小分子物质，消化吸收速度较快。粥在体外经过熬煮相当于初加工了，熬煮的时间越长，颗粒越细小，消化吸收速度越快。胰岛分泌胰岛素需要时间，如果消化吸收速度太快，胰岛分泌胰岛素的量可能不足以快速降解吸收的糖分，就会导致餐后血糖升高。

所以糖尿病患者能不能吃粥和水果不能一概而论，如果您不清楚自己到底能不能吃粥和水果，建议您带着自己的化验结果咨询医院的营养师。

作者简介

姓名：许美艳

性别：女

工作单位：航天中心医院营养科

学历及学位：硕士

技术职称：主管医师

研究方向：临床营养与疾病防治

通信地址：北京市海淀区玉泉路 15 号院

邮编：100049

E－mail：312572599@qq.com

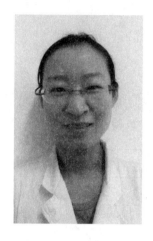

血糖仪的正确使用方法

王　斌

随着人们生活水平的提高，生活习惯的改变，俗称富贵病的糖尿病患者越来越多。为了方便长期监测自己的血糖水平，许多患者都购买了血糖仪，以便在家里、单位或外出旅游、出差时随时检测。

这样看似简单的一个小仪器，您平时的操作正确吗？又有哪些注意事项是需要我们关注的呢？我在这里为您作简单介绍。

首先，我们要尽量选择一个口碑好、质量和售后有保障的品牌。使用前一定要认真阅读使用说明书，这点尤为重要，因为不同品牌血糖仪的检测原理可能不一样，操作步骤和吸样方式也不一样。

第二，采血时，请不要使用安全帽已遗失或脱落的采血针，不要和他人共用同一个采血笔或采血针。为避免感染，请不要重复使用同一支采血针。

第三，为了保证结果的准确性，请一定要使用原厂配套的试纸条，不要混用不同品牌或不同批号的血糖试纸。

第四，冬天使用时，请提前将仪器放在空调房或有热源的

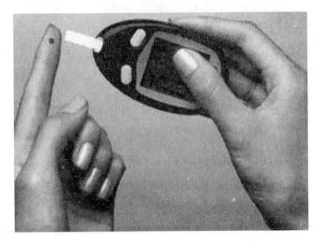

地方，使仪器平衡至说明书指定的温度范围内。

第五，拿出试纸条后，请立即旋紧瓶盖，防止剩下的试纸受潮变质。

第六，因为是电子产品，所以在使用时，除了保证测试区的清洁外，最好远离具有电磁干扰的家电设备，防止电场信号干扰血糖仪的正常运行，影响结果的准确性。

第七，请您抽出时间定期到医院检验科进行血糖仪与生化分析仪之间的比对，以确保您的血糖仪是处在一个正常受控状态。切记！这点非常重要。

第八，也是最重要的一点，就是无论何时也不能将血糖仪的结果作为药物治疗的唯一依据。一旦出现异常结果，请您务必及时与自己的家庭医生或医院的专科医师取得联系，寻求他们的帮助。

血糖仪的正确使用是慢性病管理和糖尿病健康教育的内容之一，以上有关血糖仪的一些使用方法和注意事项，希望能帮助到您。

作者简介

姓名：王斌

性别：男

工作单位：湖北航天医院

学历及学位：大学本科

职务：副主任

技术职称：副主任技师

研究方向：临床化学及免疫学实验诊断

通信地址：湖北省孝感市北京路 36 号

邮编：432000

E－mail：wb066@sohu.com

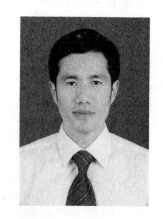

糖尿病患者该怎么吃？

雷 蕾

随着生活水平的提高，我国糖尿病患者的数量逐年增加，糖尿病已经成为继肿瘤、心脑血管病之后第三位严重危害人类健康的慢性疾病。很多人都觉得得了糖尿病就吃饭不能吃饱，水果不能吃，干果不能碰，天天吃药，没有健康，没有吃货的乐趣。真的是这样吗？

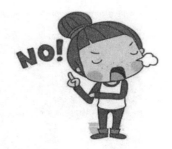

下面，让我们来一起看看糖尿病患者该如何"吃"。

对糖尿病患者而言，我们应该尽量保持血糖平稳，避免较大的波动。盲目节食或不吃饭都是不可取的。进餐不定时是导致血糖控制不好的重要原因之一，而且还会引起低血糖。因此，我们需要科学的进餐，饮食定时、定量。对于进餐时间的安排建议两餐间隔5～6小时，如早餐6：30，午餐12：30，晚餐18：30，为避免两餐之间过度饥饿，可以安排加餐，但加餐能量要算入一日总能量中。从中医养生的角度讲，晚餐时间最好别晚于19：00。

每个人都有饮食的偏好，自己喜欢的食物通常会多吃一些，遇到自己不喜欢的，多数人会少吃甚至不吃。不过事实上对于成人来说，没有任何一种食物能够满足全部营养需求，每一种食物都有它的营养优势。所以《中国居民膳食指南》建议我们均衡地摄入各类食

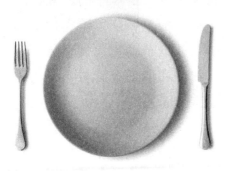

物，食物的种类越广泛越好。对于糖尿病患者更应该避免挑食、偏食等习惯。

　　那么，对于食物我们该如何选择呢？

　　（1）谷薯类

　　谷物类包括谷类和薯类，是日常膳食中能量的主要来源，每天应该吃 250～400g，而且应选择多样化，注重粗细搭配，适量选择全谷类制品，如燕麦、荞麦、小米、莜面和玉米面等。"不吃或少吃主食可以更好地控制血糖"这种说法是错误的！

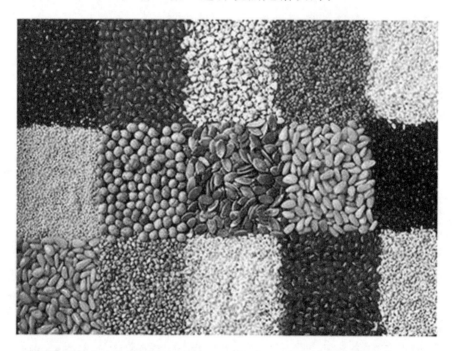

　　薯类主要包括土豆、地瓜、山药和芋头等，由于它们较其他蔬菜含有更高的碳水化合物，可以为人体提供能量，所以薯类也被当做主食食用。与谷类相比，薯类还有能量较低，消化速度较慢，对血糖的影响更小等优势。土豆、山药、红薯和南瓜含碳水化合物较高，可代替主食，要在主食中减去相应的热量。

　　（2）蔬菜类

　　糖尿病患者适合选用一些膳食纤维含量较高的蔬菜，如：大白菜、小白菜、芹菜、菠菜、油菜、黄瓜和西红柿等。每天蔬菜摄入量建议为 300～500g。但要注意限制炒菜用的油量，一般每人每天 25g。

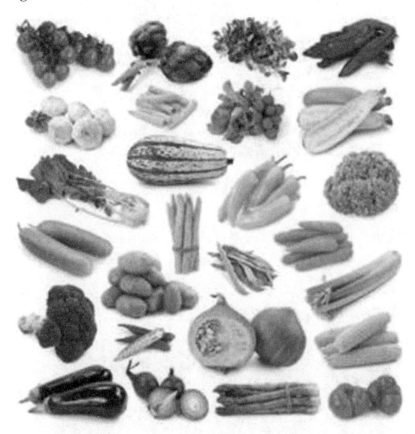

（3）肉类

糖尿病患者因糖代谢障碍，蛋白质消耗增加，因此，摄入充足的蛋白质十分必要。肉蛋类可以提供优质的蛋白质。但是，要尽量选择脂肪含量低的瘦畜肉或禽肉，鱼类可以提供优质的蛋白质，可以适当多吃一些。动物内脏含胆固醇较高，不宜过多食用；建议每天吃半个至 1 个鸡蛋；乳类宜选择无糖、低脂乳制品，每日保证 300g；大豆类对降低血糖和血脂也有良好的作用，每日推荐量 30～50g，也可吃 5～10g 坚果替代相应的大豆。在烹调方式方面也应尽量以煮、炖、涮等低温烹调方式为主，避免煎、炸、烤等方式。

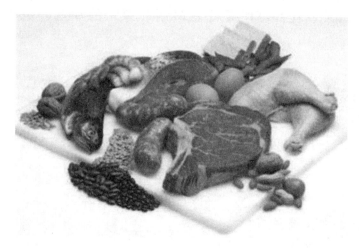

（4）水果

新鲜水果可以为我们提供丰富的维生素。糖尿患者选择水果应以含糖量较低的苹果、梨、柑橘、柚子、草莓、猕猴桃等为主。水果一般作为加餐食用，也就是在两次正餐中间或睡前一小时吃，提倡少量多次吃，一般不提倡在餐后立即吃水果。

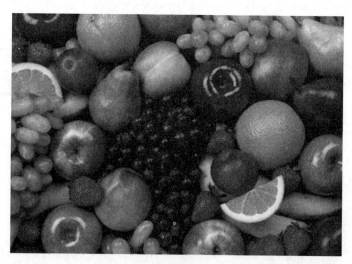

通过以上的介绍，相信大家对糖尿病的饮食原则有了一定了解。其实，糖尿病并无饮食的禁忌症，我们既不用远离美食，又可

以控制疾病。只要我们从生活的一点一滴做起，找出适合自己的饮食模式，我们一样可以享受美好人生！

作者简介

姓名：雷蕾

性别：女

工作单位：航天中心医院内分泌科

学历及学位：本科

技术职称：主治医师

研究方向：糖尿病及其并发症的处理

通信地址：北京市海淀区玉泉路 15 号院

邮编：100049

E-mail：20236672@qq.com

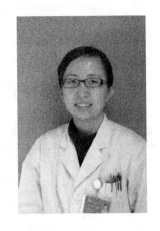

正确面对糖尿病足

韩 阳

1. 什么是糖尿病足

糖尿病足是指糖尿病患者由于合并神经病变及各种不同程度末梢血管病变而导致下肢感染、溃疡形成和深部组织的坏死。

糖尿病足形成的原因是糖尿病患者没有很好地控制血糖，长期高血糖导致下肢血管硬化，血管壁增厚、弹性下降，血管内斑块形成，最终造成下肢血管闭塞、支端神经损伤及下肢组织病变。患者出现下肢或足部感觉异常、疼痛、严重的合并感染局部组织水肿、发黑、溃疡甚至坏死，是糖尿病慢性并发症之一。糖尿病足一旦发生坏死，常常会面临截肢治疗，对患者的生活质量影响极大，也是糖尿病患者致残的主要原因之一。

2. 糖尿病足的临床表现

糖尿病患者因周围神经病变与外周血管疾病合并过高的机械压力，可引起足部软组织及骨关节系统的破坏与畸形形成，进而引发一系列足部问题，从轻度的神经症状到严重的溃疡、感染、血管疾病、Charcot 关节病和神经病变性骨折。

3. 积极就医，做好糖尿病足的护理

（1）穿合脚的鞋袜

对于糖尿病患者来说，穿鞋穿袜可不是小问题，倘若穿上"小

鞋"，内衬不平欠柔软，鞋底薄或足跟高，穿着不舒适，很容易挤压脚趾，硌伤脚底，磨损皮肤。由于糖尿病足的病理特点，组织营养障碍，关节变形，足弓变浅，加之神经病变，使得患者的脚对外来伤害敏感性差而缺乏防御，诱发感染引起坏疽。穿袜也应注意，有小洞的袜子就不要穿了，要么尽快修补，要么更新，袜子破了小洞很易伤到脚趾。还有，袜线松脱可能会缠绕脚趾，应该清除松脱的袜线。在临床工作中，有相当一部分患者的发病是由鞋袜问题引起的。

（2）洗脚水温要合适

冬天泡脚有利于血液循环，可以睡个好觉。不少年轻人孝顺父母送足浴盆给老人泡脚用。但对糖尿病患者或肢体动脉硬化患者来讲可能造成严重后果。因为相当一部分患者，足部温度感觉减弱或丧失，很容易被热水烫伤；一定不能用太热的水烫脚。一方面容易造成损伤，一方面容易加重病情。我们要求洗脚时的水温在 35～38℃，即用手摸上去感觉是温的。对糖尿病患者来说，试水温也可能出现偏差，应有感觉正常的人协助试水温或用温度计测量为好。再有就是洗过脚后，应注意用柔软的毛巾将脚趾缝逐一擦干，不要被水浸渍，防止糜烂及细菌滋生；用润滑护肤霜擦试足部，防止干燥、破裂；同时检查足部，确认有无裂伤或局部红肿感染，如有，要及时就医。

（3）不能忽视胼胝及嵌甲的处理

糖尿病足患者常有脚胼胝及嵌甲，处理脚胼胝及嵌甲，不可大意而置之不理或随意自行剪片，建议找有经验的修脚工或专科医生。因为胼胝可以作为异物，挤压深部组织而导致坏死，导致脚底出现溃烂长洞，成为穿凿样溃疡；嵌甲可因甲缘镶嵌到组织中导致损伤并带入细菌导致甲沟炎。在对胼胝及趾甲的修剪过程中，常因操作不当而损伤组织，并且会因剪刀的污染而诱发感染。所以，一定要正确处理胼胝及趾甲。

（4）积极治疗脚气

脚气一般是真菌感染，存在脚气的患者应积极治疗，因为它是造成脚部皮肤损伤的主要因素之一，若合并细菌感染将会很难控制，可能出现严重后果。

4. 预防糖尿病足的方法

得了糖尿病足，要及时就医，千万不要因为各种原因而延误病情，最后导致截肢的后果。

1）严格控制好糖尿病，包括高血糖、高血压、血脂异常和高血液黏稠度的控制。

2）注意足部卫生及防护，要保持足部的干净与干燥。

3）注意足部保暖，坚持小腿及足部适当的运动以改善下肢血液循环，减轻缺血。

4）选择合适的鞋袜，穿鞋要合脚，鞋头要宽大，使足趾在鞋内能完全伸直、不受挤压并可稍活动为好；选择透气性好的鞋，减少脚汗以减少对皮肤的刺激及真菌或其他致病菌的感染；不穿高跟鞋以减少对足趾的压力；每天检查鞋内有无沙粒等异物，是否平整等（如果患者手、脚均已感觉迟钝，应由家属完成此项任务）。袜子要选用吸水性良好的棉线袜，质地要软，不松不紧，袜口的松紧要合适，不要过紧而影响血液循环，袜子要每天换洗。

5）注意戒烟、减肥。吸烟能使血管进一步收缩，是造成糖尿病足的重要原因，"要烟不要脚"的做法不可取。肥胖者要减轻体重，以减少对脚的压力，保证下肢血液供应充足。另外，减肥有利于高血压及血脂紊乱的调整，减轻动脉粥样硬化的程度。

作者简介

姓名：韩阳

性别：女

工作单位：沈阳二〇一医院

学历及学位：本科　学士

技术职称：中级

研究方向：内科

通信地址：沈阳市大东区新东一街 12 号

邮编：110043

E-mail：hy112358@126.com

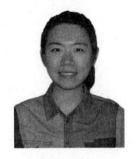

第四篇

血管篇

拆除脑袋里的"炸弹"——颅内动脉瘤

郭　辉

　　颅内动脉瘤是一种危险的疾病，平常悄无声息地藏在脑袋里，一旦破裂就足以致命，被誉为脑袋里的"不定时炸弹"。

　　动脉瘤并不属于肿瘤，只是动脉血管壁向外膨出形成的鼓包，其形成与先天异常或后天血流冲击、损伤、动脉硬化、炎症及吸烟等因素有关，在血压升高等情况下容易破裂出血。就像老化的车胎鼓了包，打饱了气就容易爆胎一样。

　　颅内动脉瘤并不少见，平均每 100 个亚洲人体检就能发现 3 个人颅内有动脉瘤，直系亲属患有动脉瘤的人群"中奖率"会更高。头痛、眼皮抬不起来、斜视等都可能是颅内动脉瘤引起的症状，但大部分未破裂的动脉瘤可以没有任何症状，所以对 30 岁以上、女性、吸烟、高血压、有家族史等危险人群来说，排除一下动脉瘤是有道理的，CTA 或 MRA 都是简单方便的脑血管检查，必要时还需要住院做股动脉穿刺脑血管造影（DSA）来进一步确诊。

　　发现颅内动脉瘤也不必害怕，因为大部分动脉瘤一生都不会破裂，大约 300 个动脉瘤中才有 1 个会破裂。那么什么样的动脉瘤容易破裂呢？这么专业的问题只能求助于"拆弹专家"——神经外科医生来判断了。

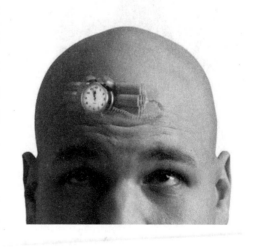

　　颅内动脉瘤一旦破裂出血，有高达 1/3 比例的患者会失去生

命，幸存者也多有残疾。因此，对于高危的、有症状的或已经破裂过的动脉瘤要积极手术治疗，低危的动脉瘤患者也要定期复查并控制好血压。颅内动脉瘤的手术治疗主要有开颅夹闭和血管内介入治疗两种方法，这两种方法各有利弊。

开颅夹闭，顾名思义，首先需要开颅，分开脑组织的间隙找到动脉瘤，然后用特制的动脉瘤夹子把动脉壁向外膨出的部分夹住就可以了。对于颅内有大的血块需要清除的，有受压迫的脑神经需要减压的，或者介入治疗很难处理的复杂动脉瘤，开颅夹闭是有优势的。这种方法复发率比较低，但不可避免的会造成对脑组织的侵扰或损伤，术后需要较长的恢复时间。

血管内介入治疗不需要开颅手术，和大家熟知的"心脏放支架"的方法类似，只需要在大腿根的动脉插一根管子，就可以顺着血管到达动脉瘤进行治疗。治疗时先把一根细细的导管送进动脉瘤的肚子里，再通过导管把一些又细又软的铂金弹簧圈送进去盘成密密的一团，被阻隔在孔隙里的血液会凝固成血块，这样就像钢筋浇筑混凝土一样把动脉瘤从里面封堵起来了。这种治疗方法由于避免

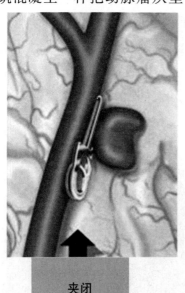

夹闭

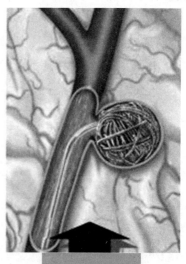

弹簧圈栓塞

了开颅手术对脑组织的损伤，所以创伤小、恢复快，降低了残死率，尤其适合体弱的老年人和一些开颅手术难以达到的特殊位置的动脉瘤。它的缺点是有些填塞不够致密的动脉瘤会有复发的机会，有些用了支架辅助的患者需要长期服用阿司匹林之类的药物。

随着手术技术的不断进步和医疗器械材料的飞速发展，"拆弹专家"们会有更多办法，用更好的工具，为颅内动脉瘤患者拆除致命的"炸弹"。

作者简介

姓名：郭辉

性别：男

工作单位：航天中心医院神经外科

学历及学位：硕士　在职博士

技术职称：副主任医师

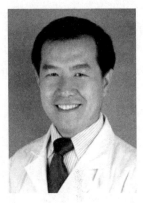

研究方向：颅内动脉瘤的介入治疗，神经
　　　　　内窥镜治疗垂体瘤、脑积水，
　　　　　颅内肿瘤的显微手术，多模态
　　　　　神经影像的三维重建与融合

通信地址：北京市海淀区玉泉路 15 号院

邮编：100049

E-mail：ghdoc@163.com

急性缺血性脑卒中的快速识别及治疗

温宏峰

脑卒中目前在我国稳居发病率第一、死亡率第三的难治性疾病，具有发病率高、致残率高和死亡率高的特征，严重危害人类健康和生命安全。脑卒中分为缺血性卒中和出血性卒中，其中缺血性卒中占 60%～80%。

目前缺血性卒中的超早期 rt - PA 静脉溶栓和动脉经血管内取栓治疗。时间就是生命，再灌注每延误 1 秒钟，大脑神经元将死亡约 32000 个，加速衰老 8.7 小时。所以只有尽早诊治，才会有更大获益。

那么普通人如何能早期识别卒中呢？欧美等国主要通过"FAST"判断法，尽早识别自己或家人是否患有卒中，及时治疗可拯救卒中患者生命，提高生活质量。

然而，中国仅有约 0.8% 人懂英语，直接用"FAST"显然不合适，

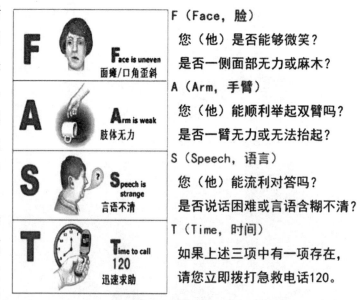

F (Face, 脸)
您（他）是否能够微笑？
是否一侧面部无力或麻木？
A (Arm, 手臂)
您（他）能顺利举起双臂吗？
是否一臂无力或无法抬起？
S (Speech, 语言)
您（他）能流利对答吗？
是否说话困难或言语含糊不清？
T (Time, 时间)
如果上述三项中有一项存在，
请您立即拨打急救电话120。

FAST评估法

虽有专家使用简单的中文译本，但收效甚微，中国患者中风的死亡率及致残率仍在不断上升，中国版的 FAST 势在必行！

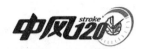

1 看 1 张脸
不对称
口角歪斜

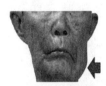

对于缺血性卒中，时间窗内（目前指南推荐 4.5 小时）进行 rt-PA 静脉溶栓治疗曾经是唯一被证实的可以降低缺血性脑卒中致残率的有效方法。

2 查 2 只胳膊
平行举起
单侧无力

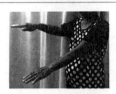

然而，静脉溶栓治疗在血管再通方面仍面临一些遗憾：时间窗"单纯"而"严格"，从中获益的患者＜3％；大血管闭塞/病情严重者效果差，大血管闭塞再通率仅 13％～18％。

0（聆）听语言
言语不清
表达困难

我…啊…嗯…呃

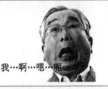

鉴于静脉溶栓的一些局限性，人们开始尝试动脉再通治

快打 120
有上述任何突发症状

120

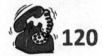

静脉溶栓

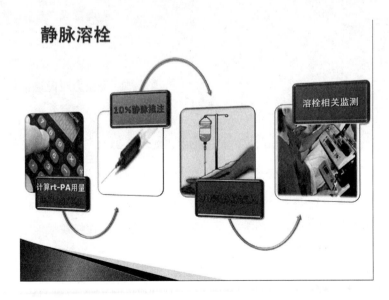

疗。但是，很多实验宣告失败，直到 2014 年底，MR CLEAN 结果的发布显示出血管内治疗对功能结局的获益。回顾近期 MR CLEAN、ESCAPE、SWIFT PRIME、EXTEND - IA、REVASCAT 五项试验，结果显示，血管内治疗可显著改善功能预后，且颅内出血风险和对照组相当。因此各国指南指出，除了静脉溶栓，应当对患者进行血管内早期干预，至此 2015 年血管内治疗迎来了"春天"。

航天中心医院神经内科介入团队在以王培福主任医师、温宏峰副主任医师为技术骨干的带领下敢于攻坚克难、准确把握本专业发展脉搏，应潮流而动，仅在 2016 年 1 月至 12 月，时间窗内完成急性脑梗死单纯静脉溶栓 46 例，血管内治疗 33 例，临床均取得较好疗效，医患切实体会到了什么叫立竿见影，深切感受到了静脉溶栓和血管内治疗给患者带来的巨大获益。

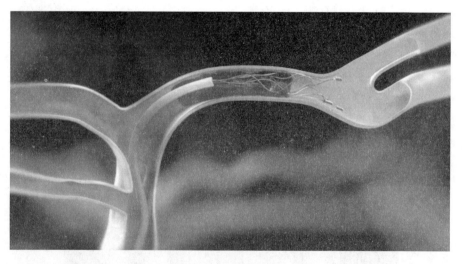

除时间窗内静脉溶栓之外，血管内治疗使我们又多了一个治疗脑梗死的杀手锏！我们要用好这一武器，让更多急性脑梗死的患者享受春天和煦的阳光！

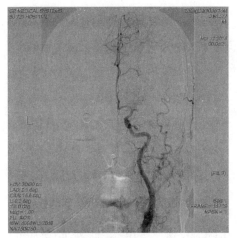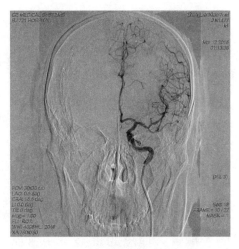

取栓前　　　　　　　　　　　　　　取栓后

作者简介

姓名：温宏峰

性别：男

工作单位：航天中心医院神经内科

学历及学位：硕士　研究生

技术职称：副主任医师

研究方向：脑血管病

通信地址：北京市海淀区玉泉路 15 号院

邮编：100049

E－mail：wenxinglai@163.com

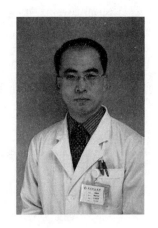

中老年人如何做好脑卒中的一级预防

廖洪民

脑卒中，俗称"中风"，是危害我国中老年人群健康和生命的主要疾病之一，具有高发生率、高死亡率、高致残率、高复发率的特点，给家庭和社会带来沉重的经济负担和巨大的痛苦。

最令人惊恐的是脑卒中常常"出其不意"，患者在看似健康的情况下突然倒下，不省人事或半身不遂，常被认为是难以预防的"意外"。其实，"冰冻三尺非一日之寒"，脑卒中是由诸多危险因素逐渐累积而发生的，有一个发展过程。认识了这些危险因素，并通过早期改变不健康的生活方式，积极主动地控制各种危险因素，从而达到使卒中不发生或推迟发病的目的，这就是"脑卒中一级预防"。只有做好一级预防才能降低脑卒中的发病率。

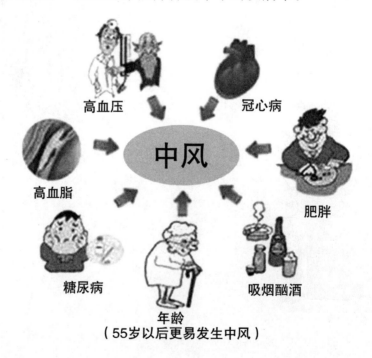

高血压　冠心病
高血脂　中风　肥胖
糖尿病　年龄　吸烟酗酒
（55岁以后更易发生中风）

卒中的危险因素分为可干预和不可干预两种。不可干预的因素有年龄、性别、种族和遗传等，我们无法改变这些不可干预的危险因素，但是对高血压、糖尿病、血脂异常、饮酒、吸烟等可干预的危险因素，我们需要积极主动控制。针对这些危险因素，提出了一些有益的防范措施和建议。

（1）高血压

无论是缺血性还是出血性脑卒中，与血压升高都有非常密切的关系，控制高血压是预防脑卒中的重要措施。高血压患者进行血压的自我测量和自我监测有助于平稳控制血压。对于早期或轻度高血压患者应首先采用改变生活方式控制血压，低盐饮食、适度的体力活动和控制体重都是很有益的健康生活方式。如果三个月后血压改善效

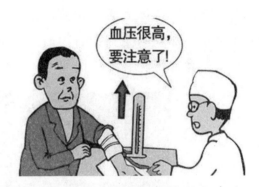

果仍不好，需在医生指导下服用抗高血压药。对于中度及以上高血压患者在改变饮食习惯和不良生活方式的同时，应坚持合理服用抗高血压药，并注意降压治疗一定要"达标"，这个血压治疗目标值是＜140/90mmHg（1mmHg＝0.133kPa）。

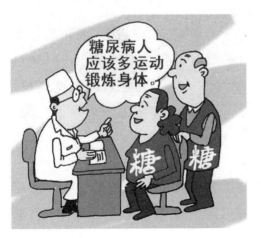

（2）糖尿病

糖尿病患者脑卒中的发病率比非糖尿病患者高一倍以上，据统计约有1/5的糖尿病患者最终死于脑卒中，因此，中老年人有必要定期检测血糖。已患糖尿病的人首先应该控制饮食量并合理均衡膳食，加强体育锻炼；如果2～3个

月后，血糖水平仍控制不好，应在医生指导下口服降糖药或注射胰岛素治疗，并注意监测血糖水平，以了解血糖控制情况，同时也要避免发生低血糖。

（3）血脂异常

血清总胆固醇（TC）、甘油三脂（TG）、低密度脂蛋白（LDL-C）水平升高、高密度脂蛋白（HDL-C）水平降低与心脑血管病密切相关。建议脑卒中高危人群定期检查血脂，每年至少一次。当检查发现血脂异常时，首先通过改变生活方式来降低血脂，比如低脂饮食、坚持体力活动和控制体重，并定期复查血脂。如果这些措施无效，那就需要调脂药物治疗。他汀类调脂药可有效降低脑卒中的风险，常用药有阿托伐他汀、辛伐他汀等。

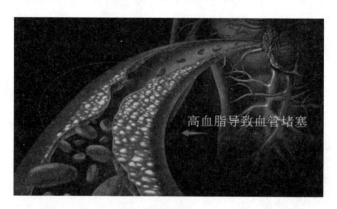
高血脂导致血管堵塞

（4）心房颤动（房颤）等心脏病

脑卒中的发生有较大比例是源于心脏病变（包括房颤和其他类型心脏病），据统计有12%左右的房颤患者会发生脑卒中，以缺血性脑卒中为主，明显高于没有房颤的人。中、老年人应定期体检，早期发现房颤。确诊为房颤的患者，应积极在医生的指导下抗凝、抗血小板治疗。

（5）吸烟与饮酒

吸烟是脑卒中的一个重要危险因素，其危险度随吸烟量增加而增大，被动吸烟也会增加脑卒中的风险。吸烟者应该戒烟，不吸烟者也要避免被动吸烟。同样，长期大量饮酒会使得脑卒中风险升高，大量饮酒可导致高血压、高凝状态、减少脑血流量及增加房颤风险。不提倡不饮酒者通过少量饮酒来预防心血管疾病。

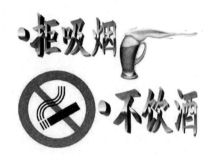

（6）缺乏身体活动、超重与肥胖

超重或肥胖的人容易并发高血压、高血脂和高血糖，而脑卒中的发生又与"三高"密切相关。推荐超重和肥胖者通过健康的生活方式、良好的饮食习惯、增加身体活动等措施减轻体重，饮食应该少盐、低脂，多吃蔬菜水果。无论男女，坚持适当的身体活动可降低脑卒中风险，但老年人体力活动应根据自身情况选择适合自己的运动方式和运动强度。

（7）某些疾病可增加脑卒中发生率

例如偏头痛、无症状性颈动脉狭窄、高同型半胱氨酸血症等，患有这些疾病的人应重视脑卒中的预防，积极在医生指导下进行合理的药物治疗，并改变不良的生活方式，将有助于降低脑卒中的风险。

总之，中老年人经常对自己的脑卒中危险因素做个评估，及时采取应对措施，就能为自己架设起一道防止脑卒中突然袭击的坚强"防线"。

作者简介

姓名：廖洪民

性别：男

工作单位：贵州航天医院神经外科

当前学历及学位：本科　学士

技术职称：副主任医师

职务：副教授，外科教研室主任

研究方向：颅脑创伤、脑血管疾病、颅脑
　　　　　肿瘤。

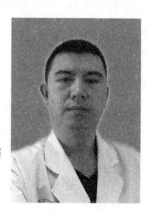

通信地址：贵州省遵义市大连路 825 号

邮编：563000

邮箱：liaohongmin@qq.com

重视预防　远离脑卒中

杨　静

脑卒中是指给我们的大脑供应氧气和其他营养物质的血管在某一个部位突然破裂或堵塞以后引起的疾病。脑血管破裂后就会导致我们常说的脑出血、脑溢血；脑血管被堵塞后就会引起我们常说的脑血栓或叫脑梗塞。更形象一点的话，我们可以把自家的麦田想象成我们的大脑，那么一颗颗小麦苗就是我们的脑细胞，给麦苗浇水的管道就像我们的脑血管。麦苗的苗壮生长需要顺畅的管道不停地输送水份，如果浇水用的管道在某个地方破了，或是在某处被泥沙、石子堵住了，那么都会使浇水的管道不通畅，我们的麦苗就会因为缺水而慢慢枯萎甚至死亡。我想这样我们就很好理解脑血管破裂或堵塞后，靠着这根脑血管生存的脑细胞就会因为缺血缺氧而被饿死，这就是我们所说的脑卒中了。

脑卒中一般都是突然发病，来势凶猛，变化很快，就像自然界的风一样"善行数变，变化莫测"，因此古代医学家也把它称为"中风"。除了发病突然这个特点以外，脑卒中还是神经系统一种常见病及多发病，根据调查的结果推算，我国每年新患脑卒中的患者就会有150万人。为什么会有这么多人得脑卒中？就像浇水用的管道也不会无缘无故的破裂或堵塞一样，有很多原因会让我们的脑血管容易发生问题，也就是脑卒中有它的危险因素。流行病学调查，脑卒中的发生和发展与很多因素密切相关，大致可以分为两大类：一类是不可干预的，比如年龄、性别、遗传及种族等；另一类是可以干预的，比如高血压、糖尿病、高脂血症、心脏病、吸烟、酗酒、肥胖及不良的生活方式、口服避孕药及缺乏运动和锻炼等。对于可干预的危险因素进行控制，可以明显降低脑卒中的发病率。下面就给大家具体介绍如何控制这些危险因素，血压、血糖达到什么水平是比较合适的。

（1）高血压

高血压是公认的最重要的独立危险因素，当我们的收缩压≥160mmHg 和（或）舒张压≥95mmHg 时，需进行规范化的治疗，降压一般应达标≤140/90mmHg，理想的应≤130/80mmHg。控制血压的药物选择应当遵循专科医生医嘱来进行，同时我们还要调整生活方式，限制食盐的摄入，减轻体重，摄入富含水果、蔬菜和低脂的饮食，进行有规律的有氧体力活动和限制饮酒量。

（2）糖尿病

高血糖会对我们的脑血管造成很大的影响，所以在避免低血糖的前提下，应当使血糖控制在接近正常的水平，以减少微血管及大血管并发症的发生，一般情况下，建议糖化血红蛋白治疗目标为＜7.0mmol/L。

（3）血脂

血脂中的胆固醇和低密度脂蛋白含量与缺血性卒中密切相关，为了预防卒中，应当定期监测血脂，注意合理饮食，少食脂类食物，坚持体力活动，生活上注意这些事项，血脂仍然增高的就应该服用调血脂药物来降脂了，药物治疗建议使用他汀类药物，这类药物除了使我们血脂降低以外，还可以抗动脉粥样硬化，最终的目标应达到低密度脂蛋白降到 2.6mmol/L 以下或使低密度脂蛋白水平下降幅度达到 30％～40％。

（4）心脏病

心房纤颤、心脏瓣膜病、冠心病、心肌梗死、心力衰竭和左心室肥厚等都是脑卒中危险因素，特别是心房纤颤危险性更大，很容易发生脑栓塞，可用抗凝及抗血小板药物预防。

（5）生活方式及其他方面

除了做到我们上面所说的控制好我们的血压、血糖和血脂水平以外，我们还要改变我们的行为方式，应该戒烟、限酒；控制体重；提倡限盐、补钾及补钙饮食，多吃水果、蔬菜及海产品；消除不平稳心理状态，减少紧张生活事件应激，保持良好心态，避免激动、悲伤、暴怒、抑郁、焦虑和恐惧等，切忌大喜大悲，保持有规律的饮食起居，保证充分睡眠，劳逸结合，防治便秘，避免过度用力等脑卒中诱发因素。

目前我们对于脑卒中的危险因素认识逐步深入，再加上国内外的一系列研究显示，预防可持续减少卒中的发生和复发，相信大家会越来越重视这些危险因素的预防，让我们一起从现在开始行动起来，重视预防，远离卒中！

作者简介

姓名：杨静

性别：女

工作单位：航天中心医院神经内科

学历及学位：研究生　硕士

技术职称：副主任医师

研究方向：脑血管病，神经系统感染及免疫性疾病的诊治

通信地址：北京市海淀区玉泉路 15 号院

邮编：100049

E-mail：yangjingdexin@126.com

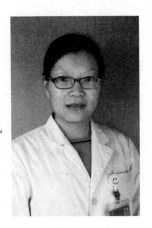

颈动脉斑块需要治疗吗？

孟　锐

随着全民健康保健意识的提高，健康体检人员越来越多，经常在体检中发现很多人的颈动脉彩超提示一处或多处颈动脉斑块形成。很多人看到报告后会问："我有颈动脉斑块是否需要治疗？怎么治疗呢？"对于这个问题，我们应该怎样给患者科学权威的解释呢？

首先，要回答颈动脉斑块是否需要治疗。答案是需要治疗。颈动脉是我们全身动脉系统的一个起始端，相当于窗口，可以在一定程度上反映全身动脉系统的情况。如果颈动脉发现动脉硬化斑块形成，身体其他部位动脉很有可能也有动脉硬化斑块形成或动脉狭窄，特别是冠状动脉、脑动脉等。动脉粥样硬化斑块是引起心脑血管系统疾病的重要病理生理基础，所以一旦发现颈动脉斑块就应该积极治疗。

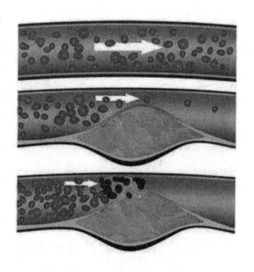

那么如何治疗呢？颈动脉斑块治疗主要包括以下几个方面。

（1）非药物治疗

任何颈动脉斑块患者首先均需要非药物治疗，此项非常关键，是药物治疗的基础。只要发现颈动脉斑块，无论大小多少、是否有颈动脉狭窄，均要立即采取生活方式干预，即合理膳食、增加运动、控制体重及戒烟限酒，有利于降低血脂水平，防止斑块进一步加重。

（2）积极控制心血管危险因素

除了上述非药物治疗，如患者有高血压、糖尿病，还应积极控制血压、血糖，因为高血压、糖尿病均是致使动脉粥样硬化斑块形成的危险因素。积极合理控制血压、血糖可以防止动脉硬化斑块形成。

（3）他汀类药物治疗

根据患者具体情况决定是否使用他汀类药物治疗。如果颈动脉斑块已经导致的颈动脉狭窄（狭窄≥50%），应接受他汀类药物治疗，将低密度脂蛋白（LDL - C）控制在 2.0mmol/L（最好1.8mmol/L）以下。如果颈动脉斑块没有导致管腔明显狭窄（狭窄<50%），要评估患者是否有心血管疾病或心血管病危险因素。具体情况如下。

1）已确诊冠心病或脑梗塞，无论颈动脉有无明显狭窄均要接受他汀类药物治疗，使 LDL - C 控制在 2.0mmol/L（最好1.8mmol/L）以下；

2）无冠心病或脑梗塞，但有糖尿病和高血压，也应用他汀类药物将 LDL - C 控制在 2.0mmol/L（最好 1.8mmol/L）以下；

3）有糖尿病，且 LDL - C>2.6mmol/L，需要他汀类药物治疗；

4）慢性肾病（Ⅲ期或Ⅳ期）且 LDL - C>2.6mmol/L，需要他汀类药物治疗；

5）有高血压或其他危险因素且 LDL - C>3.4mmol/L，建议他汀类药物控制在 3.4mmol/L 以下。

在临床上，具体问题还要具体分析。通过上述治疗，可以延缓斑块生长，部分患者斑块可以缩小甚至消失。

（4）应用阿司匹林要根据患者具体情况

有颈动脉狭窄（狭窄≥50%），一般应服阿司匹林（每日 75～

100mg）。若只有一处或多处斑块，或狭窄＜50％，需要结合患者是否存在其他心血管危险因素。若患者有以下大于等于 3 种危险因素，应服阿司匹林（每日 75～100mg）：

1）男性≥50 岁或女性绝经期后；

2）得到初步控制的高血压（高血压经治疗血压＜150/90mmHg）；

3）糖尿病；

4）高脂血症；

5）肥胖（BMI≥28）；

6）早发心血管病家族史（父母一方或双方男性＜55 岁，女性＜65 岁发病）；

7）吸烟。另外，高血压合并慢性肾脏病也应服用阿司匹林。

对于颈动脉斑块导致颈动脉重度狭窄或闭塞患者，需要针对局部病变进行介入治疗，如颈动脉支架或颈动脉内膜剥脱术等。

作者简介

姓名：孟锐

性别：女

工作单位：航天中心医院老年医学一科

学历及学位：医学硕士

技术职称：主治医师

研究方向：老年心血管疾病诊治

通信地址：北京市海淀区玉泉路 15 号院

邮编：100049

E - mail：mengrai@21cn.com

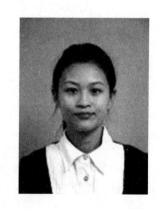

手脚发凉　小心血管堵了

迟国庆

　　每到寒冬或者天气、气温转凉，有些人感到日子比较难熬，其中一个原因就是手或脚特别发凉怕冷。在这些手足发凉怕冷的人群中，有一部分人可能是血管出了问题，是血管疾病的早期表现，如果失去了治疗的时机，可能会造成无法挽回的严重后果。

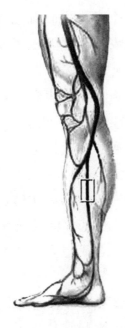

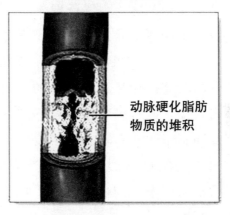

在动脉硬化里血管变得狭窄，
血流速度变得缓慢。

动脉硬化脂肪
物质的堆积

动脉粥样硬化导致动脉管腔狭窄

　　正常情况下，人体局部的温度和血流量有一定的关系。血液流量大，温度就高，如果血液供应减少，温度就降低。正常人在寒冷的情况下，外周血管收缩，皮肤温度降低，随着环境温度的升高，人体温度能很快恢复正常。而有血管疾病的患者，由于血管在寒冷的刺激下处于收缩状态，或原来动脉有狭窄性病变，四肢的血液供应就少，手足就特别地发凉怕冷。尤其一些老年人或合并有糖尿病的患者，如果手脚感觉特别发凉怕冷，更要警惕血管疾病的可能。

　　常见的四肢缺血性疾病有血栓闭塞性脉管炎（简称脉管炎）、动脉硬化闭塞症和糖尿病性肢体缺血等。这些疾病早期都是以有病肢体的手脚发凉怕冷为主要症状，总比别人过早地穿上棉衣或棉鞋，或夜晚睡觉时感觉脚凉，甚至一夜也暖不热。早期典型的表现还有间歇性跛行：患者以一定的速度行走一段距离后即出现小腿或整个下肢的酸困疼痛，或觉下肢沉重难以举步，被迫止步不前，休息一会儿后症状即可减轻或缓解，继续行走一段距离后，症状重复出现。在病变的早期，有些患者在平地行走时无明显不适，但登高（如上楼）时感觉下肢酸困。

　　还有些患者，在受凉后双手的一个或数个手指皮肤颜色苍白或青紫，在保暖后很快恢复正常。此种表现以女性较多，也可发生于足趾或其他部位。此称为雷诺氏现象，常是血管疾病的早期表现。

　　手脚发凉怕冷伴有间歇性跛行是下体缺血的早期表现，这个过程甚至可长达数年，如果在此阶段能明确诊断并施以正确的治疗，患者多可免除肢体溃烂坏死所带来的巨大痛苦。但遗憾的是，在此阶段就诊者较少，此时患者多意识不到是病态，常以为是年老体弱的正常现象而不予注意，丧失了宝贵的治疗时机。以后病情进一步发展，将出现持续性剧烈的疼痛，严重者可出现溃烂甚至发黑坏死，患者常抱足而坐，彻夜难眠，哭叫呻吟，苦不堪言，将遭受长时间痛苦的折磨。

　　更严重的是，有些人由于缺血，肢体发凉怕冷，自己采用局部加热的方法，加重了病情，甚至引起了肢体的溃烂坏疽。尤其是患有糖尿病的患者易合并周围神经炎而感觉迟钝，在用暖水袋等局部加热的过程中可导致足部的烧伤而引起严重后果。

　　因此，感觉肢体发凉怕冷切不可大意，应该及时到血管疾病专科去就诊，以明确诊断，以免丧失宝贵的治疗时机而造成终生遗憾！

作者简介

姓名：迟国庆

性别：男

工作单位：航天中心医院外周血管介入科

学历及学位：研究生

技术职称：主治医师

研究方向：外周血管介入

通信地址：北京市海淀区玉泉路 15 号院

邮编：100049

E-mail：accgq@126.com

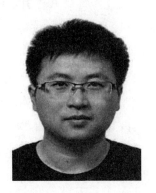

腿痛莫轻视　警惕血管病

丁明超

老王糖尿病23年了，喜欢晨练，可最近半年，发现走路不如从前，走个两三百米，小腿肚就酸痛，停住站会儿才能缓解。入冬后，这腿的毛病更重了，走个百来步，小腿即感觉又酸又痛，已经没法遛弯儿了；而且，在家中也觉得小腿异常发凉，总是穿得厚厚的、裹的严严的，老伴儿总说他是"老寒腿"。这几天，老王实在熬不住，去医院一查，吓了一大跳，两条腿的动脉血管都堵了。

随着冬季的来临，很多老年人也像老王这样，开始出现活动后腿部酸疼，甚至走路一瘸一拐，许多人往往认为是受凉了，"老寒腿"发作了。可是这"老寒腿"到底是怎么一回事呢？它就是每年随着气温下降而发作或加重的下肢动脉硬化闭塞症。外周血管科的专家提醒，这种疾病需尽早到医院检查治疗。

1. 什么是下肢动脉硬化闭塞症？

人体的动脉好比一个输油管道，动脉血每时每刻在动脉中流动，就好比人体内的原油，心脏就像一个油泵，通过不同管道将能量源源不断输送至各组织器官，通向下肢的管道主要包括胸主动脉、腹主动脉、髂动脉、股动脉、腘动脉及小腿的动脉。

下肢动脉硬化闭塞症是指动脉粥样硬化斑块在下肢动脉内壁上形成，随着斑块不断增大，管腔逐渐狭窄，管道通畅性受到影响，流向下肢的血流就会减少，狭窄到一定程度甚至完全堵塞时，供应下肢的血流不能满足需要，就会出现下肢缺血症状。

2. 下肢动脉硬化闭塞症常见吗？

　　下肢动脉硬化闭塞症属于外周血管科范畴，是一种很常见的疾病。在我国，随着人们生活水平的提高、饮食结构的改变及人口老龄化，被诊断为下肢动脉硬化闭塞症的病例有逐年增多趋势。中国目前大约有 2000 万患者，估计每年还会继续增加约 60 万人。本病在欧美国家更为多见，据文献报告，70 岁以下人群患病率为 3％～10％，70 岁以上人群患病率为 15％～20％。该病患者大部分为男性，多在老龄人群中发病。

3. 什么原因容易导致下肢动脉硬化闭塞症？

　　下肢动脉硬化闭塞症的发生与生活方式密切相关。饮食结构不够健康，嗜好甜食，偏好高饱和脂肪食物，过多摄入食盐，缺少运动，体重超标，易发生糖尿病、高血压或高血脂疾病。而糖尿病、吸烟、高血压和高血脂是下肢动脉疾病的四大杀手。糖尿病可以增加下肢动脉硬化闭塞症发病率 3～5 倍，而且，合并糖尿病的患者，病变往往比其他患者要严重得多。吸烟是公认的人类健康杀手，同样吸烟也可以造成动脉收缩，促使动脉狭窄，加速动脉硬化的形成，加重肢体缺血，是下肢动脉粥样硬化的主要危险因素之一。长期的高血压可引起血管损伤，容易形成斑块造成狭窄。高血脂造成血液粘稠度增加，也容易发生血管狭窄，导致下肢动脉硬化性闭塞症。

　　环境也与下肢动脉硬化闭塞症的发生关系密切。寒冷、潮湿的环境容易发病，所以北方的发病率较高，天气变冷，血管收缩，也会导致原有病变的加重，因此，下肢动脉硬化症患者经常在冬天出现症状恶化。

4. 下肢动脉硬化闭塞症有什么症状？

　　下肢动脉硬化闭塞症早期常表现为发凉、麻木，腿部肌肉会出现痉挛，俗称"抽筋"，由于这些早期症状并不典型，很容易与其他病混淆，所以常会被患者误认为是老年人缺钙或是腰椎病，误诊误治，延误了自己的病情。因此要提醒出现了以上这些症状的患者，应到正规医院的血管科通过科学的检查手段确诊。

如果病变继续发展，就会出现跛行症状。医生把这种疾病引起的跛行称为"间歇性跛行"，特点是在行走约数百米至数十米后，出现下肢疼痛，通常表现为小腿肌肉的酸痛，也可以是下肢其他部位的疼痛，患者被迫停下休息一段时间后疼痛缓解，可再继续行走，继续活动后，疼痛可以反复出现。随着病变的加重，出现疼痛的距离越来越短，从几百米到最后的十几米，甚至几米，需及时治疗。

如果出现跛行症状仍没有诊治，病变继续恶化，就会出现"静息痛"，患者即使在不运动的时候仍然会有下肢疼痛，尤其在夜间入睡时更重，使得患者寝食难安，精神紧张。这个阶段患者必须积极治疗，否则就会进入疾病晚期。

进入晚期后，脚上即使破了一点也非常不容易愈合，下肢逐渐出现坏死，最终只能截去坏死肢体，严重的甚至危及生命。

作者简介

姓名：丁明超

性别：男

工作单位：航天中心医院外周血管介入科

学历及学位：研究生　硕士

职务：科主任

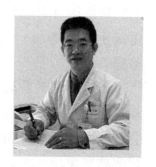

技术职称：主任医师

研究方向：介入医学与血管外科学

通信地址：北京市海淀区玉泉路 15 号院

邮编：100049

E - mail：dmc _ zxl@sina.com

血栓——威胁生命的"不速之客"

丁明超

人体血管是生命的通道，人体血管系统是由动脉和静脉连接而成的一个封闭的循环系统。正常血液具有凝血及抗凝血两个相互拮抗系统，两个系统维持动态平衡，使血液始终保持流动的液体状态，循环往复，长流不息。通过流动，它将人体所需的脂肪、蛋白质、糖和氧气等营养物质源源不断地传送到体内的各个组织器官。但是，一旦因某种原因破坏了这种平衡，使凝血系统作用增强，血液会凝固成"血栓"，成为血管中的"不速之客"，在血管内筑上一道"河坝"，致使血液这个"河道"断流，并引起远端相应脏器的严重缺血，造成一系列致残性的后果，甚至死亡。

1. 为什么我们的身体里会有血栓？如何形成的呢？

血栓形成的三个基本因素是：血管因素，血流速度以及血液的物理和化学性质的改变。

在正常情况下，血管内壁的内皮细胞有抗血栓形成的功能，血液有凝血和抗凝血系统、纤维蛋白溶解系统和抗纤维蛋白溶解系统以及维持血液流动力学原因，可保持这三种因素正常，不易发生血栓；但在一些因素，如高血脂的长期影响下和血流剪切应力对血管壁作用下，可发生动脉粥样硬化。动脉粥样硬化斑块破溃则血管内壁表面的内皮细胞受损，血小板会在破溃处黏附、聚集，使管腔狭窄，并且激活凝血系统而形成血栓。所以动脉粥样硬化是动脉血栓形成的主要因素，而动脉粥样硬化斑块破溃使血小板黏附、聚集，造成血栓形成，这也是为什么抗血小板药物，如阿司匹林、氯吡格雷（波立维）有助于预防动脉血栓形成的原因。静脉血栓形成大多数没有血管内皮细胞的改变，静脉血栓的形成和动脉血栓形成不同，静脉血栓形成是以血液高凝状态为主。

2. 血栓的危害

血栓可以影响人体所有的血管系统。其危害性主要与病变发生的部位直接相关。如血栓发生于心脏时，可出现心肌梗死，引起剧烈胸痛、大汗淋漓、面色苍白、休克甚至死亡；发生在头部时可造成脑梗塞，致使产生头昏、头痛、昏迷、瘫痪等；发生于下肢时，则可导致下肢深静脉血栓及动脉血栓，腿部会出现严重浮肿、疼痛及肢体障碍，进而引发肺栓塞、肌肉坏死等而危及生命。

同时，血栓也能够脱落随血液流动。当血栓堵塞肾血管时，肾脏排毒的功能减弱，肾细胞开始坏死，最终导致尿毒症、肾功能衰竭而危及生命。

若眼部血管被栓子堵塞，就会引起晶状体细胞变性、萎缩，导致白内障的发生，有的患者因此而致盲。

血栓性疾病的发病率之高，已远超人们的想象。资料统计，因血栓栓塞性疾病导致的死亡已占到全球总死亡人数的 51%，远远超过肿瘤、传染疾病、呼吸系统疾病等造成的死亡。因此，正确的认识这一威胁生命的"不速之客"，尽可能减少其所带来的危害，保障自身的健康。

作者简介

姓名：丁明超

性别：男

工作单位：航天中心医院外周血管介入科

学历及学位：研究生　硕士

职务：科主任

技术职称：主任医师

研究方向：介入医学与血管外科学

通信地址：北京市海淀区玉泉路 15 号院

邮编：100049

E - mail：dmc _ zxl@sina. com

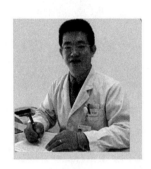

争分夺秒的疾病
——急性下肢动脉栓塞

王 斌

有些病的治疗，是需要与时间赛跑的。如果跑赢了时间，则可能完全治愈；反之，则可能造成残疾，甚至危及生命。在血管外科中，急性下肢动脉栓塞就是这样一种需要争分夺秒治疗的疾病。

急性下肢动脉栓塞，顾名思义，是急性发作的，来源于心脏或动脉壁脱落的血栓或粥样斑块等栓子随血流向远端动脉流动，卡在口径比栓子小的下肢动脉并堵塞管腔，发生肢体、器官和组织的缺血和坏死。该病可以短时间内引起肌肉、神经及皮肤等不可逆的坏死，随后大量的坏死组织产生的毒素播散到全身，引起全身酸中毒，急性肾功能衰竭和大脑意识的改变，最终威胁生命。

那么，出现什么样的情况可能是急性下肢动脉栓塞呢？最常见的表现有5个征象，即"5P征"：

1）无脉：就是触摸不到栓塞部位以下的动脉脉搏；

2）疼痛：栓塞部位出现突发而剧烈的疼痛；

3）苍白：栓塞部位以下组织颜色呈现蜡白色；

4）感觉异常：出现皮肤的麻痹、感觉减退；

5）运动障碍：表现为肌肉僵硬、坏死，不能活动。

简而言之，一旦下肢突然出现"凉、麻、痛、白"等现象，一定要高度怀疑急性下肢动脉栓塞。

大约有80%～90%的下肢动脉栓塞的栓子来源于心血管疾病。最常见的原因是房颤，随着动脉硬化患者发病率的增高，由冠心病导致的动脉栓塞比例在逐渐上升。中老年人，有高血压、高血脂、高粘度、高烟瘾的人，特别对于有冠心病、发作心梗的人、房颤的人、动脉粥样硬化和腹主动脉瘤的人是高发动脉栓塞的人群。另外，动脉损伤、恶性肿瘤和心脏粘液瘤，也是引发动脉栓塞的原因。

对于急性动脉栓塞患者来讲，时间就是生命。6 小时内是干预的最佳时机，被誉为治疗的"黄金期"，紧急动脉重建是治疗急性动脉栓塞的首选。发病至治疗的时间越短，尽早进行动脉重建，可提高肢体的保全率，减少术后再灌注损伤的发生，明显降低死亡率。

下肢动脉栓塞预后与多种因素有关，栓塞部位越高、发病至治疗的间隔时间越长，患者死亡率越高、肢体存活可能越低。由于肢体缺血坏死，受损的肌肉细胞分解出的代谢产物扩散至全身，造成肾小管堵塞、肝功能不全、心脏衰竭及肺水肿等多脏器衰竭，是危及生命的重要原因。

作者简介

姓名：王斌

性别：男

工作单位：航天中心医院外周血管介入科

学历及学位：研究生　硕士

技术职称：副主任医师

研究方向：外周血管疾病介入诊疗

通信地址：北京市海淀区玉泉路 15 号院

邮编：100049

E-mail：wb_cxx@163.com

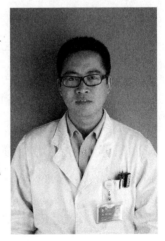

不一样的脉搏

迟国庆

正常人双上臂脉搏、血压差异是很小的，双侧脉搏可以触及并且强弱相当，血压相差一般不会超过 20mmHg。如果脉搏、血压差异过大，患侧有可能存在病理情况。比较常见的一种疾病就是锁骨下动脉（或者无名动脉）狭窄或闭塞，它的危害是巨大的，可引起患肢乏力、皮温下降、感觉减弱、劳累后酸胀不适，甚至疼痛等缺血症状，甚至引起以眩晕、黑矇、视物模糊和晕厥等为主的同侧椎动脉缺血症状。

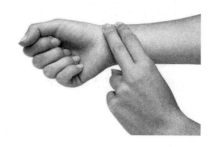

1. 为什么上肢血流会影响脑部供血

原来锁骨下动脉开口远端分出一个较粗的椎动脉血管向上供应脑部组织，当锁骨下动脉开口处狭窄或闭塞后，同侧肢体血流减少，靠周围的侧支血管来代偿。如果发生代偿障碍，同侧椎动脉的血流就要向下逆流入锁骨下动脉供应上肢，特别是在患肢运动后，健侧椎动脉供应脑部的血流被患侧椎动脉盗取，从而影响脑循环血量，医学上称之为"锁骨下动脉窃血综合症"。严重的情况还会引起患肢坏死，脑部缺血梗死，应引起足够重视。

2. 什么原因引起锁骨下动脉狭窄

常见原因为动脉粥样硬化和多发性大动脉炎。前者多为中老年患者，伴有高血压、糖尿病、高血脂等情况，为胆固醇脂质在血管内膜沉积形成粥样斑块使腔狭窄或闭塞；后者多为 40 岁以下女性患者，为动脉壁全层增厚、弥漫纤维化及钙化，病变僵硬，有发热、关节痛、血沉增快、抗核抗体、类风湿因子阳性等情况。动脉粥样硬化和多发性大动脉炎不但可影响锁骨下动脉，还可影响肾动脉、颈动脉等全身动脉，并引起相应的症状及体征。

3. 如何发现锁骨下动脉狭窄

最简单的方法就是自己搭脉。在锁骨下动脉狭窄或闭塞的情况下，患侧上肢的脉搏明显减弱甚至消失。如果出现这种情况和上述症状，就应该去医院测双上臂血压，若双上臂血压差异明显，再行无创性彩色多普勒超声检查，判断锁骨下动脉及椎动脉血流速度、血流方向，锁骨下动脉狭窄时血流速度缓慢，存在锁骨下动脉窃血综合症时，患侧椎动脉血流向下。当然最后诊断锁骨下动脉是否狭窄或闭塞的金标准是患肢血管造影。血管造影是从上臂肱动脉或大腿根部股动脉内插管至锁骨下动脉内，然后注入造影剂，在 X 线下观察血管通畅、血流速度情况。

4. 发现锁骨下动脉狭窄或闭塞后，怎么办

先要明确病因，再检查其他动脉是否也存在狭窄或闭塞。锁骨下动脉狭窄或闭塞药物治疗效果不明显，一般需要手术治疗。动脉硬化引起的锁骨下动脉狭窄，可以行狭窄段动脉球囊扩张及支架成形术。由于大动脉炎在影响锁骨下动脉狭窄的同时，多伴发颈部动脉的狭窄闭塞，行支架置入，远期通常率欠佳，需要人造血管搭桥。经过这些治疗后，患者症状可以明显改善，脉搏、血压基本无差异。

小小的脉搏、血压差异里面原来有这些原因，在日常生活中多给自己"把脉"，关注自己健康，及时发现、解决问题，提高生活质量。

作者简介

姓名：迟国庆

性别：男

工作单位：航天中心医院外周血管介入科

学历及学位：研究生

技术职称：主治医师

研究方向：外周血管介入

通信地址：北京市海淀区玉泉路 15 号院

邮编：100049

E-mail：accgq@126.com

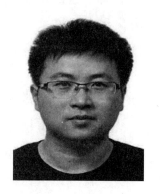

大隐静脉曲张的一生

李旭斌

大隐静脉曲张，一个从人类诞生以来就伴随着人类的疾病。人类开始直立行走以后，出现了三个疾病：痔疮、椎间盘突出、大隐静脉曲张。下面就让我们看看大隐静脉曲张的一生。

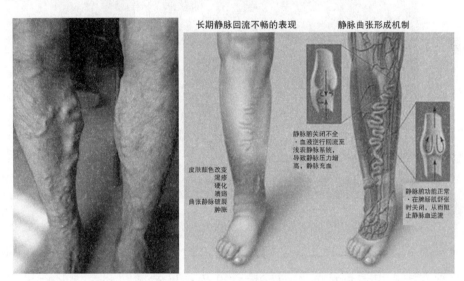

大隐静脉曲张的产生需要很多种因素。

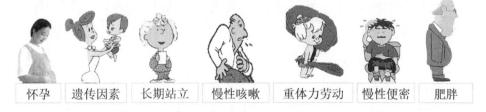

| 怀孕 | 遗传因素 | 长期站立 | 慢性咳嗽 | 重体力劳动 | 慢性便密 | 肥胖 |

在上述多种原因的参与下，大隐静脉曲张出生了，随着它的成长，它会经历如下阶段。

1) 婴儿期：小腿酸胀、疼痛、水肿；

2) 青少年期：曲张静脉扩张扭曲成团，血栓性静脉炎；

3) 中年期：足靴区形成湿疹、瘙痒、色素沉着、红肿淋巴管炎、溃烂；

4) 老年期：静脉破裂致失血性休克，严重影响患者的生活质量。

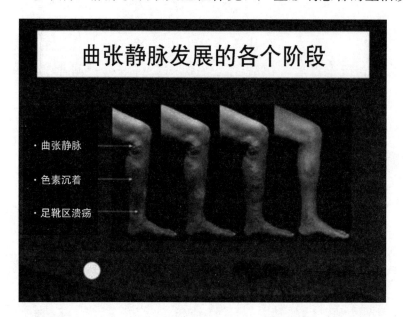

　　当它刚出生的时候，人们很难从外观上发现它，这时候一个很神奇的武器出现了，那就是超声。超声检查是探查该病等最常规的检查方法，也是首选的无创性检查方法，更是诊断和发现它最可靠的方法。特别注意的是，这个检查还很便宜。

　　但它被发现以后，大部分人不太关心它怎么来的，更关心它怎么没的。所以大约从100多年前第一例大隐静脉曲张手术开始到现今，国内外很多人为了打倒它而绞尽脑汁。人类的智慧是无穷的，故而出现了很多种方法，大致可归纳为4类。

　　方法一：保守治疗，该方法是无任何创伤的方法。通过穿弹力袜、间断的仪器加压、口服药物治疗等方法，从而达到延缓病程、减轻症状等目的。可用于疾病的任何阶段，但该方法不能根治。

方法二：注入硬化剂。该方法是创伤性最小的治疗手段。90％的静脉曲张可通过硬化剂治疗得到改善。通过注入硬化剂到曲张等血管内，从而导致血管闭塞。该方法损伤小，效果好，恢复快。既解决了现有的曲张静脉，又消除了大隐静脉返流隐患。术后患者当天可以活动，不需拆线、无痛苦。

泡沫硬化剂注射治疗

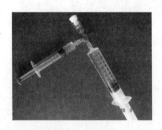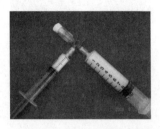

泡沫硬化剂：液体硬化剂 + 气体，相混合而形成的**泡沫状物质**

方法三：微创手术。包括射频消融闭合术、静脉腔内激光闭合术等。原理是将导丝等材料插入大隐静脉内，通过射频波或热能等因素刺激胶原蛋白收缩，使血管内膜粘连固缩。截断了曲张静脉倒流，达到了剥除血管的等效作用。该方法创口小、切口数少、可交替使用，操作过程简单，去除曲张静脉彻底，手术并发症少，术后恢复快，美观。

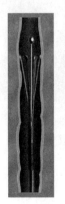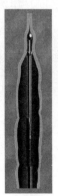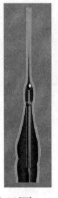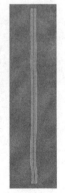

工作原理图

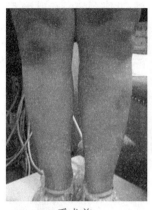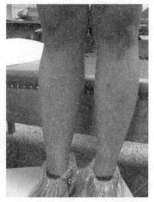

手术前　　　　　　　　　　　手术后

　　方法四：传统手术方式——大隐静脉高位结扎、剥脱术。从腹股沟至脚踝的整个大隐静脉血管切断并剥离出来。该方法损伤大、术后恢复周期长、遗留多处手术瘢痕。术后从足部开始，整下肢用弹力绷带包扎，术后10～14日才能拆线。

传统术式

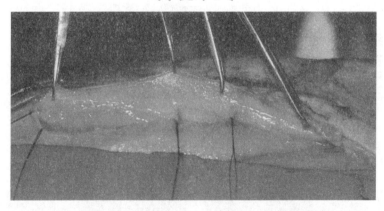

　　讲到这里，大家对大隐静脉曲张的一生应该有了大概的了解。对于我们每个人来说，防患于未然永远是最重要的事情，因为它一旦出现，就和我们紧密结合，伴随一生，特别是一些长期从事站立及重体力工作的人，更要时刻警觉。因为它总是以不请自来的形式影响我们的生活。因为人类的智慧无穷，所以弹力袜这个强大的"武器"被发明了。穿弹力袜是一个最有效、最简单的防治大隐静脉曲张的方法。大隐静脉曲张即便出现以后也不必惊慌，各种手术治疗方法也会替您解决困扰。

作者简介

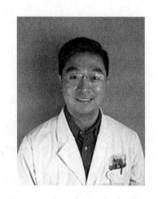

姓名：李旭斌

性别：男

工作单位：航天中心医院普外科

学历及学位：硕士

技术职称：主治医师

研究方向：外周血管疾病

通信地址：北京市海淀区玉泉路 15 号院

邮编：100049

E - mail：15910624691@163.com

用食物让血管年轻化

迟国庆

营养学专家提示："大自然给我们的天然食材，特别是蔬菜水果，其中有很多成分都有着通血管的作用。若我们每天保证吃 500g 的蔬菜水果，对防心脑血管疾病大有益处。血清中胆固醇含量过高时，会堆积在动脉的血管壁上，造成动脉粥样硬化，因而，降低胆固醇水平是保障血管畅通的重要因素。

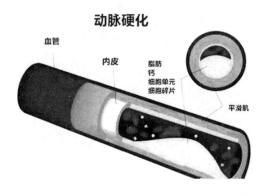

1. 如何降低胆固醇水平

营养学家发现，血中胆固醇含量与膳食中饱和脂肪酸的摄取量成正比，与膳食中不饱和脂肪酸的摄取量成反比。

含不饱和脂肪酸较多的油为植物油，饱和脂肪酸则在动物油中含量较高。海鱼油中所含有的多不饱和脂肪酸，能较好地预防冠心病。

2. 膳食纤维能阻止胆固醇的吸收

膳食纤维也有调节血脂的作用，特别是其中的可溶性膳食纤维。膳食纤维可与胆汁结合，使胆汁不能对胆固醇起乳化作用，这样胆固醇在肠道就很难被吸收了。

可溶性膳食纤维主要存在于大麦、燕麦、豆类和水果中。

3. 豆类中的磷脂帮助降低胆固醇

磷脂是一种特殊脂质，能使血液中的胆固醇和脂肪颗粒变小，使其保持悬浮状态，阻止其在血管壁上沉积。

富含磷脂的食物有动物肝、蛋类、花生油、花生、黄豆、麦胚等，黄豆中的磷脂作用为最好。

4. 蔬菜水果中有天然的抗氧化剂

机体代谢中出现的自由基，因其结构原因，非常活跃，会引起血管内皮细胞一系列的具有破坏性的连锁反应，使血管的内壁变得粗糙，这样血液中的胆固醇便很容易沉积下来，导致动脉硬化。营养学家发现，日常的水果、蔬菜大多数都富含自由基等的克星——抗氧化剂，如脂溶性的维生素 E、胡萝卜素、水溶性的维生素 C 及一些酶类等。研究发现，硒有助于消除机体中的自由基。硒主要来源于海产品（如牡蛎）。

5. B 族维生素会减少同型半胱氨酸

同型半胱氨酸，结构很不稳定，会像自由基一样，对血管内皮细胞造成损伤。如果 B 族维生素摄入量不足，同型半胱氨酸的含量就会增多。因此说，膳食中摄入足够的 B 族维生素，能及时清除同型半胱氨酸。膳食中 B 族维生素的主要来源是蛋类和肉类、粗粮以及绿叶蔬菜和水果。

推荐食物有肝脏、鱼虾、绿叶蔬菜、胡萝卜、蘑菇、香蕉等。

6. 植物"化学物"能保护血管

近年来，研究人员发现，食物尤其是植物中含有多种对人体有益的生物活性物质，称之为植物化学物。这些植物化学物具有良好的保护血管功能的作用。

猕猴桃、茄子中含有的黄酮类物质，能阻断自由基的传递过程，起到抗氧化的作用。茄子中含有的维生素 P，亦有软化血管的作用。洋葱中含有的前列腺素 A，能舒张血管，降低血液黏度。大蒜中的大蒜素，可以减弱肝脏中合成胆固醇的酶的活性。海带中的岩藻多糖、昆布素等，既能防止血栓，又能降低胆固醇、脂蛋白的水平。黑木耳中的胶质样活性物质，能明显缩短凝血时间，起到疏通血管、防止血栓形成的作用。

7. 那我们应该如何吃呢？

多选择深色蔬菜水果，每日蔬菜和水果的总量不低于 500g，其中绿叶蔬菜应占总蔬菜量的一半；还要多食用鱼虾，尤其是海鱼和贝类；食用油应以植物油为主。

作者简介

姓名：迟国庆

性别：男

工作单位：航天中心医院外周血管介入科

学历及学位：研究生

技术职称：主治医师

研究方向：外周血管介入

通信地址：北京市海淀区玉泉路 15 号院

邮编：100049

E - mail：accgq@126.com

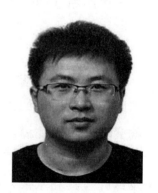

轻松了解介入治疗

丁明超

我们去医院就诊时，时常会看到这样一个科室——介入科。很多人对这个科室一头雾水，这个科看什么病？有什么技术？很多人不了解。下面我们一起来认识介入这门学问。

1. 介入治疗学的概念

简单地说它是在数字减影血管造影机、CT、超声和磁共振等影像设备的引导和监视下，利用穿刺针、导管及其他介入手术器材，通过人体自然孔道或微小的创口，将特定的器械导入人体病变部位进行微创治疗的一系列技术的总称。介入治疗是近年迅速发展起来的一门融合了影像诊断和临床治疗于一体的新兴学科。目前已成为与传统的内科、外科并列的临床三大支柱性学科。

2. 介入治疗的特点和优点

介入治疗全程在影像设备的引导和监视下进行，能够准确地直接到达病变局部，同时创伤很小，因此具有准确、安全、高效、适应症广、并发症少、住院时间短等优点，现已成为一些疾病首选治疗方法。

（1）介入治疗相对于内科治疗优点

药物可直接作用于病变部位，不仅可大大提高病变部位药物浓度，还可大大减少药物用量，减少药物副作用。

（2）介入治疗相对于外科治疗优点

1）无需开刀，无创口或仅需几毫米的皮肤切口，就可完成治疗，创伤小；

2）大部分患者只要局部麻醉而非全身麻醉，从而降低了麻醉的危险性；

3）对正常组织器官的损伤小、恢复快、住院时间短；

4）对于不能耐受手术的高龄危重患者或者无手术机会的患者，介入也能很好地治疗。

5）对于目前手术切除难度较大的恶性肿瘤，介入治疗能够尽量把药物局限在病变的部位，而减少对身体和其他器官的副作用；而且通过对肿瘤供血血管的栓塞，使瘤体缺血坏死，达到外科切除的效果。

3. 介入治疗的适应症

能够采用介入治疗的疾病种类几乎包括了全身各个系统和器官的主要疾病，当然其优势主要在于血管性和实体肿瘤的微创治疗。

血管疾病方面：包括治疗血管狭窄和闭塞的经皮腔内血管成形术和血管支架置入术、治疗动静脉血栓的溶栓及取栓治疗、控制出血（急慢性创伤、产后、炎症、静脉曲张、咯血、呕血等）、血管畸形以及动静脉瘘与血管瘤的栓塞治疗、预防肺栓塞的下腔静脉滤器、治疗肝硬化门静脉高压的经颈静脉途径肝内门体分流术（TIPSS）技术、各种血管造影诊断、静脉取血诊断等。

肿瘤性疾病方面：包括肿瘤的供血动脉栓塞与药物灌注、术前栓塞肿瘤血管、肿瘤经皮穿刺活检、射频消融、冷冻消融（氩氦刀）、放射性粒子植入等。

非血管介入技术包括各种经皮穿刺活检术、各种非血管性腔道的成形术（包括泌尿道、消化道、呼吸道、胆道等狭窄的扩张和支架）、实体瘤局部灭能术（经皮穿刺瘤内注药术、射频消融术）、囊肿脓肿引流术、造瘘术（胃、膀胱等）、胆道结石和肾结石微创取石术、骨转移或椎体压缩骨折的椎体成形术、神经丛阻滞术治疗慢性疼痛等。

作者简介

姓名：丁明超

性别：男

工作单位：航天中心医院外周血管介入科

学历及学位：研究生　硕士

职务：科主任

技术职称：主任医师

研究方向：介入医学与血管外科学

通信地址：北京市海淀区玉泉路 15 号院

邮编：100049

E - mail：dmc _ zxl@sina. com

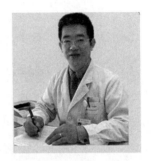

总想挪动的腿

孙文博

不安腿，看到这个名字大家可能就知道了这个疾病的表现，对，就是腿不安分，老是想动换动换。不安腿在临床上叫做不安腿综合征（RLS），指的是小腿深部于休息时出现难以忍受的不适，运动、按摩可暂时缓解的一种综合征，又称"不安肢综合征"。这种感觉难以名状，往往出现在夜间需要休息的时候。很多患者会抱怨，明明感觉腿特别累，特别想休息，但偏偏它还是得动着，只要停下来一会儿就难受，那种难受是说不上来的别扭，结果搞得越躺心里越烦，越睡不着，严重的时候得起床下地满屋子溜达，走得特别晚了、特别困了才能上床，趁着睡意赶紧睡着，这个病啊……烦人！

1. 不安腿的原因

不安腿综合征的确切病因尚未完全明了，据推测与局部血液循环障碍及骨筋膜室的张力有关。局部血液循环障碍可以导致代谢物质的积累，当代谢废物积累到一定量的时候会刺激到局部的化学感受器，从而产生疼痛和不适感，当活动或者步行时，局部血液循环得到改善，代谢废物能够被即时清除，所以腿部的不适感能够得到缓解。根据我们的临床经验，似乎骨筋膜室张力异常所导致的不安腿综合征患者的症状更加严重一些。

骨筋膜室是指一个不易改变的筋膜和骨对肌肉的包绕。我们可以想象成一个装着肌肉的密封塑料袋，塑料袋充当着筋膜的角色，当塑料袋缩小或者里面的内容物增多时，塑料袋就会被撑得紧紧的，而这种紧紧的张力对于我们人体来说就会产生疼痛不适的感觉。根据目前的研究，下肢有 4 个已经被确认的骨筋膜室，分别是：前筋膜室、深部后筋膜室、表浅筋膜和外侧室，它们之间相互独立但又彼此靠近，都位于我们的小腿部，这 4 个筋膜室压力的增高往往被认为是不安腿的原因。前筋膜室综合征较后筋膜室综合征常见，前筋膜室包绕着胫骨前肌，胫骨前肌全范围的弥散性紧张和压痛是本症的主要表现之一。

2. 不安腿的治疗

知道了原理，那么自然就可以理解如何治疗了。改善下肢的血液循环以及降低骨筋膜室的压力是治疗本病的最有效途径，也就是说通过调整"塑料袋"结构和减少"塑料袋内容物"的体积的方式来治疗本病。虽然口服药物可以改善血液循环和局部张力，但是我们往往优先使用针对下肢的局部治疗以快速改善症状，并且回避药物可能产生的副作用和不良反应。常规的小腿部外用药物泡洗能够改善血液循环，所以应用活血通络的中药材外洗是很有效的方法。为了充分缓解骨筋膜室的压力，医生还会使用按摩的手法放松因紧张而膨胀的肌肉组织，针灸能够作用在局部的筋膜上，调整神经的支配功能，从而释放压力，针刀疗法更可以作用于张力较高的筋膜直接释放压力。

当发现自己存在不安腿的情况时，请来医院就诊，通过分析找到原因，并且排除危险的情况。也许通过上述方法很快能够让您的不安腿"安静"下来，踏踏实实地睡个好觉。

作者简介

姓名：孙文博

性别：男

工作单位：航天中心医院中医科

学历及学位：硕士

技术职称：主治医师

研究方向：针灸推拿学

通信地址：北京市海淀区玉泉路 15 号院

邮编：100049

E – mail：conanswb@sina.com

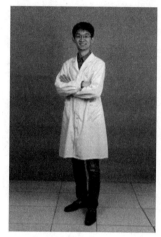

第五篇

老年篇

老年人中沉默的隐形杀手——老年痴呆症

朱妍妍

老年痴呆症又叫阿尔茨海默病，随着人口老龄化，老年痴呆症的发病率越来越高，目前是继心脏病、肿瘤、脑卒中后第四位引起死亡的原因。由于大众对于该病的认识不足，以为是人类正常衰老的表现，俗称"老糊涂啦"，导致诊断和治疗延误，使得老人的生活质量下降，最终加速死亡。

1. 老年痴呆症青睐于哪些人群

首先老年痴呆症，顾名思议主要发生在老年人群中：65 岁老年人的发病率为 3%～5%，随着年龄每增长 5 岁，发病率增加 1 倍，80 岁以上的老人发病率高达 20%。其次老年痴呆有一定的遗传倾向，特别是发病年龄轻者更容易有遗传倾向（一般年龄早于 65 岁以下）：比如如果父母或者兄弟姐妹中有患病者，那么他患此病的几率要比没有家族史的人大几倍。另外高脂血症、糖尿病等疾病导致的动脉硬化也是老年痴呆症的敌人，它可以导致脑供血不足、脑萎缩，脑功能全面减退而发生老年痴呆。故动脉硬化患者更容易获得此病。其他还包括如：铝的摄入过量，脑组织中蓄积多量的铝，可导致神经细胞损伤而导致老年痴呆症的发生。受过脑外伤病史、受教育程度较低等人群。

2. 如何识别老年痴呆

老年痴呆一般隐匿性起病，逐渐进展，按照病情分为轻、中、重度。

（1）早期表现

1）记忆力减退，尤其对于刚经历过的事情特别容易忘记。

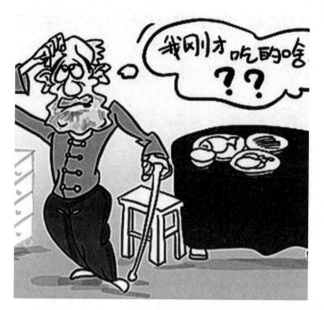

2）计算力减弱：稍复杂的账目不会算或者算得很慢。

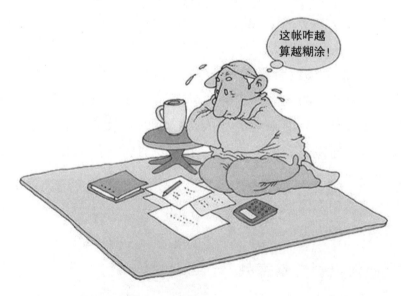

3）视空间技能损害：在离家稍远的地方容易迷路走失，把东西放错地方。

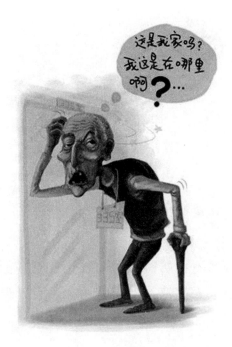

4）思维贫乏，言语单调，有时自言自语，反复诉说某件事情。

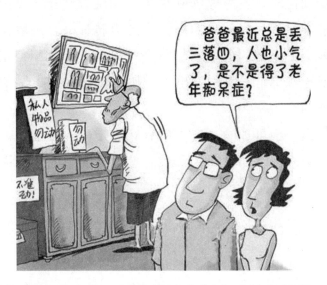

5）性格和情感改变，如变得过分胆小或脾气暴躁、固执、多疑等，还有的患者早期出现精神症状，总怀疑坏人说自己坏话，有的绘声绘色地描述根本没有发生过的事情；有的在夜间反复下地走动。

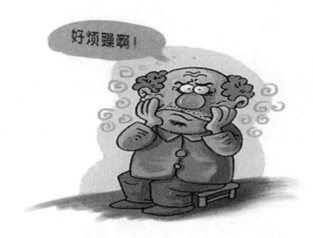

　　早期阶段的病情不会妨碍患者的社交互动，但是老人一旦出现这些症状，应该引家人注意，及早就医，避免延误病情，导致病情进展。

　　（2）中期症状

　　变得更加健忘，不能够独立生活，如洗衣、穿衣、上厕所等日常活动不能够自理，需要人照顾。注意力转移，且一般性理解能力减低，此外会重复相同的语言、行为及思想，情绪不稳定，缺乏原有的道德及伦理标准，有幻觉出现，如怀疑别人伤害自己等。

　　（3）晚期症状

　　语无伦次、不可理喻，丧失所有智力功能，智能明显退化，逐渐不言不语、表情冷漠、肌肉僵硬、憔悴不堪、大小便失禁和容易感染等。

3. 如何预防老年痴呆

　　预防早期加强锻炼，多接近人群，多找人谈心，可以预防老年痴呆。

　　1）加强锻炼。体育锻炼可以有效地防治各种脑血管及神经系统疾病，延缓大脑衰老，对于早期的老年痴呆患者尤其有利，如进行散步、慢跑、太极拳等舒缓运动。另外除了全身性的运动外，可适当地多活动手指，可以预防老年痴呆；

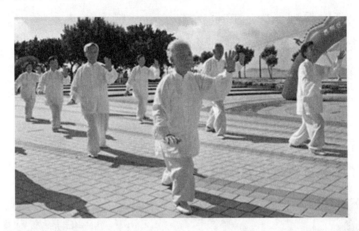

2）多参加社交活动，与周围人保持密切关系，保持乐观开朗心态；

3）勤动脑，多读书、看报，善于学习新鲜事物，刺激大脑细胞活跃；

4）均衡饮食，戒烟酒，多吃新鲜蔬菜及水果，补充充足的蛋白质，尤其是鱼肉、瘦肉及豆制品。注意适当补充维生素 B12 及维生素 E。避免饮食含铝较多的食物，如：油条、粉条，避免使用含铝制餐具。注意钙的摄入，多吃富含钙的食物。

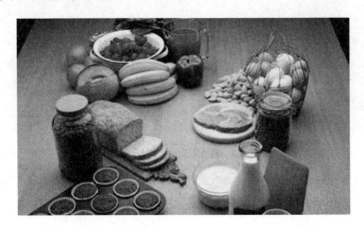

4. 如何防止老年痴呆患者丢失

经常可以看到新闻、广播等有关寻找痴呆老人的报道，老人的走失牵挂着每位家人的心，那么"黄手环"此时就是这些老年痴呆患者的福音，有了"黄手环"再也不用担心患者走失啦。"黄手环"是公益组织针对身患阿尔茨海默病的群体免费发放的，其主要作用是防止患者走失，它是一条黄色的硅胶手环，手环中间有一个可以翻开的信息存放口，可以存放佩带者的家庭住址、联系电话等重要信息，将黄手环扣在患者手腕上，像手表一样，随身携带。

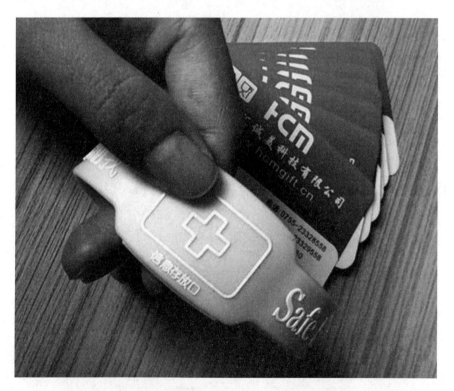

老年痴呆的发生严重影响到老年人的生活质量。要提高对于老年痴呆的认识，关爱老年痴呆患者，给予老年痴呆患者更多的爱心及耐心，别让老年痴呆夺走父母的幸福晚年。

作者简介

姓名：朱妍妍

性别：女

工作单位：航天中心医院老年医学二科

学历及学位：研究生　硕士

技术职称：住院医师

研究方向：老年呼吸疾病

通信地址：北京市海淀区玉泉路 15 号院

邮编：100049

E－mail：tsyxyzhuyanyan@126.com

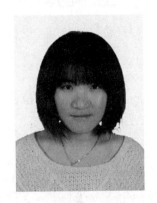

亚健康人群所不了解的脱髓鞘病变

王洪斌

前不久，一位同学焦急地找到我，说最近经常熬夜，工作压力很大，时常头晕，去当地一家医院做磁共振检查，说脑内有多发腔梗，心里非常紧张。他说自己除了偶尔头痛、头晕外，并没有其他不适，血压和血脂都很正常，为何才40多岁就有腔梗。我看了他的磁共振图像后，告诉他不用太担心，应该不属于腔梗，可能是脱髓鞘改变，属于亚健康表现，在临床经常见到。

髓鞘是一个解剖学概念，神经纤维分为无髓鞘神经纤维和有髓鞘神经纤维，有髓鞘神经纤维如植物神经节前纤维和较大的躯体神经纤维，其轴索有一个外鞘，称髓鞘。周围神经的髓鞘是由十万细胞环绕形成，中枢神经系统内髓鞘是由少突胶质细胞突起所形成。髓鞘由脂质和蛋白质组成，可保护轴索，同时又具有对神经冲动的绝缘作用，可加速神经冲动的传导。什么叫脱髓鞘呢？脱髓鞘指在神经纤维损伤或一些病理条件下，由于少突胶质细胞（外周神经纤维髓鞘为施万细胞）变性或髓鞘损伤导致髓鞘板层分离、肿胀、断裂、崩解成脂质小滴，进而完全脱失，与此同时，轴索相对保留。随着病情发展，轴索也可发生继发损伤，而中枢神经系统具有有限的髓鞘再生能力，患者的临床症状和体征取决于脱髓鞘继发性轴索损伤和再生髓鞘的程度。临床上脱髓鞘疾病分为两组，即髓鞘形成障碍型（先天性）和髓鞘破坏型（继发性）。髓鞘形成障碍型脱髓鞘疾病，是遗传代谢缺陷引起的髓鞘合成障碍，主要包括髓鞘脂质代谢异常引起的白质营养不良等疾病，如异染性白质脑病、脑白质海绵样变性、肾上腺白质营养不良等。髓鞘破坏型脱髓鞘疾病是后天获得的脱髓鞘疾病，病因包括：自身免疫、感染、营养代谢障碍、缺血缺氧等，临床上比较常见的脱髓鞘病变是多发性硬化（MS），其次是急性播散性脑脊髓炎。所以，脱髓鞘病变要分清楚原因，也就是分清楚是先天性还是后天性，再继而明白引起脱髓鞘的具体原因，还要明白病变是进展期还是稳定期。

对于年龄较小的患者，磁共振影像上如果发现脑皮质下白质内或双侧脑室前后角多发长 T1、长 T2 异常信号，FLAIR 系列呈高信号，不要盲目诊断多发腔梗，要考虑脱髓鞘病变可能；影像学如果只单独提示脑白质脱髓鞘灶（多发或少许或散在的）或脑白质变性，注意磁共振报告里多提到病变位于脑皮质下白质内或双侧脑室前后角旁，其病理基础多为微血管缺血缺氧导致的，属于微血管病，一般不易恢复。得此病的患者不要太紧张，注意放松、休息好，许多年轻人，尤其是生活压力大或精神紧张的人群常见，一般不需要特殊治疗，具体要找专科医生咨询。平时要注意养成良好的生活习惯，让脑细胞得到休养生息，让髓鞘营养得到保障。

作者简介

姓名：王洪斌

出生年月：1973 年 9 月

性别：男

工作单位：湖北航天医院

当前学历及学位：本科

职务：副主任

技术职称：副主任医师

研究方向：CT、MRI 诊断

通信地址：湖北省孝感市北京路 36 号

邮编：432000

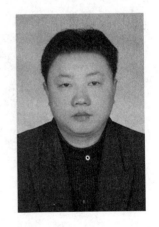

老年人口腔保健误区

王　茵

随着我国医疗保健事业的不断发展，人均寿命逐渐增加，老龄人口占总人口的比重越来越高。全社会对老年人的医疗保健和生活质量非常重视。在口腔保健方面，老年人对口腔护理的意识有大幅度的提升，但是有些老年人对口腔疾病的防护仍存在一些误区，笔者现将多年的社区工作经验总结如下，仅供参考。

误区一：坚持刷牙就行，没必要"洗牙"，"洗牙"会造成牙齿松动。

刷牙并不能完全代替洗牙，因为每天吃的各种食物经细菌作用会形成牙菌斑，单靠每天的早晚刷牙，难以清除干净，久而久之就会形成牙石，成为牙颈部龋及牙周炎的元凶。而"洗牙"是牙科医生用超声振动的设备去掉牙面的细菌、牙石、色素等污垢，恢复牙齿的本来面目，不会造成其他损伤，而"洗牙"后牙齿松动则是大量牙石刺激牙周组织产生炎症所致，与"洗牙"无关。在发达国

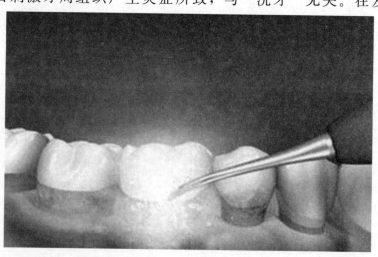

家，洗牙已成为很普及的常规口腔保健，人们每年一至两次定期找自己的牙医洗牙。

误区二：人老掉牙是自然现象，防也无用，治也无益。

现阶段六十岁以上的老年人在青少年时期生活水平不高，口腔保健意识缺乏，出现口腔疾病常不能及时就医或治疗失误，给日后埋下隐患。进入老年阶段，由于长期牙齿缺失而未及时修复，导致其他牙齿松动脱落也很常见。大多数老年人的牙齿松动脱落还因牙周病、根面龋、骨质疏松等疾病引起的，只要这些病得到预防和治疗，早期脱落的牙齿及时得到修复，高寿的老人仍可保留一口结实耐用的牙齿。

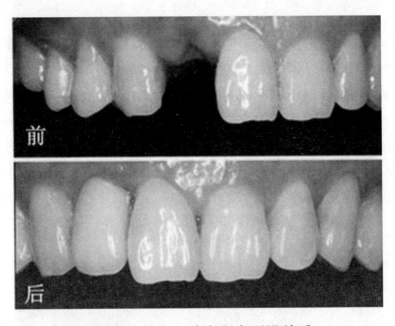

误区三：牙齿越磨越结实，啃点硬东西没关系。

人的牙齿生长较慢，特别是牙齿最外层的釉质有限，过度磨损就会被破坏掉，导致深层的牙本质暴露，牙髓神经末梢失去保护，不仅易致牙本质过敏，还会引发龋齿等严重牙病。同时，牙齿磨损严重，不仅会造成牙齿向前移位或面下部变短呈衰老面容，还会引起耳旁的颞颌关节因长期不当咬合而引发疼痛。因此，使骨头、崩豆之类需用力极大的食物远离您的牙齿，才能发挥牙齿的正常功能。

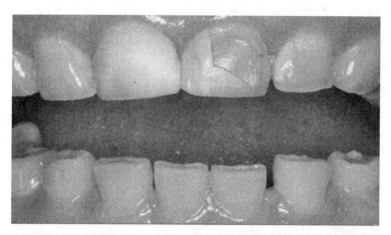

误区四：牙齿掉了不必急着补，等掉光了换全口假牙更省事。

有些人认为，年纪大了缺牙很正常，缺了牙不想镶假牙。一来怕麻烦，二来活动假牙不舒服，三来心疼钱。的确，目前口腔疾病的治疗越来越精细化，高质化，需要复诊多次，好多老人不理解或是行动不便，擅自中断治疗，然而长期缺牙，会明显降低咀嚼能力，影响消化和营养吸收，同时也会加快邻牙松动脱落，而且缺牙还会影响说话和容貌。由于科技的发展，种植牙技术日臻成熟，老

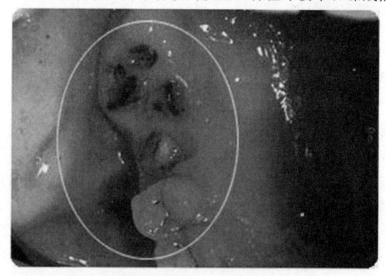

年朋友也不必因活动假牙的异物感而放弃镶牙的信心，种植牙即结实又耐用，堪称人类的"第三副牙齿"。

　　误区五：因病卧床或行动不便的老人出现口腔问题吃点药就行。

　　因病卧床或行动不便的老人口腔疾病不容忽视。经常由于流食、半流食而忽略了口腔卫生导致牙齿的腐烂、缺损，进而出现薄壁锐尖，损伤口腔黏膜，长期刺激导致恶化，这在临床上很常见。所以，看护者应积极护理老人的口腔卫生，发现问题及时就医。

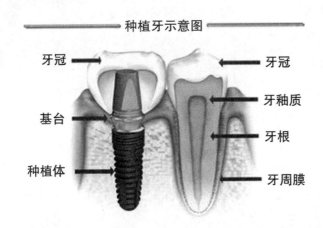

种植牙示意图

牙冠　　牙冠
牙釉质
基台
牙根
种植体
牙周膜

　　总之，老年人更应该定期口腔检查，发现问题早期处理，可以保证老年人的生活质量，提高老年人的健康水平。

作者简介

姓名：王茵

性别：女

工作单位：航天中心医院口腔科

学历及学位：本科　硕士

技术职称：主治医师

研究方向：牙体牙髓方向

通信地址：北京市海淀区玉泉路 15 号院

邮编：100049

E - mail：wangyin010@163.com

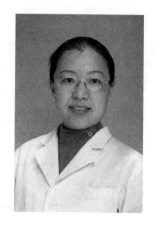

老年衰弱　您知道吗?

符雪彩

衰弱（frailty）是在 1978 年美国老年联邦会议上最先提出。衰弱的发生率随着年龄的增长而增加：65 岁以上老年人中，衰弱的患病率为 7％；80 岁以上老年人，衰弱的比例高于 20％；90 岁以上老年人的比例则高达 30％～40％。衰弱老年人生活质量差，功能降低，发生跌倒的危险高，并且住院时间延长，住院次数增加，需要照料程度和死亡率升高，手术耐受性降低，术后并发症发生的风险增加。通过衰弱评估，尽早发现高危人群，为不同程度衰弱老年人进一步评估、治疗、采取护理措施等，从而减缓衰弱程度和进展，达到提高老年人的生活质量的最终目标。

怎么判断老年人是否衰弱呢？临床使用最广泛、最简易的测量工具是衰弱表现型（FP）变量表，该表包括 5 个临床指标，即不明原因体重减轻、自身疲乏、体力活动减少、行走速度下降、握力低下，量表符合 1 项衰弱指标计 1 分，计分范围 0～5 分，分值越高表明衰弱程度越重，0 分为不衰弱，1～2 分为衰弱前期，等于或高于 3 分为衰弱。而研究表明，不衰弱和衰弱前期的干预效果比较显著。您想知道自己是否存在衰弱吗？请到航天中心医院老年医学二科进行握力、步速及量表评估吧！

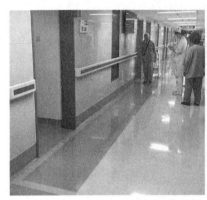
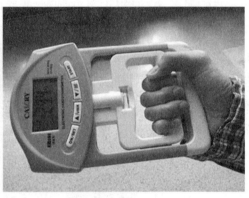

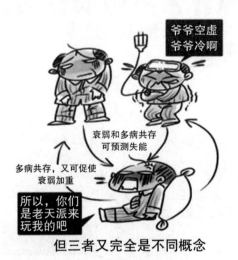

但三者又完全是不同概念

有哪些办法可以预防和减缓老年衰弱的发生？我们一起来学习一下吧。

1）积极治疗原发病，如心衰、糖尿病、慢性感染、恶性肿瘤、抑郁和痴呆等，减少疾病急性期的后遗症，使患者尽快回归家庭和社会，降低由于基础疾病所引发的衰弱。

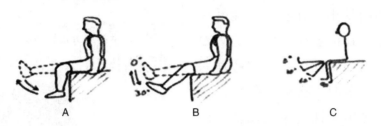

A　　　　　　　B　　　　　　　C

2）开展运动锻炼。可以保持良好的肌肉力量水平，有助于维持机体储备能力，可以根据老年人的生活习惯开展运动，如下肢抗阻力运动、太极拳、广场舞等，需要注意老年人的两个极端心理：一部分老人不服老，认为自己什么都行，不良的运动方式会造成损伤；另一部老人害怕跌倒，不敢下床、不敢走出房间，加之家中没有电梯下楼困难，缩小了活动范围，局限了活动方式，加剧了衰弱的发生。

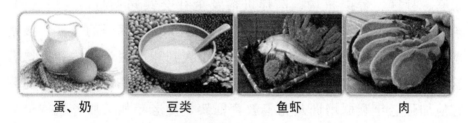

蛋、奶　　　　　豆类　　　　　鱼虾　　　　　肉

3）营养评估及干预。运动锻炼和（或）营养支持是治疗衰弱的基石，引导老年人根据消耗摄入合理的热量。很多老年人基础疾病多，特别是高血压、高血脂、糖尿病等，对蛋类、奶类摄入不足造成的营养不良，加剧了衰弱的发生。现在提倡"一、二、三、四、五"，即每天一个蛋、两袋奶、三两肉、四两主食、五两蔬菜。中国营养学会推荐量为每日摄入维生素 D400IU，成年人每天的钙摄入量为 800mg，老年人一般每日钙摄入量为 1000～1500mg，预防骨质疏松，减少跌倒诱发的衰弱。

4）家庭社会支持。衰弱随着年龄的增加而增加，高龄、丧偶、独居、慢病等因素加剧了老人衰弱的发生，社会老龄化及中国家庭人口的变化，空巢老人数量不断增加，社区养老服务体系不完善，老旧小区的居住条件不便利，老年人社交及活动范围的缩小，需要社会及家庭共同关注老年人的心理、生理和环境，预防和减少老年衰弱的发生。

5）普及衰弱知识。我国对老年衰弱的认识和研究尚处于起步阶段，老年医学研究者应承担起普及老年衰弱相关知识，引导

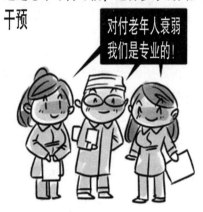

家庭、社区、养老机构、医疗机构及全社会共同参与，发现衰弱，给予及时的干预和监测，降低衰弱的发生、减缓衰弱的发展。鼓励老年人参加衰弱评估，引导衰弱的老年人到相应医疗机构和志愿者服务区取得专业指导，从而降低衰弱带来的不良临床结果。因地制宜地加强老年衰弱培训及完善教育框架，使老年相关服务机构最大程度地掌握这个技能。

衰弱是一种常见的老年综合征，其临床表现不典型，与慢性病共存，容易被忽视，经常是发生不良事件之后才引起关注，而衰弱老人的致残率和致死率均高于非衰弱老人。目前，我国 60 岁及以上人口已超过 2 亿，占总人口的 16.1%，是世界上老龄人口最多的国家，国家卫计委等部门印发《"十三五"（2016—2020 年）健康老龄化规划》，作为医疗卫生"十三五"规划的践行者，增加衰弱科普知识的宣传，让更多的人认识衰弱的表现及危害，利用衰弱评估判

断老年人的干预目标，通过原发病的治疗、运动训练、营养补充、增加家庭社会支持，开展多学科团队诊疗，使老年科医生、护士、营养师、康复师、药师、心理卫生科和专科医生及社会义工以老人功能维持为中心，从整体评估患者，个性化干预、追踪，减少、延缓衰弱的发生、发展，更好地实现健康老龄化的目标。

关爱老年人，关爱明天的自己!

作者简介

姓名：符雪彩

性别：女

工作单位：航天中心医院老年医学二科

学历及学位：本科　学士

职务：护士长

技术职称：主管护师

研究方向：老年护理、护理管理

通信地址：北京市海淀区玉泉路 15 号院

邮编：100049

E - mail：13911232604@163.com

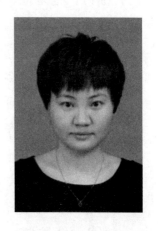

被一双拖鞋折腾进医院的百岁老人

刘锦文

"日日云山脚下行，只愁风雨不畏晴。一日行他二十里，逍遥快乐度余生。"这是一位来自邵阳市武冈县的 100 岁老人邓嗲嗲自创的打油诗，也是他的座右铭。平时邓嗲嗲喜欢跑步、登山，96 岁时还曾成功登顶峨眉山！

可日前，五世同堂的百岁老人邓嗲嗲，由于穿了一双不合脚的拖鞋洗澡，不慎摔倒，伤及左肩部，经当地医院拍片诊断左肱骨外科颈骨折，需要转到大医院做手术。邓嗲嗲卧病在床，疼痛难忍，家人心急如焚。保守治疗吧，老人生活质量从此大打折扣，易患褥疮、感染等并发症，后果不堪设想。家人多方打听，知道湖南航天医院脊柱手外科陈友虎主任带领的医疗团队已经手术治愈了很多老年骨折患者，就抱着希望到湖南航天医院就诊。

邓嗲嗲入住湖南航天医院后，陈友虎主任与尹文思医生为其完善术前检查，请医务科、麻醉科的医生会诊，讨论并且制定详细的手术方案。2017 年 5 月 12 日，邓嗲嗲经历一个半小时的手术时间，脊柱手外科医疗团队成功为其完成肱骨骨折切开复位内固定术，过程顺利。尹文思医生介绍道："术后第 1 天，患者即感肩部无明显疼痛，在医护人员指导下开始下床活动；术后第 3 天，患者可轻微自主活动患肢。"据悉，患者目前伤口愈合良好，活动良好。稍作休养后，估计可以顺利出院。患者及家属对手术效果非常满意，再三道谢。

此次 100 岁老人骨折手术顺利完成，标志着我院脊柱手外科技术上了一个新的台阶，更是我院超高龄老人麻醉技术的新突破。

老年人摔倒导致骨折是非常常见的，那么我们该如何预防老年人摔倒呢?

1) 老年人的住所,要有明亮的照明,尤其是走廊、有障碍的平地及楼梯;

2) 避免使用容易滑到的地板,地板应始终保持干燥;

3) 应穿合脚的鞋,穿舒适的衣服,能轻松地在室内走动;

4) 如果有老人和孩子住在一起,应将玩具收拾好,以防老人绊倒;

5) 在抽水马桶和浴缸旁边,楼梯旁应有安全的扶手,浴缸旁应有防滑的小地毯;

6) 避免晾晒衣服、拖地、取高处物品等较老年人来说的高危活动。

作者简介

姓名:刘锦文

性别:女

工作单位:湖南航天医院

学历及学位:本科　学士

职务:女职工委员会委员

技术职称:护师、助理政工师

研究方向:护理、医院管理

通信地址:湖南省长沙市岳麓区枫林三路
189 号

邮编:410205

E-mall:jinwenatwhere@163.com

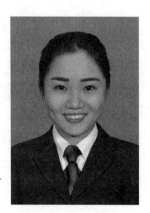

平稳过渡更年期

祝鑫琦

　　人到中年，既面临着上有老、下有小的家庭责任，又肩负着顶梁柱的工作压力，这时又正好遇到更年期的到来，一旦出现更年期的生理、心理的波动症状，该怎么办？不用怕，其实更年期没那么可怕！俗话说，知己知彼，百战不殆！深入了解更年期，就不怕战胜不了它！

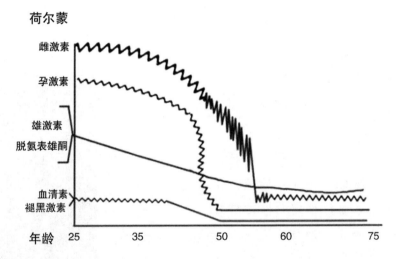

　　女性更年期大多出现在 45～55 岁，男性更年期可在 55～65 岁。玩过股票的人一定知道"震荡下降"这个词。更年期就是从性成熟进入老年期的过渡时期，这个时期，身体各项机能都在下降，就连性激素也逃不过。激素水平处于"震荡下降"的状态，让人像坐过山车一样，带来一系列的不适，有的人轻一些，有的人较重一些。女性症状较常见，如月经周期不规律和出血量变化，出血量较多的可致贫血；精神症状包括脾气急躁、多疑焦虑、记忆力减退、失眠等；泌尿生殖系统改变包括阴道干涩、性欲减退、阴道炎、尿道炎等；骨骼肌肉方面可有骨质疏松、颈腰酸痛、抽筋、关节疼痛等；心脑血管方面可有心慌、胸闷、血压波动、头晕，还会出现体重增加，血脂、血糖升高等。

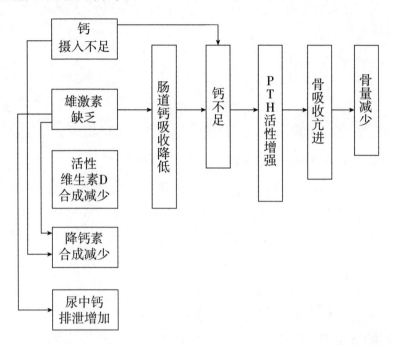

如何减轻更年期不适、避免一些疾病发生，还是需要一些窍门的。

首先，自我心理疏导很重要。以愉快自信的情绪对待更年期，尽快适应身体新的生理变化。还要心胸大度，不要计较一些小事。培养多方面的兴趣爱好以丰富自己的生活，分散对更年期的注意力。

其次，饮食和保健要贯穿始终。饮食要有规律、适量，少盐少油，选富有营养、易消化、多维生素、多叶酸、高蛋白的食物，少喝酒、浓茶和咖啡。平时每天坚持做保健操、散步、游泳或跑步等体育锻炼，常用保健穴位按摩，减轻更年期的表现。

适当的药物治疗也是可取的。中成药里像滋阴清热、除烦安神

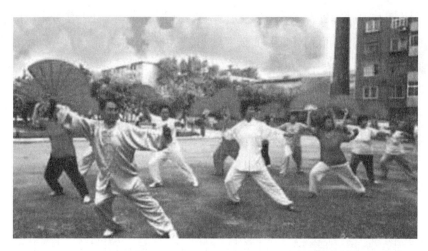

的更年安片，滋补肝肾、镇静安神、养血通络的坤宝丸，疏肝清热、健脾养血的加味逍遥丸，滋补肝肾、平肝抑阳的杞菊地黄丸，还有健脾益肾的右归丸等。具体您需要用哪种，最好还是找中医大夫辨证施治。西药里还可以用一些调节植物神经功能的药，像谷维素、维生素 B1 等。另外，如果出现不同的躯体疾病，如血压、血脂、血糖波动或骨质疏松、泌尿生殖系统疾病等症状，一旦确诊，就要到相应的科室规范治疗，以免延误病情。

至于雌激素的应用一直是有争议的。一种观点认为更年期是一种自然生理过程，如果症状不重，还是顺其自然，大多数妇女不必给予雌激素。另一种观点是更年期

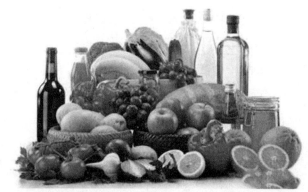

妇女都应该给予雌激素，因为它不仅可以延缓衰老，更可以预防骨质疏松和冠心病的发生。不管哪一种观点，至少都认为如有明显症状，而其他治疗无效者，可适当补充小剂量雌激素，达到既能控制症状，又不发生撤退性出血。

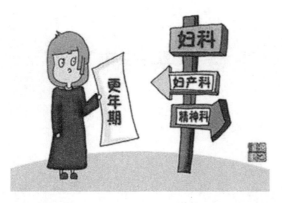

　　男性更年期平时我们较少提及，因为大多男性更年期症状不典型。有的可出现植物神经功能紊乱、性欲减退、体态变化，更少数或有性情改变。在调理上应该采取以心理调节为主，并注意合理营养搭配、体育锻炼、适度性生活、戒烟限酒，必要时可采取药物治疗。

作者简介

姓名：祝鑫琦

性别：女

工作单位：北京航星机器制造有限公司北京东城航星医院

学历及学位：本科　学士

技术职称：主治医师

研究方向：全科

通信地址：北京市东城区和平里东街 11 号

邮编：100013

E－mail：1687581179@qq.com

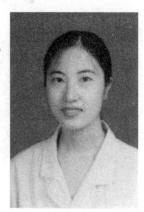

千金难买老来瘦吗？

王　硕

75岁老年男性糖尿病患者来门诊咨询："医生，我的身高是172cm，体重56kg，虽然会有饿的感觉，但是我每天都控制饮食，我还需要再控制体重吗？"

按照体重指数的测算标准来说，患者的BMI＝18.9，属于正常（小于18.5属于消瘦，18.5～23.9属于正常，24～28属于超重，大于28属于肥胖），可是对于这位患者挨饿维持体重的做法可取吗？肥胖会引起一系列慢性疾病这一观点毋庸置疑，但是对于老年人来说，越瘦就越健康吗？答案是否定的。

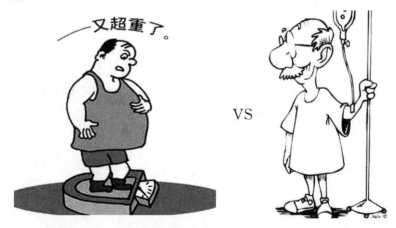

1. 为什么

老年人和青年人相比，身体成分发生了重大变化，除了体水分减少，骨质丢失以外，肌肉的重量和质量也在退行性下降，称为少肌症。老年人的体重控制更应该关注肌肉量的变化。

2. 怎么吃

增加肌肉量，合理选择蛋白质的种类和数量至关重要。在选择富含蛋白质的食物时，可以遵循"1、2、3、4"法则。

1个鸡蛋：鸡蛋中所含的蛋白质是天然食物中最优质的蛋白，1个鸡蛋大约可以提供7g蛋白质，而且鸡蛋富含人体所需要的氨基酸，而蛋黄除富含卵磷脂外，还含有丰富的钙、磷、铁以及维生素A、D、B等，适于老年人食用。

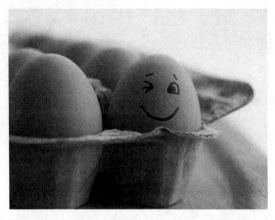

250mL牛奶：牛奶除了是钙质的最佳来源外，还是优质蛋白的主要来源，一袋牛奶可以提供8g蛋白。但是对于存在乳糖不耐受的老年人来说，食用牛奶可以采用少量多次服用和用酸奶替代的方法。

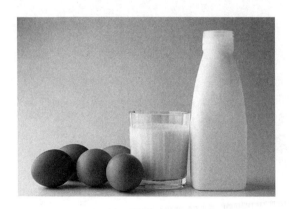

3 两瘦肉：1 两瘦肉可以提供 9g 蛋白，为了避免脂肪摄入超标，可以选择鱼虾、鸡胸脯、兔肉以及瘦猪肉、牛肉等脂肪含量较少的肉类，对于腌制的肉类、加工的熟食、排骨、烧烤等要避而远之。对于身高偏低者，要适量减少肉类的摄入，避免总能量的超标。

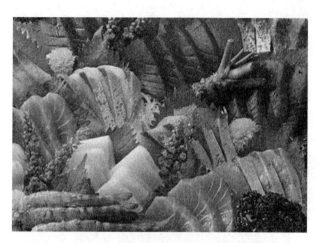

4 两豆腐：豆类是植物类食品中营养价值最高的，蛋白质含量30％～40％，在蛋白质的含量上，4 两豆腐等同于 2 两肉，因此经常用豆腐来代替一部分肉类，在口感和营养上都能得到满足。针对血脂高的老年人来说，豆类脂肪含量比较低，其中 85％ 是不饱和脂肪酸，而且豆制品类不含胆固醇的同时富含维生素 B、维生素 E、卵磷脂和矿物质，对老年人来说，不失为一种营养佳品。

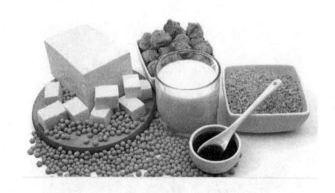

3. 怎么动

为了能够充分利用摄入的蛋白为身体增加更多的肌肉组织，增加肌肉重量、力量和耐力，可以借助多种器械设备，进行间歇的无氧训练。在每次练习中对每个集群进行 2～4 组训练，每组持续 10～15 次。

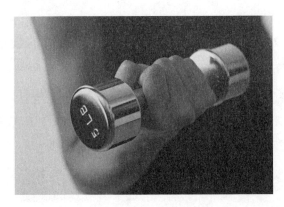

老年人要注重优质蛋白的摄入，增加瘦肉组织的比例，避免过度消瘦和肥胖，做一个合格的"体重超标者"。

作者简介

姓名：王硕

性别：女

工作单位：航天中心医院科教处

学历及学位：本科　学士

技术职称：医师

研究方向：营养与食品卫生

通信地址：北京市海淀区玉泉路 15 号院

邮编：100049

E - mail：fmsyq@163.com

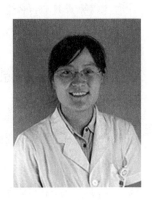

"老来瘦"真的好吗？
——正确认识老年肌少症

张　茗

随着生活水平的升高，越来越多与肥胖相关的慢性代谢性疾病高发，如糖尿病、高脂血症、高血压等。很多老年人为了远离这些疾病而控制饮食，推崇"老来瘦"，并且民间也有一句俗语叫做"千金难买老来瘦"。然而，老人真的越瘦越好吗？瘦就代表健康吗？其实不然，很多"老来瘦"的老人存在肌少症。

1. 什么是肌少症

随着年龄的增加，很多老年人发觉体能越来越不如以前，站立困难、步履缓慢、容易跌倒骨折，这其实就是肌少症的表现。肌少症又称肌肉减少症，是与增龄相关的进行性骨骼肌量减少，伴肌肉力量、功能减退的综合征，会引发一系列后果，如跌倒、代谢紊乱、易疲劳、易感染，严重影响生活质量，增加死亡率。肌少症的出现是老年人机体"由盛转衰"的一个关键节点。

2. 肌少症的原因

营养不良、机能衰退、活动减少是肌少症产生的重要因素。我国 60 岁以上老人平均营养缺乏比率达 12.4%。老年人进食量减少、消化吸收功能下降，很多老人因为担心自己的血糖、血脂等指标，执行过度清淡的饮食，忽略了对食物中蛋白的摄入，导致优质蛋白摄入不足。蛋白质约占肌肉质量的 20%，优质蛋白的摄入与肌少症密切相关。此外，缺乏运动、久坐不动的生活方式是肌肉的天然杀手。老人在摔倒、生病、卧床情况下，活动受限，肌肉的衰减会骤然增加。

3. 肌少症的诊断

简单的自我判断可根据：

1）步态：年龄在 65 岁以上的老年人，如果常规步速小于 0.8 米/秒，可判断有少肌症的征兆；

2）体重：65 岁以上老人，年体重下降5％，应注意少肌症发生的可能。

可能存在肌少症的老人进一步可进行肌肉核磁共振（MRI）、计算机断层扫描（CT）以及双能 X 线骨密度仪（DXA）等检测评估是否存在肌少症。

4. 肌少症的防治

目前，肌少症的治疗尚无统一方案，主要包括营养疗法、体育锻炼和药物疗法等。

营养方面要保障老人优质蛋白质的摄入。优质蛋白质包括动物蛋白（如肉、蛋、奶）以及植物蛋白（如大豆蛋白），对于肌少症的老年人，推荐蛋白质的每日摄入量为 $1.0\sim1.5g/kg$ 体重，且蛋白质的摄入最好三餐均匀分布。

坚持做一些能活动全身肌肉的运动，比如散步，有研究显示坚持 5 个月以上的长期运动锻炼（30～45 分钟/次，3 次/周）可以明显改善肌少症预后。不宜实施运动锻炼的老人可采用全身肌肉电刺激法。

此外，充足的维生素 D 补充能够有效降低老年人跌倒的风险。推荐剂量为每日维生素 D 800 至 1200 国际单位。

作者简介

姓名：张茗

性别：女

工作单位：航天中心医院老年医学二科

学历及学位：硕士

技术职称：主治医师

研究方向：老年综合评估

通信地址：北京市海淀区玉泉路 15 号院

邮编：100049

E - mail：doctor361@126.com

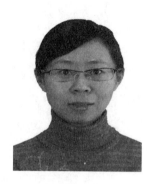

第六篇

女性篇

关爱女性生殖健康　规范孕期检测

李曼辉

人口健康是国民经济增长、经济长远发展和摆脱贫困的关键，是社会经济可持续发展的重要保证，随着生活节奏加快、环境污染加重、饮食结构改变以及人们生育观念转变等现象而引起生育能力下降和出生人口质量降低的问题日渐显现出来，不仅严重地影响国民人口素质和健康状况，还给我国带来沉重的医疗负担。生殖健康的问题越来越引起人们关注。

1. 激素与女性生殖健康

随着近年来国家对人口素质和生育质量的重视程度日益提升，生殖健康的概念成为医疗工作者和民众的讨论热点之一。从女性的角度来看，生殖健康与卵巢功能有着非常重要的相关性，但卵巢功能却极易受到内分泌疾病、手术和药物治疗以及遗传因素的诸多影响，因此卵巢功能是评估和预测女性生殖力的关键所在。

首先，让我们来一起认识一下女性的内分泌腺及分泌的相关激素。

内分泌系统是维持人体正常的生长、代谢，支撑相应器官功能的重要因素。人体有多个内分泌腺体/器官，分泌相应的激素。其中生殖器官—卵巢分泌的雌激素和孕激素是女性性征发育、正常生理功能实现的基础。内分泌是一个非常精密的系统。女性的生殖内分泌系统由下丘脑、垂体和卵巢构成。任何一个器官的异常或分泌激素的异常，极可能导致内分泌调节的失控，引发疾病。

然后，让我们来一起认识一下女性的生理周期与激素的关系。

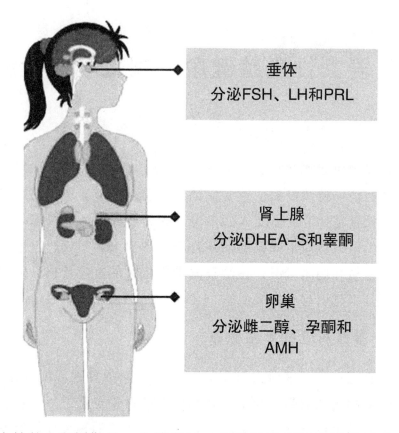

垂体
分泌FSH、LH和PRL

肾上腺
分泌DHEA-S和睾酮

卵巢
分泌雌二醇、孕酮和
AMH

女性的生理周期是一个精密的、各种因素相互协调的过程，排卵、经血的现象都与月经周期中的激素水平变化息息相关。排卵与激素水平的变化，是相辅相成的——如果激素水平异常，排卵功能势必将产生异常；排卵的异常又将造成激素水平的失调。最后，我们再来看一下常见的妇科内分泌疾病与激素的关系。检查基础性激素前至少一个月不能用性激素类药物（包括黄体酮、雌激素类）。

1）卵泡刺激素（FSH）：也称为促卵泡生成素。FSH值低，见于雌孕激素治疗期间、席汉氏综合征等。FSH值高，见于卵巢早衰、卵巢不敏感综合征、原发性闭经等。FSH高于40mIU/mL，则对克罗米芬之类的促排卵药无效。

2）黄体生成素（LH）：LH在非排卵期的正常值一般是5～25mIU/mL，低于5mIU/mL提示促性腺激素功能不足，见于席汉

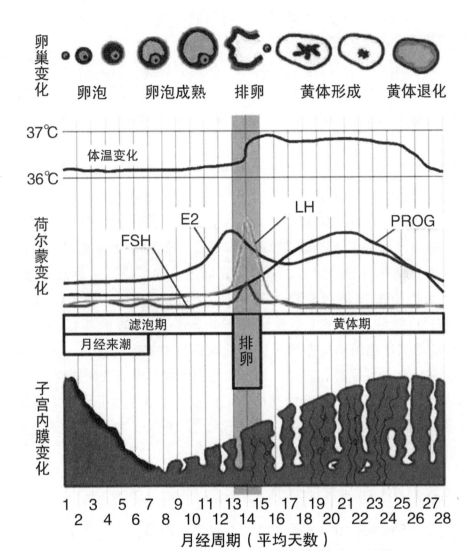

氏综合征，高 FSH 如再加高 LH，则卵巢功能衰竭已十分肯定，不必再作其他检查。LH/FSH≥3 是诊断多囊卵巢综合征的依据之一。

　　3）催乳素（PRL）：高于 17.6ng/mL 即为高催乳素血症，过多的催乳素可抑制 FSH 及 LH 的分泌，抑制卵巢功能，抑制排卵。

　　4）雌二醇（E2）：低值见于卵巢功能低下、卵巢功能早衰、席汉氏综合征。

5）孕酮（P）：排卵后期血孕酮低值，见于黄体功能不全、排卵型功能失调性子宫出血等。

6）睾酮（T）：血睾酮值高，叫高睾酮血症，可引起不孕。患多囊卵巢综合征时，血睾酮值也增高。多毛，多见于口唇、下颌颊侧、下腹、耻上、股内侧和小腿外侧，并伴有痤疮、脂溢和脱发。多毛与高雄激素血症非同步。

而在不孕不育症中，排卵障碍和卵巢储备减弱是引发女性不孕的常见因素，因此对于卵巢功能的评估是生殖健康领域中所关注的热点与难点。

通常，医疗工作者通过超声学指标、年龄和基础激素水平来对女性的生殖能力进行预估。随着研究的进展和新诊断指标的发现，对生殖能力的预估准确性将得到进一步的提升。抗缪勒管激素（AMH）则是目前在生殖健康领域中最为火热的诊断指标，而AMH 的临床应用不仅在卵巢储备功能评估中被高度认可，在妇科内分泌疾病、性别分化异常、绝经期预测中也有极高的认知度。

性激素对于身体机能的维护非常重要——不仅与生育和生理健康紧密相关，同时也与心血管、骨骼、皮肤健康有非常重要的关系。关注激素，关爱你的健康[①]。

2. TORCH 与优生优育

TORCH 是一组导致胎儿感染并致胎儿畸形、发育异常的常见病原体，是孕妇在孕期出现的各种微生物感染。

TORCH 是什么？TORCH 是指一组病原微生物的英文名称缩写。T 即刚地弓形虫或弓形虫，O 即其他病原微生物，R 即风疹病毒，C 即巨细胞病毒，H 即单纯疱疹病毒 I 型和 II 型[②]。TORCH病原体感染孕妇后，可通过胎盘感染胎儿，致使孕妇子宫内胎儿

---

① 来源：【中华检验医学网】。
② 张欠欠，等.《中国人兽共患病学报》，2011。

（胚胎）停止发育或发育异常，导致流产、死胎、早产、先天畸形和智力障碍等各种异常结果，因此受到广泛关注。TORCH 感染的抗体检查在许多地区已作为孕期检查的常规项目。

（1）感染 TORCH 对胎儿有哪些影响

1）刚地弓形虫（TOX）：弓形虫感染是一种人畜共患疾病，广泛分布于世界各地。由猫与其他宠物传染人的可能性较大。人体后天感染后，轻型者常无症状，但血清中可查到抗体；当机体免疫功能低下时，重型者可引起各种症状，如高热、肌肉、关节疼痛、淋巴结肿大等。孕妇急性弓形虫感染时，弓形虫可通过胎盘感染胎儿，直接威胁胎儿健康。弓形虫通过胎盘宫内感染者，可引起死胎、早产，出生后可表现一系列中枢神经系统症状以及眼及内脏的先天损害。妊娠期出现感染者，弓形虫可通过胎盘感染胎儿；孕妇早期感染者可发生流产或畸形胎儿；妊娠中晚期感染者，可发生宫内胎儿生长迟缓，神经系统损害（如无脑儿、脑积水、小头畸形、智力障碍、脑内钙化等[①]）、眼损害（如无眼、单眼、小眼等）以及内脏的先天损害（如食管闭锁）等，严重威胁胎儿健康。临床上常用 IFT、ELISA 法等检测弓形虫特异性 IgM 抗体来进行早期诊断。

2）风疹病毒（RUV）：RUV 属披膜病毒科，具单股正链 RNA，直径为 60nm，仅有一个血清型。风疹是由风疹病毒引起的，风疹病毒易感人群为 1～5 岁儿童和孕妇。据统计，孕妇感染风疹者多在怀孕 1～6 周时（＞50%），除可致流产、死胎、死产、早产外，若胎儿存活出生，所生婴儿则可能发生先天性风疹综合征，表现为先天性白内障、先天性心脏病、神经性耳聋、失明和智力障碍等。风疹病毒能通过胎盘感染胎儿，引起宫内胎儿生长迟缓、小头畸形、脑炎、视网膜脉络膜炎、黄疸、肝脾肿大、溶血性贫血等，新生儿死亡率甚高。因此，对怀孕妇女早期进行风疹病毒特异性 IgM、IgG 抗体监测有重要意义。

---

① 张秀贞，等.《检验医学与临床》，2010.

3）巨细胞病毒（CMV）：CMV 属人类疱疹病毒科，直径为180～250nm，具有双链 DNA。CMV 围产期感染是引起胎儿畸形的主要原因之一，还可引起早产、胎儿宫内发育迟缓等。成人 CMV 感染多见于免疫功能受损者，由于临床表现缺乏特异性，免疫功能受损者，如艾滋病、癌症、器官移植等患者 CMV 感染很常见。感染 CMV 后，可发生进行性间质肺炎、肝炎、脑炎、心包炎及播散性 CMV 感染等，常威胁患者的生命，影响器官移植的存活。故 CMV 感染的实验室检查对于该病的早期诊断与治疗至关重要。抗-CMV 测定，双份血清抗体水平呈 4 倍或 4 倍以上增长时，有诊断意义。

4）单纯疱疹病毒（HSV）：HSV 属疱疹病毒科，病毒颗粒直径 150～200nm，具双链 DNA，根据其限制内切酶切点不同，分 HSV-Ⅰ和 HSV-Ⅱ两型。HSV 原发感染后，机体最先出现 IgM，随后出现 IgA 及 IgG，抗体能防止病毒怖散，但不能阻止复发。HSV 主要引起疱疹性口腔炎、疱疹性角膜结膜炎、疱疹性脑膜炎、疱疹性外阴引导炎、湿疹性疱疹和新生儿疱疹等。生殖器官以外部位的 HSV 感染多由 HSV-Ⅰ型引起（占 95%），而生殖器官的 HSV 感染主要由 HSV-Ⅱ型引起（占 78%）。孕早期感染 HSV 者能破坏胚芽而导致流产，妊娠中、晚期感染者虽少发畸胎，但可引起胎儿和新生儿发病。检出特异性 IgM 阳性或双份血液特异性 IgG 抗体效价上升 4 倍或 4 倍以上，提示 HSV 近期感染。

由于成人 TORCH 感染的临床症状不明显，无法自我感觉到是否受到感染，但 TORCH 病原体在母亲体内会经血液循环感染胎儿，导致胎儿发育障碍。此外妇女在非妊娠期感染 TORCH 后会成为病原体携带者，一旦怀孕，就有可能感染胎儿。因此，为了预防 TORCH 感染引起的出生缺陷，应该在结婚以后或准备怀孕前进行 TORCH 检测，避免受孕后 TORCH 检测阳性，带来治疗方面的困难。因此孕前及孕早期诊断对优生优育十分重要。

目前，因缺乏有效的治疗方法，对孕妇进行妊娠期宫内感染监测尤为重要。国际上公认的最方便、最先进的早期诊断方法是检测人体血清中的特异性 IgM、IgG 抗体，以判断受到感染的情况。世界上许多发达国家已经将 TORCH 列为孕期常规检查项目，在优生优育方面发挥着重要作用。在国内，随着科学技术的发展和人民生活水平的提高，人们对优生优育的认识逐步提高，TORCH 检测越来越受到重视[①]。

TORCH 结果解释

IgM	IgG	初步判断或解释	下一步检测策略
+	−	近期感染，或急性感染；也可能 IgM 假阳性	2 周后复查，如 IgG 阳转，为急性感染，否则判断为假阳性
+	+	既往感染（IgM）持续存在；或近期感染	加做 IgG 亲和力实验加以鉴别；高亲排除近期感染；低亲可判定疑似急性感染（加做双份样本观察 IgG 滴度、亲和力变化以明确诊断；或 PCR 判断是否宫内感染）
−	−	无免疫力，易感人群	定期检测 IgM、IgG 变化
−	+	既往感染，或接种过疫苗；或 IgM 缺失	亲和力检测，排除近期感染，若为既往感染，建议孕晚期监测是否复发

（2）怎样防治 TORCH 感染

TORCH 感染检测正常，可以在一定程度上减少出生缺陷的发生，但绝不会完全避免出生缺陷的发生。因为当今科学研究表明，导致出生缺陷的原因有 2000～3000 种，TORCH 感染仅仅是出生缺陷原因之一。要想得到一个健康的孩子，做好出生缺陷一级预防是关键。首先要做好婚前检查，遗传咨询，选择最佳生育年龄，孕期

---

① 林贵高，李金明，2008。

均衡合理营养，适当增补叶酸，服用福施福营养素；其次，要进行孕前筛检，对高危妇女进行染色体检测。另外，怀孕以后还要继续预防感染，谨慎用药，戒烟戒酒，避免接触放射线、有毒有害物质和高温环境等。

刚地弓型虫的传播方式有两种：猫、犬粪便中的弓型虫卵囊、污染水或事物使人感染；人接触或进食含有污染包囊的生肉或不熟肉类。孕妇应避免与猫犬接触，不食用不熟的肉蛋类。孕早期要积极接受弓型虫抗体检查，急性感染者应遵医嘱，及早进行抗虫治疗。

风疹病毒经飞沫传播。孕妇应减少出入公共场所，避免与风疹患者接触。育龄妇女应作抗体检测，抗体阴性者接种减毒活疫苗可起预防作用。疫苗接种一个月内应避免怀孕，孕妇绝对禁止接种。

巨细胞病毒和单纯疱疹病毒主要通过输血、胎盘、产道感染和性接触传播，孕妇应避免与患者接触。

3. 唐氏筛查与优生优育

唐氏综合征筛查简称唐筛，是准妈妈产前检查的一个重要项目。这项检查通常在准妈妈妊娠14～21周进行，目的是筛查出唐氏综合征患儿，简称唐氏儿。

（1）什么是唐氏综合征

唐氏综合征又称21-三体综合征，它是一种染色体疾病。正常人的第21对染色体为2条，而唐氏儿的比正常人多了1条。这种疾病不是父母所能控制的，目前也没有治愈方法。该疾病在我国的发病率为1/700～1/900。唐氏儿智力低下；语言、行为有发育障碍，运动、生长发育迟缓；外貌特殊；伴有复杂的心血管疾病及器官畸形，一般寿命不长。他们生活不能自理，需要家人的长期照顾。

养育一个唐氏儿会给家庭带来巨大的经济压力和心理压力。目前，还不能明确唐氏综合征的病因，所以只能通过筛查的方式来提前发现，尽可能减少唐氏儿的出生。

唐氏综合征是一种偶发性疾病，每个准妈妈都有可能怀上唐氏儿，且生育唐氏儿的概率会随着年龄的增加而升高。举例来说，怀有唐氏儿的比例在 20 岁孕妇中约为 1∶500，30 岁 1∶900，大于 35 岁为 1∶350，而过了 40 岁可达 1∶110，45 岁以上高达 1∶30。目前，大多数医院都会要求准妈妈进行唐筛。但是，如果准妈妈属于下列情况的任意一项，就一定要在医生的指导下做羊水穿刺，而不做唐筛了：

1）年龄大于 35 岁；

2）孕期中出现不明原因的阴道出血；

3）孕早期接触过有毒物质；

4）孕早期曾服用药物，且不能确定药物是否对胎儿产生不良影响；

5）曾生育过不健康的宝宝；

6）有过不明原因的胎停育；

7）家族中有相关的病史。

（2）具体的筛查方法

在我国，目前的产前筛查分为孕早期和孕中期，孕中期产前筛查最常见，不但可以筛查唐氏综合征，还可以对爱德华氏综合征及神经管畸形进行筛查。筛查需要使用准妈妈血样及相关因素来进行风险评估。

孕早期产前筛查	孕中期产前筛查
开展时间在孕 9w～13w＋6d	开展时间在孕 14w～21w＋6d 建议在 15w～20w＋6d 开展 （实际孕周范围以医院告知为准）
需要使用准妈妈血样和超声结果来评估风险	需要使用准妈妈血样来评估风险

续表

孕早期产前筛查	孕中期产前筛查
超声指标是指胎儿颈背部透明带（NT）的厚度，是唐氏筛查较好的单体指标，但测量结果有一定难度，必须由相关机构认证的有资质的医师进行操作，不同医师测量的结果尚存在差异	根据对准妈妈们血样所检测的标记物数量不同，分为二联筛查、三联筛查和四联筛查
优势： · 早期诊断、制定决策 不足： · 不是所有准妈妈都能及时参加，此阶段无法评估神经管畸形的风险 · 能提供规范、准确 NT 测量的医疗机构有限	优势： · 孕中期筛查是目前国内最常见的筛查方法 · 检出率高、简单易行、危险性低、费用较低 · 孕中期筛查不但可以筛查唐氏综合征，而且还可以对爱德华氏综合征及神经管畸形进行筛查

（3）如何看产前筛查结果

通常对于开放性神经管缺陷高风险与低风险的临界值为 2.0，如第一张检查报告所示检测结果 2.0583，高于临界值，报告结果显示高风险人群，建议在临床医生的指导下进行相关医学咨询和诊断。

通常来说，对于唐氏综合征（21 三体）高风险和低风险的临界值为 1：380，但不同医院的标准略有不同，请以建档医院为准。按照医学规定：风险率高于临界值，比如第二张检查报告所示的筛查结果为 1：274，就属于高风险，这表示宝宝患唐氏综合征的概率是 1/274；风险率低于临界值，比如检查结果为 1：400，就属于低风险。

如果准妈妈的筛查结果是高风险，也不要过于惊慌和焦虑。筛查只是初步的检查，并不能确诊，即便检查结果是高风险也不一定代表宝宝就是唐氏儿。所以医生会建议准妈妈进行产前诊断，即羊

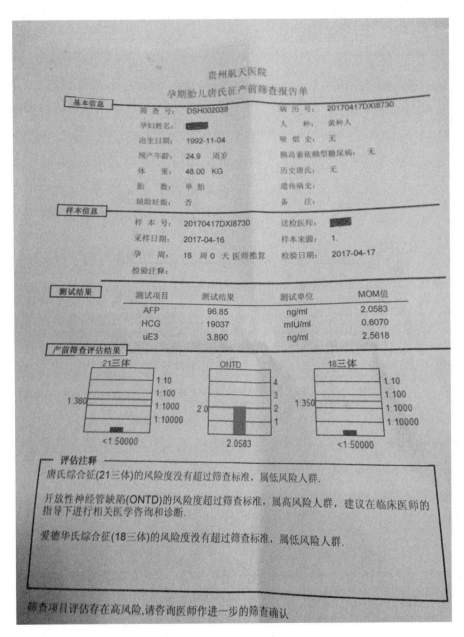

开放性神经管缺陷

水穿刺，做准确的排查。

　　唐氏儿对家庭和社会的负担太重，而目前还没有一个比现行手

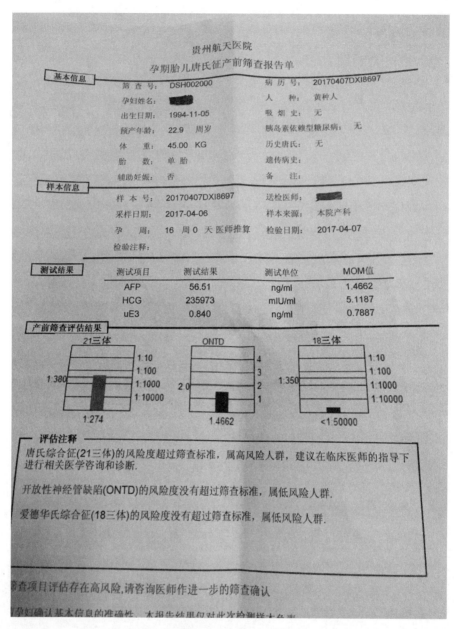

贵州航天医院

孕期胎儿唐氏征产前筛查报告单

基本信息

筛查号：	DSH002000	病历号：	20170407DXI8697
孕妇姓名：	▇▇▇	人种：	黄种人
出生日期：	1994-11-05	吸烟史：	无
预产年龄：	22.9 周岁	胰岛素依赖型糖尿病：	无
体重：	45.00 KG	历史唐氏：	无
胎数：	单胎	遗传病史：	
辅助妊娠：	否	备注：	

样本信息

样本号：	20170407DXI8697	送检医师：	▇▇▇
采样日期：	2017-04-06	样本来源：	本院产科
孕周：	16 周 0 天 医师推算	检验日期：	2017-04-07
检验注释：			

测试结果

测试项目	测试结果	测试单位	MOM值
AFP	56.51	ng/ml	1.4662
HCG	235973	mIU/ml	5.1187
uE3	0.840	ng/ml	0.7887

产前筛查评估结果

21三体　1:380　　1:274
ONTD　2.0　　1.4662
18三体　1:350　　<1:50000

评估注释

唐氏综合征(21三体)的风险度超过筛查标准，属高风险人群，建议在临床医师的指导下进行相关医学咨询和诊断.

开放性神经管缺陷(ONTD)的风险度没有超过筛查标准，属低风险人群.

爱德华氏综合征(18三体)的风险度没有超过筛查标准，属低风险人群.

筛查项目评估存在高风险，请咨询医师作进一步的筛查确认

孕妇确认基本信息的准确性，本报告结果仅对此次检测样本负责

唐氏综合征（21三体）

段更好的办法来解决这个问题。话说胎儿畸形不发生在你身上，那么就算是二分之一也跟你没关系，但一旦发生在你身上，那就是百

分之百。更多地认识产前筛查，让更多的家庭避免唐氏儿的出生，"充分获取医疗保健、早期干预计划和包容性教育以及适当的研究，对唐氏综合征患者的成长和发展至关重要。"3 月 21 日秘书长世界唐氏综合征日致辞时说。

综上所述，女性孕前、孕期的健康检查非常必要，排除诊断相关疾病，及时干预治疗，对优生优育至关重要。能有效防治出生缺陷，减少残疾，提高人口素质。

作者简介

姓名：李曼辉

性别：女

工作单位：贵州航天医院

学历及学位：本科

职务：检验科技术负责人

技术职称：主任医师

通信地址：贵州省遵义市大连路 825 号

邮编：563000

E-mail：1738855136@qq.com

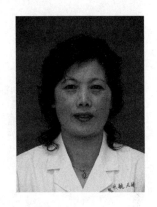

警惕 HPV 感染 远离宫颈癌

郑　垚

大家都知道，宫颈癌是女性最常见的恶性肿瘤之一，由于其发病隐秘、发现较晚而让人谈之色变。经过医学家多年的研究发现，宫颈癌与 HPV 病毒有着非常紧密的关系，99.7％的宫颈癌病例里发现了 HPV 病毒感染，这不禁让人产生疑问，到底什么是 HPV 病毒呢？

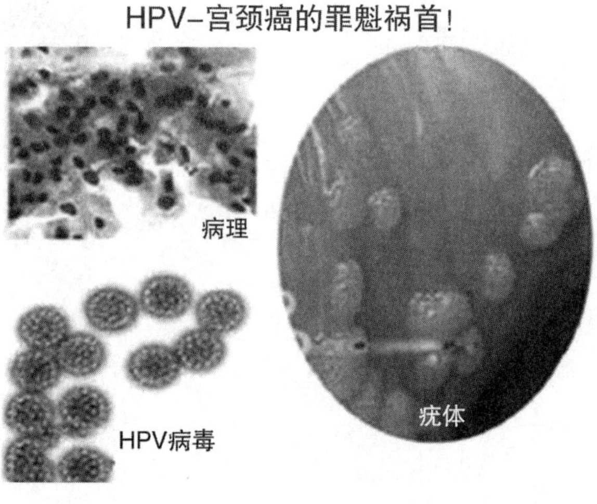

HPV-宫颈癌的罪魁祸首！

病理

HPV病毒

疣体

HPV 是一种能引起人类皮肤黏膜鳞状上皮增殖的人乳头瘤病毒，目前已分离出 130 多种亚型，其中导致女性宫颈癌的高危 HPV 病毒亚型以 16、18、31、33 最为常见。HPV 抵抗力强，能耐受干燥并长期存活，加热或经福尔马林处理可将其灭活。近年来，随着检查渠道的增多，HPV 越来越多地展露于我们面前，据不完全统计：大约 10％～20％的成年女性曾经或正在感染 HPV，说明此类病毒其实就存活在我们的周围，不可不防！

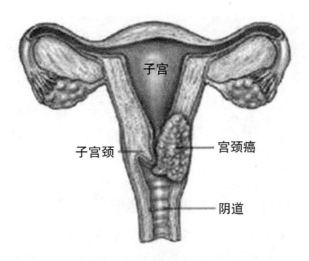

　　HPV 的感染途径很多，目前最权威的发现有：1）性传播途径；2）密切接触；3）间接接触：通过接触感染者的衣物、生活用品、用具等；4）医源性感染：医务人员在治疗护理时防护不好，造成自身感染或通过医务人员感染给患者；5）母婴传播：是婴儿通过已感染 HPV 的产妇产道的密切接触。

　　当然，HPV 感染后，并不都会导致宫颈癌的发生，生殖道的 HPV 感染可能导致以下 3 种结果：1）生殖器疣，最常见的就是尖锐湿疣，形态似自皮肤或粘膜表面向外突出生长的毛刺样肿物，但属于良性肿瘤，经过治疗后会达到治愈的效果；2）潜伏或非活性状态的感染，由于感染症状不可察觉，所以几乎没有人知道此类感染，而且感染区域细胞形态正常，约有 10％女性感染此类病毒，一般会自行消退；3）活性状态的感染，此种感染可导致宫颈癌。大约 99.7％宫颈鳞状细胞癌中含有 HPV。宫颈腺癌也与 HPV 相关，但相关性不像鳞癌那样紧密，而且与年龄相关，40 岁以下的腺癌中 89％含有 HPV，而 60 岁以上的腺癌只有 43％含有 HPV。

　　看到这，大家会想到，如此隐秘而强大的病毒，我们要怎样做到早发现、早治疗？在疾病的预防方面，目前国际上已经有了突破性进展，已经有预防性疫苗（HPV6、11、16、18 型）的诞生，可

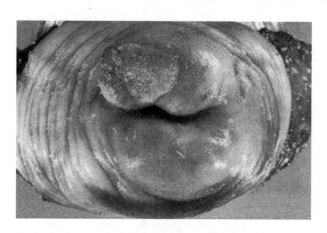

以预防这 4 种病毒类型的感染，因为大部分宫颈癌的感染类型为 16、18 型，所以可以减少大部分宫颈癌的发生，但对于已经感染的人预防疫苗就没有了作用。所以，尽早地发现 HPV 感染，将疾病扼杀在摇篮里，是除了预防而更加迫切的事情。

　　那么怎样才能尽早地发现 HPV 感染呢？目前世界上已经有很多检测方法可以将它检出。无论是妇科最常用的生殖道醋酸白实验，还是对有疣状生长瘤体的病理活检加免疫组化检查，都不如 HPV 病毒的基因检测来得更加直接和有效，尤其对于那种潜伏没有任何症状的感染。目前，国内许多医院都开展了 HPV 的基因检测，并同时伴随 TCT 的细胞学检查手段，此两项检查的联合应用，对于女性生殖道的 HPV 感染以及因感染导致的该部位的细胞学上的瘤变，也就是宫颈癌的癌前病变的检出，是最直接、最有效、最便捷的手段。

　　关爱女性健康，远离 HPV 病毒，降低宫颈癌的发病率，请从 HPV＋TCT 的定期体检开始！

作者简介

姓名：郑垚

性别：女

工作单位：中国航天科工集团七三一医院
　　　　　病理科

学历及学位：本科　学士

职务：无

技术职称：主治医师

研究方向：临床病理

通信地址：北京市 7204 信箱病理科

邮编：100074

E - mail：zhong - 731@163. com

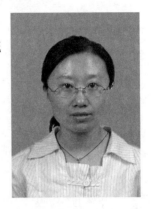

霉菌性阴道炎的防治

孙　超

　　医学上把霉菌性阴道炎称为外阴阴道假丝酵母菌病，是由假丝酵母菌引起的常见外阴阴道炎症。国外资料显示，约75％妇女一生中至少患过1次外阴阴道假丝酵母菌病，45％妇女经历过2次或2次以上的发病。

　　外阴阴道假丝酵母菌病80％～90％病原体为白假丝酵母菌，属机会致病菌，即存在于人体一般不引起症状，当全身及阴道局部细胞免疫能力下降，假丝酵母菌大量繁殖致病，才出现临床症状。多见于应用广谱抗生素、妊娠、糖尿病、大量应用免疫抑制剂以及接受大量雌激素治疗的患者。除此之外，平时喜欢穿紧身化纤内裤、喜甜食及辛辣刺激性食物、肥胖人群发生霉菌感染的几率较大。

　　外阴阴道假丝酵母菌病主要表现为外阴瘙痒、灼痛、性交痛以及尿痛，部分患者阴道分泌物增多。典型的分泌物特征为白色稠厚呈凝乳或豆腐渣样。对于有阴道炎症状的妇女，若在阴道分泌物中找到假丝酵母菌的芽生孢子或假菌丝即可确诊。

　　外阴阴道假丝酵母菌病的治疗包括一般治疗和药物治疗。一般治疗主要是消除诱因，如有糖尿病应给予积极治疗控制血糖，及时停用广谱抗生素、雌激素及皮质类固醇。保持外阴清洁干燥，避免搔抓及外用肥皂烫洗。平时清淡饮食，少食甜食、辛辣刺激性食物。适量运动，增强免疫力。药物治疗则需根据患者情况选择局部或全身应用抗真菌药物，如克霉唑栓、氟康唑等。长期口服抗真菌药物应注意监测肝、肾功能及其他有关毒副作用。

　　另外，无需对性伴侣进行常规治疗。但急性发作期间应避免性生活。

需要注意的是，疾病首次发作或首次就诊是规范化治疗的关键时期，要足疗程应用抗真菌药物并且重视治疗后随访，否则很容易复发。一般在治疗结束后 7～14 天和下次月经后进行随访，两次阴道分泌物真菌学检查阴性为治愈。

作者简介

姓名：孙超

性别：女

工作单位：南京晨光集团有限责任公司晨
　　　　　光医院

学历及学位：本科　学士

职务：妇科医师

技术职称：医师

研究方向：妇科炎症

通信地址：南京市秦淮区正学路 1 号

邮编：210006

E－mail：149103860@qq.com

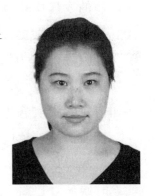

直面"胸"险
——守护女性乳腺健康

王玉凤

伴随着当今社会生活节奏的加快及精神压力日益加重,女性乳腺疾病的发病率持续上升,约 70%～80%的女性患有乳腺增生等良性乳腺疾病,根据美国肿瘤协会在 2015 年发布的全球癌症数据显示,乳腺癌已成为第一位妇女恶性肿瘤。乳腺癌的恶性程度较高,转移复发几率较大,的确可以称之为"胸"中一类险恶的病变。那么如何对这类疾病进行有效的早期发现和诊断呢?

目前医院就诊的乳腺癌患者中有很大一部分是以自己发现乳腺的无痛性包块就诊,有的患者甚至发现包块很长时间都没有重视,就诊时候病灶已经很大,而且伴随了全身的转移,预后十分不好。那么如何尽早地发现乳腺病变?除了定期体检以外,日常生活中的乳腺自检也十分重要。

1. 乳腺自检

自检方法之"看":以苹果为例,大家都喜欢颜色红润、形状规整、大小合适的,像颜色发黄、表面溃烂、形状也不规则的肯定是不受欢迎的,所以乳腺也一样,要从颜色、形状、大小等多个方面观察,一旦出现了乳腺局部红肿、皮肤凹陷或者隆起、溃疡、橘皮样变、乳头内陷等情况,就证明乳腺出问题了,需要及时就诊。

自检方法之"触":日常生活中,检查者可以平卧于床上,食指、中指、无名指三指并拢,按顺时针或者逆时针的方向对乳房进行全面触摸,检查时应力度适当,触摸一定要全面,防止漏诊,最

自检方法—看

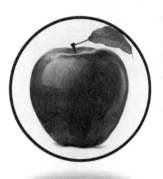
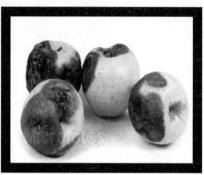

后是乳晕区，除了触摸以外，还需要适度挤压，挤压乳晕区的时候，如果有液体溢出也应该提高警惕。

自检方法—触

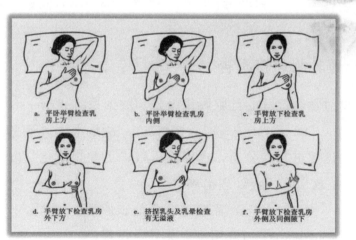

一旦发现乳腺疾病，就诊于医院，医生经常会告诉患者做乳腺超声检查，超声对于乳腺疾病的检查具有实时、动态、安全、无辐射、可重复检查、便于随访等一系列优势。

2. 乳腺超声检查

常规的是建议半年或者一年内做一次乳腺超声体检，对于有乳腺不适症状者，或者自检发现问题者，建议立即进行超声检查。

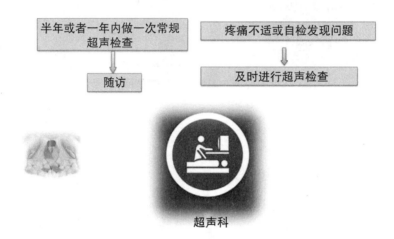

乳腺超声检查时机

超声检查结束后，检查者都会得到一份超声报告，超声诊断条目里会提示一个 BI - RADS 分级。

3. 读懂乳腺超声报告

美国放射学会推荐的乳腺影像报告和数据系统（Breast Imaging Reporting and Data System，BI - RADS），这是根据乳腺病变的大小、形状、位置进行的分类，这样使得报告更加规范化。以下为 BI - RADS 分类意义及相应处理措施。

1）0 类（category 0）：需要进一步的影像学评估；

2）1 类（category 1）：超声上无异常发现；

3）2 类（category 2）：良性发现；

4）3 类（category 3）：可能良性发现，建议短期随访；

5）4 类（category 4）：可疑恶性，应考虑活检，其中：4a：

3%～30%（低度）；4b：31%～60%（中度）；4c：61%～94%（高度）；

　　6）5类（category 5）：高度提示恶性，应采取适当的措施；

　　7）6类（category 6）：活检证实的恶性。

BI-RADS分类意义及相应处理措施

> 0类（category 0）需要进一步的影像学评估
> 1类（category 1）超声上无异常发现
> 2类（category 2）良性发现
> 3类（category 3）可能良性发现，建议短期随访
> 4类（category 4）可疑恶性，应考虑活检
　　4a：3%~30%(低度)　4b：31%~60%(中度)　4c：61%~94%(高度)
> 5类（category 5）高度提示恶性，应采取适当的措施
> 6类（category 6）活检证实的恶性

　　所以提示 BI－RADS 0 类就需要召回，结合其他检查后再评估，往往说明检查获得的信息可能不够完整；提示 BI－RADS 1 类，说明乳腺无任何异常，正常随访；发现乳腺病变，提示 BI－RADS 2 或 3 类者，检查者大可不用担心，基本考虑一个良性病变，只需要做 3～6 个月定期的随访检查就可以了；一旦提示 BI－RADS 4 或 5 类及以上，就需要检查者高度注意了，病变需要进行进一步干预治疗，对于选取的治疗方式，将由临床医生根据其他检查结果，制定综合治疗方式，以达到更好的预后。

　　全面的、正确的进行乳腺自检，定期地进行乳腺超声检查，使我们能够对乳腺癌做到早发现，早诊断，早治疗，从而能够提高乳腺癌预后效果，甚至达到根治的目标。所以我们应该直面"胸"险，进行合理应对，守护乳腺健康。

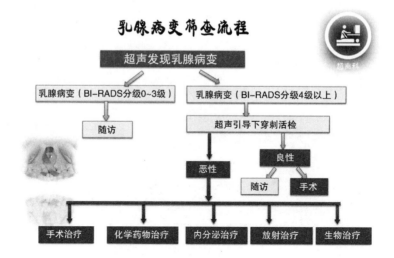

乳腺病变筛查流程

超声发现乳腺病变

乳腺病变（BI-RADS分级0~3级）　　乳腺病变（BI-RADS分级4级以上）

随访　　　　　超声引导下穿刺活检

恶性　　　　良性

随访　　手术

手术治疗　化学药物治疗　内分泌治疗　放射治疗　生物治疗

作者简介

姓名：王玉凤

性别：女

工作单位：航天中心医院超声科

学历及学位：本科　学士

技术职称：医师

研究方向：超声诊断

通信地址：北京市海淀区玉泉路 15 号院

邮编：100049

E-mail：654698407@qq.com

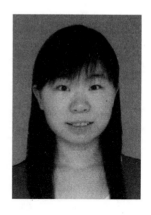

掌握乳房自检 远离乳腺疾病

吴 浩

乳腺是哺乳动物特有的标志，乳房位于胸前部，上起 2～3 肋，下至 6～7 肋，外侧可达腋中线。男性在出生后乳腺几乎不发育，女性在激素规律的刺激下逐渐发育，成年未产妇女乳房呈半球形，妊娠和哺乳期乳腺增生乳房增大，老年时逐渐萎缩。乳房疾病是常见病，肿瘤发病率高，特别是乳腺癌发病逐年上升，严重危害健康。通过日常自我检查可以发现许多乳房病变，以便及时治疗，维护身体健康。

1. 检查时间

一般情况下，月经正常的妇女，月经来潮后 9～11 天左右检查为佳，此时雌激素对乳腺的影响较小，乳腺处于相对静止状态，较易发现病变。在哺乳期出现的肿块，如临床疑为肿瘤，应在断乳后进一步检查。

2. 自检步骤

一"看"——在光线明亮处，面对镜子双手下垂，仔细观察两侧乳房大小、形态、位置是否正常、对称。

二"触"——左手上提至头部后侧，用右手检查左乳，手指自然伸直并拢，以指腹轻压乳房，感觉是否有硬块，由乳头开始做环状顺时针方向检查，逐渐向外（约三四圈），至全部乳房检查完为止，同时还要检查腋窝有无淋巴肿大。用同样方法检查右侧乳房。

三"卧"——平躺下来，左肩下放一枕头，将右手弯曲至头

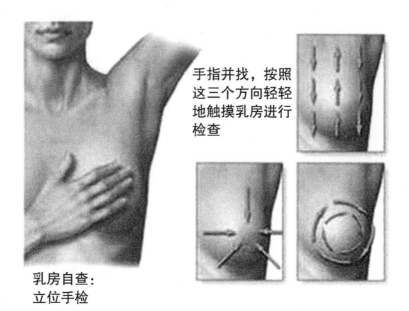

手指并找，按照这三个方向轻轻地触摸乳房进行检查

乳房自查：
立位手检

下，重复"触"的方法，检查两侧乳房。

四"拧"——最后以大拇指和食指轻轻拧压乳头，注意有无异常分泌物。

温馨提醒

如果自我检查中发现下列现象，请及时到正规医院就诊。

1）乳房的形态发生改变（如异常突起、红肿、皮疹、溃破、糜烂、浅静脉怒张、皮肤皱褶、橘皮样改变、乳头凹陷、多乳房、

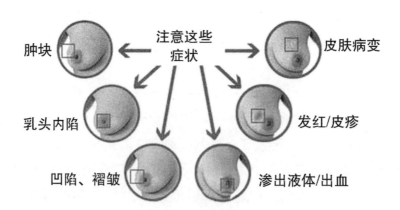

肿块

注意这些症状

皮肤病变

乳头内陷

发红/皮疹

凹陷、褶皱

渗出液体/出血

多乳头等）。

2）乳房内有肿块或任何硬的组织。

3）乳头有血液或其他液体溢出。

4）任何疼痛或不适。

5）有乳腺疾病家族史。

6）男性乳房异常改变。

作者简介

姓名：吴浩

性别：男

工作单位：湖南航天医院

学历及学位：硕士

职务：党委副书记、纪委书记、工会主席、
　　　副院长

技术职称：副主任医师

研究方向：普外肿瘤、医院管理

通信地址：湖南省长沙市岳麓区枫林三路
　　　　　189 号

邮编：410205

E - mail：814573822@qq.com

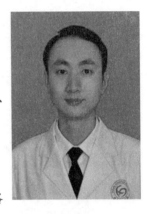

如何识别乳腺癌

陈秀峰

"癌"是指人体内的细胞失去正常性质的一种疾病。这些细胞的生长变得失去控制，并可通过直接浸润（细胞分裂为细胞）、血道和淋巴道转移到身体的其他地方。当这些不正常的细胞最初发生在乳房组织时，则称"乳腺癌"。乳腺癌并不是女人的专利，有一定的概率发生在男性身上，只是这样的概率较小。

1. 乳腺癌的可疑症状及征象

1）早期乳房内可触肿块，质硬，边缘不规则，表面欠光滑，一般无明显疼痛，少数有阵发性隐痛、钝痛或刺痛等症状。

2）乳腺外形改变，可见肿块处皮肤隆起，有的局部皮肤呈橘皮状，甚至发生水肿、变色、湿疹样改变等。

3）乳头近中央处肿物可伴有乳头回缩。乳房皮肤有轻度的凹陷（医学上叫做"酒窝症"），乳头糜烂、乳头不对称或乳房的皮肤有增厚变粗、毛孔增大现象（医学上叫做"橘皮症"）。

4）乳头溢液，对溢液呈血性时应特别注意，做进一步检查。

5）区域淋巴结肿大，以同侧腋窝淋巴结肿大最多见。

6）超声表现不均质低回声肿块，形态不规则，无包膜，边缘不光滑，呈蟹足样。

7）钼靶体检发现乳腺内沙粒样、针尖样簇状钙化或其他恶性征象。

2. 乳腺癌的检查方法

（1）自我检查

学习和掌握乳房自我检查方法（如图），自查最佳时间应选择在月经过后或两次月经中间。

①看

两手上举过头或叉腰，观察两侧乳房形状是否平整对称，有无凹凸不平；乳头是否有糜烂、分泌物和皱缩。

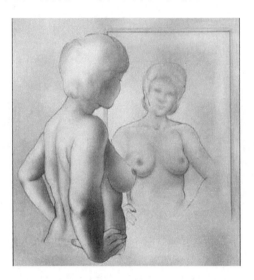

②触

仰卧，右肩稍垫高，右手放在头上，然后伸出左手，以乳头为中心，触摸右侧乳房各部分，注意有无硬结、肿块和疼痛点，尤其注意上外侧部分，触摸时注意手要平面移动，不要将乳房捏起，以免造成假象。同样方法用右手触摸左乳房。同时要注意触摸双侧腋窝有无肿大的淋巴结。

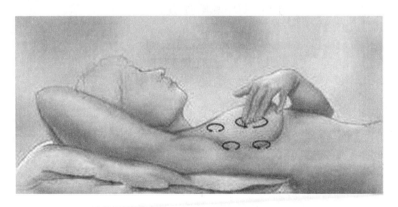

③挤

拇指食指轻轻挤压乳头查看有无溢液，如为血性需及时就医。

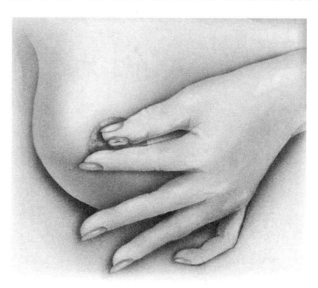

（2）乳腺体检

每年至少 1 次乳腺体检或参加两癌筛查。

（3）乳腺彩超

我国最常用检查方法，对身体无任何损伤，适合任何年龄段，包括妊娠期女性。

（4）钼靶

因年轻女性腺体组织致密，钼靶摄片效果不理想，因此适于 40 岁以上女性，每两年进行一次钼靶检查。

（5）核磁共振（MRI）

对乳腺病变有较高的敏感性，有利于发现隐匿病灶，但因检查时间长，价格高，目前不能作为普通筛查应用。

（6）活检（包括细针穿刺、空心针穿刺、手术活检等）

能对前面检查发现的高度可疑病灶提供明确的病理学诊断依据。

3. 乳腺癌的治疗

临床医生根据肿瘤的分类、分期及病理和患者的身体状况，酌情采用手术、放疗、化疗、内分泌治疗、生物靶向治疗及中医药辅助治疗等多种手段。

作者简介

姓名：陈秀峰

性别：男

工作单位：航天中心医院普外科

学历及学位：研究生　硕士

技术职称：主治医师

研究方向：乳腺、甲状腺

通信地址：北京市海淀区玉泉路 15 号院

邮编：100049

E - mail：chenxiufeng@medmial.com.cn

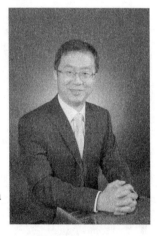

妊娠糖尿病和糖尿病妊娠不是一回事

何俊娜

随着国家二胎政策的全面放开，越来越多的患有糖尿病的妈妈开始关注自己是妊娠糖尿病，还是糖尿病妊娠，二者是否是一回事？实际上，"糖妈妈"分两种，妊娠糖尿病和糖尿病妊娠。前者是怀孕期间发生的糖尿病，后者则指怀孕前已发生糖尿病。现将两者的区别介绍如下。

1. 检查不同

妊娠期糖尿病——在妊娠 24～28 周，采用随意口服 50g 糖负荷试验，若结果 ≥7.8mmol/L，需进一步检查。

糖尿病妊娠——每天查空腹及餐后 2 小时血糖，定期查糖化；1 型患者需评价甲状腺功能；患病 10 年以上需做心电图检查，并检查神经、肾功能和眼底。

2. 控糖方式不同

妊娠期糖尿病——大约 80% 的妊娠糖尿病患者可通过饮食和运动来控血糖，20% 左右的需要使用胰岛素。

糖尿病妊娠——糖尿病妇女在怀孕前及妊娠过程中，必须停用口服降糖药改为胰岛素治疗。

当然，控糖不仅仅是"糖妈妈"的事情，丈夫也可以扮演重要角色，帮助妻子控糖。

为"糖妈妈"做一顿饭——管住嘴。准爸爸们可以学习一些营养知识，懂得孕期体重管理的重要性，评价自己和"糖妈妈"的

BMI（体重指数）和标准体重，并计算"糖妈妈"和自己每日必需摄入的热卡，与"糖妈妈"一起亲手做一顿符合营养标准的饭菜，了解什么是科学饮食。平时还应该注意与"糖妈妈"一起收集"食物成分""食品交换份""血糖生成指数"和妊娠期糖尿病菜谱等相关信息，便于日常调控饮食。

陪"糖妈妈"运动——迈开腿。散步、游泳、瑜伽、健身操、爬楼梯、上肢运动等都是妊娠期推荐的运动形式，其中散步是最受欢迎的形式之一。选择花草茂盛、人车较少的地方，冬天运动时间以上午 10 时至下午 2 时为宜。运动前提醒"糖妈妈"先做血糖检测，若检测血糖低于 3.9mmol/L，先吃点东西再运动，避免低血糖；运动前血糖高于 11.1mmol/L，应该延后运动，避免应激性的血糖升高。运动时，先做 5～10 分钟热身运动，再正式运动 20～30 分钟，然后做 10～20 分钟恢复放松运动。运动后也别忘了检测血糖：运动后血糖低于 4.5mmol/L，先吃点东西，立即进食适量含糖食品，防止低血糖。

假期若外出用餐，准爸爸要注意提醒"糖妈妈"控糖。严格来讲，餐后 2 小时血糖应该从吃第一口饭开始计算。但是在外应酬的情况比较特殊：进餐顺序往往为先菜肴、后主食，进餐时间也相对延长，这就造成餐后 2 小时血糖监测的时间不好把握。遇到这种情况，"糖妈妈"可采用随机血糖代替餐后 2 小时血糖。随机血糖是指不考虑用餐时间，一天中任意时间测的非空腹血糖。如果随机血糖＜10.0mmol/L，说明餐后血糖控制尚可。但要注意的是，可不能天天大餐哦！

作者简介

姓名：何俊娜

性别：女

工作单位：中国航天科工集团七三一医院
消化及血液内科

学历及学位：研究生　硕士

职务：无

技术职称：主治医师

研究方向：糖尿病的相关研究

通信地址：北京市 7204 信箱

邮编：100074

E－mail：hejnn1980@sina.com

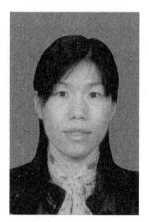

妊娠与甲亢

刘 虹

在临床上，甲亢患者常合并月经异常和无排卵，故不易妊娠。一经妊娠，流产、早产、合并妊高征等的发生率均高于正常。如果甲亢患者需要怀孕或在怀孕期间化验甲状腺功能出现甲亢的结果，那患者和医务人员需要注意什么呢？下面是日常工作中我们常遇到的几种情况。

（1）妊娠期化验显示甲亢——妊娠期甲亢综合征

妊娠早期化验甲状腺功能时，表现为类甲亢的情形，临床上有一种情况是妊娠期甲亢综合征，本病妊娠妇女的发生率是 2% ～ 3%。这与妊娠期人绒毛膜促性腺激素（hCG）浓度增高有关。hCG 与母体脑垂体前叶分泌的促甲状腺素（TSH）结构有相似的地方，所以 hCG 对甲状腺细胞 TSH 受体有轻微的刺激作用，从而引起甲

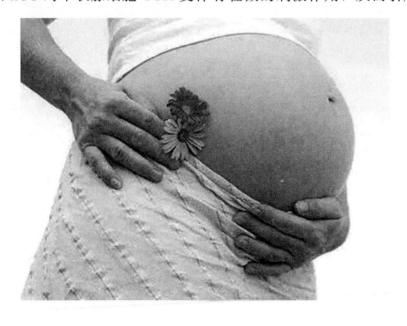

状腺组织增生肥大，血运增加，使甲状腺激素合成和分泌增加。本症血清 TSH 水平减低，游离 T_4 或 T_3 增高。临床表现为甲亢症状，病情的程度与血清 hCG 水平增高程度有关，但是无突眼，甲状腺自身抗体阴性是本症的特点。严重病例出现剧烈恶心、呕吐，体重下降、脱水和酮症。本症出现在妊娠早期，多数病例仅需对症治疗，常在孕 14～20 周缓解，不主张给抗甲状腺药物治疗。

（2）妊娠化验显示甲亢——妊娠 Graves 病

若孕妇体重不随着妊娠月数而相应增加，四肢近端肌肉消瘦，休息时心率在 100 次/分以上应考虑本病。本病血清 TSH 降低，游离 T_4 或 T_3 升高，这些与妊娠期甲亢综合征相似，故须注意鉴别，以免误诊误治！二者区别是妊娠 Graves 病同时伴有浸润性突眼、弥漫性甲状腺肿、心悸、心动过速、神经过敏、食欲亢进、手指震颤、甲状腺区震颤或血管杂音等，甲状腺自身免疫抗体（TRAb）或（TSAb）呈阳性。

（3）原有甲亢的患者病情未控制时，不要怀孕

由于未控制的甲亢会使妊娠妇女流产、早产、先兆子痫、胎盘早剥等的发生率增加，早产儿、胎儿宫内发育迟缓（IUGR）、足月小样儿等的危险性提高，且母体的甲状腺刺激性抗体（TSAb）可以通过胎盘刺激胎儿的甲状腺引起胎儿或新生儿甲亢。所以，如果患者甲亢未控制，建议不要怀孕，专家建议已患甲亢的妇女最好在甲状腺功能恢复正常后考虑怀孕。

（4）原有甲亢的患者病情得到了控制时，可怀孕

如果患者正在接受抗甲状腺药物（ATD）治疗，血清总甲状腺素（TT_3）或游离甲状腺素（FT_3）、血清总甲状腺素（TT_4）或游离甲状腺素（FT_4）达到正常范围，停 ATD 或者应用 ATD 的最小剂量，可以考虑怀孕。

1）孕早期首选丙基硫氧嘧啶（PTU），但要严密监测 T_3、T_4、TSH、血常规，以便随时调节药量。尽早将药物调至最小有效剂

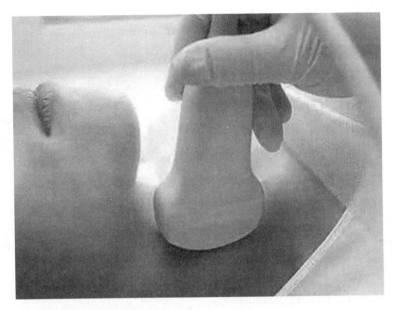

量，维持母体甲状腺激素在轻度甲亢水平，并预防胎儿甲亢和甲减的发生。嘱患者一定按时服药，不可擅自停药、漏服；5～7天复查一次白细胞总数，当白细胞低于$3×10^9/L$，应遵医嘱暂停用丙基硫氧嘧啶，并用利血生等升白细胞治疗。

2）指导产妇加强营养，低盐、低脂、高维生、高热量、高蛋白、易消化的清淡饮食。指导孕妇左侧卧位，保障充足的睡眠。对于精神紧张、焦虑患者给予镇静剂。

3）妊娠合并甲亢，在早期妊娠可一过性加重，中期妊娠以后渐趋稳定。晚期分娩时有引发甲亢危象和心衰的可能，因此要保持房间整洁、安静、舒适，地面空气消毒2次/天；嘱患者减少活动，注意休息，预防感冒。防止上呼吸道感染；严密观察产程进展，床边备急救药品，注意观察有无甲状腺危象发生的先兆；胎儿娩出后腹压骤降，可用沙袋腹部加压，防止腹压下降引发心衰。

此外妊娠期间禁忌做[131]碘摄取率和放射性核素扫描等检查，禁忌做[131]碘治疗，[131]碘治疗的甲亢患者至少需要在碘治疗结束6个月后可以考虑妊娠。

作者简介

姓名：刘虹

性别：女

工作单位：航空航天工业部红外激光专科
　　　　　医院

学历及学位：本科　学士

技术职称：副主任医师

研究方向：妇女保健

通信地址：天津南开区科研东路 17 号

邮编：300192

E - mail：tjjgyy@sina. com

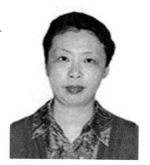

无创染色体检查与唐氏综合征筛查的区别

解顺平

随着二胎政策的开放，越来越多的高龄妇女加入了生育队伍，唐氏儿也随之增多。也许你听说过"唐氏儿"，但是你从来没有想过或担心过，自己也会生下"唐宝宝"，因为你认为你的家族中没有这样的先例。但唐氏综合征是一种偶发性染色体疾病，每对夫妻都有生育染色体疾病患儿的风险，每个怀孕的孕妇都有可能生出"唐宝宝"。其发生具有偶发性和随机性，事前毫无征兆，大多没有家族史和明确的毒物接触史。

现在普遍的流程是孕妇先做唐氏筛查，如果唐筛有高危，就做无创染色体检查或羊水穿刺取胎儿 DNA 确诊，好处是结果准确性高，缺点是羊水穿刺是有创，存在感染和流产的风险。

无创慎用人群包括：1）早、中孕期产前筛查高风险；2）预产期年龄≥35 岁；3）重度肥胖（体重指数＞40）；4）通过体外受精——胚胎移植方式受孕；5）有染色体异常胎儿分娩史，但除外夫妇染色体异常的情形；6）双胎及多胎妊娠。

虽然无创染色体检查费用高，若不考虑价格的话，无创可以取代唐筛。唐筛报的开放性神经管缺陷风险，可以在后期影像方面的检查中检查，并且唐筛报的也只是风险值。

无创检查的意义是避免孕妇接受羊水穿刺的流产风险。且能做羊水穿刺的医院十分有限，出结果也需要等待时间长，无创 DNA 只需要抽血，对孕妇几乎没有负担。

另外，两种检测手段都有局限性。目前的无创 DNA 检查，针对的是 13、18、21 三条染色体的检查，不对其他染色体的结果负责，在检测范围上具有一定的局限性。所以并不是说无创没问题，孩子就一定没问题，还是有其他的染色体疾病的风险。而羊水穿刺，目前仍然是"金标准"，是最终确诊的手段。取的羊水，可以做全面的染色体分析，可以做基因芯片，检测范围比无创DNA要广泛，但是孕妇要承担一定的风险（0.5%左右，无统一结论）。

总体来说，唐筛是一个低价的检查；无创DNA检查，主要针对的是13、18、21三条染色体的检查，不对其他染色体的结果负责；而羊水穿刺的准确率最高，可检测的范围最广。

<h2 style="text-align:center">作者简介</h2>

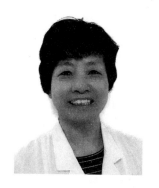

姓名：解顺平

性别：女

工作单位：湖北航天医院

学历及学位：本科

职务：无

技术职称：副主任医师

研究方向：妇产科学

通信地址：湖北省孝感市北京路 36 号

邮编：432000

E－mail：1255006135@qq.com

产前检查前有必要了解的超声常识

吴艳辉

随着我国二胎政策的开放，越来越多的育龄期妇女加入了生育大军，每个孕期妇女在整个妊娠过程中都可能接触到产前超声检查，那么就让我们一起了解一下产前超声的常识。

产前超声检查就是我们超声科医师利用超声仪器观察胎儿的生长发育情况以及观察胎儿结构是否存在异常的检查项目。它是一种无创、安全的影像学检查技术，一般在整个妊娠过程中要做 3 次产前超声检查，但有时医师会根据孕妇及胎儿的具体情况，增加产前超声检查次数。通常安排在孕早期（孕 11～13 周＋6 天）、孕中期（孕 20～26 周）、孕晚期（孕 28～36 周）进行 3 次非常必要不容错过的超声检查。

目前，我国产前超声检查在不同孕期，种类、级别不同，检查的内容不同，那么就让我带着大家了解一下我们产前超声检查包括哪些内容。

孕早期：主要确定妊娠囊位置，单或多胎妊娠，评估孕周，胚胎胎心搏动情况，同时观察子宫及附件情况，检查方法包括经腹超声检查和经阴道超声检查。

中晚孕期：不同检查级别，检查内容不同。如：I 级产前超声检查，主要目的是对胎儿进行生物学测量，不筛查胎儿畸形。II 级产前超声检查，除了 I 级产前超声检查内容外，还包括筛查六大致死性胎儿畸形，包括无脑畸形、严重脑膨出、严重开放性脊柱裂、严重胸腹壁缺损内脏外翻、致死性软骨发育不良、单腔心。III 级产前超声检查，对胎儿进行系统检查，包括颅脑、唇、心脏、肝、胃、肾、膀胱、腹壁、脊柱和四肢（不包括手、足）。因此建议所有孕妇在此期间进行一次系统胎儿超声检查，该项检查通常在孕 20～26 周进行。IV 级产前超声检查，主要对产前超声筛查发现或怀疑的胎儿异常以及具有胎儿异常高危因素的孕妇进行诊断。

有限产前超声检查：主要用于急诊超声或床旁超声，因病情危急或孕妇难以配合检查，只检查临床医师要求了解的某一具体问题，如只了解胎儿数目、胎儿双顶径、胎心率、胎方位、胎盘位置、羊水量等。

那么在产前超声检查中没有发现胎儿异常，就说明孩子没有问题吗？这就错了。孩子在妈妈肚子里是一个不断发育成长的过程，我们的超声检查只能评估检查时期的胎儿情况，并且隔着肚皮看事物也不是百分之百所有的问题都能被发现，所以说我们的超声检查不是万能的，不要神话了超声，但是如果在妊娠过程中不做超声检查，也是万万不能的，因为不做检查会让你失去更多发现问题的机会。

那么通过以上了解，希望我们更多的准妈妈们能正确认识和了解我们的产前超声检查。

孕育健康睿智的宝贝是妈妈们的共同期望，也是我们超声医师的共同责任，让我们一起努力吧。

作者简介

姓名：吴艳辉

性别：女

工作单位：贵州航天医院

学历及学位：本科

职务：主任

技术职称：主任医师

研究方向：超声在临床上的运用和发展

通信地址：贵州省遵义市大连路 825 号

邮编：563000

E‐mail：1145206274@qq.com

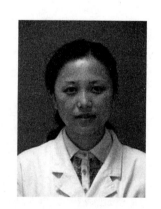

女人关爱自己 关注乳腺健康

李小伟

大概七成的男性认为乳房是女性最诱人的部位，世人看的是你的脸，老公却是捧着你的胸睡觉。据研究，男性双手伸开所成圆弧跟女性乳房凸起的圆弧极度重合，因此女性需拥有健康又漂亮的乳房！

乳房对女人讲，不仅仅是哺乳器官，它也是性器官。性生活时乳房会出现周期性变化，如乳房增大、丰满，乳晕充血，乳头勃起。

乳房疼痛及乳腺增生是困扰女性的一种常见的乳腺疾病，资料显示，初次生育年龄大于 30 岁、未生育、产后未哺乳或反复积乳、人流次数多、性生活不和谐等女性，乳房疼痛及乳腺增生的发病率偏高。因此，乳房疼痛及乳腺增生与性活动关系十分密切。

因其和性行为相关，保护乳房需做好以下几点：

1）做好避孕，怀孕 6 周左右，胚胎分泌的雌、孕激素会刺激乳腺增生、发育，若人为的终止妊娠，增生的乳腺腺体难萎缩，更不易恢复原状，容易导致乳腺增生及乳房疼痛；

2）适时婚育，虽提倡晚婚晚育，但不宜过迟。女性首次生育年龄应小于 30 岁；

3）有规律房事，同房时，乳房会发生周期性变化，这些反应，对乳腺功能有一定的调节作用。假如长期缺乏性活动，这种生理性调节不存在，极易诱发乳房疼痛及乳腺增生。

乳腺增生可分为生理性和病理性，生理性的乳腺增生，即单纯性增生，是育龄期妇女处于一个正常的周期性的分泌激素的状态，此时乳腺也呈现出一个周期性变化，表现为经前感觉乳房肿胀甚至有点疼，月经过后多可自行缓解；而病理性乳腺增生与内分泌的紊乱、性激素水平失衡的长期作用相关，导致乳腺组织结构发生紊乱改变，出现纤维化，引发乳房疼痛。

此时您可能会问，如何鉴别是生理性增生还是病理性增生呢？正确自检方法是能够帮助女性及早发现乳腺增生的。

1) 时间的选择：每次月经结束后 5～10 天；

2) 体位的选择：乳房肥大下垂者，建议取平卧位；左手检查右侧乳房，右手检查左侧乳房；

3) 检查顺序：乳房可看作钟表，乳头即为中心，延顺时针或逆时针依次全面检查；

4) 检查要领：使用指腹而不是指尖，不要用手指捏或掐乳房组织，否则会将正常的乳腺组织误认为是肿块。

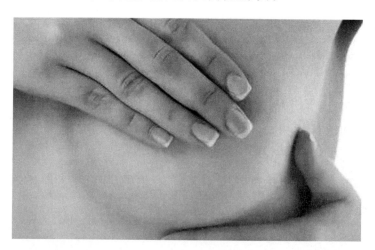

前面说了乳腺的自查，就不能不提乳腺增生的预防措施。乳腺增生作为女性的乳房疾病，严重危害乳腺健康。它相当于埋在乳房里的定时炸弹，让你的乳房随时有被"切除"的风险。另外，乳腺增生影响情绪，加之现代人生活压力大，更有部分人处于围绝经期，更容易发怒暴躁，导致家庭生活不和谐，工作不顺利。因此，为了乳房健康，需做到以下几点：

1）保持情绪稳定，乐观开朗，生活劳逸结合，若有月经不调应尽早治疗；

2）产后争取哺乳，对宝贝和自己都有好处；

3）禁止滥用避孕药及含雌性激素类美容用品，避免人流、药流；

4）健康饮食，避免饮用含咖啡因的饮料，含雌激素饲料喂养的家禽、淡水水产，少食油炸食品、过甜的食品和过于刺激的食物。

自青春期起，每1～2月进行1次乳房自查，20～40岁女性每年做一次乳腺彩超检查，40岁以上女性每年做一次乳腺彩超，每2～3年行钼靶检查。女人爱家人先要爱自己，请关注乳腺健康！

作者简介

姓名：李小伟

性别：男

工作单位：航天中心医院普外科

学历及学位：研究生　硕士

技术职称：主治医师

研究方向：乳腺甲状腺相关疾病

通信地址：北京市海淀区玉泉路15号院

邮编：100049

E－mail：lixiaowei861005@163.com

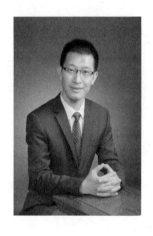

第七篇

儿童篇

手足口病二三事

马庆庆

夏天渐渐来临，最近儿科病房里住的都是患了手足口病的宝宝。这听上去很让人恐慌，那么手足口究竟有多可怕呢？根据历年的发病规律，5～7月会迎来手足口病的发病高峰。所以，盛夏正是手足口病的高发季节。而且，最重要的是，手足口病愈后体内不会产生终身免疫的抗体。也就是说，即使宝宝曾经患过手足口病并痊愈，当他再次接触手足口病毒时，还是有可能得病的。因此，预防手足口病是一场持久战，是每一位家长的必修课。让宝宝们远离手足口病，平安度过这段"非常时期"。

有些家长只听过"手足口"这个名字，又听到一些重症的传闻，感觉很吓人，但其实并不了解这个疾病。所以提起手足口病，许多家长都如临大敌。那么今天希望通过这篇文章，能让家长们了解和预防这个宝宝的常见病。

手足口病又叫发疹性水疱性口腔炎，四季均可发病，以夏秋季多见。主要以5岁以下儿童为主，3岁以下儿童发病率最高。潜伏期为2～10天，病程一般为7～10天。首先，我们来看几张图片：

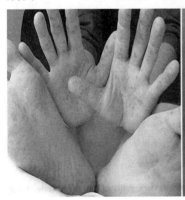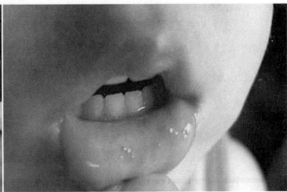

　　患儿会出现发烧的症状，部分伴有咳嗽、流涕、食欲不振等，和普通感冒很像。它主要症状出现在手、足、口、臀四个部位（四部曲）；疹子不像蚊虫咬、不像药物疹、不像口唇牙龈疱疹、不像水痘（四不像）；疹子不痛、不痒、不结痂、不结疤（四不特征）。患儿可由于口腔疱疹破溃时导致咀嚼疼痛，从而拒绝进食，哭闹不休。

　　那么手足口病到底是由什么引起的呢？手足口病于 1957 年首先在新西兰被发现，是由肠道病毒感染引起的。肠道病毒是一类病毒的统称，有很多不同的品种，比如柯萨奇病毒、埃可病毒、肠道病毒 71 型等，在我国最常见的是 CoxA16 和 EV71 型。

手足口病传播的主要途径

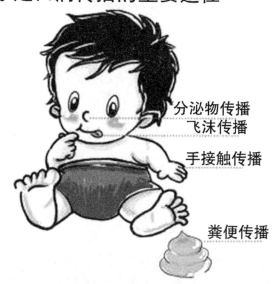

分泌物传播
飞沫传播
手接触传播
粪便传播

　　手足口病的传播，简单总结成一句话就是，病从口入。患者、隐性感染者和无症状带毒者为该病的主要传染源。这些人群的唾液、疱疹液、粪便含有大量的病毒，可以污染手、毛巾、手帕、水杯、牙刷、玩具等日常用品，通过日常接触可经口感染；接触或饮用被污染的水也可经口感染；幼儿对各型病毒普遍易感，易感性随着年龄增长而降低。很多家长会问，那该怎么治疗啊？

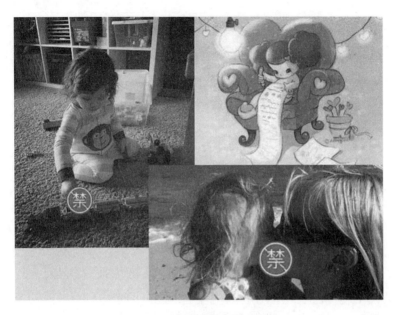

　　前面也提到了，手足口病是自限性疾病，且大部分宝宝症状并不严重，不会危及到生命。"感冒是病毒感染，没有特效药，不用吃药，只要对症治疗，等待自愈""感冒吃药一周好，不吃药七天好"……这些观点已经被很多家长接受了，现在，要接受的就是这个观点的升级版——虽然手足口病看起来比感冒要严重很多，但它同样是病毒感染，依然是没有特效药的疾病，大约需要 7～10 天的时间，孩子就会自愈。但若是体温太高，就必须尽快送往医院，配合医生治疗，警惕发生脑膜炎、肺炎等疾病。嘴里的疱疹会让宝宝很疼，拒绝进食，家长可以让宝宝用温开水或盐开水漱口，吃一些温凉的流质或较软不需咀嚼的食物来让宝宝舒服一点。另外，很重要的一点是，宝宝的衣服和被褥要及时清洁消毒，避免细菌滋生，让宝宝尽量舒适。指甲也要及时剪短，防止宝宝抓破疱疹，引起更严重的感染。

　　俗话说，治不如防，那么我们要怎样预防这个疾病呢？

　　1）勤晒被。被褥本身的棉花纤维非常容易滋生病毒细菌，而

预防手足口疾病应常记"十五字口诀"

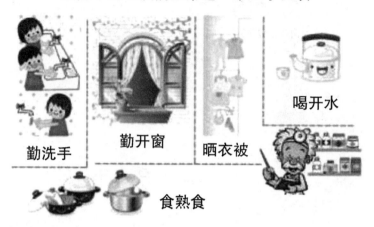

且手足口病毒容易通过宝宝的唾液和分泌物传播，所以一定要经常晾晒被褥，建议至少在充足阳光下晾晒 4 小时。

2）勤通风。室内要经常开窗通风，保持空气正常流动，避免手足口病毒在污浊的空气中传播。宝宝尿液和粪便也要及时清理，保持室内空气清新。

3）勤洗手。手足口病毒也会通过手接触传播。因此饭前便后、外出后，都要及时给宝宝用抑菌洗手液洗手。

4）喝开水。多喝温开水，加速宝宝体内新陈代谢。

5）吃熟食。不要让宝宝吃生冷的食物，日常饮食多给宝宝进食干净卫生，富有营养的熟食，例如比宝儿童餐的搭配就能满足宝宝的成长和健康需求。

说了这么多，无非是希望家长们能足够了解手足口病，有基础的认识，在宝宝患病时不用惊慌失措或者不清楚情况，科学的预防手足口病，让宝宝们都能平安度过这段非常时期，远离手足口病的侵扰，健康快乐的度过夏天！

作者简介

姓名：马庆庆

性别：男

工作单位：贵州航天医院

学历及学位：在读博士　硕士

职务：中心实验室主任

技术职称：主管检验师

研究方向：分子诊断学及细胞治疗临床
　　　　　应用

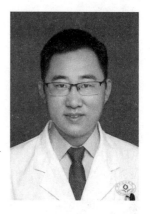

通信地址：贵州省遵义市大连路825号

邮编：563000

E‐mail：1053596072@qq.com

牛奶蛋白过敏

舒远琴

新生儿及 1 岁以内婴儿出生后，提倡母乳喂养，但是由于每个母亲情况不一，有的母亲在孩子出生后母乳较少或者没有母乳，或者因为母亲疾病因素导致不能喂养，那么婴儿配方奶粉就成为最普遍、最营养的选择，但婴儿饮用牛奶有可能会发生过敏反应。

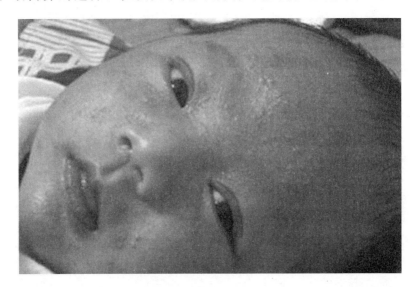

牛奶蛋白过敏是指由牛奶蛋白引起的异常或过强的免疫反应，纯母乳喂养的婴儿也可能发生牛奶蛋白过敏。

1. 牛奶蛋白过敏的主要原因

牛奶过敏是婴幼儿最常见的食物过敏问题，发病率高。其发病原因复杂，主要有：

1）婴幼儿肠道屏障发育的不成熟和免疫系统发育的不完全。

2）肠道环境对食物过敏的形成起重要作用。

3）牛奶蛋白的高抗原性。

4）室内烟草烟雾暴露。

5）遗传因素。

2. 牛奶蛋白过敏常见的临床表现

牛奶蛋白过敏临床表现多种多样，累及多个系统。轻症影响患儿皮肤及夜间睡眠情况，重症对多个脏器功能有影响，甚至出现生长发育滞后，最常见的是消化系统症状、皮肤黏膜症状和呼吸系统症状。

（1）胃肠道症状

恶心、呕吐、溢奶、拒奶、腹泻、肠胀气、肠痉挛等。腹泻多为水样便、稀糊状不消化便，少数带有血丝，甚至肉眼血便。

（2）皮肤黏膜症状

皮肤瘙痒、湿疹、荨麻疹，嘴唇、舌、面部、咽部水肿等。其中，湿疹为牛奶蛋白过敏患儿最为常见的临床表现，反复发作，伴瘙痒，重者影响睡眠。急性荨麻疹也比较常见，特点是在摄入牛奶后几分钟迅速出现症状，表现为皮肤瞬时的瘙痒并伴红斑，多出现在脸部和食物接触部位。

（3）呼吸道症状

表现为流涕、喷嚏、鼻塞、咳嗽、喘息，咳喘很少单独表现，大多数合并湿疹。

（4）其他症状

如缺铁性贫血、生长发育落后、低蛋白血症等。

3. 牛奶蛋白过敏的治疗

牛奶蛋白过敏患儿最佳治疗方式是回避牛奶制品，并选用恰当的低敏或无敏配方奶粉提供营养支持。因此对于患儿如何选择低敏或无敏配方奶粉替代品，改善并促进其生长发育显得尤为重要。牛奶蛋白过敏营养干预方面的策略包括母乳喂养、延迟添加固体食物、应用氨基酸配方、添加益生菌等。

（1）急性过敏反应的治疗

严格避免牛奶蛋白的摄入。若患儿过敏症状较轻，可单用速效抗组胺药，严重时立即肌肉注射肾上腺素迅速控制症状，皮下注射或吸入肾上腺素达不到最佳治疗水平。有支气管哮喘发作时，需要吸入 β2 受体激动剂，并将患者立即送入医院，同时给予吸氧和静脉输液支持。建议有呼吸道症状的患者，应在医院至少密切监测 8 小时；对于有低血压或意识丧失的患者，至少应监测 24 小时，并建议口服泼尼松每天 1～2mg/kg，共 3 天，预防晚期反应。

（2）饮食治疗

治疗食物过敏唯一有效措施是严格避免特定食物抗原的摄入，牛奶蛋白过敏需回避牛奶及含有牛奶蛋白的食物。深度水解配方奶粉破坏和减少乳清蛋白、酪蛋白的抗原性，营养价值与普通配方奶粉相仿，因而最为常用。怀疑牛奶过敏的病例使用深度水解蛋白配方奶粉，既可实现饮食回避又能保证营养，是一项诊断性治疗措施；使用深度水解蛋白配方奶的疗程在 1～6 个月不等，湿疹等轻症可在 1～3 个月后添加适度水解蛋白配方奶，症状严重的患儿至少 3 个月。

4. 预防

（1）母乳喂养

单纯母乳喂养或混合喂养的婴幼儿也可能发生牛奶蛋白过敏，其原因可能是母亲在哺乳期摄入食物，食物的活性片断可以通过母亲的乳汁使乳儿摄入，从而出现免疫反应。与纯母乳喂养的患儿相比，混合喂养、人工喂养的患儿所占比例明显增高，提示出生后单纯母乳喂养 4～6 个月的婴儿，可降低牛奶过敏的发生风险。母乳能促进婴儿免疫系统发育，保护消化道黏膜屏障。

母乳喂养是诱导婴儿口服免疫耐受的最佳方式，普通牛奶配方蛋白的特征可能会增加致敏的风险。同时就哺乳期婴幼儿的营养而言，母乳喂养是金标准，提倡母乳喂养至少要持续 4 个月。一旦母乳喂养的婴幼儿确诊为牛奶过敏后，主要是通过回避变应原进行治疗。

（2）水解蛋白喂养

易过敏的婴儿出生后 6 个月内给予适度水解蛋白配方喂养，对预防婴儿特应性皮炎具有一定的效果，可以减少牛奶蛋白引起的腹泻大便带血等消化道症状，促使婴儿健康成长。

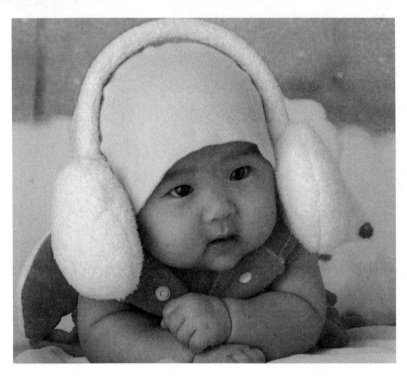

作者简介

姓名：舒远琴

性别：女

工作单位：贵州航天医院

学历及学位：本科　学士

职务：新生儿科主任

技术职称：副主任医生

研究方向：新生儿疾病

通信地址：贵州省遵义市大连路 825 号

邮编：563000

邮箱：1820448989@qq.com

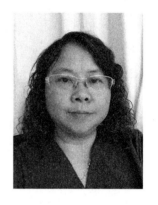

乳母的营养和膳食

孙素梅

大家都知道母乳喂养的好处，国家级世界卫生组织均提倡母乳喂养。下面我先把母乳喂养的好处简单总结一下：母乳中所含的营养物质，如蛋白质、脂肪酸、维生素及矿物质等，容易让宝宝消化吸收；初乳中含有丰富的免疫球蛋白A，且母乳中可分泌特定的抗体，可增加婴儿的抵抗力，所以6个月之内的宝宝不易生病。母乳喂养能增进母子感情，能让乳母及时发现宝宝的身体变化。另外宝宝的吸乳可促进子宫收缩，促进母体恢复健康，宝宝吸吮乳头能减少乳腺癌的发病率等。

那么既然母乳喂养好，就需要母乳喂养的宝妈有好的身体。日常的营养和膳食就应该能保证婴儿和自身的需要，否则影响婴儿的生长发育和母亲的健康。那么乳母这时候都应该增加多少营养物质才能满足母子需要呢？下面将简单的常识与数据和大家一起分享，因为这样大家既能简单理解，又能基本做到。

（1）充足的热量摄入

除了乳母本身的热量消耗外，还有乳汁的热量消耗。我国营养学会建议的标准为：在乳母本身热量供给之外，为泌乳额外增加1260kJ，而FAO/WHO建议则为额外增加2310kJ。如果此时乳母体重减轻迅速，考虑热能提供不足，应给予适当增加。

（2）适宜的蛋白质摄入

在哺乳期间，蛋白质的需要量不比怀孕时低，而且对乳汁分泌的影响很大。适宜的蛋白质摄入，有利于乳汁的正常分泌，而严重缺乏蛋白质时，影响乳内蛋白质的含量。我国营养学会建议每日为乳母提供额外的蛋白质量为 25g，亦即一位年轻体力劳动的乳母应有 70g 加 25g 蛋白质的摄入。

（3）多种矿物质（微量元素）

1）钙：如乳母食物中钙含量不足或者不能有效吸收，则将从乳母体内储备钙移出作为来源，此时出现钙的负平衡。这种情况持续下去可发生骨质软化症。FAO/WHO 建议乳母的钙供应链为每人 1200mg。因我国以植物蛋白为主，我国建议 2000g。

2）铁：动物性食物在膳食中含量比例的大小影响铁的吸收和利用。FAO/WHO 专家委员会认为 19mg 铁可足够，另外考虑到铁的吸收率，如果吸收率为 10%，计算铁的量应不少于 4mg。

3）碘：每日增加 50ug 即可达到，这个剂量营养碘化食盐中就能达到需要的碘量。

4）锌：锌与婴儿生长发育以及免疫功能等关系密切，锌还能提高乳母对蛋白质的吸收和利用。我国推荐的锌供给量为 21.5mg/天。

（4）补充维生素

1）FAO/WHO 建议增加 1500IU 的维生素 A。

2）硫胺素与核黄素：FAO/WHO 建议增加硫胺素 0.3mg，核黄素 0.3mg，我国标准建议均增加 0.8mg。

3）其他维生素：如果蔬菜水果补充不足，可适当增加维生素 C 的摄入。如存在维生素 B6 和维生素 B12 的不足等，也应适当补充。

（5）充足的水分

在乳母膳食和饮食中，一定要增加水分的摄入。在每天的母乳排出中，水分应超过 750mL，所以乳母应多喝汤来补充水分。如鱼汤、骨头汤、蔬菜水果汤等。另外用豆类、花生及肉类做成的粥也是不错的选择。

总之，乳母的膳食应合理，尽量做到食物种类齐全，多样化，要供给充足的蛋白质，多吃含钙和含锌的食品，预防缺铁性贫血，摄入足够的新鲜蔬菜、水果和藻类，注意烹调方法，避免营养成分的流失。

作者简介

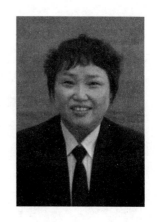

姓名：孙素梅

性别：女

工作单位：沈阳二〇一医院

学历及学位：本科　学士

职务：儿科主任

技术职称：副主任医师

研究方向：儿科

通信地址：沈阳市大东区新东一街 12 号

邮编：110043

E-mail：1065654126@qq.com

如何让孩子顺利度过换牙期？

高雅琦

在门诊，经常遇到家长带着孩子来问：为什么我家孩子还没开始换牙？为什么新换的牙齿这么黄？为什么他的牙像锯齿一样？为什么我家孩子长了双排牙……

根据牙列的整个发育过程可分为3个阶段。乳牙列阶段：6个月至6岁左右，从乳牙开始萌出到恒牙萌出之前；混合牙列阶段：6岁至12岁，乳恒牙替换期，口腔既有乳牙也有恒牙；恒牙列阶段：12岁以后，全部乳牙被替换，进入恒牙列期。

混合牙列时期是儿童颌骨和牙弓主要生长发育期，也是恒牙咬合关系建立的关键时期。预防错颌畸形，早期矫治、诱导建立正常咬合关系是这一时期的重要任务之一。这段时期的家长会发现孩子的牙齿状况不断，新长出来的恒牙歪斜不齐，医学上这段期间称之为"丑小鸭"阶段，作为家长的您对这段时期了解有多少呢？

（1）口腔内为什么会出现双排牙？

恒牙一般是在乳牙的舌侧开始萌出，在萌出的过程中逐渐向唇颊侧移位，乳牙的牙根会逐渐吸收至脱落。现代社会由于儿童的食物越来越精细，咀嚼功能得不到很好的锻炼，乳牙根的吸收不足，致使乳牙不能及时脱落。医学上称之为乳牙滞留。遇到这种情况，要及时就诊，拔除患乳牙，恒牙就会长到正常位置。

（2）为什么新长出的牙齿特别黄？

乳牙和恒牙在牙齿结构上有所区别，恒牙釉质中的有机质含量明显低于乳牙，矿化程度更高，透明度也就更高，内层淡黄色的牙本质颜色透出，所以比乳牙看起来要更黄一些。

（3）新长出的牙齿为什么是锯齿状的？

恒牙在刚萌出时，牙齿的切端都是由几个发育尖生长而成的，成人恒牙由于长期的使用，锯齿被磨平了。其实锯齿状才是正常的牙齿形态。

（4）为什么恒牙参差不齐，缝隙很大？

在上颌门牙替换期间，家长经常会发现门牙向两侧扭转，成外"八"字形，中间常有很大缝隙。这是因为新换门牙的牙根两侧存在着侧切牙牙胚，此时会挤压门牙的牙根，使牙冠向两边倾斜。在发育初期，上唇系带附着过低，占位于门牙之间，也会使门牙之间出现缝隙。随着年龄的增长，侧切牙萌出，上唇系带退缩到正常位置，门牙会变齐，缝隙会关闭。

那么家长在换牙期应该注意哪些问题呢？

（1）注意口腔卫生，及时进行窝沟封闭

恒牙刚萌出时，窝沟点隙多且明显，容易滞留食物残渣，加之儿童爱吃甜食，刷牙不彻底，易发生龋坏。故应在恒牙萌出后，及时行窝沟封闭，家长也要教导孩子正确的刷牙方式，督促孩子有效刷牙，吃完食物后多漱口。

（2）乳牙早失或乳牙滞留会导致恒牙萌出异常

乳牙因晚期龋齿未得到及时治疗而过早丧失，尤其是第二乳磨牙的早失，常致第一恒磨牙的颌关系紊乱和第二前磨牙的萌出困难或错位。而临床上最常见的上颌乳切牙过早脱落，儿童习惯用牙龈咀嚼，使局部牙龈变得坚韧肥厚，使恒牙萌出困难，有时需要切开助萌。而乳牙滞留就是我们之前提到的"双排牙"，需及时拔除滞留的乳牙。所以家长要重视儿童乳牙的健康，引导孩子认真刷牙，使用牙线，在发现龋齿后要及时进行治疗，以免引起后继恒牙的萌出异常。对于无法保留必须拔除的乳牙，必要时需在拔牙后安装间隙保持器。

（3）注意儿童口腔不良习惯

口腔不良习惯常见有吮指、吐舌、异常唇（咬上唇或咬下唇）、口呼吸、夜磨牙及偏侧咀嚼。长期的口腔不良习惯会引起口腔肌肉的异常功能及牙合的变化，甚至错颌畸形，所以首先应判断不良习惯产生的原因，尽可能采取合适的护理和心理疏导方法，使儿童尽早放弃不良习惯。若在 6 岁以后仍然不能克服不良习惯，应采用矫治器，帮助患儿克服不良习惯。

相信了解了这些知识的您，能够帮孩子顺利度过换牙期。

作者简介

姓名：高雅琦

性别：女

工作单位：航天中心医院口腔科

学历及学位：研究生　硕士

技术职称：主治医师

研究方向：牙体牙髓

通信地址：北京市海淀区玉泉路 15 号院

邮编：100049

E - mail：gyq _ 1987@163.com

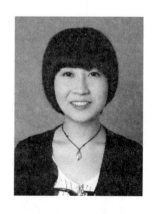

小儿腹泻的家庭处理

朱 琴

腹泻是由多种原因引起的大便次数增多和大便形状改变的消化道症状。小儿由于消化系统发育尚未成熟，机体防御功能差，食用了污染的食物或水，或者气候突然变化，或经带菌者传播，均会引起腹泻。

首先，轻度腹泻，全身症状不明显，仅有胃肠道症状或有低热；重度腹泻患儿除有严重胃肠道症状外，还伴有较明显的脱水、电解质及酸碱平衡紊乱，此时小儿会烦躁、精神萎靡、皮肤弹性差，甚至昏迷，请立即送往医院诊治，进行必要的检查和治疗。下面我们再来看看小儿的大便，里面没有脓血、白色豆腐渣样细块，病因多由病毒、非侵袭性细菌或者乳糖不耐受引起，病毒或非侵袭性细菌感染引起的腹泻多有自限性，就是经过一段时间的病程，会自己好的。

对于那些精神状态好、非侵袭性细菌引起的轻度腹泻患儿，我就教大家一些家庭处理方法。小儿腹泻，自然会从肠道丢失大量的水分，多喝水是必不可少的；喝奶粉的小儿，我们要把奶粉换成专门的腹泻奶粉，因腹泻奶粉不含乳糖，主要是以黄豆为基础的配方奶，口感并没有一般的配方奶好喝，待腹泻症状改善后，慢慢添加配方奶来换奶；对于稍大一些的孩子，我们的饮食肯定也不能跟往常一样了，因为本来就吃什么拉什么，还会增加胃肠道负担，建议吃些易消化的米汤或者烂面条，另外我们可以吃些益生菌来调节肠道菌群，还可以吃些胃肠道黏膜保护剂，这些在药店便可以轻易的买到。

最后还有一个小偏方，您可以将清凉油涂在小儿尾骨与肛门之间的沟槽内，并来回搓擦，直到皮肤感到微热为止，同时在肚脐上涂少量清凉油相配合，对腹泻也有一定疗效，您不妨试试。

希望这篇文章能更好地帮助您的孩子健康成长。

作者简介

姓名：朱琴

性别：女

工作单位：南京晨光集团有限责任公司晨光医院

学历及学位：本科　学士

技术职称：医师

研究方向：儿科

通信地址：南京市秦淮区正学路 1 号

邮编：210006

E - mail：897008710@qq.com

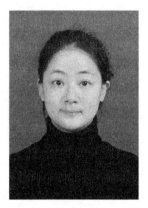

小儿便秘不容忽视

刘洪全

便秘是指排便次数减少，一般每周少于 3 次，伴有排便困难、硬便或排便不净感等症状，排除器质性疾病的长期、慢性便秘称为功能性便秘，是不同年龄段儿童的常见疾病。长期便秘严重影响患儿身心健康，降低生活质量，家长必须予以高度重视。

1. 小儿便秘的危害

1）便秘引起肛周疾病。小儿长期便秘，易引起肛裂、脱肛、痔疮，肛裂出血量大者可致贫血。由于大便长时间停留，粪便中的细菌容易引起肛窦感染而成肛窦炎，并进一步引起肛瘘、肛周脓肿等。小儿因疼痛而恐惧排便，更易加重便秘，形成恶性循环。

2）长期便秘导致肠道菌群失调，使肠道免疫功能下降。便秘儿童常致腹腔积气，引起慢性腹痛，降低患儿的生活质量。另有研究表明，便秘增加罹患大肠癌的概率。

3）便秘会引起神经、精神症状。粪便久积可再次发酵产生大量有毒、有害物质，对神经系统产生不良影响，甚至引起心血管、肝肾等脏器疾病。便秘儿童常会出现头痛、头晕、失眠、食欲不振及口臭等症状。研究证实，便秘可影响儿童的记忆力，对逻辑思维和创造思维能力也有影响。

4）长期便秘可影响患儿的生长发育，出现维生素 D 缺乏性佝偻病、锌缺乏、血铅增高等疾病。

2. 小儿便秘的病因及治疗

便秘的病因和发病机制并不十分明确，可能是多因素作用的结果，包括遗传因素、饮食不当、排便习惯及精神因素、肠道运动功能失常、肠激素异常、肠道菌群失调等，如能对其病因作出初步判断，可对选择治疗方案提供依据。治疗主要包括基础治疗和药物治疗，对于治疗困难、年龄较大（6 岁以上）能主动配合者可辅以心理行为和生物反馈治疗。

1）基础治疗对功能性便秘至关重要，主要包括排便习惯训练，帮助患儿建立合理的饮食结构，足量饮水，增加摄入富含膳食纤维的食物，适量运动，保持愉快的精神状态，努力形成定时排便的生物钟，恢复肠道正常运转与排空，解除便秘引起的不适，建立正常排便规律和行为。

2）药物治疗。儿童便秘可使用泄剂，一般使用容积性或渗透性泄剂，乳果糖和聚乙二醇均对便秘患者的大便次数和性状有明显改善作用。应避免使用刺激性泄剂，以免影响肠道功能。补充益生菌能纠正患儿的肠道菌群紊乱，刺激肠壁蠕动，促进排便。

3）中医药治疗。中医以脏腑辩证、气血津液辩证为主，辩病与辩证相结合，注重儿童生理特点，常能取得较好的效果。针灸、按摩及中药外敷能促进胃肠动力，加速粪便排空。

作者简介

姓名：刘洪全

性别：男

工作单位：湖北航天医院

学历及学位：本科　学士

职务：儿科主任

技术职称：副主任医师

研究方向：小儿内科

通信地址：湖北省孝感市北京路 36 号

邮编：432000

E–mail：lhq679377@sina.com

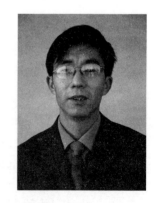

小儿推拿——源于传统　归于科学

孙文博

小儿推拿作为中医推拿疗法中的一个重要分支流传并沿用至今，它有别于成人筋伤病的推拿技术，充分体现着传统中医的整体观和辨证论治。同时，由于它绿色无痛且没有副作用的特点，备受广大儿童家长青睐，小儿推拿的出现也确实让非常多的小患者免受针药之苦。而同时，小儿推拿的科学性也受到很多质疑，也有很多人认为小儿推拿仅仅是"安慰剂效应"。

小儿推拿根植于祖国传统医学，效果来源于大量的临床实践，虽然确实有一些原理不能被现代医学完全解释，但"安慰剂效应"和"不科学"的帽子也未免有失偏颇。下面我就两个小儿常见疾病的治疗手法手段进行分析，源于传统的小儿推拿，也将有归于科学的解释。

1. 摩腹

摩腹被广泛地应用于治疗小儿消化系统疾病当中，中医认为摩腹有大小和补泻之分。大小摩腹均以肚脐为圆心，大摩腹以肚脐到中脘为半径（半径较大），小摩腹则主要操作于脐周。顺时针摩腹为泻法，能消食导滞通便；逆时针摩腹为补法，能健脾止泻。

大摩腹通常用于小儿腹胀、便秘和腹泻，便秘用泻法。大摩腹的操作部位符合人体解剖大肠的分布，大摩腹泻法的操作顺序可以对应为：升结肠—横结肠—降结肠—乙状结肠—直肠，这也是大肠蠕动的方向，食物残渣按照上面的流程顺序经过对应的肠道，在这个过程中水分被重吸收，便质逐渐变干。显而易见，大摩腹泻法通过外周的压力促进了肠道的蠕动，加快了食物残渣通过肠道的速度，这样重吸收的水分减少，便质就得到了软化。反之亦然。小摩腹对应的操作部位在脐周，主要治疗小儿厌食和疳积。脐周部分主要分布着小肠，小肠是营养吸收的重要器官，所以小摩腹能够增加小肠的血液供应，促进营养物质的吸收。

2. 捏脊

捏脊疗法主要作用在脊背正中部，中医学中督脉的位置。中医认为捏脊疗法能够联合背部经脉起到调节经气、调和阴阳的积极作用。

从解剖上来讲，人体后背正中是脊柱的位置，脊神经及椎旁交感干从椎间孔通过并向两侧延伸，这种解剖结构与捏脊的范围相一致，这很可能是捏脊的作用基础。捏积通过捏拿皮下组织刺激了皮下神经网络以及筋膜系统，从而影响到相关节断的功能。目前很多客观研究显示，捏脊疗法既能够促进胃肠运动，也能够抑制高张力、亢进的胃肠运动，起到双向调节的作用，同时还能够影响胃肠激素和消化酶的水平。

目前很多学者经过大量的临床实验，证明了小儿推拿的临床效果，尤其是在消化系统、呼吸系统疾病中的证据颇多。所以当孩子出现消化系统及呼吸系统疾病时，可以在现代医学的基础上配合小儿推拿的方法帮助孩子康复，在儿童慢性疾病预防控制方面效果也显著。

在从医的过程中，越来越深切地感觉到祖国传统医学在缺乏客观解剖生理病理的前提下，对于疾病发生发展、干预治疗规律认识的前瞻性。相信在科技飞速发展的今天，很多中医学的客观经验规律能够被客观证据揭示与认知，同时中医学的前瞻性认识也能为科技的发展做出贡献。

作者简介

姓名：孙文博

性别：男

工作单位：航天中心医院中医科

学历及学位：硕士

技术职称：主治医师

研究方向：针灸推拿学

通信地址：北京市海淀区玉泉路 15 号院

邮编：100049

E-mail：conanswb@sina.com

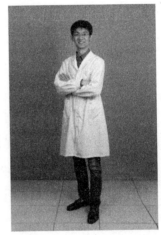

疫苗——打还是不打？

王毅敏

在全科门诊工作，经常会遇到居民咨询关于疫苗的问题，关于疫苗的事情总是有些让人纠结，这疫苗是打呢？还是不打呢？今天我们就来谈谈关于疫苗的那些事儿。

1）最常问这个问题的，就是小朋友的家长们，"医生，您看这个疫苗孩子打还是不打？"

在这里，家长需要了解，疫苗的接种也分为"计划内免疫"与"计划外免疫"，两者是有区别的。

对于计划内免疫所涉及的传染病，不仅是各地普遍流行，无论宝宝健康或是体质虚弱均易感染，且传染性极强，致死率、致残率极高。其"计划"当中带有"强制性"接种的含义。

而计划外疫苗所针对的传染病，有些是属于地方或局部流行的（如出血热等）；有的虽然流行普遍，传染性也强，但可自行痊愈，转归良好（如风疹、水痘）；有的对健康宝宝并无大碍，只对体弱多病的宝宝造成威胁（如流感、肺炎、B型流感嗜血杆菌感染等）；还有的传染病与人为的环境条件密切相关，如狂犬病虽然病死率极高，但只要不养狗和猫就不易被感染。

国家计划内的疫苗，在理论上是一定要接种的。至于计划外的疫苗，要不要接种就要根据孩子的体质、生活的环境以及家庭的经济条件来确定。如果孩子体质较差，在即将上幼儿园之前应该注射水痘疫苗，以防止集体环境中受感染。而轮病疫苗、流感疫苗和肺炎疫苗等的注射，要根据孩子的具体情况考虑而定。

因此，我国对儿童实行预防接种证制度，家长需持预防接种证，按规定的免疫程序、时间到指定的接种点接受疫苗接种。预防接种证是儿童身体健康的身份证，宝宝入托、入学、入伍或将来出入境的查验都可能用上它，所以要好好保管。

2）现今，大家对健康的关注多了，健康体检已经普及，体检后也有很多居民来咨询，"医生，我这个两对半（乙肝五项）结果，乙肝疫苗打还是不打?"

如果检查结果是乙肝五项统统阴性，首先要恭喜你没有感染乙肝，但目前你的状态对乙肝病毒也毫无招架之力。在这种情况下，除了避免各种感染途径，就得抓紧时间去所在地的预防保健机构按程序接种乙肝疫苗了。

接种乙肝疫苗，能够帮助很多人产生具有保护效应的乙肝表面抗体。然而，也有不少人按程序接种完乙肝疫苗，却并没有产生期望中的抗体。同样都是接种正规的乙肝疫苗，有的人可以出现抗体，有的人却毫无应答，也就是说，接种疫苗的效果除了与疫苗有关，还与被接种人自身免疫系统特性密切相关。据估计，全球约有5％~15％未感染过乙肝的健康人，即使在经过两轮以上正规的三针接种方案后仍然不能够产生有效滴度的抗体，被称为"接种后无应答"人群。

因此，经常会有居民询问"医生，我打过乙肝疫苗，就是没产生抗体，怎么办?"一般评价疫苗是否产生有效抗体是在完成最后一针接种后4~6周左右进行。如果没有产生有效抗体，可考虑再次进行接种，且尽量选择不同厂家的制剂。如果经历了两轮疫苗接种后仍未产生有效抗体，可以向医生咨询，尝试增加接种剂量或改变接种方法等。

3）每年九、十月份，很多孩子家长以及社区老人会接到免费接种流感疫苗的通知，当看到知情同意书上的接种不良反应和媒体爆料的各种"疫苗事件"，他们总想让医生宣布答案"医生，您看这流感疫苗，我打还是不打?"

首先我们应该了解什么是流感，流感全称"季节性流行性感冒"，它是由流感病毒引起的，比普通感冒有更严重的症状，更强的传染性。通常说的"禽流感""猪流感"都是由流感病毒引起的。所有人都是流感的易感人群。儿童、老年人、孕妇、有基础疾病的慢性患者如果得了流感，有可能并发肺炎、心肌炎、脑炎等严重并发症，甚至危及生命。

遗憾的是，并不是打了流感疫苗就一定不得流感。这是因为流感病毒变异很大，流感疫苗只是通过预测今年可能流行的毒株而生产，预测的结果自然不会是100％正确。国际上做过很多关于流感疫苗有效率的研究，对于成人疫苗的有效率大约为58％，儿童可达70％以上。

打了流感疫苗仍有可能得流感，但考虑到流感的危害，还是建议大家根据自己的健康状况和工作性质选择是否在流感季到来之前打流感疫苗。根据"中国季节性流感疫苗应用技术指南"推荐，以下高危人群为优先接种对象：孕妇、婴幼儿家庭成员和看护人员，6个月至5岁的婴幼儿和儿童，60岁以上老年人，心肺疾病、肝肾功能不全、神经系统疾病、糖尿病等慢性疾病患者以及医务人员。

4）下面给大家讲一个和疫苗相关的故事。

2014年底至2015年初，美国各地陆续爆发出173例麻疹病例，其中142例于2014年底圣诞新年期间去过加州的迪斯尼乐园，且病毒类型与2014年在菲律宾引起麻疹大爆发的病毒为同一类型。流行病学专家认为，这次麻疹爆发，应该是由国际旅行者将病毒带入美国，然后在未受疫苗保护的人群中播散开来。

当绝大部分人都接种了疫苗，他们对病毒或细菌形成了免疫力，就形成了一道对抗疾病的"免疫之墙"，这就是预防接种对人群形成的保护。当个别人感染了疾病后，"免疫之墙"可以有效阻断疾病在人与人之间的传播，从而保护整个群体，特别是那些未接种疫苗的人。

如果未接种疫苗的人超过一定数量，人群的整体免疫水平不足时，"免疫之墙"无法形成，那些最具传染性的疾病就会首先表现出来。麻疹就是这样一种极具传染性的疾病，在加州整个人群免疫不足的背景下，得以卷土重来。

麻疹对于身体健康的儿童来说，除了皮疹、发烧、咳嗽以外，并没有特别大的危害。而对于一些免疫系统有缺陷的孩子，就可能造成麻疹脑炎、麻疹肺炎等严重并发症而危及生命。而这些免疫缺陷的孩子往往不能注射疫苗，只有疾病不爆发流行，他们才能得到更好的保护，这就依赖于其他健康孩子的预防接种，依赖于整个群体的免疫力来防止疾病的爆发流行。

所以，预防接种不只是保护一个人的健康，而是保护整个群体的健康，是做为社会的一分子应尽的责任，所谓"人人为我，我为人人"。

作者简介

姓名：王毅敏

性别：女

工作单位：航天中心医院社区八站

职务：站长

当前学历及学位：研究生　硕士

技术职称：主治医师

研究方向：全科医疗

通信地址：北京市海淀区玉泉路 15 号院

邮编：100049

E-mail：sun_magic1977@sina.com

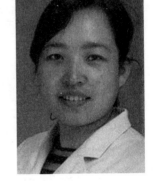

关注儿童哮喘防治

黄仕辉

儿童哮喘是儿科常见疾病，其特点为慢性或反复发作的咳嗽和喘息，近年来儿童哮喘的发病率有不断上升趋势，一旦影响儿童哮喘的环境危险因素和哮喘危险儿童被确定，应用干预措施进行预防可逆转发病趋势，减少哮喘的发生。

1. 什么是哮喘

哮喘是一种呼吸道的慢性炎症性疾病，这种炎症是一种变态反应性炎症，是由于机体的免疫反应而造成的组织损伤，而不是人们所说的感染引发的、需要抗生素治疗的炎症。

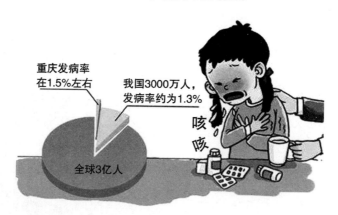

2. 哮喘是怎样发生的

呼吸道存在着发炎引起的肿胀和粘液增多，这种炎症程度越重，空气吸入和呼出肺部就越困难，呼吸道内壁就会变得非常敏感，气道的高反应性导致围绕气道的细小肌肉开始紧缩，出现支气管痉挛，出现哮喘症状。虽然炎症参与机体对外界的防御，但是当它发生在错误的时间或者在不需要它的时候仍旧存在时，它就变得有害了。

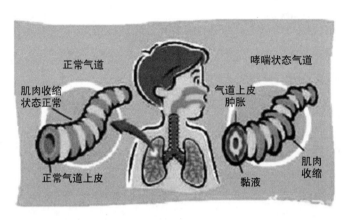

3. 哮喘为什么常在夜间发作

接触过敏因素或哮喘控制不佳会使哮喘症状在夜间加重，夜晚体内的激素水平下降，气道炎症细胞浸润增加，致炎物质产生增多，导致哮喘症状更加明显。

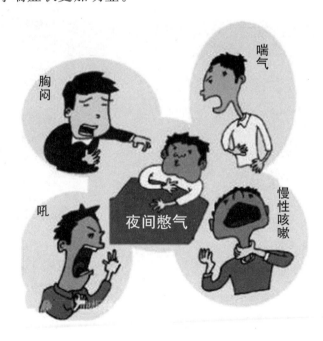

4. 为什么运动也会诱发哮喘

剧烈运动后气流量增加，气道高反应性增加，气道痉挛，气道狭窄和气道阻力增高，导致哮喘发作，不是哮喘患者不能参加体育运动，如果哮喘限制了运动能力，说明哮喘未达到良好控制。

5. 哮喘症状有哪些

主要有咳嗽、喘息、气促以及胸闷、呼吸困难等，呼气时有高音调的哨笛音，感到空气不够用，呼吸困难、胸闷，感觉什么东西压在了身上，难以入睡，不能参加体育运动，但是并非哮喘患者都会气喘，很多人只有咳嗽，临床称为咳嗽变异性哮喘。

小儿哮喘困扰着我们的孩子

咳嗽　痰　　　啾啾咳咳　气喘　　　呼吸困难（无法呼吸）

6. 哮喘诱发因素有哪些

哮喘可以由环境中某些因素、运动、上呼吸道感染等诱发，有过敏性疾病的家族史或个人过敏史患哮喘的几率会大大增加，过敏性诱发因素有尘螨、食物、霉菌、花粉、动物毛皮屑等；非过敏性诱发因素有运动、病毒感染、冷空气、烟雾、空气污染、药物等。

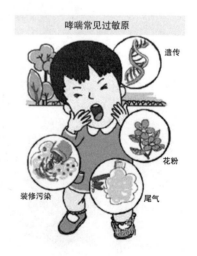

哮喘常见过敏原

遗传

花粉

装修污染　　尾气

7. 哮喘治疗误区

哮喘患者偶尔有咳嗽和气喘，认为不严重，其实轻微的症状也提示气道的炎症没有被控制，如果不规范治疗，这种慢性炎症会导致气道结构破坏，造成永久性的肺功能损害，没有被控制的哮喘，无论平常症状轻还是重，由于哮喘急性发作而引起死亡的患者比例是相同的，因此偶尔的哮喘症状也应重视，无论有没有症状，哮喘患者均需长期持续使用控制药物治疗。另外一个误区是认为哮喘不能控制，尽量少用药物治疗。

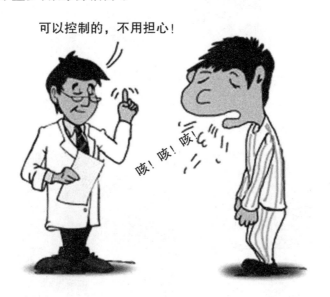

8. 哮喘怎样控制

哮喘发作大多是由于过敏因素诱发的，所以明确过敏原非常重要，强调过敏原检测的重要性，包括吸入性和食入性过敏原检测，避免接触或食入过敏原，能脱敏治疗的尽量脱敏治疗，减少哮喘发作。可以每天使用长期控制药物、雾化吸入控制气道炎症，减轻气道的高反应性，定期进行检查，哮喘才可得到很好的控制，可以像正常人一样生活，哮喘控制不良导致炎症日积月累，可以引起"气道重塑"的出现，导致呼吸道永久性的损害，严重影响患者肺功能和日后生活。

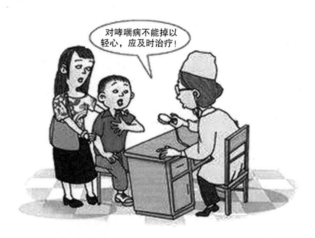

虽然目前尚无一种治疗手段或药物可以达到哮喘根治，但哮喘并不是无药可救，临床研究表明，持续使用沙美特罗/替卡松吸入治疗，约80％的患者可以得到良好控制。

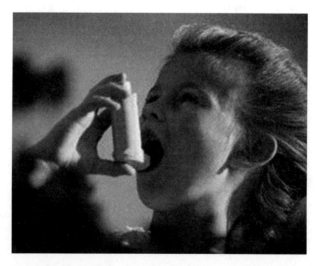

良好的哮喘控制标准是几乎没有咳嗽，可以进行运动且感觉良好，整夜安睡而没有咳嗽、气喘或胸闷，不影响工作和学习，肺功能结果正常。控制哮喘需要做到以下几点：尽早做过敏原检测，尽量避免哮喘诱发因素，进行哮喘控制状况评估，正确规则使用吸入

药物，随身携带快速缓解药物，坚持用药，定期到医院检查哮喘状况，定期进行肺功能检测。

作者简介

姓名：黄仕辉

性别：女

工作单位：贵州航天医院

学历及学位：本科　学士

职务：儿科副主任

技术职称：主任医师

研究方向：小儿内科疾病的诊治

通信地址：贵州省遵义市大连路 825 号

邮编：563000

邮箱：huangyun12821@sina.com

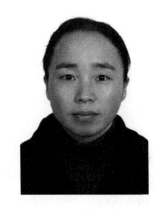

外出赏花让4岁女孩身上长满红疙瘩

谢　芳

欢欢和爸爸妈妈一起去郊外看花，春暖花开，望眼一片金灿灿的油菜花田，4岁的欢欢开心得不得了，一路上蹦蹦跳跳，时不时还摘一朵花来玩。

由于当天太阳很大，晚上回来时，欢欢的小脸有些泛红，妈妈觉得是晒了太阳，就没太在意，结果第二天早上，妈妈给欢欢穿衣服时，看见欢欢的腰部、臀部、大腿上长了很多大大小小的红疙瘩，欢欢还不停的用小手去抓挠，妈妈才意识到欢欢是不是过敏了？下午妈妈带着欢欢来到贵州航天医院皮肤科就诊，经检查，欢欢被诊断为丘疹性荨麻疹，就是俗称的"耍痘"。

1. 春天患丘疹性荨麻疹的主要表现

据贵州航天医院皮肤科吴正祥副主任医生介绍，春暖花开，万物复苏，天气转暖，人们户外活动范围增大，比如草坪、沙坑、田间、树林等，而这些地方恰好是蚊虫的大本营，蚊虫叮咬后使儿童易患丘疹性荨麻疹，尤其是过敏体质的孩子。

丘疹性荨麻疹主要表现为孩子腰部以下，如腹部、臀部、大腿等处皮肤长出花生米大小高出皮肤的红疙瘩，少则三五个，多则数十个，甚至成群成堆，质地坚实，有时疙瘩中心有水疱，疱壁较厚，尤其是手足等摩擦部位奇痒难忍。一般情况下给予外用药

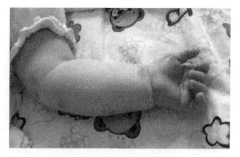

治疗，严重时加用口服抗过敏药物，一周左右基本就能康复，关键问题是注意预防复发。

"春天患丘疹性荨麻疹的小孩特别多，占皮肤科门诊患者的一半左右。"吴医生说，"引起过敏的罪魁祸首就是蚊虫，包括蚊子、螨虫、臭虫、蠓等，因此最主要的预防措施是避免蚊虫叮咬。比如：勤洗澡、勤换洗和晾晒衣物、被褥，避免接触猫狗等宠物，少到花草密集处游玩，或游玩后回家立即洗澡、换衣物，少穿深色衣物等。"

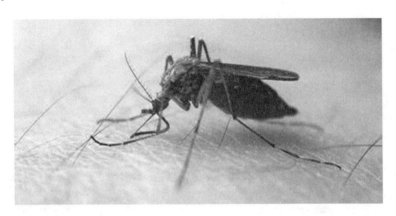

2. 家长带宝宝的注意事项

（1）花粉过敏

并不是所有的宝宝都适合赏花，如果宝宝是花粉过敏体质，尽量减少宝贝和花粉的近距离接触，可以给宝宝带口罩并抱着宝宝远距离看花，注意不要让花粉过多的接触宝贝，如果在赏花过程中，发现宝宝流鼻涕、打喷嚏、鼻眼痒以及咳嗽等症状，很可能说明宝宝有花粉过敏，初次带宝贝赏花的爸爸妈妈一定要留心观察宝贝的状况。

（2）选择赏花地点要近

6 岁以下的宝宝，身体还在发育中，长时间的坐车很容易让宝宝感到疲劳，让宝宝变得很没精神。宝爸宝妈要谨慎选择赏花地点，合理规划出行线路，让宝宝精力充沛，玩得开心。

（3）不要让宝宝玩太疯了

对于很多孩子来说，赏花是无拘无束接触大自然的好机会，在花丛里跑跳、打滚，别提玩得多开心了。早春天气仍然有些凉，对于体质弱的宝贝来说，疯玩出汗后很容易着凉感冒，爸爸妈妈要记得做好宝宝的保暖。

（4）给宝宝补充营养

记得给宝宝做好营养准备，家长们可以准备好午饭带到赏花地点，一边看美景一边吃饭，对宝宝来说是新鲜美好的体验。同时，记得在赏花时，定期给宝宝补充水分。

作者简介

姓名：谢芳

性别：女

工作单位：贵州航天医院皮肤科

现任职务：主治医师

学历及学位：本科　学士

技术职称：主治医师

研究方向：皮肤性病学

通信地址：贵州省遵义市大连路 825 号

邮编：563000

E - mail：2086579757@qq.com

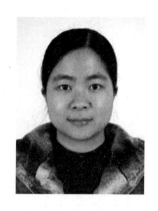

第八篇

五官篇

挥之不去的"飞蚊"

程　杰

最近是否觉得眼前经常出现小黑影，像小飞蚊一样飘？这可能患上了飞蚊症。

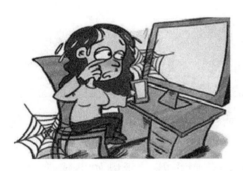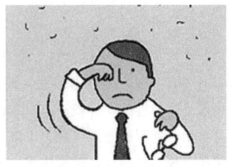

飞蚊症又叫玻璃体混浊，是玻璃体内的不透明物体投影在视网膜上产生的。一般上是由玻璃体液化、后脱离引起的，是一种自然老化现象。飞蚊症患者眼前会出现圆形、网状、点状或线状等奇形怪状的黑影，并且会随着眼球的转动而飞来飞去，好像飞舞的蚊子一般，却挥之不去。尤其当看电脑、白色墙壁等较为明亮的背景时，更容易发现它的存在。飞蚊症常发生于40岁以上的中老年人、高度近视者、白内障手术后患者，其他如眼内炎症或视网膜血管病变患者，也会患有此病。但近些年发现年轻人患有飞蚊症的比例增加，主要是由于年轻人用眼过度，使玻璃体混浊的时间提前，开始"与蚊共舞"。

可见玻璃体是飞蚊的来源。玻璃体为果冻一样的透明凝胶体，位于晶状体后、视网膜前的空间里，占眼球体积的80％。玻璃体凝胶随着年龄的增长会出现液化，形成玻璃体混浊，其实我们都会有不同程度的玻璃体混浊，但不一定都会出现飞蚊症，因为只有混浊的玻璃体出现在中央时，才会被我们看到，而出现飞蚊症。老年人玻璃体进一步的液化，会发生玻璃体后脱离。发生玻璃体液化及后脱离的过程，少数人会出现玻璃体对视网膜的牵拉，引起闪光感，导致视网膜裂孔、视网膜脱离，玻璃体积血等严重并发症。

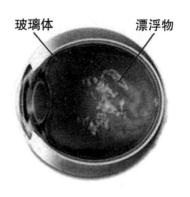

　　飞蚊有"好蚊子"和"坏蚊子"之分。飞蚊中大多都是生理性的"好蚊子"，患者眼前只有少量的黑影飞来飞去，有时候看得到，有时候看不到，并且不伴有其他的症状，一般视力不会受到影响。少数是病理性的"坏蚊子"，其特点为：伴有闪光感、飞蚊突然大量增加、视野被遮挡或视力下降。一般由严重疾病引起，如视网膜裂孔、视网膜脱离、玻璃体积血或葡萄膜炎等。所以如果感觉"飞蚊"突然发生，短时间内明显增多，并伴有频繁的眼前闪光感、视力变差、视物变形等，这可能就是"坏蚊子"。这些患者需尽快到医院进行详细的眼底散瞳检查。

　　如何预防和治疗飞蚊症？总结为"一多、一少、一避免"。

　　1）一多：多吃含有维生素、海鲜类食物，如动物肝脏、蛋类、干豆类、肉类、蘑菇、新鲜蔬菜水果、海带和鱼类。

　　2）一少：少食辛辣刺激性食物、含咖啡因类饮料及烟酒。

　　3）一避免：避免强光的照射、外伤及用眼过度。外出可佩戴合适的墨镜，高度近视者避免眼部受外伤，那些长期操作电脑的人员注意劳逸结合，增加户外活动，预防近视。

　　出现飞蚊症不可怕，及时到医院就诊。如果医院检查无器质性病变，不可轻信所谓的偏方，滥用药物。有些飞蚊可随着时间延长自行消失或变小，另外通过局部使用氨碘肽滴眼液，口服卵磷脂络合碘等药物可帮助飞蚊的吸收，严重的玻璃体混浊可以通过微创玻璃体切割手术进行治疗。激光治疗对部分玻璃体混浊有效。

作者简介

姓名：程杰

性别：女

工作单位：航天中心医院眼科

学历及学位：硕士

技术职称：主治医师

研究方向：眼部整形及白内障

通信地址：北京市海淀区玉泉路 15 号院

邮编：100049

E-mail：orancj@163.com

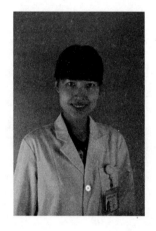

迷雾重重的"白内障"

程　杰

　　白内障是晶状体的混浊，晶状体相当于眼内的一个镜头，白内障就是这个镜头老化了。到一定年龄，每个老人都会患有白内障。一方面白内障会让人眼前迷雾重重视物模糊，另一方面大家对白内障的理解也是误区很多，现在我们就拨开迷雾，带领大家走出白内障误区。

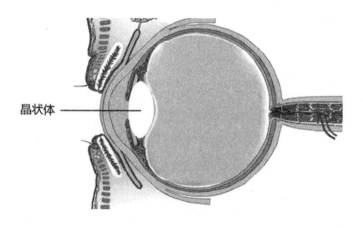

晶状体

误区一：滴眼液能够治好白内障

　　手术是唯一根治白内障的方法。目前世界上尚没有特效药物能控制和治愈白内障。一些滴眼液可能对早期的白内障起到一定的延缓作用，但无法逆转病情，最终白内障还是会发展，到 80 岁白内障 100％ 发生。所以不要花冤枉钱买所谓的特效药。

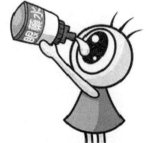

误区二：白内障要等成熟了，完全看不见了才能做手术

　　成熟期白内障手术并发症增加。20 世纪 70 年代，白内障手术采用大切口，需要缝线，手术时间长（约半小时），要等到白内障成熟期才手术。而现在白内障手术方式是超声乳化白内障摘除联合人工晶体植入术，采用微切口，无缝线，手术时间短（几分钟），恢复快，术后视力恢复好，手术成功率高。成熟期白内障晶状体硬度大，超声乳化所用的时间长和能量大，增加手术并发症。视力下降到 0.5 以下就可以手术，如果等到看不见了再手术，会严重影响日常生活质量。

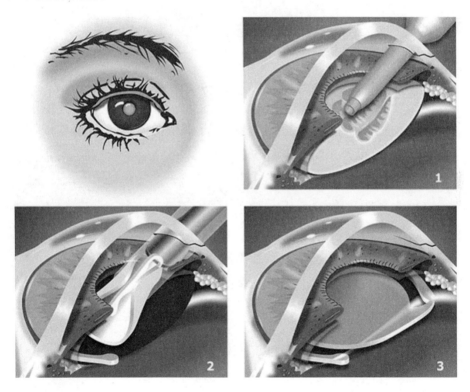

误区三：年纪太大无法耐受手术

　　白内障手术只需几分钟，无痛苦。门诊上经常有患者担心年纪

大，手术太危险。白内障手术大都是老年性疾病，只要全身血压、血糖、心脏情况较稳定，排除手术禁忌症，手术不受年龄限制。白内障手术属于微创手术，只需要表面麻醉（滴几滴眼药水），手术时间只需要几分钟，没有疼痛，术后第二天即可打开视物，不影响日常生活。

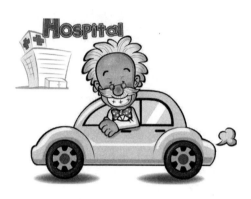

误区四：白内障手术可以不放人工晶体

人眼中的晶状体相当于凸透镜，摘掉晶状体后，人眼变成了高度远视，需植入人工晶体矫正屈光度。每一枚人工晶体都是有度数的，每个患者需要植入多少度数的人工晶体，是经过 AB 超精确测量的。理论上讲，不管术前患者是近视还是远视，术后都可以被矫正，无需再戴镜。小部分患者术后只需戴镜矫正小度数散光。

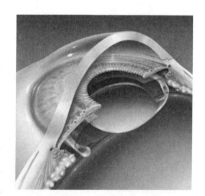

误区五：人工晶体越贵越好

人工晶体种类很多，适合自己的就是最好的，不是越贵越好。各种价位的人工晶体稳定性都很高，可长期使用。之所以价格差异大，是不同的人工晶体功能上的差异。一般来说，眼部合并有其他疾病的患者

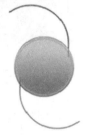

不太适合选用较昂贵的人工晶体。

误区六：白内障手术后还会再长，需再次手术

所谓的再长，是指白内障术后几年，有5%的患者支撑人工晶状体的囊膜发生混浊，不是原来的白内障又长出来了，也不是人工晶体发生混浊了，只需要在门诊行 YAG 激光治疗就可以解决问题，时间几分钟，没有痛苦。

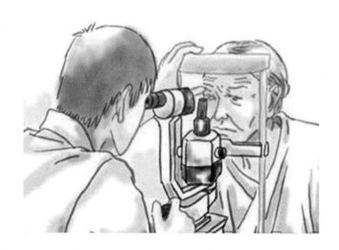

误区七：白内障手术后视力一定会提高

白内障患者的手术期望值都比较高。如果把眼睛比作一架照相机，白内障手术只是更换了镜头（晶状体），术后的视力决定于底片（眼底）的质量，如果眼底有问题，依然无法形成清晰的图像，视力不一定会提高。术前白内障严重者，无法看清眼底，就像患者看不到外面的世界，医生也看不到患者眼内的世界一样。

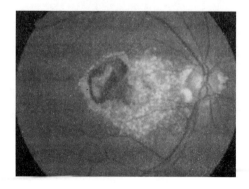

走出迷雾，会发现白内障并不神秘也并不可怕，希望每位白内障患者术后都可以重见光明。

作者简介

姓名：程杰

性别：女

工作单位：航天中心医院眼科

学历及学位：硕士

技术职称：主治医师

研究方向：眼部整形及白内障

通信地址：北京市海淀区玉泉路 15 号院

邮编：100049

E - mail：orancj@163.com

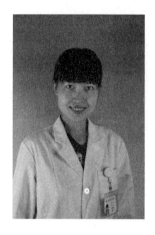

眼睛变"血红"怎么办?

周 红

在眼科门诊，医生常常会遇到这样的患者，因为不明原因，眼睛突然变得血红而跑来就诊。他们多数眼睛没有特别的不舒服，也没有发现身体有其他什么特别的变化。但因外表看起来很恐怖，呈血红色，于是患者情绪还是很紧张，怀疑是眼睛或者身体出了状况，甚至担心这种情况会引起视力丧失。其实，这种眼病在眼科门诊是很常见的，眼睛检查也仅仅是发现眼睛球结膜下的小血管破裂，并无其他。因为是血管破裂，当然也不会有传染性。所以发生眼睛变"血红"后，大家不必过度担心。下面我们就认识一下这种疾病。

眼外伤可以导致血管破裂，但为什么眼睛没有受伤还会发生结膜下血管自行破裂的现象呢？像皮肤一样，我们的"白眼球"表面有一层叫结膜的组织覆盖。因为该组织长期暴露于外环境，受风沙、辐射、环境温度变化、微生物侵犯等因素影响，分布于该区域的结膜上的血管相对比较脆弱。除了受外力因素影响，有时甚至自行破裂，而且绝大部分都是不明原因的。发生这种情况时，多数人眼睛没有不适感，不痛不痒，没有"眼屎"，视力不受影响，偶尔有少数人会感到眼睛轻微刺痛或者胀痛，但身体其他部位并没有发现异常的现象。许多人是被旁人发现眼睛红才知道，还有些人是通过照镜子才发现，而且具体什么时间发病都不知道。结膜组织本身还具有薄而透明的特点，当结膜下有积血时还可以透见血液的颜色。根据出血量的多少，出血时间的长短，积血范围大小不一，积血颜色也深浅不一。

经眼科界多年的观察发现，自发性结膜下出血虽可以发生于各个年龄段，但老年人发病率最高，这可能与老年人本身血管发生硬化及患糖尿病血管质量差有关。同时还发现许多患者发病前有休息不好（包括精神压力大，睡眠质量差等）的情况。还有其他一些因素，如长时间上网、各种原因引起的揉眼、便秘、猛用体力、剧烈咳嗽或者呕吐等，这些情形都可引起结膜下出血。

无论什么原因，发现结膜下出血时应该怎么办？首先不要惊慌！如果发现得早，可以用冷毛巾局部加压 10～15 分钟，力度以眼球可以接受的力量即可。甚至可以适当口服止血药，控制活动出血。发病期间避免饮酒，避免熬夜，减少用眼时间，尽量不要揉眼。眼睛还可以滴用人工泪液，以缓解眼部的不适感。针对无明显原因的情况，我们可以让出血自行吸收，根据出血量多少，吸收时间自然会有不同，这个过程大概 7～14 天。如果希望它吸收更快，在无活动出血 3 天后可以通过热敷的方式，以加快出血的吸收。如果不放心也可以就医诊治。对于有诱因的情况，尤其有高血压、糖尿病及血液疾病的患者，应及时到医院就诊，尽量控制诱因，否则反复出血的可能性极大。

最后，大家应该简单了解一下眼睛炎症引起的充血与自发性球结膜下出血的区别，前者多伴有眼睛红肿，红的范围弥散，边界不清，或有异物感，流泪或分泌物多等情况，千万不要因混淆病情而延误治疗。

作者简介

姓名：周红

性别：女

工作单位：贵州航天医院眼科

学历及学位：本科　学士

职务：副主任医师

研究方向：眼科临床

通信地址：贵州省遵义市大连路 825 号

邮编：563000

E－mail：zh89208@126.com

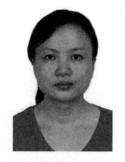

欲哭无泪的"干眼症"

程　杰

如果你的眼睛出现了干涩感、视物模糊、易疲劳、眼红、烧灼感、异物感和畏光感等，警惕！干眼症可能来了！

在人眼球表面有泪液层，一般人们的泪液分泌随着年龄的增长不断减少，所以老年人中，干眼症的发病率较高。但是，近年来，青年人的工作中，电脑接触得越来越多，"低头族"长时间面对智能手机玩游戏及微信等，缺乏适时地眨眼或让眼睛休息，干眼症的年轻化趋势明显。

干眼症是目前最为常见的眼表疾病，世界各国的干眼症的发病率大约在 5.5％～33.7％，根据我国现有的流行病学研究显示，干眼症在我国的发病率约为 21％～30％，可见干眼症患者数目惊人！

什么情况下易患干眼症？每天长时间在空调房里的电脑前工

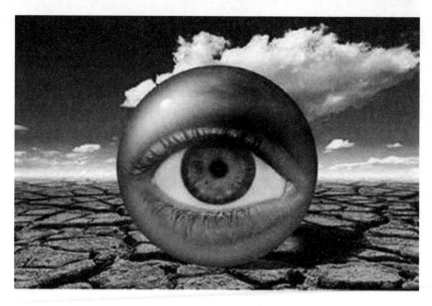

作；由于眼睛的疾病需要维持点眼药；滥用含有防腐剂的滴眼液；长期佩戴隐形眼镜；不规范的眼线纹刺术等眼部美容性手术；做过近视眼、白内障等眼部手术；更年期激素水平紊乱；环境污染损害眼表组织；气候干燥加快泪膜的蒸发等都是引起干眼症的因素。患有类风湿性关节炎、干燥综合征、糖尿病等全身疾病的患者均易发生干眼，此外，普萘洛尔、氯苯那敏、氯丙嗪、安定等药物均能减少泪液分泌，长期服用亦增加干眼症的危险。

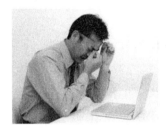 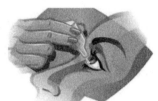 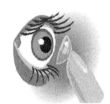

长时间看电脑、手机　　　配戴隐形眼镜　　　滥用滴眼液

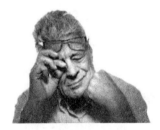 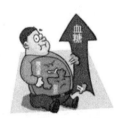 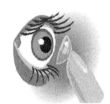

干燥综合症伴眼干、口干　患有糖尿病等全身疾病　中老年老花、白内障等

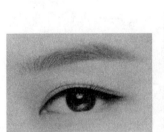 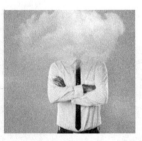 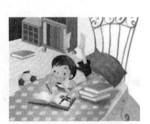

化妆、纹眼线爱美女士　　　空气污染　　　学生作业多，错误姿势

　　眼部出现干眼症的类似症状后，切忌随意用药，讳疾忌医。门诊经常遇到干眼症的患者就诊前长期使用含有防腐剂的滴眼液及抗生素滴眼液，导致干眼症状加重，严重者可能造成失明。正确的做法是去眼科就诊，通过规范的临床检查确定诊断，干眼的主要临床检查有泪液分泌试验、泪膜破裂时间等，如果泪液量小于10mm或泪膜破裂时间小于10s，有可能就是干眼症。干眼症有轻、中、重之分，轻度干眼症如果不及时治疗有可能发展成重度干眼症。一旦患上干眼症怎么办？不用怕，干眼症是可治、可防的。

　　干眼的治疗方法：

　　1）补充泪液：建议选用不含防腐剂的人工泪液。

　　2）减少泪液蒸发：戴各种眼罩（如湿房镜），中、重度干眼可采取泪小点封闭。

　　3）伴有睑缘炎的患者，滴用抗生素滴眼液，抑制眼表面的炎症，注意眼睑卫生，局部热敷。

　　干眼症是可防的，而且防重于治：

　　1）避免长时间使用电脑、手机，使用1小时电脑后，休息1刻钟眺望远方。

　　2）注意用眼卫生，勤洗手，不揉眼睛。

　　3）多眨眼，保持眼表湿润。

　　4）佩戴合适的框架眼镜，保持正确的操作姿势，减少眼疲劳，减少隐形眼镜的佩戴。

　　5）使用空调注意开窗通风，房间放置一台加湿器，防止空气干燥。

　　6）注意饮食和营养，平时多饮水，多吃富含维生素A和维生素C的食物，如红黄色蔬菜、滋润多汁的水果等。忌辛辣刺激的食物。

作者简介

姓名：程杰

性别：女

工作单位：航天中心医院眼科

学历及学位：硕士

技术职称：主治医师

研究方向：眼部整形及白内障

通信地址：北京市海淀区玉泉路15号院

邮编：100049

E - mail：orancj@163.com

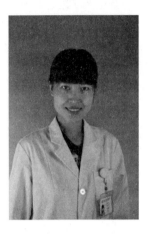

你们医生和智齿有"仇"么？

陈　文

呵呵，是有仇，而且还是"血海深仇"，各位朋友，请听我慢慢道来。

国内大部分的口腔医生，在上《口腔颌面外科学》理论课的时候，听老师讲智齿冠周炎时，就开始"仇恨"起智齿来。

理论实际相结合，有理论课就有实习课，在实习期间，这些未来的口腔科医生就会排着队找带教老师要当"小白鼠"，让老师给自己拔智齿。

这大概就是"仇恨智齿大联盟"的投名状吧！

他们为什么要仇恨智齿呢？向各位大概介绍一下。

1）智齿，是指第三磨牙，如果从中间数的话是第八颗，大概18～25岁萌出，18岁已经有成人智慧了，故称智齿，但和智力没什么关系（简直侮辱了它的名字），不要以为那些智商超群的诺贝尔奖得主们会长满嘴的智齿，也不要以为那些拔了智齿的人智商会下降。有些人天生就没有智齿呢，他们和各位读者朋友们一样优秀。

2）由于饮食、进化等因素，智齿生长的位置常常不足。如果你长了智齿，相安无事，那么恭喜你，你是幸运的少数派，多数智齿萌出的过程经常会"搞点小动作"，肿啊、痛啊什么的，不太消停。各位读者朋友们可能还记得智齿在你们嘴里搞的"小动作"——智齿冠周炎。那肿痛的滋味，不要太酸爽哦！

3）由于位置不足，智齿常常醉卧着、斜靠着，能够"顶天立地"的不多，加上口腔后方清洁起来不容易，斜着生长的智齿和前面第二磨牙间有一个无法清理的空间，那里成了实物残渣和细菌的天堂，智齿容易发生蛀牙，而且医生的操作空间有限，补牙的效果也很不理想。

4）更可怕的是，智齿前面的第二磨的后面更容易发生蛀牙。不信请看图，有图有真相的哦。

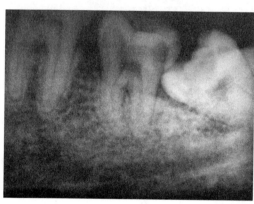 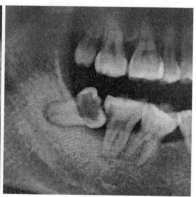

这就是为什么口腔医生好像和智齿拉起了仇恨，总是建议你拔掉智齿的缘故了。那是为你好，担心你被智齿搞出"大动作"来。

当然了，智齿是比较难拔的牙齿，你的担心也是正常的。现在的年轻人接受拔智齿的比例比20年前多太多了。

尽管拔智齿只是个常见的门诊手术，但也要根据全身的情况来决定是否可以拔牙。

女性的情况比男性复杂些，最好是避开月经期。而孕妇因为涉及到胎儿，一般只能在怀孕期的4至6个月才能拔牙，最好是妊娠期结束后再拔牙。高血压、糖尿病、心脑血管疾病、甲亢患者拔牙的风险比较大，一定要在这些疾病得到有效控制后才能拔牙。另外，有药物过敏史、放疗史、身体其他脏器功能障碍和血液病的患者，也需要把有关情况告知医生。同时，拔牙后一定要严格按医嘱处理。

朋友们，如果你长了智齿，一定要对它多多留心哦！

作者简介

姓名：陈文

性别：女

工作单位：湖北航天医院口腔科

学历及学位：本科

技术职称：主治医师

研究方向：口腔内科学

通信地址：湖北省孝感市北京路 36 号

邮编：432000

E-mail：84163293@qq.com

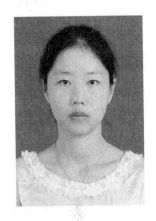

"小"智齿　"大"智慧

单清爱

在口腔科门诊，经常有患者因为智齿出现问题来就诊，或者因为智齿本身出现了问题，或者因为智齿引起周围器官组织出现了问题，往往延误了治疗的最佳时机，那么今天就让我们来听听智齿君的自述。

大家好，我是智齿君，先和大家一起来探讨一下我的身世，那可是很显赫的啊。我的学名叫第三恒磨牙，是人类32颗恒牙中的四颗，一般是上下左右牙弓最后面的那颗牙齿，当然我也可以不长，也可能长1到4颗，因为我一般在人类18至20岁左右开始萌出，这个时期恰好是人的生理和心理发育接近成熟的时期，于是我的萌出被看作是智慧到来的象征，因此又把我称为"智齿"。

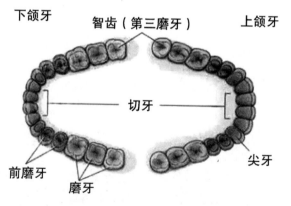

远古时期，由于人们吃的食物大多是生的或半生的蔬菜、肉类、坚果等，需要的咬合力量比较大，上下颌骨受咬合力刺激比较强，骨的体积和强度比较大，我萌出时，牙弓上有足够的空间，所以我生长的往往和前面的牙齿一样整齐。随着人类的演化和文明的

发展，人类进食的食物以加工食物为主，越来越精细，咀嚼就不需要很大的力量，上下颌骨受到的咬合力刺激比较小，颌骨发育的差一些，所以我萌出时往往没有足够的空间让我生长，我时常长得不正，或受阻生长不出来，形成阻生齿。

当我的主人不重视我的时候，我会很生气。我生气的后果可是很严重的，会让我的主人很难受的。因为我萌出的空间不足，所以在我萌出过程中，我的冠部可部分或全部被牙龈所覆盖，在牙龈和我的冠部之间形成一个盲袋，食物残渣和细菌会存留在其中，引起牙冠周围的炎症，称为智齿冠周炎。

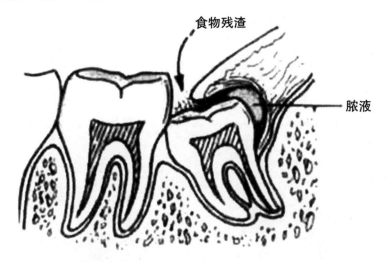

如果主人还不重视，我引起的炎症还会向附近的邻居扩散，引起更严重的炎症。

1）向后扩散，在咬肌前缘和颊肌后缘间的薄弱处发生皮下脓肿，当传破皮肤后还会形成面颊瘘。

2）向前扩散，可在下颌第一磨牙颊侧粘膜转折处形成脓肿或破溃成瘘。

3）沿下颌支外侧或内侧向后扩散，引起周围间隙感染或扁桃体周围脓肿。

在我的生长过程中，由于空间不足，我经常向前靠在我的兄弟

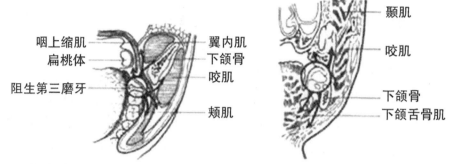

咽上缩肌
扁桃体
阻生第三磨牙
翼内肌
下颌骨
咬肌
颊肌
颞肌
咬肌
下颌骨
下颌舌骨肌

（1）水平面观：向前、后、外扩散 （2）冠状切面观：向上、下扩散

第三磨牙冠周炎形成脓肿时的扩散途径

第二磨牙的身上，却往往在我们兄弟之间形成一个三角形的间隙，经常引起食物嵌塞，久而久之使第二磨牙的远中邻面形成龋齿，没有及时发现的话，会使第二磨牙牙髓发炎，引起疼痛，更严重者甚至使第二磨牙不能保留，只能拔除。

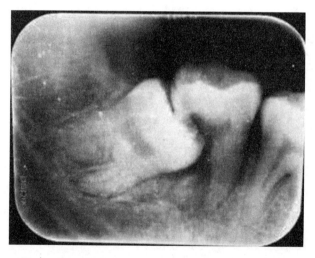

通过上面的自述，大家一定知道了智齿君的重要了，那么考验我的主人的智慧的时候就到了，你怎么处理呢？那就是智齿萌出的时候一定要高度重视，要早预防早治疗，不能正位萌出者，尽早拔除，希望我的主人牙齿好，胃口好，身体棒！

作者简介

姓名：单清爱

性别：男

工作单位：中国航天科工集团七三一医院
口腔科

学历及学位：本科 硕士

职务：副主任

技术职称：副主任医师

研究方向：微创美学修复、错合畸形矫治

通信地址：北京市 7204 信箱

邮编：100074

E-mail：4312540@qq.com

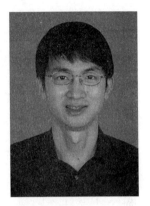

种植牙会影响核磁检查吗？

唐伟华

做核磁共振检查时，医生一定会问有没有金属假牙？口腔里有活动假牙还可以摘掉，如果是口腔内装有固定的金属质地的种植牙该怎么办呢？

让我们先了解一下核磁共振成像的基本原理：核磁共振就是将人体置于特殊的磁场中，用无线电射频脉冲激发人体内水分子中的氢原子核，引起氢原子核共振，并吸收能量。在停止射频脉冲后，氢原子核按特定频率发出射电信号，并将吸收的能量释放出来，被体外的接受器收录，经电子计算机处理获得图像，这就叫做核磁共振成像。由于在核磁共振机器及核磁共振检查室内存在非常强大的磁场，因此，装有心脏起搏器者，以及血管手术后留有金属夹、金属支架者，或其他的冠状动脉、食管、前列腺、胆道进行金属支架手术者，绝对严禁作核磁共振检查，否则，由于金属受强大磁场的吸引而移动，将可能产生严重后果。

再来看看种植牙，种植体所用的材质是纯钛，钛是目前所知生物相容性最好的金属，而且是无磁性金属，在很大的磁场中也不会被磁化，所以种植体本身对磁共振检查是没有任何影响的。对磁共振检查有可能造成影响的是种植体上面的牙冠，目前常用的种植体牙冠修复材料有全瓷和金属烤瓷两大类。全瓷材料为非金属，对磁共振检查没有任何影响，而金属烤瓷牙则因金属种类的不同对磁共振检查成像有不同程度的干扰。

详细地说，口腔修复常用的烤瓷金属有金合金、镍铬合金、钴铬合金等。大量实验数据表明，金合金类贵金属对在磁共振检查只有轻微的伪影干扰，而镍铬合金和钴铬合金等非贵金属则会产生较大的伪影，对磁共振的检查有一定的影响。

是不是口腔中有非贵金属固定修复体在做磁共振检查时一定要先摘除呢？其实也不一定。因为这些牙科用合金在做磁共振检查时并不会对身体造成伤害，只是对修复体周围一定范围内的成像形成干扰。如果我们所要检查的部位不是在金属修复体的附近，就不会影响到疾病的诊断，也就不需要拆除修复体。

所以，种植体上部牙冠首选的材质是全瓷和贵金属，因为这类材质既美观又几乎不会给人体带来过敏等不良反应，在做磁共振检查时也不会对诊断造成干扰。当然，如果选择了普通金属，也并不一定要在做磁共振检查前全部拆除，医生会根据实际情况做出判断。

作者简介

姓名：唐伟华

性别：女

工作单位：航天中心医院口腔科

现任职务：副主任

学历及学位：本科

技术职称：副主任医师

研究方向：口腔修复

通信地址：北京市海淀区玉泉路 15 号院

邮编：100049

邮箱：tangweihua721@sina.com

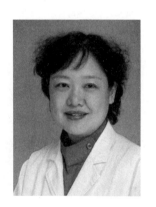

种植牙——人类的第三副牙齿

王文洁

众所周知，我们每个人在出生 6 个月左右，乳牙开始萌出，大约两岁半就有了全口 20 个乳牙，这是我们的第一副牙齿。在六七岁时，恒牙开始陆续替换乳牙，一般 16 岁左右，我们的第二副牙齿也基本长全了。伴随我们一生的恒牙，在漫长的人生中，常常由于各种原因，如外伤、牙周病、龋病等而过早地离开我们。科技高度发达的今天，我们热切地盼望人类的第三副牙齿！口腔种植技术的发展给我们带来美好的前景！牙齿缺少后，我们可以不戴体积很大、需要每天摘下来清洗的义齿，通过合理地设计，精巧的种植手术，完美的上部修复，可以获得从各方面都能与我们的天然牙相媲美的种植牙！正是从这个意义上说，种植牙被称为人类的第三副牙齿！

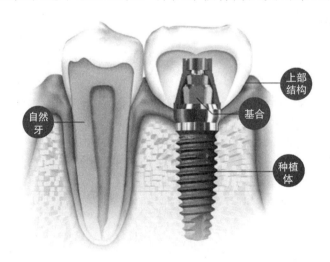

有的患者顾名思义，认为种植牙是撒下种子又长出一个牙胚，慢慢发育成新的牙齿。非也，非也，这里的种植牙其实也是一种假

牙。它舒适、美观、咀嚼力强，是最类似于你自己的牙齿的一类假牙。

让我们了解一下种植牙的组成吧。简而言之，种植牙由种植体、基台、牙冠组成。种植体就是类似于天然牙根的人工牙根，一般由纯钛金属制成，具有良好的生物相容性。医生以外科手术方式将种植体植入缺牙区的牙槽骨内，经过大约3个月愈合期，种植体与牙槽骨形成牢固骨结合。基台则类似于牙冠的桩核，把人工牙根和牙冠紧密的连接为一个整体。基台由修复科医生安装在形成牢固骨结合的种植体上，并在基台上制作烤瓷牙冠，这样一个种植牙就完成了。种植牙具有类似天然牙根的牢固支持，因而具有良好的咀嚼功能，又具有烤瓷牙的美观舒适，经过几十年的临床验证，已经被患者广为接受，日益成为缺失牙修复的首选方式！

说到手术就有人挠头，怕痛。对于大多数患者而言，种植是一个类似拔牙的无痛小手术，不用过分担心。但是每个人的情况是不同的，牙齿缺失后牙槽骨的状况、复杂的颌骨解剖结构、患者的全身情况，在术前都需要全面细致的评估。只有全面的术前检查，完善的术前设计，才是种植成功的保障，这样的医生才是认真负责的，值得信赖的，而那些看一眼就敢做手术，随口就包好的大夫还是敬而远之得好。一般说来，每个准备做种植牙的患者都需要拍CBCT，即头部锥形束CT检查，至少也要拍上下颌全景片，还要查血系列，做完善的牙周治疗，具有良好的口腔卫生。如果有全身系统疾病也要做相应检查，综合评估。每一例成功的种植牙手术取决于多个因素，患者在治疗前一定要选择一个可以信赖、技术过硬、有责任感的种植团队。从种植的术前检查、设计，到手术的实施、上部修复的顺利完成，再到长期的复诊随访的全过程监督指导才是种植成功的保障。

种植牙种下的不是种子，收获的同样是惊喜！选择值得信赖的种植医生团队是您种植成功的保障！

作者简介

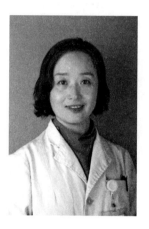

姓名：王文洁

性别：女

工作单位：航天中心医院口腔科

学历及学位：研究生　硕士

技术职称：副主任医师

研究方向：口腔美容修复

通信地址：北京市海淀区玉泉路 15 号院

邮编：100049

E－mail：792054798@qq.com

镶牙那些事

张丽丽

牙齿是人体的重要器官，具有咀嚼、发音、美观等功能。当牙齿的外形缺损、颜色改变或者牙齿缺失时，需要进行修复，即通常意义上的镶牙。关于镶牙那些事，无外乎以下几种类型。

1. 牙体缺损

当牙体硬组织不同程度的被破坏、缺损或发育畸形时，可造成牙体形态、咬合及邻接关系的破坏，影响牙髓、牙周组织的健康，对咀嚼功能、发育、美观等产生不良影响。缺损较少时，可直接树脂充填，通常说法为补牙；但如果缺损过大，充填不易成功，就需要修复了，常用的修复体有嵌体、全冠、桩核冠与贴面等。

2. 牙列缺损

牙列中部分牙齿的缺失称为牙列缺损。当牙齿因龋坏、牙周炎、外伤等被拔出或脱落后，造成牙齿缺失，此时修复需要根据缺牙数目、部位及余牙情况进行综合考虑，选择不同的修复方式，目前常见的修复方式如下。

（1）种植牙

在缺牙部位相应的颌骨位置植入种植体，替代天然牙根，经过1～3个月后，种植体与骨组织紧密结合后，在其上制作烤瓷牙冠。自从种植牙被引入国内，已有二三十年的飞速发展，现在可达到十年成功率 98% 以上，具有天然牙相似的咀嚼效率。因种植牙可以获得与天然牙功能、结构以及美观效果十分相似的修复效果，已经成为越来越多缺牙患者的首选修复方式。与其他修复方式相比，种植牙不需要磨牙，不具破坏性，也被口腔医生公认为是缺牙的首选修复方式。

（2）可摘局部义齿

可摘局部义齿是一种患者可以自行摘戴的、用于部分牙缺失的修复体，依靠卡环固定在余留牙上和义齿基托固定在颌骨上，利用天然牙和缺牙区剩余牙槽嵴作支持，用人工牙恢复缺失牙，用基托恢复缺损的牙槽嵴及软组织形态。可摘局部义齿具有磨牙少，便于洗刷，易于修理，费用较低等优点，被广泛采用；但由于体积大，部件多，患者初戴时有异物感，影响发育，甚至恶心，而且咀嚼效率相对较低。与种植牙相比，仍需要磨除少量牙体组织，部分患者可能会牙齿敏感。

（3）固定义齿

固定义齿是利用缺牙间隙两端或一端的天然牙或牙根作为支持，靠粘接剂或固定装置固定，从而修复缺失牙，患者不能自由摘戴，由于它的结构很像工程中的桥梁结构，因此也称固定桥。与活动义齿相比，固定桥具有固位力大、支持稳定作用好、舒适美观、使用方便等优点，但固定桥修复时，磨除牙体组织较多，特别是当两端基牙为健康的天然牙时，甚至需要杀神经，随着种植牙的广泛应用，固定桥的临床应用在逐渐减少。

3. 牙列缺失

当各种原因导致的上颌或下颌牙列全部缺失后，称为牙列缺失，也称无牙颌。常规修复方法是总义齿修复，由人工牙与基托两部分组成，靠义齿基托与黏膜紧密贴合及边缘封闭产生的吸附力和大气压力，使义齿吸附在上下颌牙槽嵴上，恢复缺损组织、面部外观、咀嚼和发音功能。总义齿修复程序复杂，一般需要四五次复诊，初戴后可能会出现黏膜疼痛、固位不良、恶心、咬颊或舌、咀嚼功能差、发音不清等，需要反复调改并逐渐适应。在全身条件及经济条件许可时，选择种植全口义齿可以有效地解决上述问题。

以上即为镶牙的几种方式，具体遇到镶牙问题时，还需要找专业的口腔医生，做口腔检查并给出最佳治疗方案。所谓牙好胃口好、牙好心情好，愿您拥有一口健康的牙齿。

作者简介

姓名：张丽丽

性别：女

工作单位：航天中心医院口腔科

学历及学位：研究生　硕士

技术职称：住院医师

研究方向：口腔修复

通信地址：北京市海淀区玉泉路 15 号院

邮编：100049

E - mail：zhanglilidoc@126.com

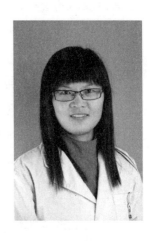

镶牙我选种植牙

王文洁

要说种植牙，先要从牙齿缺失说起。现实生活中如果你稍加留意就会发现好多人存在牙齿缺失，张家的奶奶每天晚上雷打不动地清洗假牙；李家的阿爸每次去饭店吃饭总是忘带假牙招来老伴的埋怨；儿子说今天他们老师说话怪怪的，原来是没有了门牙；某次聚会主任讲话一高兴居然喷出了假牙；当然也有共事多年的同事居然没看出他嘴里全是烤瓷牙……事实上，2000年流行病学调查显示，我国有8亿人存在一颗及以上的牙齿缺失。

牙齿缺失如此普遍，给缺牙者带来大大小小的问题，在此不赘述。那牙医都有些什么镶牙的办法呢？

1. 活动义齿

一般恢复咀嚼效率30%，由卡环即老百姓说的"钢丝钩"、基托、塑料牙组成。体积大，异物感强，影响美观和发音，每天必须取下清洁，食物会进入假牙与黏膜之间，清洗不及时会产生口腔异味甚至炎症。可见，活动义齿缺点较多，麻烦不少。

2. 固定义齿

老百姓口中的烤瓷牙，经过多年发展也算是深入人心了。具体做法是把缺失牙两边的健康牙磨小，变成"桥墩"，然后做牙套套住两边磨小的牙齿，来支持缺失的牙齿，像架桥一样。这种方法无需每天取下来清洁，咀嚼功能较强，但有一个致命弱点，即为了修复缺失牙，需要磨削两边的健康牙齿，为镶缺失牙而损失好牙，实在可惜！如果两边没有可以做贡献的桥墩牙则不能修复；如果制作不精良，十年以后两边的好牙常常龋坏，甚至齐根烂掉。

3. 种植义齿

种植义齿就是我们说的种植牙。缺失以后，在缺牙的部位将纯钛的种植体通过外科手术的方式植入牙槽骨内。大约 3 个月，这种纯钛的人工牙根与牙槽骨形成牢固的骨结合，此时在种植体上安装基台、牙冠，完成种植上部修复。种植牙结构和感觉类似于天然牙，目前已是成熟的缺牙修复方法。

种植牙与活动义齿和固定义齿相比有如下优点：

1）咀嚼效率高。能很好地恢复患者咀嚼功能，大大优于活动假牙。临床上常常有患者反应种植牙比自己的牙还得劲，什么都敢咬！这其实是因为种植牙保护性反射弱，但也可以说明其咀嚼功能强大。

2）不损伤邻近牙。种植牙通过种植体良好的骨结合性能提供固位，对天然牙没有任何伤害。

3）固位好。种植体即天然牙根与牙槽骨产生牢固的直接的骨结合，像真牙一样扎根于颌骨，为上方的牙冠修复体在行使各项口腔功能时提供良好的固位与支持。

4）美观。其上部修复体可以根据患者的脸型、其他牙齿的形状与颜色制作金属烤瓷或全瓷修复体，达到整体协调和美观。

5）舒适方便。没有异物感，舒适，方便，最大程度接近天然牙。

人类的科技发展到今天，可以上月球下深海，却不能让缺失的牙齿再生，实为憾事，然而种植牙的出现多少弥补了这种遗憾。每一个牙齿缺失患者，请多了解一下种植牙，做出您镶牙的理性选择！

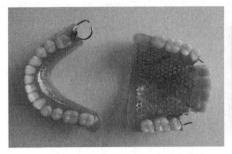
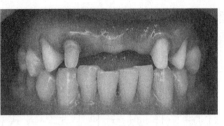

活动义齿　　　　　　固定修复烤瓷牙基牙牙体预备

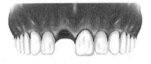
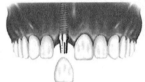
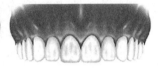

种植牙示意图

作者简介

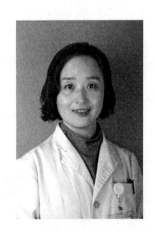

姓名：王文洁

性别：女

工作单位：航天中心医院口腔科

学历及学位：研究生　硕士

技术职称：副主任医师

研究方向：口腔美容修复

通信地址：北京市海淀区玉泉路 15 号院

邮编：100049

E-mail：792054798@qq.com

塞牙是疾病吗？

唐伟华

老张每次吃完饭后，牙缝里总是塞满了食物残渣，感到非常不适。看到周围好多老年朋友同他一样，饭后都在用牙签剔牙，觉得塞牙不算病，老了都会这样。塞牙是疾病吗？

塞牙在医学上称为食物嵌塞。塞牙是常见病，多见于牙周炎或老年人。正常情况下，牙与牙之间紧密接触，不会发生塞牙。那么塞牙是怎么发生的呢？主要是由于牙与牙之间的接触关系发生了改变。常见原因有：邻面龋坏，破坏了接触区和边缘嵴，食物嵌塞于龋坏的窝洞内；牙齿咬合面重度磨耗，或者外伤性牙齿缺损，造成牙齿边缘嵴缺损；牙周炎患者牙齿松动、移位，导致食物嵌塞；牙齿长期缺失，没有及时戴假牙，使缺牙区两例牙齿移位，牙间隙增宽；牙齿排列不齐等。

很多人觉得塞牙只是让人不舒服而已，其实塞牙会对口腔健康造成很大的危害。塞牙之后会胀疼，同时塞在牙缝里的食物会刺激牙龈乳头，对牙龈造成机械性损伤；一般塞到牙缝里的食物都不容易清除，时间长了这些食物残渣就开始发酵，产生大量的有害细菌，这些细菌聚集，并在局部繁殖，形成菌斑，一方面加重牙龈组织的炎症，表现为牙龈红肿、出血及疼痛，导致"牙龈乳头炎"。另外牙龈总是受到塞在牙缝里的食物的慢性刺激，就会发展为牙周炎，表现为牙龈退缩、脓肿、常有口臭，最终引起牙齿松动，甚至造成脱落。另一方面，这些细菌还会慢慢地腐蚀牙齿，塞牙部位的牙根面和牙齿的近远中面就会慢慢发生龋坏，塞牙会加重牙齿局部龋坏，使食物更容易嵌塞，形成恶性循环。如果是单侧食物嵌塞，长期不用患侧吃饭，慢慢就造成了偏侧咀嚼甚至进食障碍，引发颞下颌关节疾病。可能很多人认为只有牙周病才会引起塞牙，其实塞牙也是会引起牙周病的，这算不算是以牙还牙呢?

一旦塞了牙，千万不要强行用牙签剔出，否则会加重牙龈损伤，最好用牙线。塞牙的"老张"们，要尽快请医生检查一下原因是什么，并进行相关治疗。

作者简介

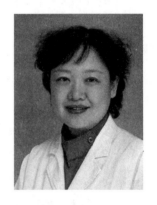

姓名：唐伟华

性别：女

工作单位：航天中心医院口腔科

现任职务：副主任

学历及学位：本科

技术职称：副主任医师

研究方向：口腔修复

通信地址：北京市海淀区玉泉路15号院

邮编：100049

邮箱：tangweihua721@sina.com

牙齿在流血是怎么回事？

王文洁

一大早，诊室的门刚开就有个女孩慌慌张张推门进来：医生，我睡醒后牙齿缝隙里面在出血，这是怎么回事？会不会是白血病啊！我一边安慰她一边想，这又是一个牙龈出血的患者。对于牙龈出血，有的人惶恐得了大病，有的人又戏称自己"血齿"一族，无所谓。在我们的一生中，一定会遇到各种形式的牙龈出血，最常见的有：刷牙时发现牙刷上有血；有的人啃苹果，发现苹果上有血印痕；也有的人牙痒，吸吮时有咸咸的血迹；更有甚者一觉醒来满嘴是血。我们该如何认识牙龈出血呢？

说到这里，恐怕有人还不知道牙龈吧。牙龈就是口腔里包绕着牙齿并覆盖周围的粉红色软组织。正常的牙龈呈粉红色，坚韧，不移动，边缘菲薄，紧密贴合在牙齿颈部，即使用探针探查也不易出血。当牙龈的颜色由粉红变为鲜红或暗红色，形态由菲薄紧贴牙面变得肿胀厚钝不再紧贴牙面，质地也由致密坚韧变得松软脆弱缺乏弹性，此时轻微的刺激就容易引起牙龈出血。这就是我们常说的牙龈炎或牙周炎的牙龈变化，75％以上的牙龈出血就来源于此。是什么原因使牙龈组织在色、形、质方面发生如此变化，从而易于出血呢？

首先是局部刺激因素。此类患者常常口腔卫生差，软垢、色素、牙石堆积，食物嵌塞、不良修复体常见。患者刷牙出血，常常怕出血又不敢刷牙，导致口腔卫生更差，牙龈炎症更严重，这样恶性循环，随着炎症的扩展和加重，细菌向牙根方向侵入，就会开始破坏牙齿周围起支持、固定作用的牙槽骨，牙齿逐渐松动，最终导致牙齿脱落。这类患者，牙龈出血其实是在给你报信呢！嗨！我的主人，该去看牙医了，要注意口腔卫生哦，不要加重牙龈炎啊！

对于这类患者，我们医生一般是对其进行口腔卫生宣教，手把手教会高效正确的刷牙方法以及牙线、间隙刷的使用方法，对于牙结石多的患者还要进行龈上洁治、龈下刮治，如果有不良修复体，应及时去除，指导他们养成良好的口腔卫生习惯，对口腔保健、牙周维护有正确的认识。这样牙龈出血很快就好了。

还有一类牙龈出血与全身因素有关。第一，内分泌的改变。青少年和妊娠期妇女性激素升高、孕酮激素升高，牙龈组织在轻微刺激下就容易牙龈出血、牙龈增生等。临床上表现为青春期龈炎、妊娠期龈炎及牙龈瘤。第二，全身性疾病。如肿瘤、糖尿病、肝肾疾病等慢性消耗性疾病。这类疾病常常导致患者自身的免疫力下降，凝血系统障碍，表现为口腔易于牙龈出血。对于可疑与全身健康状况有关的牙龈出血，要给予足够的重视。

总之发现牙龈出血，不可过度紧张，也不要听之任之，应及时去医院看牙医，如为局部因素引起，经口腔科治疗即可痊愈，如为全身因素，牙医也会给您相应的建议，做进一步检查或转入内科诊治。

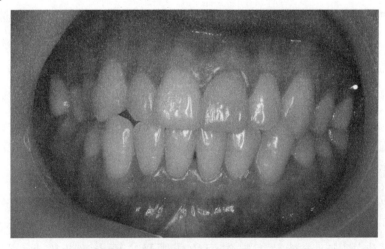

炎症牙龈：色暗红，边缘圆钝，质地脆弱

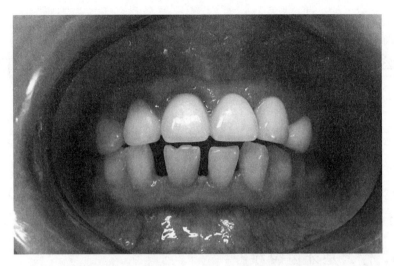

正常牙龈：色粉红，边缘菲薄，质地坚韧

作者简介

姓名：王文洁

性别：女

工作单位：航天中心医院口腔科

学历及学位：研究生 硕士

技术职称：副主任医师

研究方向：口腔美容修复

通信地址：北京市海淀区玉泉路 15 号院

邮编：100049

E-mail：792054798@qq.com

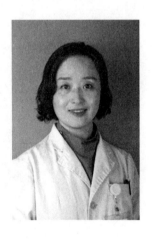

口腔科普——牙齿上有裂纹是怎么回事?

虞丛林

牙齿作为消化系统的第一道关卡,其地位是至关重要的。现代人也越来越注意口腔健康。最近许多朋友问牙齿出现裂纹是怎么回事,下面我们就来看一下。

1. 什么是牙齿裂纹?

常说的"牙齿裂纹",医学上称之为"牙隐裂",又称"不全牙裂"或"牙微裂",指牙冠表面的非生理性细小裂纹,常不易被发现。牙隐裂的裂纹常深入到牙本质结构,是引起牙痛的原因之一。

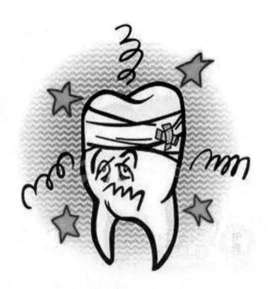

2. 牙隐裂的临床表现

1) 病史,常有咀嚼不适或咬合痛症状。

2）临床表现，多发生于双尖牙和磨牙，以上颌磨牙最多见。仔细观察可发现浅黑或深棕色隐裂线，可能横贯牙的牙合面，也可能只在邻近边缘处查见。隐裂部位咬棉签或啊诊时常有痛感。

3）辅助检查，用碘酊或龙胆紫可使裂纹变得清晰。冷测试在隐裂处较为敏感。

如自己无法确定牙齿的健康问题，一定要到正规的医院进行系统化、正规化的检查，这样才能有效避免牙齿其他问题的出现。

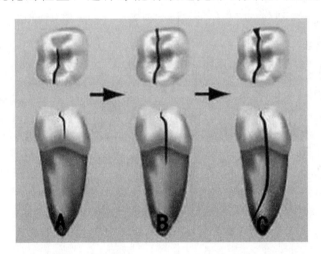

3. 造成牙隐裂的原因

1）牙齿结构的薄弱环节是隐裂牙发生的易感因素。这些薄弱环节不仅本身抗裂强度低，而且是牙齿承受正常牙合力时，应力集中的部位。

2）牙尖斜面愈大，所产生的水平分力愈大，隐裂发生的机会也愈多。

3）创伤牙合力，当病理性磨损出现高陡牙尖时，牙尖斜度也明显增大。正常咬合时所产生的水平分力也增加，形成创伤性牙合力，使窝沟底部的釉板向牙本质方向加深加宽，这就是隐裂纹的开始。

在牙合力的继续作用下，裂纹逐渐向牙髓方向加深，所以创伤牙合力是牙隐裂的致裂因素。

4. 牙齿裂纹修复要根据不同情况而定

1）浅表的牙齿裂纹，无明显症状，且牙髓活力正常者，可进行调牙合治疗，以减少侧向分裂力量。防止裂纹加深；也可制备窝洞，尽可能将裂纹磨去后作预防性充填。

2）较深的裂纹或已有牙髓病变者，在牙髓治疗的同时，大量调整牙尖斜面，彻底除去患牙承受的致裂力量和治疗后及时用全冠修复是至关重要的。在牙髓病治疗过程中，牙合面洞穿，致使裂纹对牙合力的耐受能务大为降低，尽管在治疗时虽已降低咬合，然而在疗程中由于咀嚼等原因，极易发生牙体自裂纹处劈裂开。因此牙髓病治疗开始时，可做带环粘上以保护牙冠，牙髓病治疗完毕应及时作全冠修复，根据不同的需求和条件，可以选择烤瓷牙牙冠、全瓷牙牙冠或者是金属牙冠修复等其他美容修复方法。

作者简介

姓　　名：虞丛林

性　　别：男

工作单位：湖北航天医院口腔科

学历及学位：本科　学士

职　　务：主任

技术职称：副主任医师

研究方向：种植、正畸

通信地址：湖北省孝感市北京路 36 号

邮　　编：432000

E - mail：304151001@qq.com

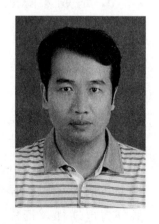

走进牙周炎——人类健康的沉默杀手

刘　洁

　　作为一名口腔医生，我们每天都要和各种口腔疾病做斗争。有人调侃道：那你一定很喜欢拔牙吧？恰恰相反，其实每次给患者拔牙的时候，我都会向患者感伤一番："如果您治得早的话……"每颗牙齿都是和我们并肩作战的好同志，我们应该像爱护眼睛一样，爱护我们的每一颗牙齿。人老了就一定要掉牙吗？当然不是。失去牙齿的原因有很多：龋坏、外伤都会让我们的牙齿因为无法保留而拔除，然而有一种疾病，它不仅悄悄地带走了我们宝贵的牙齿，还会向全身释放出有害物质，影响全身健康，这就是我们今天要讲的——慢性牙周炎。

　　慢性牙周炎在我国有很高的发病率，据 2005 年 WHO 统计，慢性牙周炎成年人患病率达 70% 以上，占拔牙总数的 44%。牙周炎不是老年人的专利，35 岁以上的成年人就已经是高发人群了。为什么牙周炎有如此高的患病率？一方面是由于我们国家是发展中国家，人们对于口腔卫生的意识还不够，缺少定期维护口腔健康的概念；另一方面，牙周炎症状隐匿，早期、中期仅仅出现"刷牙出血""牙缝变大""牙齿敏感"等可以忍受的症状，患者因牙齿松动、影响进食就诊时，牙周炎往往已经发展到后期，牙医也束手无策，只能拔牙了。

　　牙周炎是一种怎样的疾病呢？我们想要打败它，首先要了解它。慢性牙周炎，是一种细菌感染导致的慢性进展性口腔疾病。如果把我们的牙齿想象成一棵大树，我们的牙周组织就是大树周围的土壤。当细菌感染牙周组织、导致牙周炎发生时，稳固牙齿的牙槽骨就会发生不可逆转的吸收，当牙周炎发展到晚期，牙齿就会出现松动，就像"大树"因为水土流失而倒掉。

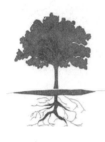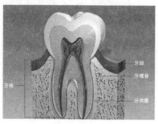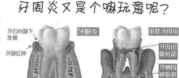

1. 牙周炎是如何发生的？

我们的口腔是一个非常复杂的有菌环境，细菌附着在我们的牙面、牙齿之间，牙龈下就会形成难以清除的牙菌斑，牙菌斑是一个有机的群体，不仅可以抵抗唾液的冲刷，还可以抵抗抗生素、漱口水的攻击。早期的菌斑可以通过有效的刷牙、牙线、牙缝刷等机械性方式去除，当菌斑和唾液中的钙离子相互作用，矿化成坚硬的牙石后，变得异常结实，只能通过医生"洗牙"来去除了。这些牙石不断向牙根深处进展，导致牙龈肿胀，炎症细胞吞噬着宝贵的牙槽骨，牙周炎就这样发生了。

2. 牙周炎有哪些危害？

我们都知道牙周炎会导致牙齿脱落，缺失的牙齿必然会影响发音、进食、美观，甚至对心理也会产生影响。有研究表明：老年牙周病患者中常见的口腔卫生较差等问题是推动老年痴呆病发展的危险因素。

然而牙周炎作为一种感染性疾病，对我们的全身健康都会产生不良影响。如果把每一颗牙齿肿胀的牙龈看做一个小小的溃疡，那么中重度牙周炎患者所有牙齿的溃疡面积加起来足足有一个成年人手掌面积大小。牙周炎作为一个病灶，时时刻刻通过血液向全身播散毒性物质，势必产生不利影响。

有研究表明，重度慢性牙周炎导致机体产生胰岛素抵抗，影响糖尿病血糖的控制。牙周炎患者发生冠心病几率是牙周正常者的1.5倍，发生中风几率是牙周正常者的2.1倍。在动脉粥样硬化斑块中可以发现牙周炎致病菌。患牙周炎孕妇发生不良妊娠结局的几率是牙周健康孕妇的7.5倍。今年世界爱牙日的主题是：口腔健康，全身健康。可见口腔疾病与全身疾病的关系已经引起了全世界的重视。

那么得了慢性牙周炎怎么办呢？大家都听过"亡羊补牢"的故事吧。羊丢了，牢还是要补，失去了一颗牙齿，我们还有27颗，牙周治疗，为时不晚。牙周治疗分为四步。

第一步：针对病因，控制感染。

牙周炎的病因是牙菌斑，要想打败牙周炎，首先我们要去除牙菌斑。矿化的牙菌斑以牙石的形式存在，漱口水、抗生素、刷牙都无法将其去除。这时我们需要到诊室进行专业的牙周洁治，也就是俗称的洗牙。洗牙就是在超声波的振动下，当器械作用于牙面时，可以既不损伤牙齿，又可以将牙石震掉，达到清洁龈上菌斑的作用。然而当牙周炎发展到后期，牙石已经延伸到牙龈下很深的地方时，洗牙已经无法去掉所有的牙石。针对牙龈深处的牙石，就需要进一步的"刮治"来进行治疗。

第二步：恢复软组织及骨外形

大部分牙周炎通过"洁治、刮治"都可以得到控制，然而有些重度牙周炎患者进行以上基础治疗后，临床检查仍不理想，病情无法得到控制。这时牙医可能会根据实际情况制定手术计划，通过牙周手术的方式，在直视下进行牙槽骨的修整和龈下菌斑的去除。

第三步：恢复功能

失去的牙齿会对我们的生活带来很大不便，于是"赶紧镶牙"成为很多人就诊的原因。不要急，就像盖楼房需要打好地基一样，假牙修复成功的前提是我们健康的牙周环境。当我们的牙周炎得到控制，牙医就可以着手为我们进行缺失牙的修复了。

第四步：牙周维护，保持长久疗效。

千万不要认为牙周炎的治疗效果是一劳永逸的。就像我们的糖尿病、高血压需要长期服药控制，牙周炎作为一种感染性疾病，也是会复发的，那些被牙医辛辛苦苦清除掉的细菌有朝一日还会再次粘附到我们的牙面上，吞噬我们的牙周组织。因此，我们需要向牙医学习有效的刷牙方法，并结合使用牙线、牙缝刷等工具辅助，建立良好的口腔卫生习惯。当然，我们还要根据牙医的个性化治疗计划，进行定期的复诊，以保证牙周治疗的长久疗效。

作者简介

姓名：刘洁

性别：女

工作单位：航天中心医院口腔科

学历及学位：研究生　硕士

技术职称：医师

研究方向：牙周疾病

通信地址：北京市海淀区玉泉路 15 号院

邮编：100049

邮箱：447245745@qq.com

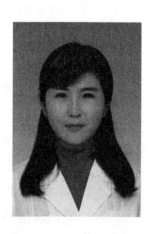

拍 X 线牙片对人体有危害吗？

王文洁

今天诊室一位看牙的大爷，拍牙片去了三趟，最终还是没有拍，问之，答曰：有射线呀，危害身体，我还是不拍了。在口腔门诊有此类担心的牙科患者一定不在少数。看牙为什么要拍 X 线片？拍牙片的辐射量到底有多大，对人体有危害吗？

首先口腔科门诊患者，医生查体只能看到口内软组织和牙冠的大概情况，而牙根、牙槽骨的情况，甚至牙齿邻接处的细微结构都必须拍 X 线片检查。临床中早期邻面龋的发现，根尖炎、牙周炎的程度、种植的条件、颌骨肿瘤的发现都必须经过 X 片的检查。经过这样的全面检查，医生才能全面评估你的口腔状况，做出诊断建议。目前口腔科常用的 X 线片检查有如下几种。

（1）普通的小牙片

这种片子一般的普通门诊都可以拍，一次只能拍到 1～2 颗牙齿，可以清晰地看到牙齿及周围牙根、牙槽骨的结构。多用于单个牙龋病、根尖周病变的检查及根管治疗检查等。费用较低，一般十几块钱。

（2）曲面断层片也叫全景片

它可以把整个口腔里的牙齿及口腔周边解剖结构颌骨展现出来，用于全口牙列及颌骨的检查，临床评估全口牙周状况，颌骨内肿物等检查。常常和头颅侧位片一起作为正畸前的常规拍片，用于数据分析，制定矫正计划的重要参考依据。

（3）牙科 CT

可以清晰地看到牙齿颌骨的三维影像，主要用于牙种植术前对牙槽骨的高度、宽度精确测量，判断神经管的位置、模拟种植手术，减少手术盲目性，避免损伤下颌神经，在复杂根管治疗时可以借助 CT 确定根管的数目和根尖病变的范围，有无根折等更为复杂的状况。

关于牙片的辐射量，其实，我们每个人生活在自然界中，每时每刻都处在各种辐射当中，看电视玩手机有辐射，吃饭睡觉都有辐射，甚至你身边的人对你也有辐射。每年我们正常从环境中接受的辐射大约 1～2 毫西弗，也就是 1000～2000 微西弗，每人每年累积接受外界辐射约 1～5 毫西弗，专业检测告诉我们瞬间辐射小于 100 毫西弗都是安全的。我们做体检都拍过胸片，胸片的辐射量一般是 20 微西弗，我们乘飞机 10 小时大约是 30 微西弗，数字化小牙片只有 3～4 微西弗，相当于你坐飞机 1 小时的辐射量。全景片和 CT 检查的辐射会比小牙片稍大一些，也绝对是安全的。即便如此，正规的牙科诊所或医院拍片室是特殊隔开的，每一个患者还有专门的防护的设备，如铅衣、铅裙等，就是最大程度保护我们的患者免受辐射。所以口腔科患者做放射线检查是绝对安全的，可以放心做检查。如果因为担心辐射而延误口腔疾病的检查，真是本末倒置了！

作者简介

姓名：王文洁

性别：女

工作单位：航天中心医院口腔科

学历及学位：研究生　硕士

技术职称：副主任医师

研究方向：口腔美容修复

通信地址：北京市海淀区玉泉路 15 号院

邮编：100049

E - mail：792054798@qq.com

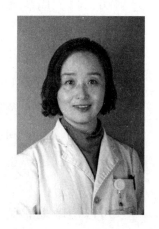

为何谈"杀神经"色变——详述根管治疗

伍小臻

牙疼是日常生活中最常见的口腔症状，每年全世界有数千万的牙齿接受根管治疗，这也意味着数千万的牙齿得以保存。什么是根管治疗，为什么要做根管治疗，怎么做根管治疗，今天我们带着这几个问题来详细谈一谈。

1. 什么是根管治疗

根管治疗俗称"杀神经""抽神经"，通过治疗牙齿内部的牙髓组织，在有效地解决牙齿疼痛的同时保存牙齿，是目前治疗成功率最高的一种牙髓治疗方法。

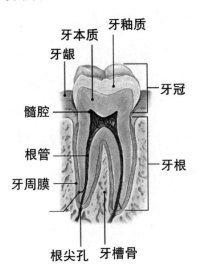

2. 牙齿结构

为了更直观形象地了解根管治疗，我们先简单了解一下牙齿的解剖结构。从外观看，临床可见的部分叫牙冠，表面覆盖白色坚硬的牙釉质，埋在牙龈及牙槽骨里的部分叫牙根，表面覆盖的叫牙骨质，牙釉质和牙骨质的里面是一层坚硬的牙本质，牙本质形成的密闭空腔叫牙髓腔和根管，牙髓组织就位于其中，通过牙根末端的根尖孔和牙齿周围组织（牙周膜、牙槽骨等）相联系。牙髓是由血管、神经和纤维组织组成的一种纤维结缔组织，在牙齿的发育和成长过程中，起到很重要的作用，同时对牙齿也能起到很好的营养作用。除此以外，也得益于牙齿周围组织的营养作用。因此，一旦牙齿发育完成后，没有牙髓组织的牙齿也能正常存活。牙髓治疗后（杀神经）的牙齿并不是大家所说的"死牙"。

3. 为什么需要接受根管治疗

牙齿表面的深大龋洞，牙冠表面裂纹以及牙齿外伤等均可造成牙髓暴露或者牙髓感染，引起牙齿根管系统的感染。当根管内的牙髓感染，这个时候就需要做根管治疗。如果牙髓炎症或者感染不做处理，会出现牙疼，甚至出现脓肿。

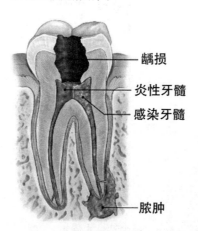

龋损
炎性牙髓
感染牙髓
脓肿

4. 出现哪些症状需要接受根管治疗

牙髓炎症导致牙髓腔内压力增高，出现疼痛；冷热刺激会造成牙髓腔内压力变化，加重疼痛。随着炎症发展，最终发生牙髓坏死，逐渐对于冷热刺激无反应。若炎症未能控制，通过根尖孔发展到根尖外，造成根尖周围的组织感染，这个阶段主要以咬物疼痛、牙龈肿胀为主。因此没有牙神经就不会疼痛的观点是不科学的。当牙齿出现以下症状时，提示需要接受根管治疗：

1）冷热刺激引起的疼痛；

2）对冷热的持续性敏感；

3）牙齿咬合痛；

4）咬物疼痛；

5）牙龈肿胀，瘘管，触痛等；

6）牙齿附近区域的淋巴结肿胀；

7）有时牙髓感染却无任何症状。

5. 根管治疗具体流程

视牙齿的复杂情况，根管治疗一般需要 2～3 次就诊。具体步骤如下：

1）完善的术前检查，常规拍摄牙齿根尖片。牙齿局部麻醉下麻木后，放置隔离布—橡皮障，用于治疗过程中隔离牙齿，防止唾液污染。

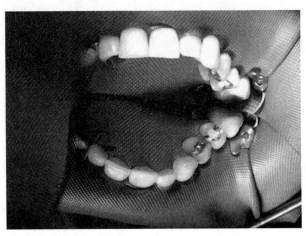

2）在牙冠上建立一个入路，使用精细器械清理髓腔和根管内的牙髓，并使其成形。

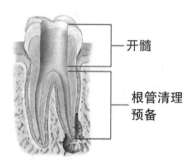

3）清理成形完成后，使用生物相容性良好的材料，应用最多的是一种类似于橡胶的材料叫牙胶尖，严密封闭根管系统，使用临时材料暂时充填。

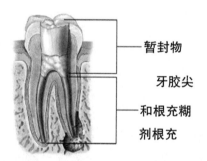

4）根管治疗完成后，及时进行充填修复或者全冠修复，医生会根据牙齿剩余量的多少决定修复的方案，如果缺损过大，会在牙根里植入桩。

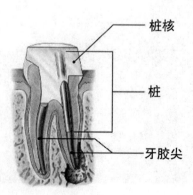

6. 治疗的注意事项

治疗后未修复的牙齿很容易发生折断，因此在修复之前，患牙不能咬物；根管治疗完成后，尽可能早修复。

除此以外，要保持良好的口腔卫生，例如刷牙，使用牙线，常规检查和洁治等。

大部分根管治疗后的牙齿像正常牙齿一样能长期存活，少数一些病例，做过根管治疗后病变没有愈合或者再次出现疼痛，极个别的情况是治疗成功数年后出现疼痛，这些情况则需要考虑再治疗来保存牙齿。

7. 治疗中和治疗后的疼痛问题

治疗技术和局麻技术的发展，保证了整个治疗过程的无痛化、舒适化。治疗后的几天会有一些敏感，尤其是治疗前有疼痛或者存在感染的牙齿，这些不适可通过医生的指导下服用口服处方或者非处方药来缓解。根管治疗完成后一段时间内，患牙可能会和其他正常牙齿在感觉上有一些区别。如果术后有严重的疼痛或者疼痛持续几天，应及时和治疗医生联系。

8. 根管治疗为何能保存牙齿？

根管治疗过程中，医生会去除感染牙髓，清洁成形根管，并严密封闭。根管治疗后，进行充填修复或者全冠修复，起到恢复牙齿形态和保护的作用。这样，就能像其他牙齿一样正常行使功能。

9. 根管治疗可能出现的问题及对策

考虑到牙齿根管系统的复杂性，操作技术的敏感性等因素，根管治疗的成功率并非百分之百。治疗后数月或者数年后可能再次出现感染和疼痛，则需考虑根管再治疗或者手术。若治疗后未能及时修复，容易出现牙齿折断、劈裂以及牙根折裂，根据折裂的范围，缺损的大小，有可能需要拔除。

通过以上几个问题的详细解答，相信你对于根管治疗有了不一样的认识。总之，随着治疗技术及手段的进步，可以在无痛化，舒适化条件下达到治愈牙齿、保存牙齿的目的。

作者简介

姓名：伍小臻

性别：男

工作单位：航天中心医院口腔科

学历及学位：研究生　硕士

技术职称：副主任医师

研究方向：牙体牙髓疾病的诊治

通信地址：北京市海淀区玉泉路 15 号院

邮编：100049

E‑mail：wuyumo@hotmail.com

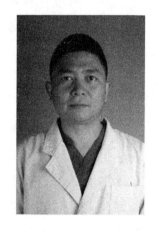

我们的牙齿

唐伟华

一日三餐我们都离不开牙齿，牙齿能帮助我们把食物嚼碎。牙齿不仅带给我们美食的享受，它还有助于发音，没有牙齿发音不准确，说话会漏风；没有牙齿会造成颜面塌陷，有碍美容。可我们对牙齿了解得并不多。

人的一生有两副牙齿，就是乳牙和恒牙。乳牙共有20颗，而恒牙共有28～32颗。乳牙大约在小孩子出生后6个月开始长出，到两岁半左右长齐。而恒牙大约在6岁开始陆续长出，取代乳牙，这时候乳牙开始有次序地松动脱落，到12岁左右换完牙。

牙齿的排列和形状并非是毫无道理地乱长，它完全配合人的食物类型。人是杂食动物，既吃植物，又吃动物，所以前面的门牙形状薄，就像一把切刀，最适合切断食物，另外，它还能配合舌头发出齿音。犬牙形状尖利，专管撕裂食物；前磨牙和磨牙的表面很不光滑，就像一台磨盘，用来研磨食物，食物咬碎及咀嚼后进入肠胃，令身体更容易吸收其中的营养。

从外观来看，牙齿是由牙冠、牙根及牙颈三部分组成。牙冠暴露在口腔中的部分，也是发挥咀嚼功能的主要部分。牙根埋在牙槽骨中肉眼无法看到的部分，对牙齿有稳固和传导咀嚼力的作用。牙颈是牙冠与牙根的交界处，也是牙龈包裹处。

从内部结构来看，牙齿是由牙釉质、牙本质、牙骨质和牙髓组成。

牙釉质包在牙冠的最外层，是人体内最硬的组织，它是一层白色半透明的、钙化程度很高的坚硬组织，硬度仅次于金刚石，是牙齿的卫士。

牙本质是牙齿的主体结构，在牙本质中有很多微细的小管，内有神经末梢，受到刺激时就会有酸痛感。

牙骨质是覆盖在牙根外层的硬组织。

牙髓俗称牙神经，牙齿的营养通过牙髓提供，因为其中有丰富的神经，所以对疼痛特别敏感，当受到外界的刺激时，产生难以忍受的疼痛。因而会有俗语：牙疼不是病，疼起来真要命。

牙齿是长在牙槽骨内的，通过牙周膜（它是一种致密的纤维组织，一端埋入牙骨质，一端连接牙槽骨）被悬吊在牙槽窝中，使牙齿能牢固地固定在颌骨的牙槽窝内，有利于缓冲牙齿承受的咀嚼力。在牙槽骨的表面覆盖着牙龈，它包绕着牙颈部，边缘呈弧形，两牙之间的牙龈呈楔形，称为牙龈乳头。正常的牙龈为粉红色，质韧，微有弹性，故能承受咀嚼压力，耐受食物的摩擦。我们把牙龈、牙槽骨、牙骨质及牙周膜这些支持牙齿的组织称为牙周组织。

这就是我们既熟悉又陌生的牙齿。

作者简介

姓名：唐伟华

性别：女

工作单位：航天中心医院口腔科

现任职务：副主任

学历及学位：本科

技术职称：副主任医师

研究方向：口腔修复

通信地址：北京市海淀区玉泉路 15 号院

邮编：100049

邮箱：tangweihua721@sina.com

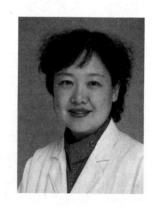

可以治疗口腔溃疡的食物

吴梅清

在我们的日常生活中，很多人受到口腔溃疡的困扰，甚至连喝水、吃东西都很困难。口腔溃疡在过去总被认为是"火气大"的缘故，但是，目前，医学界对它有了新发现。

1. 口腔溃疡的病因

（1）精神压力

精神压力是致病的主要诱因。现代人生活紧张、精神压力大，口腔溃疡是一种因生活形态导致的"文明病"，很多人在过度疲劳后发病。

（2）遗传、内分泌

女性妊娠期发病率低，生理期/更年期发病率高，与激素变化有关。

（3）病毒感染

主要为人类巨细胞病毒、EB病毒。当人体感冒、情绪压力大、身体疲倦或精力不足、免疫力差时，病毒活跃，溃疡就会发作/恶化。

（4）与疾病有密切联系

1）缺乏微量元素锌、铁，叶酸，维生素B12等，营养不良；

2）腹胀、腹泻或便秘引起的消化系统疾病；

3）白塞氏病、系统性红斑狼疮等系统性免疫疾病。因为免疫系统的异常，影响到口腔黏膜组织，引起口腔溃疡。

2. 症状

轻度主要表现为红、黄、凹、痛。溃疡边缘充血、表面有黄白色假膜、中央凹陷，伴有疼痛感，影响语言和进食；重度口舌多处糜烂生疮，疮面红肿，灼热疼痛，甚则口臭、牙龈肿痛；多伴有口渴多饮，尿黄便秘。

3. 危害

复发性口腔溃疡，引起免疫力下降、内分泌失调，是以下疾病的重要信号：

1）全身疾病的一种反映：糖尿病，胃病，血液病，结核病；

2）危重病的症状：口腔鳞癌，红斑狼疮，白塞氏病，克罗恩病。

4. 预防与治疗

1）预防：禁辛辣、烟酒、咖啡、油炸食品；

2）治疗目的：消除炎症、消肿止痛、促进溃疡愈合；

3）治疗方法：吃蔬菜、水果、小麦胚芽，可以清理肠胃，补充维生素和微量元素。

a）喝：

·白菜根疗法：白菜根＋蒜苗＋大枣，水煎服，煮沸后变温可入口；

·苹果疗法：苹果/梨削成片，煮沸，与酒同含片刻再食用，几天治愈；

·核桃壳疗法：将 30～50g 核桃熬水两次，早晚服用；

·木耳疗法：白木耳、黑木耳、山楂各 10g，水煎后喝汤吃木耳，每天 2 次；

·硫酸锌：服用硫酸锌片或硫酸锌糖浆，每天 3 次；

· 可可疗法：将可可粉与蜂蜜调成糊状饮用。

b）漱：

· 浓茶，有杀菌消炎的功效，茶叶中的茶单宁有收敛、促愈合功效；

· 蜜汁，10％的蜜汁含漱，有消炎、止痛、促再生的功效。

c）敷：

· 蒜瓣的透明薄膜，敷在溃疡处；

· 白糖，取少量白糖，敷在溃疡处，每天 2～3 次；

· 蜂蜜，晚饭后，一勺蜂蜜，两天痊愈；晚睡前，筷子蘸一滴，2 小时内见效；

· 将意可贴、庆大霉素、云南白药、六味地黄丸、维生素 C 片涂于患处，可减轻症状。

5. 倡议

远离口腔溃疡，我们应做到：保持良好的个人卫生、保证充足的睡眠，合理营养、规律饮食，保持乐观、豁达的心态，强身健体。

作者简介

姓名：吴梅清

性别：女

工作单位：航天中心医院重症医学科

学历及学位：硕士

技术职称：主治医师

研究方向：急危重症的诊断与治疗

通信地址：北京市海淀区玉泉路 15 号院

邮编：100049

E - mail：wumeiqingsky@163.com

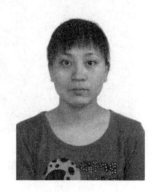

坏牙该拔还是留？

邱艳梅

临床上经常遇到一些患者的牙齿坏了，疼痛难忍，为此找到医生，希望把坏牙拔掉，安装假牙。同时也有一些患者，来了就要求医生不惜任何代价保留他的坏牙，坚决拒绝拔牙。那么坏牙到底是该拔除还是应该保留，这需要经过有经验的医生的全面检查和专业评估，从多方面考虑，确定一个合理的方案，并且达到医生和患者的共识。

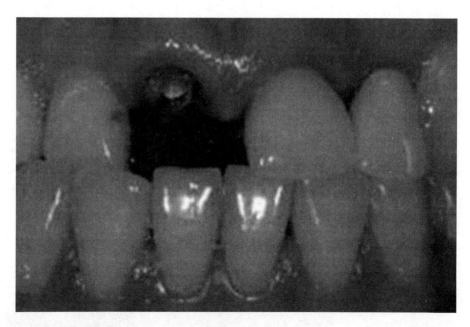

1. 总原则：能保留的牙齿尽量保留

1）牙齿是人体的重要器官，它的保存有利于维持正常的咀嚼、美观、发音等功能。

2）牙根周围的牙周膜是参与咀嚼活动的重要器官之一，保留牙根就保留了牙周本体感受器的作用，保留了天然牙应有的生理辨别能力，能够感觉出力的方向，力的大小，提高咀嚼效率。只要有牙周膜存在，就可辨别食物团块的大小、厚度、硬度、粗细、质地等，而完全除掉牙根，吃东西时会变得麻木，"没有滋味"。

3）牙齿的保存，还可以减少牙根周围骨组织的吸收，进而增加假牙的固位力和稳定性。

2. 牙齿能否保留的判断标准

医生会通过临床表现和 X 光片，主要检查以下几个方面：

1）是否有炎症（如难以治疗的根尖周炎）；

2）牙根长度是否足够（如根短、根吸收）；

3）是否有松动、牙槽骨吸收（如牙周病）；

4）是否影响邻牙和对合牙的健康（如阻生的智齿）；

5）是否利于后期的镶牙计划（如错位牙、多生牙）。

对于炎症可以控制、根长足够、松动及牙槽骨吸收不明显、对邻牙和对合牙不会造成不利影响、有利于镶牙的牙齿，要尽量保留。从修复角度来看，保留残根、残冠，在义齿设计上选择余地更大，修复效果也更好。如果残根残冠被完全处理干净，牙槽骨会慢慢产生进行性萎缩，将来不利于镶牙。

对于不能保留的牙齿，建议拔除，待创口完全愈合后，尽快选择种植牙、固定义齿或者对活动义齿进行修复，以免牙齿长期缺失带来更多的危害。如果强行保留，会适得其反，造成疼痛、炎症、假牙不稳定等危害。

3. 能保留的坏牙又需要怎么处理

能够保留的残冠、残根，可直接进行牙体充填（补牙），或者牙髓治疗（"杀神经"治疗），部分病例可能需要增加做冠延长术、根尖切除术等手术。之后可以进行嵌体、牙冠、桩核冠、覆盖义齿、磁性附着体等多种方式的修复治疗。

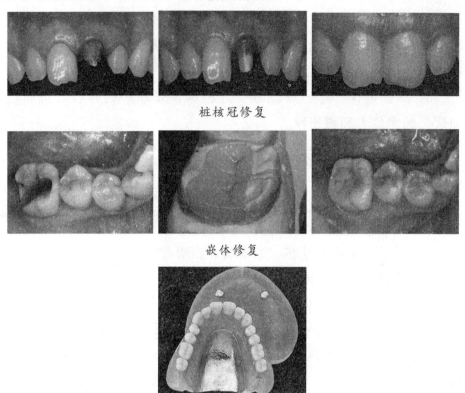

桩核冠修复

嵌体修复

磁性附着体

一些人日常对于保护牙齿不够重视，觉得牙痛不算病，忍忍就过去。往往这样的患者来到医院检查后，发现许多坏牙都无法治疗，需要拔除。为了避免出现这样严重的后果，大家平时应注意口腔卫生，认真刷牙、使用牙线，定期做口腔体检，有问题及时就医，尽早治疗与修复。

作者简介

姓名：邱艳梅

性别：女

工作单位：航天中心医院口腔科

学历及学位：研究生

技术职称：副主任医师

研究方向：口腔全科

通信地址：北京市海淀区阜成路 8 号院

邮编：100049

E-mail：2592379022@qq.com

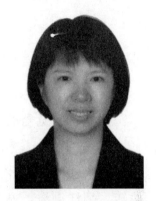

耳朵与眩晕

李声凯

我是耳朵，你们了解我吗？

什么，听觉器管而已？

唉……！小看我啦！我还有其他很大的本事呢，那就是位置觉、平衡功能，当我这方面功能出现故障了会怎么样：眩晕！天眩地转、翻江倒海、站立不稳、不能行走，是不是比失去听力还要痛苦啊？

这得益于我的两大法宝——前庭感受器和耳蜗，它们共同组成了蜗牛状结构。前庭感受器司位置觉及平衡功能，耳蜗司听觉。

前庭感受器包括半规管和耳石器。半规管是三个相互垂直的半圆形的管子，里面装着液体（叫内淋巴液），主要司理角加速运动，当身体转动时，由于内淋巴液惯性滞后，与半规管产生相对运动，引起了位于半规管一端壶腹嵴嵴帽的运动，最终牵拉嵴帽下面毛细胞的纤毛，毛细胞把纤毛倾倒的方向、受牵拉的力度合成特定的信号，传给与其相连的前庭神经，传入中枢。耳石器主要有椭圆囊和球囊组成，主司直线运动。囊中也盛着内淋巴液，囊斑毛细胞的纤毛上有一层耳石膜，膜上嵌着耳石，耳石膜在淋巴液内移动牵拉纤毛移动，毛细胞把牵拉的方向和强度合成信号，经前庭神经传入中枢。在静止状态时，毛细胞也没闲着，对中枢持续发出静息的信号。中枢对双耳的信号进行整合分析，对运动和姿势做出判断，并对全身肌肉发出指令，维持平衡。这个过程是非常复杂、非常精细的，所以上述任何一个结构、任何一个环节出现问题就会出现位置觉和平衡功能障碍，这时中枢就出现了运动错觉或幻觉——眩晕，因为根源在耳，所以称为耳源性（或前庭性）眩晕。耳源性眩晕占眩晕的 30%～50%，要重视我哟！引起耳源性眩晕的疾病很多，如良性位置性眩晕、梅尼埃病、前庭神经炎、突发性耳聋、前庭性偏头痛等。最常见的是良性位置性眩晕，也叫耳石症，占耳源性眩晕的 20%～30%，居眩晕单病种首位。下面就让你们看看耳石症的真面目吧。

如果耳石膜上的耳石脱落，很容易漂入半规管（椭圆囊与半规管相连），这就发生了最常见的眩晕——耳石症，当头活动时，特别是沿进入耳石的半规管方向运动时，由于混入耳石的内淋巴液其运动力学改变，对毛细胞产生异常刺激，双耳发出的信号不平衡、不谐调，表现为在后躺、起床、弯腰低头、翻身、转头等头位变动时，诱发短时较剧烈的眩晕，可伴有恶心、呕吐、出汗、面色苍白等。其治疗比较简单，但非常有效，绝大多数患者通过一系列的身体和头位的转动，让耳石从半规管转回椭圆囊，眩晕就消除了，可以不用药。

现在你认识我了吧——小耳朵，大功能！

作者简介

姓名：李声凯

性别：男

工作单位：湖北航天医院耳鼻咽喉科

学历及学位：本科

技术职称：副主任医师

研究方向：耳鼻喉疾病

通信地址：湖北省孝感市北京路 36 号

邮编：432000

E－mail：Kaity@126.com

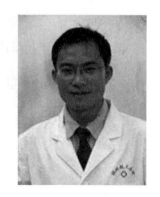

认识鼻中隔偏曲

常京文

1. 鼻中隔偏曲是天生的吗

答：不都是，有以下几个原因。

1）发育畸形。鼻中隔之骨和软骨发育不均衡以至畸形，畸形易发生于各部接合处。可呈一侧偏曲，也可能是 S 型偏曲。

2）外伤。外伤导致鼻骨骨折，造成鼻中隔软骨脱位变形，甚至软骨骨折，如不及时复位，可导致中隔偏离。外伤是造成鼻中隔偏曲常见的原因。

3）鼻腔疾病。如果患有鼻窦炎、鼻息肉、鼻腔异物等疾病话，炎症不断刺激鼻腔，肿胀的粘膜不断压迫鼻中隔，也会导致鼻中隔发生偏曲。

4）其他。小儿腺样体肥大、扁桃体肿大等，会影响鼻腔通气，长期张口呼吸会导致颌面骨发育畸形，硬腭高拱，终造成鼻腔底部上台，出现鼻中隔偏曲的现象。

2. 鼻中隔偏曲怎么治疗

答：通过手术矫正才能得以根治，采用药物治疗基本没有什么效果。

作者简介

姓名：常京文

性别：男

工作单位：湖北航天医院

学历及学位：本科

职务：科主任

技术职称：副主任医师

研究方向：鼻窦微创治疗

通信地址：湖北省孝感市北京路 36 号

邮编：432000

E-mail：13886378321@163.com

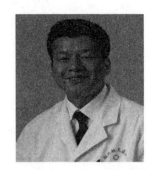

鼻炎知识你问我答

常京文

1. 鼻炎是如何引起的？

答：1）病毒感染是其首要病因，或在病毒感染的基础上继发细菌感染。病毒传播方式主要是经过呼吸道吸入，其次是通过被污染体或食物进入机体。

2）遗传因素：有变态反应家族史者易患此病。患者家庭人员多有哮喘、荨麻疹或药物过敏史。

3）鼻黏膜易感性，其易感程度和鼻黏膜组织中肥大细胞、嗜碱性粒细胞的数量和释放化学介质的能力有关。

2. 鼻炎如何分类？

答：慢性鼻炎长期间歇性或交替性鼻塞，导致头晕脑胀，严重影响睡眠、工作和学习。黏脓性鼻涕常倒流入咽腔，出现咳嗽、多痰。

急性鼻炎初期1～2天。患者常有全身不适、畏寒、发热、食欲不振、头痛等。鼻腔及鼻咽部干燥、灼热感，鼻内发痒，频发喷嚏。急性期2～5天。原有症状加重。成人体温38℃左右，小儿高达39℃以上，常因高热出现呕吐、腹泻、昏迷甚至抽搐。

药物性鼻炎：长期使用各种伤害鼻黏膜的鼻炎药物或激光、手术，导致鼻腔持续性鼻塞，时常流鼻血。

萎缩性鼻炎：呼吸恶臭、鼻腔分泌物呈块状、管筒状脓痂，不易擤出，用力抠出干痂时，有少量鼻出血。常误以为是感冒的初期鼻炎。

肥厚性鼻炎：持续性鼻塞，常较重，鼻涕不多，呈黏液性或黏脓性，一般有不同程度的头痛、头晕和嗅觉减退。

过敏性鼻炎：鼻塞程度轻重不一，多突发性出现，鼻涕清稀，量多，常伴有鼻痒、喷嚏频发等症。

血管运动性鼻炎：症状与过敏性鼻炎相似，发作突然，消退迅速。

3. 鼻炎如何防治

答：1）病因治疗。找出全身和局部病因，及时治疗全身性慢性疾病、鼻窦炎、临近感染病灶和鼻中隔偏曲等。改善生活和工作环境，锻炼身体，提高机体抵抗力。

2）局部治疗。a）鼻内用糖皮质激素慢性鼻炎首选用药；b）鼻腔清洗鼻内分泌物较多或较黏稠者，可用生理盐水清洗鼻腔，以清除鼻内分泌物，改善鼻腔通气；c）鼻内用减充血剂可选用盐酸赛洛唑啉喷雾剂，连续应用不宜超过 7 天。若需继续使用，则需间断 3～5 天。禁用滴鼻净，因已证实其可引起药物性鼻炎。

作者简介

姓名：常京文

性别：男

工作单位：湖北航天医院

学历及学位：本科

职务：科主任

技术职称：副主任医师

研究方向：鼻窦微创治疗

通信地址：湖北省孝感市北京路 36 号

邮编：432000

E-mail：13886378321@163.com

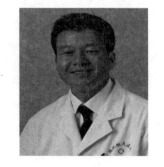

认识耳石症

单 瑛

耳石症又称良性阵发性位置性眩晕（BPPV）。主要表现为反复的与头位相关的短暂眩晕发作。临床较为常见，但又了解甚少。往往会让人首先想到脑血管病、颈椎病等，造成诊疗时间长、治疗效果不理想。殊不知这是"脱落的耳石"在作怪。

众所周知，耳朵是听觉器官，其实，它还是平衡器官。在耳内调节身体平衡的重要结构之一球囊、椭圆囊内有感受重心变化的碳酸钙盐结晶，俗称"耳石"。当一些致病因素导致耳石从原来的位置上脱落，脱落的耳石就会在内耳处被称为内淋巴的液体里游动。当人体头位变化时，游动的耳石刺激半规管毛细胞，导致平衡失调，引起眩晕。

耳石症是引起短暂性眩晕发作的常见疾病之一，它是一种具有自限性的前庭周围性疾病。可见于各年龄段，老年人多见。其病因分特发性和继发性。特发性是指目前病因不十分明确，临床较多见；继发性可在头部外伤、病毒性迷路炎、梅尼埃病、偏头痛或内耳手术后出现。其发病突然，当头位快速移动至某一特定的位置时，激发短暂的、阵发性眩晕以及水平型或旋转型眼震，一般不伴耳鸣，没有明显的听力下降。头晕发作时间短暂，几秒钟或几十秒钟，很少超过一分钟，可周期性加重或缓解。

耳石症的治疗主要采取手法复位。根据耳石异位的半规管的不同，采取不同的手法，让脱落的耳石重新回到原来的地方，使它不再刺激神经末梢，自然也就不会头晕了。对于顽固性耳石症、手法复位无效的极少数患者，可考虑手术治疗。

由于大多数人对耳石症认识不足，往往被误诊为颈椎病、梅尼埃病、脑血管病，药物治疗效果不理想。而一些急、重的脑血管病，发病时症状不典型，也极易误诊为耳石症，延误了最佳治疗时机，而危及生命。因此，对于耳石症需要神经内科、耳鼻喉科等有经验的医师进行专业的诊治。

作者简介

姓名：单瑛

性别：女

工作单位：中国航天科工集团七三一医院
　　　　　病案室

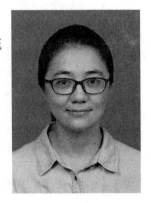

学历及学位：本科

职务：助理

技术职称：主治医师

研究方向：神经内科

通信地址：北京市 7204 信箱

邮编：100074

E - mail：fengyiyang. xiao@qq. com

慢性咽炎那些事儿

常京文

1. 慢性咽炎病因和症状有哪些

答：多因急性咽炎反复发作或治疗不彻底，以及邻近器官病灶刺激如鼻窦炎、扁桃体炎、鼻咽炎、气管炎等引起。烟酒过度、粉尘及有害气体刺激为常见病因。其症状：咽部不适感、异物感、痒感、灼热感、干燥感或刺激感，还可有微痛等。主要由其分泌物及肥大的淋巴滤泡刺激所致。可有咳嗽、伴恶心。

2. 如何预防慢性咽炎

答：1）锻炼身体，增强体质。平时生活要有规律，劳逸结合，多进行室外活动，呼吸新鲜空气。

2）预防上呼吸道感染，防止慢性咽炎急性发作。应注意天气的冷暖变化，在流感易发季节，尽量少去公共场所，以免相互传染。

3）注意口腔和鼻腔卫生。咽位于口、鼻后下方，与口、鼻直接相连，口腔、鼻腔、鼻窦的慢性感染常因病毒、细菌、脓液等波及咽部黏膜而导致咽炎，因此，平时要注意保持口腔清洁，及时治疗牙周疾病。

4）注意饮食卫生，保证身体营养平衡。少吃过热、过冷及辛辣刺激食物，保持大便通畅。如患了咽炎，应及时治疗，不应认为是小病而忽视治疗。

作者简介

姓名：常京文

性别：男

工作单位：湖北航天医院

学历及学位：本科

职务：科主任

技术职称：副主任医师

研究方向：鼻窦微创治疗

通信地址：湖北省孝感市北京路 36 号

邮编：432000

E‑mail：13886378321@163.com

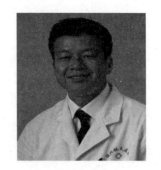

"采耳"不是享受

李声凯

和朋友们聚餐后，到足浴店做个足疗，再采个耳，舒服啊！享受啊！其实你是在找罪受。很多人可能在1个月内出现耳朵痒、渗液或堵塞感，不得不去看耳科大夫。可能得了真菌性（也叫霉菌性）外耳道炎。什么是真菌性外耳道炎呢？最常见的真菌病是"脚气"，这大家不陌生，可以通俗的理解为把"脚气"病带到了耳朵。

真菌广泛地存在于自然界，只有一部分可以致病。足浴技师可能接触了有脚气的人，手和器械又没消毒，很容易把真菌带入外耳道。如果外耳道潮湿，或者轻微损伤（外耳道皮肤薄，非常容易损伤），就会有少许渗液，那么温暖、潮湿，甚至还有点养份的环境正是真菌生长、繁殖的理想场所。

外耳道真菌种类繁多，主要有曲霉菌（又分烟曲霉、黄曲霉及黑曲霉等）、青霉菌、念珠菌、毛霉菌、申克孢子菌等。真菌性外耳道炎的主要症状是痒，再就是分泌物多和耳堵塞感。感染不同的菌种，临床症状也不完全一样，如烟曲霉和黑曲霉的外耳道易产生较多污秽分泌物，那么耳堵塞感、渗液，比耳痒明显；黄曲霉容易在外耳道壁结黄色的痂皮，逐渐增厚，清理后1～2周又结，感觉又痒又堵。若合并细菌感染，则耳痛明显。取外耳道分泌物做普通的细菌培养，就可培养出真菌，并可鉴定出其种类。

在治疗方面，抗生素是无效的，若用抗生素滴耳液则更有利其发展。因外耳道狭小且较深，涂药膏不易操作，且还有引起药膏积蓄成块、堵塞外耳道之虞，一般用抗真菌的水剂，如氟康唑溶液，每天洗耳，真菌较顽固（患过脚气的人都知道），一般连用至少两周才能治愈，中途还要到医院清理外耳道分泌物，以保证用药到位。

其实，大多数情况"耳屎"是不用挖的，因为人在吃饭、讲话等活动时，外耳道可动，能促进分泌物排出，只有在少数情况下，"耳屎"积成团块，甚至栓塞外耳道，才需要到医院去取出。实际上，"耳屎"也是有用处的，它本身有抗真菌作用，而且因为它有气味，是某些小虫子不喜欢的味道，所以还可以防止这些小虫子进入。

作者简介

姓名：李声凯

性别：男

工作单位：湖北航天医院耳鼻咽喉科

学历及学位：本科

技术职称：副主任医师

研究方向：耳鼻咽喉疾病

通信地址：湖北省孝感市北京路 36 号

邮编：432000

E-mail：lkaity@126.com

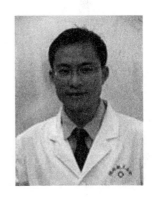

第九篇

肿瘤篇

健康饮食　远离食管肿瘤

张　辉

我国是食管癌的高发地区，食管癌早期症状隐匿，不易察觉。近年来，国内外学者对食管癌进行了大量的流行病学研究，证明不良的饮食习惯可以诱发食管癌，为我们预防食管癌提供了科学依据。哪些饮食习惯我们应该远离呢？

1. 食用硬的、粗糙、过烫、刺激性的食物

食管癌和饮食习惯的关系密切，有些人习惯进很烫的食物和水，或喜欢进过硬或过粗的食物，或辛辣刺激性的食物，或进食很快，这些不健康的饮食习惯极易损伤食管黏膜，是食管癌发病的主要诱因。

2. 食用发酵霉变食物

食管癌有区域性的特点，据调查，我国食管癌高发地区为河南林县、阳城，新疆地区，原因就是他们经常食用霉变的粮食和酸菜，这些真菌产生的毒素直接作用于人体细胞，使之突变致癌，真菌还能促进公认的致癌物质——亚硝胺的形成。研究显示，如从这些霉变食物中分离出的真菌喂养大鼠可诱发肿瘤。

3. 食用腌制食物

腌制食物中含有 N-二甲基亚硝胺等亚硝基化合物，此化合物是一种强烈的致癌物质，除食管癌以外，亚硝胺还能诱发其他脏器的肿瘤，可以称得上是致癌物的老大。流行病学调查发现，食管癌

高发人群中 N-二甲基亚硝基化合物的接触水平明显高于低发区人群。

4. 饮酒过度

很多人都喜欢喝酒，但是喝酒是引发食道癌的重要因素，酗酒人群发生食管癌的危险性比不饮酒者高 10 倍。酒精本无致癌作用，但是可以作为致癌物质的溶媒，特别是既吸烟又饮酒的人，更容易促使致癌物质进入食管黏膜，引发癌变。

5. 营养素的缺乏

饮食中缺乏维生素、微量元素、蛋白质以及必须氨基酸，缺少动物蛋白和新鲜蔬菜，也可诱发食管癌。新鲜蔬菜中含有丰富的维生素 C，是人体不可缺少的营养素，维生素 C 能与摄入人体的亚硝酸及硝酸起作用，防止致癌物质亚硝胺的形成。肉蛋、蔬菜与水果的摄入减少及营养的不均衡，会导致维生素 A、维生素 C、维生素 E、维生素 B2、烟酸、动物蛋白、脂肪、矿物质的缺乏，可能是食管癌的危险因素之一。

俗话说"冰冻三尺，非一日之寒"，食管癌的发生、发展不是朝夕之事。让我们一起养成健康的饮食习惯，远离高危因素，注意生活细节，保持身体健康。

作者简介

姓名：张辉

性别：女

工作单位：航天中心医院外二病房

学历及学位：本科

职务：护士长

技术职称：主管护师

研究方向：临床护理

通信地址：北京市海淀区玉泉路 15 号院

邮编：100049

E－mail：huihui821223@163.com

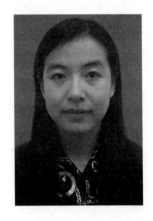

胃癌为何趋于年轻化

何俊娜

胃癌是我国最常见的恶性肿瘤之一，占消化道恶性肿瘤死亡原因的第一位。有资料显示，我国每年新发胃癌患者 40 万人，其中 30 岁以下年轻人患胃癌的比例，在国际上仅占 2％左右，而在我国，这个数字却高达 7.6％。现代中国，随着经济的快速发展，人们生活节奏越来越快。为何会出现这种倾向呢？

1. 胃癌年轻化的危险因素

1）酗酒。近期网络上拼酒的"几斤哥"层出不穷，大有长江后浪推前浪之势，喝出了气势，喝出了霸气，最终拖垮的还是自己的身体。青年人豪饮导致胃壁持续受到酒精的刺激，极易引起胃部慢性炎症及溃疡，最终导致癌变。

2）嗜烟。年轻人中嗜烟的较多，过度吸烟会破坏胃肠道的正常活动，严重损伤胃粘膜，导致胃炎、胃溃疡等多种胃病，最终促发癌变。

3）饮食不当。有些青年人喜食腌制食品和熏烤食品，这些食物中含有较多的亚硝酸盐，在胃内会转变成亚硝胺，有强烈致癌性。

4）精神紧张和生活无规律。现在的青年人工作和生活节奏普遍加快，竞争激烈，心理压力加重，再加上生活无规律，如经常不吃早饭、过度夜生活或饥饱无度，都容易诱发胃病，为胃癌的发生留下祸根。

2. 哪些症状需警惕胃癌

早期胃癌的信号有乏力、贫血、上腹不适、胃部不适、食欲减退、呕吐频繁发生、反酸、消瘦和黑便等。此外，有胃癌家族史的人群也需要密切注意。由于年轻人胃癌以胃窦部及胃体部肿瘤多见，病理组织学检查中发现低分化、未分化的恶性程度最高的粘液腺癌占50％～60％，转移早、进展快、病程短且预后差。确诊的年轻胃癌病例中，呕吐的临床症状占了近40％。由于年轻人胃癌容易误诊，其中最为多见的是误诊为溃疡病，其次为慢性浅表性胃炎，也有误诊为幽门不全梗阻，致使90％的患者确诊时多已属于中晚期，失去了根治时机。

年轻人胃癌易误诊的原因：一方面是青年人胃癌常以上腹痛和消化道出血为多，故易误诊为胃溃疡；另一方面是年轻人胃癌早期症状常常比较隐匿，缺乏特异性表现，易与一般消化系统疾病相混淆。

3. 早期胃癌的诊断及治疗

及时的胃镜检查是诊断胃癌的最好方法。对反复上腹闷胀疼痛、黑便、贫血和消瘦，经常抗炎抗溃疡治疗无效或效果不佳的年轻人，要及早采用胃镜检查。年轻人不能因为对胃镜检查恐惧而拒绝检查，应与医生密切配合做好检查。对于疑似患者或一次检查未能确诊者，应追踪观察和定期复查，以利于及早发现可能的癌变。胃癌的癌前病变是很容易发现和诊断的，如慢性萎缩性胃炎、胃溃疡、胃息肉、残胃炎、疣状胃炎、肠化和异型增生等。因此积极治愈上述疾病也是预防胃癌的重要措施。

对于无症状或仅有胃纳不佳等非特征性消化不良症状的早期胃癌，包括原位癌、小胃癌、微小胃癌等，只有通过胃镜检查才能发现。

4. 远离胃癌从改变自身不良生活习惯做起

为了远离胃癌，日常生活中应该养成良好的生活和饮食习惯，保持充足的睡眠和愉悦的心情，适时缓解精神压力，避免过度劳累，经常锻炼身体；注意戒烟戒酒，嗜好者应限量；腌菜、腊鱼、腊肉等腌制和烧烤食品尽量少食或不食，常食用新鲜蔬果；细嚼慢咽，避免粗糙的食物损伤胃黏膜而引发慢性炎症；养成按时进餐的习惯，睡前不宜饱餐。

作者简介

姓名：何俊娜

性别：女

工作单位：中国航天科工集团七三一医院
　　　　　消化及血液内科

学历及学位：研究生　硕士

技术职称：主治医师

研究方向：糖尿病的相关研究

通信地址：北京市 7204 信箱

邮编：100074

E - mail：hejnn1980@sina.com

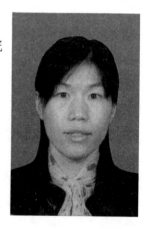

及早发现大肠癌的手段

朱元民

　　大肠癌的及早发现，主要是通过大肠癌的筛查来进行。最简单也没有痛苦的办法是进行粪便潜血的化验。如果大肠发生了肿瘤，肿瘤表面容易出现糜烂溃疡等，会出现出血。出血量多的时候，根据出血部位不同，粪便颜色呈鲜红、暗红或柏油样（黑便），均称为便血。这时候不用化验了，直接考虑接受结肠镜的检查，了解出血的原因。当然便血最常见的原因是痔疮，痔疮出血一般发生在排便过程中或便后，呈滴血或喷射状，血色鲜红，血与粪便不混合，一些大肠癌的患者往往把便血误以为痔疮出血，延误了诊断。如果出血量少，大便的颜色和正常一样，可借助粪便潜血试验。便潜血化验是目前应用最为广泛的筛查大肠癌及癌前病变的方法之一，其敏感性为 47%～87%，但对早期大肠癌的敏感性较低，有的报告阳性率不到 30%，所以粪便潜血通常需要连续几次化验以提高敏感性，即使结果为阴性，也不能完全排除病变的可能。不过足够的研究表明，通过粪便潜血化验，能够显著提高大肠癌的检出率，降低人群大肠癌的发病率。

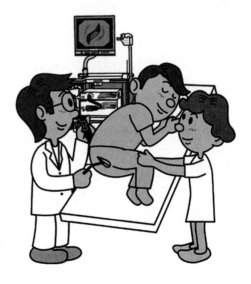

　　全结肠镜检查是早期诊断大肠癌和大肠腺瘤最有效的手段之一，可以早期发现和治疗大肠癌前病变及早期癌。结肠镜检查前

需要喝大量的泻药，把肠道进行清洁，以避免肠道积存粪液影响观察，一般需要排便 5 次以上，粪便呈清水样外观才能达到良好的肠道准备。肠镜检查过程中也是一个痛苦的过程，程度因人而异，与操作者的熟练程度以及患者的个体因素等有关。如有的女性患者形容为生孩子似的痛苦，也有人形容为遭受到严刑逼供，不过大多数人都能耐受下来。从操作难易来说，青中年，体型中等的人比较好操作。由于 1 米左右的结肠镜要通过大肠在腹部呈"?"方向行进，体型瘦的人肠腔弯曲度较大，更容易加重疼痛，肥胖的人肠腔宽松，结肠镜容易成袢，操作难度也较大。为了解决结肠镜检查的痛苦问题，无痛肠镜在很多医院已经开展起来。所谓无痛肠镜就是在患者接受检查前先通过静脉给予催眠药、镇痛药等，患者很快进入睡眠状态，完成结肠镜检查，患者一觉醒来，已经完成了恐惧的检查。结肠镜是大肠癌诊断的金标准。

部分患者认为 CT、核磁等是高科技，对大肠癌的诊断很可靠，其实结肠镜对癌前病变息肉、糜烂溃疡等炎症性病变的敏感性、准确性均显著强于 CT、核磁。CT、核磁诊断的优势不表现在对结肠粘膜表面病变的识别，带着摄像头的结肠镜也是高科技，通过放大、过滤部分光源等功能，分辨病变表面的细微腺体结构以及毛细血管走形等，可以对病变性质做出更准确的判断，对于癌前病变及早癌更能在镜下进行切除治疗，避免手术之苦。当然，对不能耐受结肠镜检查的患者，也可以通过 CT、核磁发现大部分的大肠癌。

近年来很多单位组织体检，肿瘤标志物如癌胚抗原（CEA）、CA199、CA724 等，常常作为肿瘤的筛查指标。事实上恶性肿瘤中晚期阶段肿瘤标志物才会升高，早期癌通常不会升高，所以肿瘤标志物对发现早期癌的意义并不大。导致肿瘤标志物升高的因素并不只是肿瘤，炎症等因素也常引起肿瘤标志物的升高，并且比较常见。

每年体检后，都有部分人发现肿瘤标志物的升高，诚惶诚恐地到医院接受肿瘤的进一步筛查，多数人都没有真正的肿瘤，倒是有些人因此发现了一些癌前疾病。

作者简介

姓名：朱元民

性别：男

工作单位：航天中心医院消化科

职务：科主任

学历及学位：研究生　博士

技术职称：主任医师

研究方向：消化系统疾病

通信地址：北京市海淀区玉泉路 15 号院

邮编：100049

E-mail：zhuyuanmin@sina.com

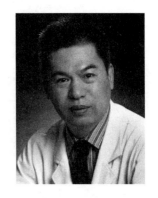

直面结直肠癌

张国慧

1. 结直肠癌的高危因素

结直肠癌——一种结肠和直肠的肿瘤，在美国已经成为了第二名的癌症杀手。结直肠癌的风险随着年龄的增长不断地提高。有一些人，由于个人或遗传的原因，甚至有着更高的风险。令人欣慰的是，结直肠癌是可以预防的，并且如果发现及时，是可以治愈的。

2. 结直肠癌的症状

结直肠癌通常是一个隐匿性的疾病，在发展期间通常没有任何症状，但也可能出现以下症状：

1）便血；

2）排便习惯改变；

3）大便变细；

4）胃部不适（饱胀感和/或胃绞痛）；

5）呕吐；

6）腹泻、便秘，或者感觉排便不净；

7）经常性的腹部胀痛；

8）不明原因的体重下降；

9）直肠出血；

10）经常性的疲倦或者新近出现的小于平时活动量后的疲乏。

如果你出现任何这些症状超过两个星期以上，那么请你马上去医院就诊。尽管并不是每一个出现这些症状的人都有结直肠癌，但长期出现这些症状并不正常，需要进一步检查来找到潜在的病因。

3. 一些关于结直肠癌的自测

你可以回答下列问题来评估你是否有结直肠癌的危险因素。

1) 你的年龄是否处于 50 周岁或以上？

2) 你是否有家庭成员出现过结肠息肉的病史？

3) 你是否有家庭成员出现过大肠癌的病史？

4) 你是否有慢性炎症性肠病，如溃疡性结肠炎或者克罗恩病？

5) 你是否有家庭成员出现过卵巢癌、子宫内膜癌或者是胃癌的病史？

如果以上问题你有任意一项的回答是"是"的话，那么你就具有发生结直肠癌的危险因素。应询问医生是否需要进行一些结直肠癌的筛查（筛查意味着即使你没有出现任何症状也要为这个疾病做一些检测）。

筛查以及健康的生活方式可以让你远离结直肠癌。

4. 六步法降低患结直肠癌的风险

以下方法可降低患结直肠癌的风险。

1) 从 50 岁起，规律进行结直肠癌筛查。如果你有个人或家族结直肠癌或息肉病史、个人其他部位肿瘤史或炎症性肠病病史，应该和医生咨询是否应提前进行筛查。

2) 高纤维饮食。每日从水果、蔬菜及谷物、坚果和豆类食物中获取 20～35g 膳食纤维。

3) 低脂饮食。

4) 吃叶酸丰富的食物，比如绿叶蔬菜。

5) 远离烟草，不酗酒。烟草和酒精与结直肠癌及其他胃肠道肿瘤的发生有关。吸烟者戒烟，不吸烟者拒绝烟草，饮酒者适度饮酒，可降低结直肠癌的风险。

6）**体育锻炼**。每周3～4天，每天至少20分钟的运动，比如散步、慢跑或爬楼梯等，可以帮助降低结直肠癌的风险。

作者简介

姓名：张国慧

性别：女

工作单位：航天中心医院超声科

学历及学位：研究生　硕士

技术职称：住院医师

研究方向：腹部及小器官常见病及疑难病
　　　　　的超声诊断与鉴别诊断

通信地址：北京市海淀区玉泉路15号院

邮编：100049

E - mail：zgh. 33@163. com

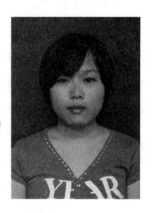

身体内"生态环境"的变化
是大肠癌发病的根源

朱元民

大肠癌的发生主要与环境因素有关。主要的环境因素如西方化饮食、吸烟、饮酒和缺乏运动等。大家都熟悉生态环境这个概念，生态环境与人类的生存和发展密切相关。上述所说的环境因素与大肠癌的发病密切相关，主要是通过影响我们身体的"生态环境"而产生致病作用。这个"生态环境"就是肠道菌群。肠道菌群具有1000种以上细菌，在大肠的细菌数量远远多于胃和小肠的细菌，数量达到100兆亿左右，是人体细胞总数的10倍，包含基因的数目更是人类基因组的100倍左右。所以说人体肠道菌群是一个庞然大物，我们每天排出的粪便中约1/3是细菌的成分。肠道里所有的细菌加起来约相当于身体的一个器官如肝脏的质量。事实上，肠道菌群在医学界里已经被视为人体的一个新的器官。这是因为除了数量庞大以外，肠道菌群也承担了人体许多重要的生理功能，我们每天吃进去的食物中也有着大量的细菌，肠道菌群具有阻止潜在致病菌在肠道的定植，是保证机体防御外来损害的一个重要的生物屏障；对未被人体消化器官消化的食物发酵产生短链脂肪酸，为肠壁细胞提供热量；肠道菌群对婴幼儿免疫系统的建立以及维持的免疫系统的功能都有着十分重要的作用。

肠道菌群紊乱与感染、炎症、过敏性疾病以及一些恶性肿瘤等的发病密切相关，因而肠道菌群被视为具有重要功能的人体"器官"。许多外界环境，如食物、药物、情绪、运动，包括吸烟、饮酒等可以改变人体的肠道菌群，并对人体健康产生影响。中国有句俗话"不干不净，吃了没病"，最近就有学者发现，家里养狗养猫的儿童，肠道菌群的多样性、丰富性要好于其他儿童，哮喘、皮疹等疾病的发病率也相对较低。我国青少年发病率越来越高的炎症性肠病也与儿童阶段过于"洁净"的生活环境有关，导致肠道菌群失调、肠道免疫功能紊乱而发病，这种发病机制称为"卫生学说"。

长期的高脂饮食可以改变肠道菌群结构，一些潜在致病菌数量增加，益生菌数量减少，肥胖的形成可能和一种叫做阴沟肠杆菌的致病菌过度繁殖有关。肠道菌群紊乱导致细菌内毒素过多进入人体循环，在人体外周也造成慢性炎症，与胰岛素抵抗、糖尿病、动脉粥样硬化等疾病有关。另一方面，肠道菌群紊乱，在肠粘膜造成慢性炎症，导致基因学变化或者细菌分泌的毒素直接造成 DNA 损伤，由炎症到腺瘤到癌变逐步发生。与其说肥胖、糖尿病、高血脂等是大肠癌的危险因素，不如更准确地说肥胖、糖尿病、高血脂等与大肠癌都是肠道菌群紊乱后的共同结果。这个共同结果还包括乳腺癌、前列腺癌、子宫内膜癌、胰腺癌等其他恶性肿瘤。运动也可以改变肠道菌群，有研究发现棒球运动员的肠道菌群的丰富性、多样性均好于普通人。另外吸烟、饮酒、药物等也对肠道菌群的结构、多样性造成影响。最近一个观点，卖力工作的人更容易肥胖，肠道菌群的研究也能给一个说法：有研究发现，经常上夜班的护士的肠道菌群更容易肥胖，因为肠道菌群也是生物，也有生物钟，机体工作缺乏节奏，生物钟紊乱，也会影响肠道菌群的生物钟，出现肠道菌群紊乱，导致肥胖，当然也增加大肠癌的发病机会。影响肠道菌群的因素还很多，肠道菌群与大肠癌及其他疾病的关系也仍然不十分清楚，但毋容置疑，肠道菌群就是我们人体的生态环境，肠道菌群是我们健康的"晴雨表"。

作者简介

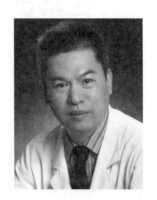

姓名：朱元民

性别：男

工作单位：航天中心医院消化科

职务：科主任

学历及学位：研究生　博士

技术职称：主任医师

研究方向：消化系统疾病

通信地址：北京市海淀区玉泉路 15 号院

邮编：100049

E-mail：zhuyuanmin@sina.com

主动出击是应对大肠癌的良策

朱元民

大肠癌的发病是一个漫长的过程，绝大多数由腺瘤性息肉发展而来，一般要经历十年以上的时间，和许多其他恶性肿瘤一样，大肠癌也可以说是慢性病，并非"不治之症"。大多数息肉患者甚至早期大肠癌患者都可以没有临床症状，只有少数人经过化验发现大便潜血阳性，也就是说只有经过主动检查才可能发现大肠癌的癌前病变及早期癌。经过检查发现癌前病变（如腺瘤性息肉）及早期癌，可经内镜下切除治疗，达到治愈或长期生存的目的。如果等到症状出现，则有可能是中、晚期大肠癌，需要接受手术、化疗等，花费巨大且预后不良，局部进展期和转移性大肠癌5年生存率分别为71.9%和12.5%。而早期大肠癌则可以高达95%以上。

癌症是可以治愈的疾病，也可以是束手无策的不治之症，癌症可以做到防患于未然，也可以是晴天霹雳的噩耗。大肠癌是你无法降服的恶魔还是你可以击败的纸老虎，关键在于您是否接受大肠癌的筛查。美国从20世纪80年代开始，针对50~75岁成人进行大肠癌筛查，2010年成人检查率已达59%，大肠癌死亡率已下降近50%，研究显示大约63%的大肠癌死亡要归因于不进行检查。说明大肠癌的筛查有非常显著的效果。对付发病率不断攀升的大肠癌的良策就是积极开展无症状人群筛查，及早发现癌前病变及早期癌症患者，是降低大肠癌发病率、提高生存率的关键。我国目前只有少数城市针对少量人群开展大肠癌的筛查活动，所以绝大多数人需要自己来医院进行大肠癌的筛查，也就是个体筛查或称为伺机性筛查。医生进行结肠镜检查时，本着"发现一例早癌，挽救一个生命"的精神，不断改进技术，提高经验。如果您已经具有了大肠癌的高危因素，本着对自己、对家人负责的态度，也应该积极地接受大肠癌的筛查。那么哪些人应该进行大肠癌的筛查呢，当然就是我们前面说的那些具有大肠癌发病危险因素的高危人员。高危人员在普通人群中占有比较高的比例，2015年上海178万人接受筛查，高危人群达34万人，确诊大肠癌2100人。

《中国早期结直肠癌及癌前病变筛查与诊治共识（2014）》建议筛查的目标人群包括有便血、黑便、贫血、体重减轻等大肠癌报警症状的人群以及50～74岁的无结直肠癌报警症状人群。

有以下任意一条者视为高风险人群：

1）大便潜血阳性；

2）一级亲属（父母、兄弟姐妹）有结直肠癌病史；

3）以往有肠道腺瘤史；

4）本人有癌症史；

5）有大便习惯的改变；

6）符合以下任意2项者：慢性腹泻、慢性便秘、黏液血便、慢性阑尾炎或阑尾切除史、慢性胆囊炎或胆囊切除史、长期精神压抑，有报警信号（如便血、贫血、体重下降）等。另外年龄（如超过50岁）、长期较多进食红肉（猪肉、牛肉、羊肉等）、低纤维类饮食、缺乏运动、长期吸烟、饮酒患者、具有代谢综合征因素如肥胖、糖尿病、高血脂等，也都是大肠癌发病的危险因素。

作者简介

姓名：朱元民

性别：男

工作单位：航天中心医院消化科

职务：科主任

学历及学位：研究生　博士

技术职称：主任医师

研究方向：消化系统疾病

通信地址：北京市海淀区玉泉路 15 号院

邮编：100049

E－mail：zhuyuanmin@sina.com

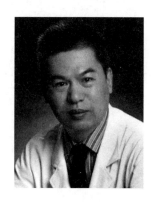

肾盂癌的要点科普

张　保

1. 肾盂癌是什么

顾名思义，肾盂癌就是肾盂发生的癌，癌就是癌症，是恶性肿瘤。

2. 肾盂在哪里

肾盂在肾脏里，肾脏外面一层叫肾脏皮质，就是咱们吃的那个"火爆腰花"，腰花就是把肾脏皮质切了花刀。肾脏皮质下面有肾盂。

3. 一个肾脏分为肾皮质和肾盂

肾皮质发生的恶性肿瘤属于肾癌，全称是肾细胞癌；而肾盂里发生的恶性肿瘤是肾盂癌，属于尿路上皮癌的一种，和肾细胞癌科不是一个类型。肾癌和肾盂癌别看一字之差，其实完全是两个疾病，不可混为一谈。

4. 肾盂癌是怎么得上的

肾盂癌的发生是一个多因素、多阶段的过程。抽烟喝酒等不良生活习惯、染料油漆等化工制品都是诱发肾盂癌的因素之一。而且，现代基因组学研究发现，大多数的恶性肿瘤患者体内都存在着某些基因的异常改变，一些平时沉默的致癌基因被激活、另一些平时起作用的抑癌基因失去活性，还有一些基因发生了缺失或突变，综合在一起，就生病了。

5. 得了肾盂癌怎么治疗

肾盂癌的治疗是以手术为主的综合治疗，其中手术切除患侧肾、输尿管和（或）部分膀胱是最关键的治疗，术后医生会根据不同患者的个体情况，推荐一些化疗、放疗、生物治疗和综合免疫治疗等治疗措施，不同的患者情况不同，遵医嘱即可。

6. 切肾治疗

一听手术好害怕，整个人都要瘫软了。那把肾切了，岂不是就一个肾了，会影响生活的吧？能不能不切肾？

生了病就要治，长了疮就要剜。犹豫不决，只会拖延诊治，越拖越不容易治疗。肾里面长了恶性的肿瘤，把肾切掉理所应当，不切肾，瘤子就会以肾脏为基地，繁殖扩张，即可以向周边侵蚀，还可以通过血管、淋巴管等"高速公路"向全身播散，导致其他器官也长肿瘤，最终进入肿瘤恶病质晚期，就是神医也无力回天。中国人自古有"身体发肤，受之父母，不可毁伤"的传统观念。但是，要抓重点，在失去一个长了瘤子的肾脏和保全生命面前，保命要紧，人没了，留下个肾脏也是没用的。这个瘤子不切除，留在体内就是"炸弹"，早切除早踏实呀！

作者简介

姓名：张保

性别：男

工作单位：航天中心医院泌尿外科

学历及学位：研究生　博士

技术职称：主任医师

职务：主任

研究方向：泌尿系结石，泌尿系肿瘤，泌
　　　　　尿系微创技术

通信地址：北京市海淀区玉泉路 15 号院

邮编：100049

E-mail：baoztj@sina.com

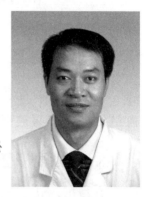

便血：是痔还是癌

李文强

大便出血，简称便血。便血是许多肛肠疾病的前兆信号。而便血最常见和容易被混淆的就是痔疮和直肠癌。

1. 便血要查因

引起大便出血的原因较多，肛肠科疾病引起的便血，属于下消化道出血的一部分。一般说来，便血只是疾病的一个症状，并不是一个独立的疾病。其实血液从肛门排出，便血不一定都是鲜红的，只要消化道出血，粪便颜色从鲜红至暗红甚至黑色（柏油样黑便），都称为便血。要想准确分析出大便出血的原因，需结合其他临床表现，综合检查分析，才能做出正确诊断。便血最容易被混淆的就是痔疮和直肠癌。

便血是痔疮最多见的症状，民间素有"十人九痔"的说法，痔疮是一种比较常见的疾病，而很多有痔疮的直肠癌患者在便血时也误以为是痔疮发作，不以为然，直至发生明显梗阻症才会被确诊。麻痹大意让患者错过了肠癌的最佳治疗时间。直肠癌和痔疮症状最大的相似之处就是大便带血。那么便血到底是痔？还是癌？一般到正规医院进行肛诊或者肠镜就可以分辨。但如果能掌握两者一些基本特征，自己也可以通过一些简单的方法分辨清楚。

结直肠癌是糜烂面出血，就如"墙面渗水"，渗血量小，血液暗红，常伴有蛋清样或脓样黏液。结直肠癌的便血多数为暗红色，一般与大便混杂在一起，表现为持续、不等量的出血，到了中晚期，可出现脓血便。肠癌除了便血的症状外，大便习惯发生改变也是典型的症状，如大便变细、次数增多、有排便不尽感、便秘腹泻交替等应提高警惕去正规的医院进行相应检查。

痔疮是血管出血，好比"水管漏水"，出血量大，血液鲜红。痔疮引起便血一般发生在排便后，呈滴血或喷射状，血色鲜红，血与粪便不混合；痔疮引起便血的出血量多少不一，有的间断大便出血，严重者可每次大便时都出血。

2. 便血需治疗

无论是何种原因引起的便血，在医院确诊后都需要根据病情确定治疗方案。便血的治疗过程中，便血患者应积极配合医生进行治疗，缩短治疗时间。在这期间，有三大禁忌必须要注意：

1）忌烟酒、刺激之物。烟酒或刺激性食品可加重肠粘膜充血水肿。

2）起居调养。便血的患者应注意休息，避免剧烈活动，吃流食或少渣饮食，必要时应禁食，以减少对消化道的刺激。

3）忌用活血药。便血患者在治疗过程中应避免使用活血化瘀药，以免造成出血不止的现象。

肿瘤的治疗讲究早期发现，主动进行肠镜、肛门指诊检查可以大大提高结直肠癌的早期发现率。简单来说，如果结直肠癌早期发现者，生存期可以达到5～20年，甚至终生；如果在中期发现，生存期多数在3～5年；如果肠癌已经发展到晚期，一般的生存期在8个月至1年不等。所以，当出现便血、大便习惯发生改变、短期内不明原因的消瘦、不明原因的贫血等症状，一定要及时到正规医院就诊，而作为一般的健康体检，鼓励45岁以上人群至少每年进行一次肠镜检查。

当然导致便血的原因有很多，例如：肛裂、肠道大息肉、溃疡性结肠炎、克罗恩病、如肠系膜血栓等。所以，提醒大家不能简单的以为便血等同于痔疮又犯了，其他许多原因和疾病也可能导致便血，应该找到问题的根源以后再进行正规的治疗。

作者简介

姓名：李文强

性别：男

工作单位：航天中心医院普外科

学历及学位：研究生　硕士

技术职称：主治医师

研究方向：甲状腺疾病及胃肠肿瘤外科

通信地址：北京市海淀区玉泉路 15 号院

邮编：100049

E - mail：liwen821216@163.com

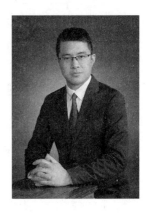

肝脏占位——"化工厂"里的"违章建筑"

吴振宇

2005 年 8 月 30 日，著名演员傅彪在两年内连续经历了两次换肝手术后，终于还是没能战胜病魔，在北京逝世，享年 42 岁。人们在感慨一位优秀演员英年早逝的同时，也认识了一个可怕的疾病——肝癌！

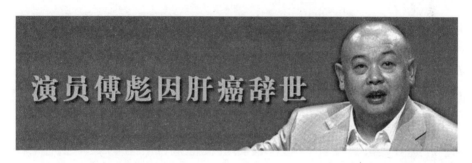

演员傅彪因肝癌辞世

肝癌，我相信绝大多数人听到这个名词，都会变得惊恐不安。然而在临床工作中，如果超声/CT 等影像检查发现肝脏里长东西了，在确定诊断之前，医生们更常用"肝脏占位"这个词。很多人却误认为医生所说的"占位"，就是委婉的表达"癌症"的意思。真的是这样吗？

肝脏是人体最大的消化器官，质量约 1.25kg，悬挂在右上腹腔里。她是体内新陈代谢的中心，据估计，在肝脏中发生的化学反应有 500 种以上。维持我们生命活力的蛋白质、脂肪、葡萄糖、维生素都是在

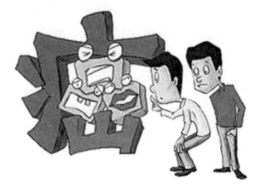

肝脏里合成的，同时它还有解毒、储存、免疫和分泌胆汁等很多功能，所以，我们把肝脏形象的称之为人体的"化工厂"。

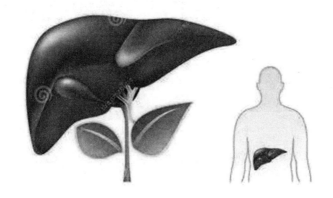

　　肝脏这么重要，若出现了占位病变，长了不该长的东西，一定就是让人闻风丧胆的魔鬼——肝癌吗？就好像"化工厂"里的"违章建筑"，但并非所有的违建都是有危害的，都需要处理的。下面我们来了解一下这些"违建"的真面目到底是什么！

　　（1）常见"违建"之肝囊肿

　　肝囊肿是肝脏常见的囊性良性占位性病变，分为寄生虫性和非寄生虫性肝囊肿。寄生虫性肝囊肿多出现在青海省、内蒙古自治区及西藏自治区等牧区的牧民身上。而我们常说的肝囊肿是非寄生虫性肝囊肿。这种囊肿数量不等、大小不等，生长缓慢，大多数不会引起不适感，一般不需要治疗，每年检查1～2次即可。如果囊肿短期内迅速增大，就有可能出现了囊内出血或巨大的囊肿压迫肝脏周围的器官，另外比较常见的情况是囊肿被细菌污染发生感染，形成肝脓肿，出现了寒战、发烧，这些情况就需要到医院进一步治疗了。

　　（2）常见"违建"之肝血管瘤

　　肝血管瘤是一种常见的肝脏良性占位病变，在自然人群中约占7%，以30～50岁的女性多见，大多数是单发，生长缓慢，很少有不适感，也无需治疗。当肝血管瘤增大到一定程度后，会有腹部压迫感及腹胀、腹痛等。血管瘤体自发破裂非常少见，但生长在肝脏边缘的血管瘤在腹部遭到外伤暴力时有破裂大出血的可能。所以，如果发现肿瘤增长过快或者出现腹痛、腹胀时，需要到医院就诊。当然，仅有 10% 的肝血管瘤患者需要治疗。

可见最常见的肝脏占位病变都是这些既不会恶变，也很少影响身体健康的"无害违建"，不影响"化工厂"的整体运行，

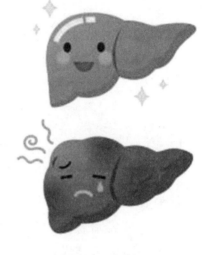

对于这类肝脏占位，我们不用紧张。除非这些"违建"越搭越大，影响了正常的活动空间，才需要清理。

（3）少见"违建"之肝腺瘤、肝脏局灶性结节性增生

这些拗口的肝脏占位病变发病率都比较低，绝大多数是在体检时发现的，都属于肝脏良性占位病变，很少会引起身体不舒服。但在医生眼里，这些占位病变不太容易和肝癌鉴别，而且也有一定的恶变倾向。所以这些"潜在不良违建"，需要严密的观察，或者积极的治疗。

（4）罕见"危害违建"之肝癌

这家伙从出现开始就不是"好东西"，只有及早发现、及早处理，才不至于引起严重后果。

肝癌是世界上发病率最高的 10 种肿瘤之一，全世界每年新发肝癌大约 50 万～100 万例，其中大约一半是发生在我国。但即便如此，肝癌的发病率也是极低的，只有不到 3/10000。由肝细胞发展而成的肝癌，90% 伴有慢性乙型肝炎、肝硬化，称之为原发性肝癌。还有一类肝癌是其他部位的恶性肿瘤转移到肝脏的，称为转移性肝癌。全身约有三分之一的肿瘤都可出现肝脏的转移，比较常见

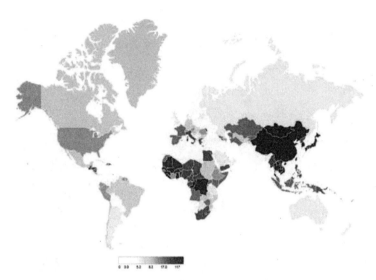

世界肝癌发病率地图：中国最严重（2008年数据）

的是消化道肿瘤、乳腺癌和肺癌等，当然，它的发病率也是很低的。这些臭名昭著的"危害违建"对人类健康危害极大，而且到目前为止，除了早期发现、早期手术以外，医生们仍未找到更好的治疗办法，所以，即使肝癌的发病率很低很低，也能引起人类极大的恐慌。

说了这么多，只是想让大家有个概念，肝脏占位并不是肝癌的

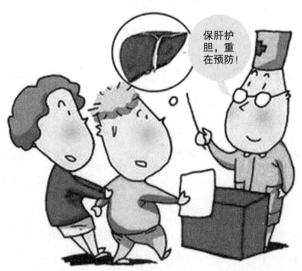

代名词，大可不必闻之色变。当然，随着环境、食物污染的日益严重、人们生活方式的改变，导致肝脏疾病的发病率逐年递增。需要提醒大家的是：膳食均衡、不抽烟、少喝酒，劳逸结合、多运动，按时接种乙肝疫苗，定期到医院体检，才能防患于未然。

作者简介

姓名：吴振宇

性别：男

工作单位：航天中心医院肝胆外科

学历及学位：研究生　博士

技术职称：副主任医师

研究方向：肝胆外科

通信地址：北京市海淀区玉泉路 15 号院

邮编：100049

E - mail：wzysurg@sina.com

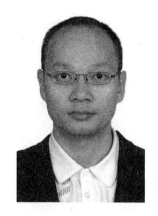

健康呼吸　远离肺癌

窦圣艳

在 21 世纪，癌症被视为人类健康的第一杀手。"谈癌色变"，形象地表达出人们在面对癌症时的恐惧与不安。在我国，肺癌已经成为发病率和病死率最高的肿瘤，是当前社会面临的重大公共卫生问题。

肺癌的发病是多种因素长期综合作用的结果，其中主要包括生活环境因素、人体自身免疫力、代谢功能以及基因因素等。癌细胞每天都会产生，我们的身体每天产生 1000 亿个新细胞，在这些新生细胞中，有极少数部分由于基因的突变而成为癌细胞，如果每天产生的癌细胞不能及时清除，那它们会不断生长，产生"微肿瘤"，从"微肿瘤"发展为最后的癌，要经过相当长的时间。一旦我们身体免疫系统疏于管理，我们自己也没有发现身体上微妙的变化，可以说肿瘤初期的生产是爆发式的。在肿瘤爆炸性生长之后，大量的癌细胞会流窜到身体的其他器官，也就是转移。

尽管肺癌的病因迄今尚不明确，但肺癌的发生一般都有一定的诱因，我们如果做好预防和保健，就可以远离肺癌。吸烟是肺癌发病的主要因素，其与肺癌的因果关系已被国内外大量的流行病学研究资料证实，吸烟人群肺癌发病率比不吸烟者高 10～20 倍，吸烟及周围环境的被动吸烟与肺癌的发生关系密切，不吸烟的女性因丈夫吸烟而患肺癌的危险将增加 30%，因此，控制和禁止吸烟，是预防肺癌的至关重要的措施。另外，防油烟也是重要的内容，厨房油烟与肺癌的相关性已得到研究证实。在日常生活中，油烟机应在炒菜前打开，注意减少爆炒、煎炸等烹调方式，做完菜还要继续开 2～5

分钟的抽油烟机。其次，改善工作场所的通风环境，减少空气中的有害物质浓度，改造生产的工艺流程，减少有害物质的产生，在粉尘污染环境中的工作者，应带好口罩或其他防护面具，以减少有害物质的吸入。在饮食方面也有一定的禁忌，营养为一切生命活动包括人的正常的发育成长提供能量，是新陈代谢、修复损伤的基本原料。健康基本的保障就是营养，不健康的饮食是造成疾病的根源，这其中也包括癌症！癌细胞的主要营养来源就是葡萄糖、蔗糖，所以我们必须要控制血糖，而运动可以稳定血糖，限制癌细胞增长所必需的能量。吃一些高蛋白、营养全面、高维生素、低盐低脂的饮食，忌烟、酒，减少摄入辛辣刺激性食物，如葱、蒜、姜、花椒等，少吃一些油煎烧烤等热性食物。应吃一些富于营养、维生素多的新鲜蔬菜和水果。

有研究认为，心理因素与患肺癌也有密切关系。和癌症关系最密切的情绪就是忧伤。很多癌症患者都是在患癌前，有持续的心理压力过度，特别是忧伤的情绪。癌细胞是厌氧的，而正常的组织细胞的氧的供应是充足的。怎么得到充足的供氧呢？其中很重要的方面就是运动，运动时血循环加快，血红蛋白就可以通过呼吸系统加足了氧量，输入到人体的各个组织器官细胞里去。此外，运动还可以提高免疫功能，增加排毒，抒解压力，一举多得！

无论是对肺癌还是其他系统的癌症，最好的预防方法是有积极向上的生活态度和生活方式，定期进行适量的运动，增强体魄，并且定期进行身体检查，及时了解我们的身体状况。另一方面，在预防肺癌的同时也应对肺癌的早期症状多加了解，这样才能更好地、全面地远离肺癌的侵袭。

由于肺癌早期出现的症状不明显，也难以准确地认识初期癌变的基本规律，大多患者在就诊时病情已经发展到中晚期，治疗效果不理想，所以，定期进行全面的健康体检尤为重要，在中老年人中，尤其是60岁以上这一恶性肿瘤高发年龄的人群中，定期进行肺癌的筛查，检测肿瘤标记物，采用痰病理学检查、分子病理学检查、放射线等无创检查及支气管镜微创检查是肺癌早期诊断的关键，有助于肿瘤的早期发现、早期治疗，肺癌的治疗效果与肿瘤早期发现密切相关。健康体检有助于肿瘤的早期发现，有统计表明，在近几年健康体检中，肺结节的检出率逐年升高，呼吸科门诊经常遇到患者拿着体检报告忧心忡忡地前来就诊。肺结节究竟是什么？和肺癌有什么关系？这是大家很关心的问题。肺结节是指肺内直径小于3cm的密度增高影，通俗讲就是CT上黑色的肺里有小白点。肺结节分为良性结节和恶性结节，前者是感染肺炎、肺结核等痊愈后留下的疤痕，也有可能是良性肿瘤，恶性结节则包括肺癌、淋巴瘤、转移癌等。在肺结节中，只有不到4%的肺结节是癌症。对于单个结节而言，随访两年，如果结节的大小、密度没有发生明显变化，即为稳定结节，可以延长复查时间。但肺内存在多个结节的情况，总观察期需要延长至5年。

　　保持良好的心态和健康生活方式，强化保健意识，开展有效的健康体检，正确对待身体所出现的任何疾病，发现异常及时就医。健康预防和早期发现、早期诊治、综合治疗，对降低肺癌的发生以及提高肺癌患者的生存质量有重要意义。让我们共同携手，健康呼吸，远离肺癌！

作者简介

姓名：窦圣艳

性别：女

工作单位：中国航天科工集团七三一医院
　　　　　医务处

学历及学位：研究生　硕士

职务：助理

技术职称：主治医师

研究方向：呼吸内科常见病及危重症的诊
　　　　　治，肺癌的内科综合治疗等

通信地址：北京市 7204 信箱医务处

邮编：100074

E-mail：douzi814@163.com

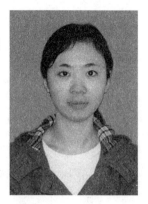

得了甲状腺结节算不算摊上大事？

江　艳

在工作中，经常会遇到患者咨询甲状腺结节的问题，很多患者会因为体检发现了甲状腺小结节而反复的复查、担心、恐慌，甚至谈之色变。没错，中国人在体检时，60％～70％的人都能检查到甲状腺结节，面对甲状腺结节如此高的发病率，您的结节是不是就是癌？到底要不要治疗呢？您检查出甲状腺"结节"了，是否您就摊上大事了呢？

1. 它是一种"善良"的肿瘤：甲状腺癌

随着人们对健康体检的重视及超声诊断技术的发展提高，甲状腺结节的检出率确实越来越高，但是，一个不坏的消息是，虽然甲状腺结节发现率如此之高，但这些结节85％～95％都是良性结节，而且，在剩下的5％～15％甲状腺恶性结节中，又有90％以上是治疗效极好、低度恶性的乳头状癌，多见于35岁左右的人群，有的病例在诊断治疗后30～40年依旧健康。如早发现、早诊断、早治疗，很多患者都可以无瘤生存。因此，有人称甲状腺癌是"良性腺瘤属性"。因此，发现甲状腺结节并不可怕。

2. 怀疑甲状腺癌应该做哪些检查

在甲状腺癌的各项检查中，甲状腺彩超是有效诊断甲状腺癌性价比最高的医学检查技术，一个有经验的超声医生的确诊率可以达到80％～90％，甚至以上。实验室检查对其诊断基本无临床意义，CT，MRI，ECT及PET对直径小于10mm的甲状腺结节难以显

示，对诊断具有特异性的微钙化亦无法准确显示。高频超声可清楚
显示甲状腺实质内＞2mm 的肿块及微钙化，其高分辨率决定了它在
甲状腺结节检查方面的优势，已成为临床评估和处理甲状腺结节的
基石。

甲状腺彩超：低回声、边界不清、形态不规则、纵横比＞1、
边缘呈角，毛刺、血流局限性丰富、微钙化，恶性机会多。

细针穿刺病理检查：超声引导下细针穿刺活检病理检查是明确
诊断、重要和安全的手段，对甲状腺乳头状癌敏感性和特异性近
于 100%。

甲状腺核素显像："热"结节几乎均是良性肿瘤；"温"结节多
数为良性，也可能是恶性；"冷"结节恶性几率相对较多，但不都
是恶性。其中 12%～15% "冷"结节为甲状腺癌。

3. 哪些人应该警惕甲状腺癌

有以下特点的人群，如发现甲状腺结节应予以重视，甲状腺癌
的发病几率较高：

1）头颈部有放射线暴露史。

2）甲状腺癌家族史。

3）甲状腺结节短期内迅速增大。

4）表面不平，与周围组织粘连。

5）甲状腺结节活动程度差、局部淋巴结转移，或有声音改变。

因为早期诊断、早期治疗是甲状腺癌成功救治的关键。定期自
查和查体是发现甲状腺结节的好方法。大家可以在日常照镜子时做
吞咽的动作，如发现随吞咽突出颈部的肿块，尤其是增长迅速的无
痛颈部肿块，伴随声音嘶哑或吞咽困难，或查体时发现甲状腺结
节，应及时去门诊就诊，排除甲状腺癌的可能。

4. 甲状腺癌的治疗

甲状腺癌的治疗是在外科、核医学、内分泌等多科协作的基础

上展开的。对于临床上尚未确诊的病例以医学观察为主，对高度怀疑或组织学确诊的患者，手术是主要治疗方法。

甲状腺结节很常见，恶性结节中，乳头状癌占绝大多数，如诊断及时，处理适当，预后很好，不必恐慌（后附良恶性结节典型超声图片）。

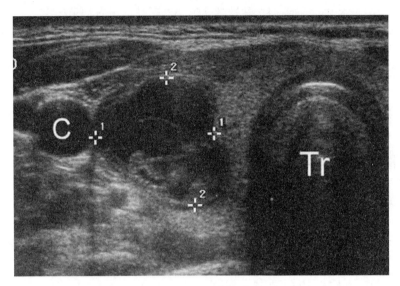

良性结节：边界清，形态规则，内大部呈囊性

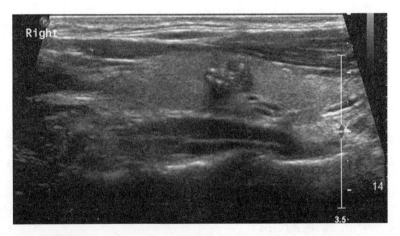

实性结节：边界欠清，形态不规则，内见多发微钙化

作者简介

姓名：江艳

性别：女

工作单位：航天中心医院超声科

学历及学位：硕士

技术职称：医师

研究方向：妇产及小器官超声诊断

通信地址：北京市海淀区玉泉路 15 号院

邮编：100049

E - mail：jiangyan2084@126.com

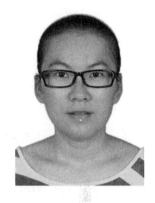

第十篇

过敏及免疫篇

让敏感皮肤不再敏感

朱新华

敏感皮肤是一种局部反应性增高的皮肤状态，属于炎症性皮肤问题，患者特定部位皮肤对轻微的常规外界刺激敏感，对常用护肤品及清洁用品不能耐受，或在长期使用这些产品后皮肤的耐受性降低，出现不同程度瘙痒、烧灼、紧绷、干燥、刺痛、肿胀等症状，严重者可有红斑、脱屑、渗液。面部好发，临床表现差别很大，发展缓慢，可持续多年。其发病机制尚未完全阐明，治疗困难，易复发，导致患者容易对诊疗医生失去信心。

1. 病因及诱因

过分护肤、糖皮质激素滥用、遗传易感性是敏感皮肤的三大重要发病因素。另外，生活环境季节的改变、原发皮肤炎症性疾病、部分医学美容治疗后等也是重要的发病诱因。

1) 过分护肤首先体现在护肤产品的复杂性，其次表现在护肤程序的复杂性，过分的清洁、过分保湿、过分修复均可导致皮肤问题的出现。

2) 护肤品行业中制造商为了追求效果、减少过敏因素，在产品中刻意添加糖皮质激素成分；或者为追求美白刻意添加超量荧光反应物质，从而导致激素依赖性皮炎。

3) 长期慢性紫外线暴露致表皮变薄、表皮粘蛋白含量减低，脂肪酸代谢障碍。

还有许多其他因素均使表皮屏障功能下降，导致跨表皮水分丢失率增加，局部皮肤出现紧绷、干燥甚至脱屑。

2. 敏感皮肤的治疗

敏感皮肤的治疗涵盖了日常护肤习惯的调整，在后面我会详细叙述，这一点最为重要。另外口服抗炎抗组胺药物，外用非甾体类抗炎药膏，如氟芬那酸丁酯软膏、吡美莫司乳膏、他克莫司软膏等都可以减轻敏感症状。也可以选择激光治疗（包括低能量光子治疗、脉冲染料激光、红光、射频治疗）和微针治疗等方法。

3. 敏感皮肤的日常护理

（1）敏感皮肤清洁注意事项

敏感皮肤清洁注意事项表

水的选择	自来水即可,讲究可以过滤一下
水温	20～25℃
洗面乳	减少使用,温和不发泡为宜,且局限在面部 T 区
洗脸刷、海绵	不建议使用
每次次数	不超过一日二次,推荐早上不清洁,晚上清洁
频次	可以隔日或者隔两三日一次
肥皂、香皂	不推荐
理念	拒绝深层清理

（2）日常生活注意

寒风	防寒帽及口罩
温热	环境温度控制
环境温差较大	温度转换迅速时,需要有适应期,例如北方冬天室内到室外,中间过程适当缓慢为宜
紫外线暴露	伞或遮阳帽,防晒霜

续表

摩擦	减少美容院和自己折腾
环境转换	更换化妆品或护肤习惯,准备针对性药物或护肤品

（3）舒缓保湿

减少爽肤水的使用、可以使用活肤泉水，降低爽肤水中有机溶剂对皮脂膜的影响，使用具有舒缓抗炎成分的功能性护肤品。保湿要根据具体的环境选择保湿能力不同的产品，夏季或者潮湿多雾地区使用可以减少，而冬季、干燥地区则侧重于滋润保湿。并注重保湿剂的成分和含量，选择保湿能力和效果好的产品。

（4）防晒

选择合适的防晒指数和剂型是做好有效防晒的前提和基础，当敏感症状比较严重时，可能对防晒产品不能耐受，可以使用打伞戴帽子为主的硬性防晒措施。

（5）护肤品更换和添加流程

初次使用护肤品应非常慎重，事先进行适应性试验，少许涂抹在面颊或耳后区域，过 24～72 小时没有什么不良反应，方可使用。不要在一个时间段内什么护肤品都用，或同时使用多种护肤品，最好不要频繁更换护肤品。如果能在更换前后到医院进行护肤品肌肤监测就更好了。皮肤正在敏感严重时，首先仅用清水洗脸，不适用清洁产品，这样对皮脂膜破坏最小；其次慢慢可以增加唇部化妆品，使用范围小，不引起唇部以外敏感皮肤的反应；随后可以添加眼部护肤品，同样是小范围；接着可以用面部粉底，因为粉底相对安全；必要时使用一定安全有效的保湿产品；随后考虑使用面霜，日霜和晚霜不同时用，先用一种一段时间，无不适再添加。彩妆品就不要使用了。

让我们共同努力，让敏感皮肤不再敏感！

作者简介

姓名：朱新华

性别：女

工作单位：中国航天科工集团七三一医院 皮肤科

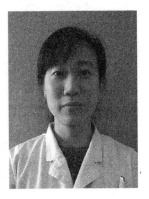

学历及学位：本科　学士

技术职称：主治医师

研究方向：从事皮肤科常见疾病的诊治，尤其擅长慢性荨麻疹，激素依赖性皮炎，银屑病等疾病

通信地址：北京市 7204 信箱

邮编：100074

E-mail：13466559055@139.com

小心光敏性皮炎

张涵婷

冬去春来，草长莺飞，本是万物生发的大好时光，可总有些人在皮肤曝露于紫外线后，出现"光敏性皮炎"。

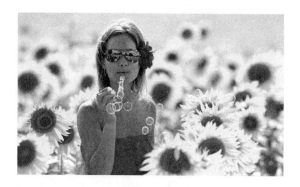

如果我们离不开"空气、阳光和水"，那么就请远离那些光敏性物质。

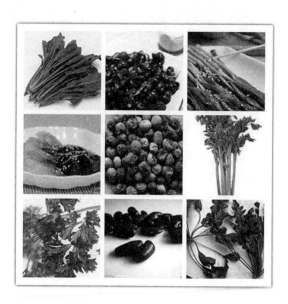

1. 光敏性食物

光敏性食物指那些容易引起日光性皮炎的食物。这些食物经消化道吸收，经血行进入皮肤，如果在这时照射强光，就会和日光发生反应，进而出现裸露部位皮肤的红肿、皮疹，并伴有明显瘙痒、烧灼或刺痛感等症状。含叶绿素高的蔬菜和野菜（灰菜、苦菜）都属于光敏性食物。常见光敏性食物除紫云英、雪菜、莴苣、茴香、苋菜、荠菜、芹菜、萝卜叶、菠菜、荞麦、香菜、红花草、油菜、芥菜、无花果、柑橘、柠檬、芒果、菠萝等植物类之外，还有"光敏性海鲜"，包括螺类、虾类、蟹类、蚌类等。

2. 光敏性接触物

皮肤日常接触的，如美容化妆品、清洁剂中的香料、防腐剂、苯胺及苯胺类衍生物、染料等。职业环境接触的焦油、沥青及一些苔藓类植物等。外用于皮肤的药物，如补骨脂、白芷、香豆素等。

3. 光敏性口服药

有些药物服用后，在光照刺激下，可引起人体过敏，这类药物被称为光敏性药物。药物致光敏反应的主要表现有：在光照皮肤处出现红疹、水肿，同时伴有瘙痒、灼痛或出现色素沉着，重者可有水疱，水疱破溃后还可形成溃疡或糜烂。具有光敏性的口服药物，如四环素族、灰黄霉素、磺胺类、萘啶酸、非那根、克尿塞类、氯丙嗪等吩噻嗪类、雌激素等；含光敏物质中药如荆芥、防风、独活、白芷、补骨脂和芸香等。

4. 光敏性皮炎发生的条件

其发生要有两个条件，一是外源性光敏物经皮肤接触或内服吸收，二是皮肤吸收了一定能量和一定波长的光。

5. 光敏性皮炎诊断标准

1）发病前，有明确的一定量的光敏性物质接触史，并受到一定强度和时间的日光照射。

2）皮损发生暴光部位，呈局限性，其形态多种多样，可表现为水肿性红斑、丘疹、斑块、结节，随病情可伴脱屑和色素沉着，所有患者均有不同程度痒或灼热感。

3）同工种、同样条件下大多数人发病。

4）皮损始发于受日光照射后数小时内。

5）脱离接触光敏物质或避免日光照射后，皮炎消退较快，局部可留有不同程度的色素沉着。

6）必要时可做光斑贴试验，呈晒斑样反应。

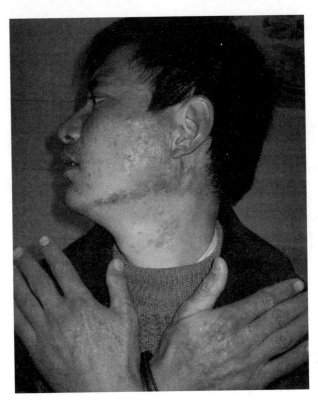

6. 日常护理

1）远离光敏性物质，生活中尽量避免或减少对光敏性物质的接触。

春光大好时节，不管你是否属于光敏性体质，都要注意少吃光敏性的食物，以免引起不必要的光敏性反应。当然，已经产生光敏性皮炎反应的人，立刻、马上停止食用该种光敏性食物。

有过光敏反应史的人在服用药物时，尤其要慎用光敏性药物，看病时应主动告诉医生，尽量不使用该类药物。出现皮疹后要立即停药，必要时尽快寻求皮肤科医生的帮助。

2）防晒、防晒、防晒。这是吃了或接触了光敏性物质后最直接也是最必要的对策了，十八般防晒武器都用上吧。

7. 特别提示

如果无法避免滴服用了光敏性药物，在使用药物期间及停药后5天内，尤其要严格注意避免接触阳光或紫外线的照射。

8. 医学治疗建议

可口服药物：

1）抗组胺药物：开瑞坦、恩瑞特、西替利嗪；

2）免疫抑制剂：硫酸羟氯喹；

3）维生素：烟酰胺。

外用药物—对症治疗：水肿渗出性皮疹：湿敷；红斑丘疹性皮疹：激素、免疫制剂；干燥脱屑性皮疹：保湿剂。

切记：

阳光无限好！

只是要防晒！

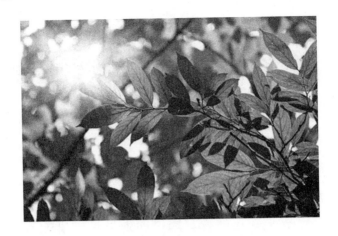

作者简介

姓名：张涵婷

性别：女

工作单位：中国航天科工集团七三一医院
　　　　　皮肤科

学历及学位：本科　硕士

技术职称：主治医师

研究方向：皮肤科常见疾病

通信地址：北京市 7204 信箱

邮编：100074

E - mail：zhzh005@sohu.com

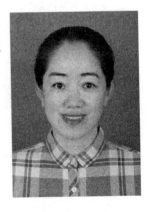

岳麓区男子吃蚕蛹致休克险丧命

刘锦文

现在的吃客什么都敢吃，沙虫、老鼠、蜈蚣、水蟑螂……各种食物千奇百怪，相比这些，吃蚕蛹已经不是什么稀奇的事情。蚕蛹很受市民欢迎，街头巷尾的夜宵摊里随处可见，搭配着啤酒更是美味，很多人对此好奇，都想尝尝鲜。可是你知道吗？蚕蛹不是你想吃就能吃的。

5月8日17：36，在湖南航天医院皮肤科抢救室躺着一位休克的患者，就是因为吃了蚕蛹的缘故，全身出现红斑风团，头晕，畏寒。据主治医生余鑫海介绍，当天，患者被送到医院时已经意识模糊，血压下降、脉搏微弱，脸部浮肿，情况十分危急。经医生现场诊断后确诊为过敏性休克。医护人员紧急为患者进行了抗过敏抗休克治疗，半小时后，患者血压心率逐渐恢复正常。

患者小刘说，蚕蛹是父亲朋友从外地带来的，听说含丰富的蛋白质，父亲专门送到学校给读高中的儿子吃，想让儿子尝尝鲜。当天晚上，宿舍四个同学一起聚餐，大家都吃了，只是有的人吃不惯就吃得少些，有些人喜欢便多吃了几个。但发生过敏性休克的只有小刘一人。

事发当晚，小刘一共吃了10余个，下肚后不到一个小时，出现头晕、恶心、呕吐的症状。因为病症来的突然，考虑到是食物中毒就赶忙来到医院。不料来院半路上就发生了休克，幸亏来院抢救及时，否则后果不堪设想。

吃蚕蛹的人那么多，但发生过敏性休克的只有小刘一人。

对此，余鑫海医生解释，蚕蛹所含的蛋白属于异源性蛋白质，某些过敏体质的患者食入后可导致 IgE 介导的 I 型速发型变态反应，可引起人体过敏，轻者出现全身皮肤灼热，红斑瘙痒，重者可因血管通透性增加出现血压下降，休克甚至昏迷，严重者治疗不及时可危及生命。小刘之前有过吃螃蟹全身瘙痒的病史，属于过敏体质，所以这次进食蚕蛹后出现了休克。

作者简介

姓名：刘锦文

性别：女

工作单位：湖南航天医院

学历及学位：本科　学士

职务：女职工委员会委员

技术职称：护师、助理政工师

研究方向：护理、医院管理

通信地址：湖南省长沙市岳麓区枫林三路
　　　　　189 号

邮编：410205

E - mail：jinwenatwhere@163.com

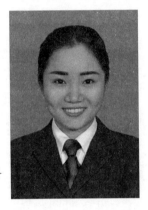

眼睑湿疹是怎么回事？

刘锦文

开春以来，长沙一直阴雨绵绵，近几天有 10 多名眼睑湿疹患者到湖南航天医院看病。专家提醒：眼睑皮肤细薄，容易受到来自外界各种病菌的侵袭，引起眼睑皮肤病，大家要注意保护眼睑皮肤！

家住岳麓区的张女士，眼睛周围一直断断续续地瘙痒不适，起初眼睑有明显的刺痒感和烧灼感，然后皮肤红肿，继而瘙痒难耐，眼睑皮肤粗糙呈鳞屑样脱皮。

各种药膏擦了不少，总不能断根。近几天瘙痒又加重了，才来到湖南航天医院看病，却意外发现，前来皮肤科看病的竟然很多人都跟她情况差不多。

近段时间，几乎每天都有多名眼睑湿疹的患者来皮肤科看病，而往年应该是夏季才是湿疹患病的高峰期，这可能与近段时间气候反复有关。

万物复苏的春季恰逢长沙一直阴雨绵绵，这让眼睑皮肤遇到来自外界的更多威胁。

（1）眼睑皮肤薄嫩

立春后，长沙天气时冷时热，阴雨绵绵，雨天风大，容易破坏皮肤屏障。加上万物复苏，细菌、病源微生物滋生，容易诱发湿疹。

（2）过敏源增加

万物复苏的春季，空气中悬浮着的各种花粉、悬浮物等过敏源增加，这导致患病的几率大大增加。

（3）玩手机

现在男女老少玩手机的时间都普遍增多，可以说手机是 24 小时不离身，手机上沾有的细菌也是不少，当眼睛受累时还习惯用手去揉擦，这样很容易造成眼睑皮肤的感染。

（4）昆虫

春天来了，蚊虫慢慢开始多了起来，一不注意就侵袭到了眼周围，刺激眼睑皮肤导致炎症发生。

（5）化妆品、头面配饰

眼部化妆品、塑料镜框等常致眼睑皮肤过敏，而引起皮肤炎症。

高贵云主任提醒，患者长湿疹后，要早诊断、早治疗，要加强保湿，保护皮肤屏障不受破坏，尽量不要乱用化妆品、护肤品，不要轻易尝试各种偏方，当心适得其反。患病后谨遵医嘱，积极正规治疗。

下面 6 个妙招可预防眼睑湿疹：

1）立即停止对致敏源的使用和接触，加强营养。

2）生活作息要规律，注意劳逸结合。

3）避免刺激因素，湿疹一旦发生，要尽量避免刺激因素，包括搔抓、热水烫洗、肥皂擦洗、饮酒及辛辣食物等，以免加重湿疹的病情。

4）衣着宜宽松，以减少摩擦刺激，勿使化纤及毛织品直接接触皮肤。

5）过敏性体质或过敏性家族史者，尽量避免致敏源和刺激性的食物。

6）加强锻炼，提高自身的免疫力。

作者简介

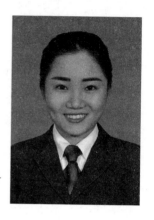

姓名：刘锦文

性别：女

工作单位：湖南航天医院

学历及学位：本科　学士

职务：女职工委员会委员

技术职称：护师、助理政工师

研究方向：护理、医院管理

通信地址：湖南省长沙市岳麓区枫林三路
　　　　　189号

邮编：410205

E - mail：jinwenatwhere@163.com

春季如何预防哮喘？

朱卫华

春季是哮喘的多发季节，在这个季节我们应该如何预防哮喘呢？

哮喘是一种气道慢性炎症性疾病。春季是哮喘的高发季节，哮喘的发病给患者的生活、工作和学习带来诸多不便。长期发作，可导致肺功能损害、肺气肿及呼吸衰竭，严重影响到患者的生活质量。

1. 预防保健

1）首先避免接触过敏原，尘螨、宠物的皮垢、霉菌、花粉、牛奶、禽蛋、蚕丝、羽毛、飞蛾、棉絮、真菌等都是重要的过敏原。有些药物可引起哮喘，如阿司匹林可诱发阿司匹林哮喘，如对此类药物过敏，应避免使用。

2）避免吸入烟、尘和植物油、汽油或油漆等气味以及冷空气，必要时佩戴口罩。

3）春季气候多变，容易微生物感染，注意保暖，避免感冒和上呼吸道感染。

4）避免过度劳累。突击性强烈的或长时间的体力劳动、紧张的竞技性运动均可诱发哮喘。

5）避免精神紧张。情绪波动如忧虑、悲伤、过度兴奋会导致哮喘发作。

6）职业性因素。如制药工业、化工企业中工作的工人，如对某些药物或原料过敏，工作中应注意防护。

2. 饮食营养原则

1）支气管哮喘患者的饮食宜清淡，少刺激，不宜过饱、过咸、过甜，忌生冷、酒、辛辣等刺激性食物。

2）过敏性体质者宜少食异性蛋白类食物，一旦发现某种食物确实可诱发患者支气管哮喘发病，应避免进食，宜多食植物性大豆蛋白，如豆类及豆制品等。

3）饮食要保证各种营养素的充足和平衡，特别应增加抗氧化营养素如 β-胡萝卜素，维生素 C、E 及微量元素硒等。β-胡萝卜素，维生素 C、E 在新鲜蔬菜及水果中含量丰富，微量元素硒在海带、海蜇和大蒜中含量较丰富。

4）经常吃食用菌类能调节免疫功能，如香菇、蘑菇含香菇多糖、蘑菇多糖，可以增强人体抵抗力，减少支气管哮喘的发作。

3. 规律使用治疗哮喘的药物

治疗哮喘的药物分为两大类，第一类为缓解剂，这类药物能迅速缓解哮喘症状，通常在哮喘急性发作时使用，如支气管扩张剂氨茶碱，β2 受体激动剂喘乐宁（沙丁胺醇）等；另一类药物为控制剂，这类药物用于控制和预防哮喘发作，应长期坚持使用，即使患者无症状时，也需每天服药。如患者自觉症状加重等不适，应及时到医院就诊。

作者简介

姓名：朱卫华

性别：女

工作单位：航天中心医院呼吸科

学历及学位：本科　硕士

技术职称：副主任医师

研究方向：呼吸慢性管理

通信地址：北京市海淀区玉泉路 15 号院

邮编：100049

E－mail：piaoxue5658@163.com

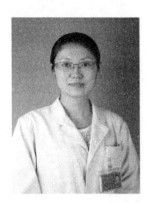

支气管哮喘健康教育宣传

刘玉霜

1. 您了解支气管哮喘吗？

支气管哮喘是由多种细胞，包括炎性细胞（嗜酸粒细胞、肥大细胞、T淋巴细胞、中性粒细胞等）、气道结构细胞（气道平滑肌细胞和上皮细胞等）和细胞组分参与的气道慢性炎症性疾病，这种慢性炎症导致气管十分敏感，当受到各种因素的刺激时，十分敏感的气管发生反应，就出现哮喘症状。

2. 出现哪些情况，可能患有支气管哮喘？

反复发作性喘息，呼气性呼吸困难，胸闷，咳嗽。

常于夜间或清晨发作，可自行缓解或经治疗缓解。

症状发作可由接触动物皮毛、尘螨、花粉引起，也可由气候变化等引起，或发作具有明显季节性。如符合以上两项或更多，则可能患有支气管哮喘，应就医诊疗。

3. 哪些检查可以明确支气管哮喘的诊断？

1）典型的症状；

2）查体可听到弥漫的哮鸣音，呼气相为主，呼气相延长；

3）肺功能检查显示支气管舒张试验阳性，或激发试验阳性；

4）支气管舒张剂治疗有效。

4. 哪些药物可以治疗支气管哮喘？

（1）吸入糖皮质激素或复合制剂

如丙酸倍氯米松、布地奈得、氟替卡松、氟替卡松/沙美特罗及布地奈得/福莫特罗等。

这是治疗支气管哮喘的首选药物，可有效控制气道炎症，缓解症状，减少发作，延缓肺功能恶化。

（2）吸入 β2 受体激动剂

如沙丁胺醇气雾剂、特布他林及福莫特罗等。

这是缓解支气管哮喘急性发作症状的有效药物，但不能替代吸入糖皮质激素，长期大量使用可能降低气道 β2 受体的活性与数量，对疾病治疗不利。

（3）口服药物

β2 受体激动剂，如沙丁胺醇、丙卡特罗及特布他林等。

白三烯受体拮抗剂，如孟鲁司特。

这些均可有效控制支气管哮喘症状，应根据哮喘发作或持续状态的严重程度来选择用药剂量与时间。

（4）全身用激素

口服强地松或静脉使用甲基强地松龙等，用于支气管哮喘严重发作或持续状态的治疗，应根据病情决定治疗方案。

5. 支气管哮喘治疗中常见哪些误区？

（1）误区一：支气管哮喘可以根治

据目前医疗条件，支气管哮喘还不能完全根治。但是，长期有效的治疗可使绝大部分患者能够正常生活工作。

（2）误区二：支气管哮喘发作时需要用抗生素治疗

支气管哮喘的气道炎症与病原体感染所致的炎症不同，因此，抗生素对哮喘症状无缓解，应使用吸入或口服糖皮质激素或 β2 受体激动剂等。但是，若哮喘发作合并气道细菌感染，则应酌情合并使用抗生素治疗。

（3）误区三：使用吸入激素会有依赖性

支气管哮喘的长期治疗方案需要根据病情轻重决定。目前吸入糖皮质激素仍然是中重度哮喘发作治疗的有效而安全的首选药物，其局部作用，全身副反应少，长期使用仍然利大于弊。

作者简介

姓名：刘玉霜

性别：女

工作单位：中国航天科工集团七三一医院
            呼吸内科

学历及学位：本科

技术职称：主治医师

研究方向：呼吸系统常见病、多发病及危
            重症等

通信地址：北京市 7204 信箱呼吸内科

邮编：100074

E-mail：m13522956357@163.com

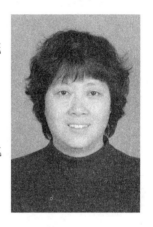

关注皮肤健康　正确认识皮炎

宋　英

1. 什么是皮炎

皮炎是一种皮肤功能障碍性疾病，多因为皮肤对于化学制剂、蛋白、细菌与真菌等各种物质的变应性反应，具有明显的皮肤损害。一般分为接触性皮炎、过敏性皮炎、神经性皮炎、日光性皮炎、脂溢性皮炎、疱疹样皮炎、念珠菌性皮炎、药物性皮炎等几类。多发生在颈后部或其两侧、肘窝、前臂、大腿、小腿及腰骶部等，皮炎往往使人瘙痒难忍，在夜间瘙痒加剧，严重影响睡眠，进而影响工作、学习和生活。如果是发生在脸部等裸露部位，影响美观，患者常感到自卑进而影响身心健康。

2. 皮炎患者日常生活五"忌"

一忌搔抓：搔抓可使皮肤不断遭受机械性刺激而变厚，甚至引起感染。患者越抓越痒，越痒越抓，形成恶性循环，病程因而延长。

二忌热水烫洗：皮炎在急性期时，由于皮内毛细血管扩张，会出现不同程度皮肤红肿、丘疹、水疱。如用热水烫洗或浸泡，会加重红肿，增多渗透液，从而加重病情。

三忌肥皂液：碱性大的肥皂，对皮肤是一种化学性刺激，可使皮炎加重。

四忌刺激性食物：辣椒、酒、浓茶、咖啡等刺激食物，可使瘙痒加重，容易使皮炎加重或复发。

五忌盲目用药：皮炎病程较长，易反复，患者要配合医生耐心治疗。擅自在皮损处涂止痒药，容易加重病情。

3. 皮炎应该如何预防

1）去除病因，远离过敏源。

2）饮食疗法，忌食辛辣及油炸食物，特别是发病期饮食要清淡，忌吃易引起过敏的食物，如酒、海鲜等，多吃新鲜水果或蔬菜。

3）精神要愉快，生活要有规律，不要过度劳累。

4）适当锻炼，选择适合自己的一些活动，如爬山、散步、跳舞等。

5）提高免疫功能，改善体质，提高生活质量。

作者简介

姓名：宋英

性别：女

工作单位：航天中心医院皮肤科

学历及学位：本科

职务：皮肤科负责人

技术职称：主任医师

研究方向：皮肤病

通信地址：北京市海淀区玉泉路 15 号院

邮编：100049

E－mail：songyin7212005@163.com

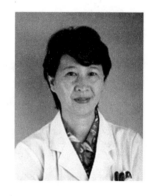

航天科工出版基金资助出版

航天职工健康知识读本

（下册）

邵天民　张　燕　主编

中国宇航出版社

·北京·

目　录

第一篇　心脏篇

第二篇　血压篇

第五篇　老年篇

第六篇　女性篇

第七篇　儿童篇

第八篇　五官篇

第九篇 肿瘤篇

第十篇　过敏及免疫篇

第十一篇　健康管理篇

第十二篇　日常保健篇

第十三篇　合理用药篇

第十四篇　运动饮食减重篇

第十五篇　家庭护理篇

第十一篇

健康管理篇

吃颗小"胶囊"能查胃肠病

崔梅花

消化内镜问世以来，食管、胃和大肠病变的临床诊断已基本不成问题，但由于传统内镜的局限性，常难以到达长 5～7m 的小肠，以至使小肠疾病一直成为消化系疾病临床诊断的"盲区"。此外，传统的胃镜检查需要将"一根细管"从喉咙插进胃里，同时还要不时地转动细管，对于患者而言，确实痛苦难忍，胃、肠镜检查曾经是很多人的噩梦，不少患者难以耐受或因惧怕不愿意接受传统的人工插入式内镜检查，从而耽误疾病的早期诊断和及时治疗，造成不良后果。而现在，患者只需吞下一颗外形似感冒胶囊的特制"胶囊"，就能没有痛苦地检查胃肠疾病。

"胶囊内镜"全称为"智能胶囊消化道内镜系统"。患者在接受检查时，只需要用水服下一颗智能胶囊，它就会通过胃肠肌肉的蠕动，按照胃—十二指肠—空肠与回肠（小肠）—结肠—直肠的路线运行，做个全程的"消化道摄影师"，然后以数字信号传输图像到患者随身携带的记录装置上。整个过程大概需要 8～10 小时，期间患者可离开医院正常工作、生活，吞入胶囊 4 小时后即可饮水进餐。时间到了以后，患者只需送回数据记录仪，医生根据记录仪内的近 8 万张照片，查看食管、胃、小肠、大肠的病变情况并作出及时诊断。检查任务结束后，胶囊会随着粪便自行排出体外，不用担心体内滞留问题；同时胶囊内镜为一次性用品，排出体外后即可丢弃，不存在患者之间的交叉感染风险。

有下列情况的患者或健康体检者适合做胶囊内镜检查：

1) 不明原因消化道出血，尤其怀疑小肠出血者；

2）不明原因缺铁性贫血；

3）不明原因慢性腹痛、腹泻、消瘦者；

4）临床疑为炎症性肠病、肠结核、小肠肿瘤者；

5）其他影像学检查怀疑小肠病变者；

6）经济情况良好的中年以上健康体检者等。

胶囊内镜具有检查方便、无创伤、无导线、无痛苦、无交叉感染、不影响患者的正常生活工作等优点，扩展了消化道检查的视野，克服了传统的插入式内镜所具有的耐受性差、不适用于年老体弱者和病情危重者等缺陷，可作为消化道疾病尤其是小肠疾病诊断的首选方法，被医学界称为21世纪内镜发展的革命与方向。

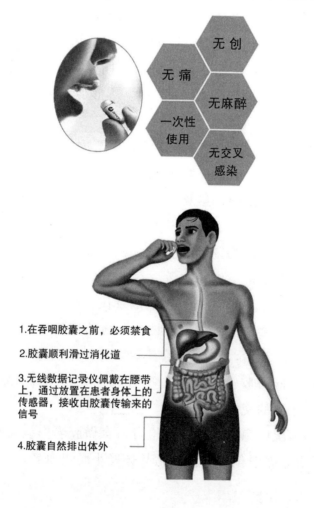

作者简介

姓名：崔梅花

性别：女

工作单位：航天中心医院消化科

学历及学位：博士

技术职称：主任医师

研究方向：消化内科疾病及消化内镜诊疗

通信地址：北京市海淀区玉泉路 15 号院

邮编：100049

E-mail：cuimeih@sina.com

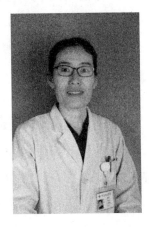

经皮内镜胃造瘘术——经口进食困难者的福音

崔梅花

俗话说"人是铁，饭是钢，一顿不吃饿得慌"。然而在很多种疾病状态下，患者可能失去了经口进食能力，导致营养不良，严重时出现全身器官衰竭。临床工作中就会经常遇到这样的患者：因车祸导致脑外伤经积极抢救，生命体征恢复平稳，但一直昏迷不醒无法进食，患者还有康复的希望，但必定是一个长期的治疗过程，这期间需要充分的营养支持，该怎么办？因脑中风导致球麻痹，出现吞咽困难不能正常进食，或者吞咽时易呛咳误吸，甚至窒息，为了解决营养问题有时经鼻插胃管进行喂养，但时间长了出现食管粘膜糜烂出血，或者返流引起反复肺部感染，该怎么办？患者患口咽部肿瘤不能经口进食了，长期治疗期间的营养问题靠静脉输液不方便也不经济，该怎么办？我们还会遇到很多类似的患者，又该怎么办？目前就有一种新的微创技术——经皮内镜胃造瘘术就为这些患者们带来了福音，为他们的康复提供了最有效的营养支持，为患者的康复赢得宝贵的时间，并极大降低了他们的住院费用。

那么，经皮内镜胃造瘘术到底是一种什么样的技术呢？经皮内镜胃造瘘术是在电子胃镜进入胃腔的协助下，用穿刺针经腹壁穿刺入胃腔，经腹壁将造瘘管置入胃腔内，从而形成胃造瘘，相当于在腹壁上开了一个小口，经这个小口注入食物及营养物质达到治疗目的。胃肠功能正常但不能经口进食的患者，维持营养的最好方法不是静脉输液，既往对于这类患者，通常采用鼻胃管管饲或者外科手术造瘘。鼻胃管营养会对鼻咽部造成长期的刺激和压迫摩擦，引起鼻咽部不适和糜烂；更严重的是，鼻胃管常会引起胃食管反流、食管炎和吸入性肺炎的危险。手术胃造瘘创伤大，费用高，患者住院时间长，而且约三分之一的患者会出现各种并发症，重者可致死亡。经皮内镜胃造瘘术具有无需外科手术和全身麻醉，操作简便、快捷（15～30分钟）、安全、创伤小、便于护理及成功率高等优点，在胃镜室或床边即可进行，患者耐受性高、家属易于接受。经皮内镜胃造瘘术后，无鼻咽部的不适感，胃造瘘管可卷曲固定于前腹壁而不显露在外，对患者来说可保持外表的尊严，患者置管后可以在家"自我喂食"，并正常地参加各种社会活动。这一技术自从1980年由美国医生 Gauderer 始用于临床，目前已被全球广泛接受使用，以色列前总理沙龙和剑桥大学物理学教授霍金等世界名人就是此技术的受益者。经皮内镜胃造瘘术已经成为不能经口进食但需要长期供给营养患者的首选方法。

　　什么样的患者需要经皮内镜胃造瘘术的治疗呢？总的来说，各种原因导致的不能经口进食而胃肠功能尚未丧失，较长时间内需行胃肠内营养支持（通常1个月以上），或不能耐受鼻胃管的患者都适合进行经皮内镜胃造瘘术。临床上较常见的疾病包括：

　　1）各种中枢神经系统疾病造成的吞咽困难，如脑外伤，脑卒中等；

　　2）头颈部肿瘤放疗期间或口腔、颜面、咽、喉大手术前后，不能经口进食需要较长时间营养支持者；

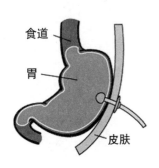
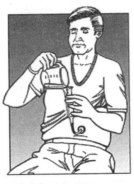
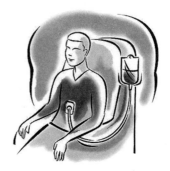

3）外伤或肿瘤造成进食困难；

4）食管穿孔或食管—气管瘘造成的不能进食；

5）运动神经性疾病等。

作者简介

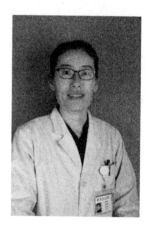

姓名：崔梅花

性别：女

工作单位：航天中心医院消化科

学历及学位：博士

技术职称：主任医师

研究方向：消化内科疾病及消化内镜诊疗

通信地址：北京市海淀区玉泉路 15 号院

邮编：100049

E - mail：cuimeih@sina. com

浅谈胆囊息肉的防治

金昌国

1. 胆囊息肉是什么疾病？

胆囊息肉是指生长在胆囊内壁上，并向胆囊内突出的异常赘生物。胆囊息肉分为好几种，最常见的就是胆固醇性息肉（约占90％）、炎性息肉和腺瘤性息肉。胆固醇性息肉和炎性息肉不会发生癌变，腺瘤性息肉长到一定程度有癌变的可能，癌变几率随着息肉变大而增加。

2. 胆囊息肉有哪些症状？

胆囊息肉大多没有症状，约80％是在例行体检时偶然发现。有少部分胆囊息肉的症状与慢性胆囊炎相似，主要表现为右上腹轻微不舒服，多在进食油腻食物后出现，主要发生于有胆囊颈部息肉的患者，这是由于息肉堵塞了胆囊出口，阻碍了胆汁的正常排出。如果胆囊息肉合并胆囊结石，可以出现急性右上腹剧烈绞痛，疼痛一阵一阵地频繁发生，严重时出现呕吐、发热、尿色深黄等症状。

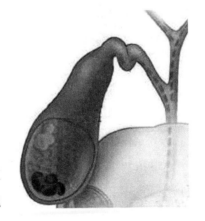

3. 胆囊息肉是由什么引起的？

随着都市生活节奏加快、人们饮食结构的复杂化、饮食节律的非常化以及环境污染的加剧，胆囊息肉的发病率逐渐增高。不吃早餐、饮食规律紊乱、喜好高胆固醇饮食、长期酗酒、过多进食刺激性饮食、电离辐射等都和胆囊息肉的形成有关。

4. 胆囊息肉怎么预防？

（1）按时进餐

不按时进餐可影响胆囊的规律排空，胆囊内未排空的胆汁过度浓缩，刺激胆囊息肉生成。吃好早餐尤为重要，因为夜间长时间未排空的胆汁在早餐期间得到释放。餐间避免吃零食，以防止胆囊不断受到刺激而使息肉加大。

（2）切忌胆固醇摄入过多

胆囊息肉患者应降低胆固醇摄入量，尤其是晚上，应避免进食高胆固醇类食品，如鸡蛋（尤其是蛋黄）、肥肉、海鲜、无鳞鱼类、动物内脏等食品。

（3）荤素适宜

吃得太油腻容易得胆囊息肉，吃得太素同样容易长息肉。蔬菜中富含草酸，草酸摄入过多，与钙结合后容易形成息肉。宜适量摄入高脂肪、高蛋白食物，宜选用植物油，不用动物油，宜多食干豆类及其制品。

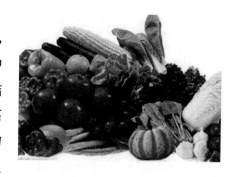

（4）饮食不宜过饱

过饱会增加消化系统的负担，增加胆汁的分泌，使增囊过度收缩，易出现胆囊炎症，反复炎症可促使息肉形成。

（5）禁酒及含酒精类饮料

酒精可直接损伤肝功能，使胆汁的分泌、排出过程紊乱，从而刺激胆囊形成息肉或息肉增长。

（6）注意烹调方法

宜用煮、蒸、烩、炒、拌、汆、炖的烹调方法，不用油煎、炸、烤、熏的烹调方法。

（7）加强体力活动

缺乏运动会导致肥胖，脂肪过多沉积在肝脏出现脂肪肝，影响肝脏合成胆汁的功能，导致胆汁成分异常，刺激胆囊形成息肉。

（8）喝自制药茶

将少许山楂、沙棘、银杏、绞股蓝草放入水杯中当茶饮用，这些草药有疏肝利胆、健脾祛湿的功效。

5. 胆囊息肉需要手术吗？

据统计，0.5%～1%的胆囊息肉可并发胆囊癌，凡息肉大于

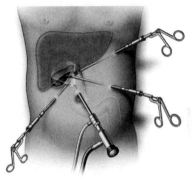

2cm，年龄超过 50 岁，有肿瘤家族史的患者容易发生胆囊癌。因此，出现下面的情况，则需要手术治疗。

1）单发息肉，大于 10mm，蒂粗大者，尤其是位于胆囊颈部，年龄大于 50 岁的患者。

2）多发息肉，伴有胆囊结石，有症状，年龄大于 50 岁。

3）单发息肉，小于 10mm，无症状，观察期间病变快速增大或形态有变化。

4）彩超检查息肉有丰富血供。对直径小于 10mm 的无症状胆囊息肉应间隔 3～6 个月随访检查。

6. 能做保胆手术切除息肉吗？

胆囊息肉的手术方式有胆囊切除和保胆息肉切除。胆囊切除可以治疗胆囊息肉，但是会出现腹泻、胆道结石、胆道损伤、肠癌发

生率增加等问题。保胆息肉切除是手术中进行息肉病理检查，针对良性息肉选择性保留胆囊。以下情况可以保留胆囊：

1）胆固醇性息肉、炎性息肉、增生性息肉；

2）腺瘤性息肉 1～2 级，窄基底，术中可以切净；

3）胆囊底部局限性胆囊腺肌症。

以下情况需要切除胆囊：

1）多发性腺瘤性息肉，腺瘤性息肉 3 级，或腺瘤性息肉 1～2 级，基底宽，无法切净；

2）胆囊息肉癌变；

3）胆囊息肉伴有中重度不典型增生。

作者简介

姓名：金昌国

性别：男

工作单位：航天中心医院肝胆外科

学历及学位：硕士

技术职称：副主任医师

研究方向：肝胆外科疾病

通信地址：北京市海淀区玉泉路 15 号院

邮编：100049

E‑mail：kimchangguo@sohu.com

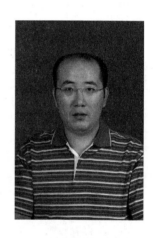

上腹饱胀不适应注意警惕"胃外"疾病

秦玉刚

上腹饱胀不适通常认为是"胃病"的常见症状。胃的良恶性疾病，甚至有时正常人，都可出现上腹部饱胀不适的症状。更应注意的是，上腹饱胀不适目前已是公认的胃癌早期症状之一。胃病很常见，有"十人九胃"之说。因此，人们一旦出现上腹饱胀不适，第一反应就是胃有问题了，接下来就是服用胃药，或去医院胃镜检查。而同样可引起此症状的"胃外"疾病往往会被忽视。

常见的可引起上腹饱胀不适的"胃外"疾病主要是肝胆和胰腺的疾病。肝胆良性病变，如胆石症、肝炎、肝硬化等，或恶性病变，都可因影响人体消化或因导致胆道排泄不畅而引起上腹饱胀不适。2000年以前，胆结石误诊为胃病的情况较多见。但随着体检的普及和完善，胆石症的误诊率已明显降低。

胰腺的恶性肿瘤也是引起上腹饱胀不适的常见病。临床总结发现，上腹部饱胀不适是胰腺癌最常见的首发症状。当肿瘤压迫胆道或胰管，导致胆汁或胰液排出障碍，胆道内压力增高时，可致使胆管和胆囊均出现不同程度扩张，从而表现出饱胀不适感。另外，胰液排出障碍，则可引起消化不良，导致饱胀不适。但因胰腺解剖位置的深在，症状不典型，容易被患者或医生忽视。胰腺癌的症状多与肿瘤位置有关。胰腺不同位置的肿瘤，其主要表现症状往往不同。胰头癌因容易较早引起胆管堵塞，所以主要症状为无痛性黄疸。尽管黄疸出现前，有 $10\% \sim 30\%$ 的患者会有上腹部不适症状，但多轻微，往往忽视。胰颈、体部肿瘤则主要以影响消化功能为主，有时甚至侵犯或压迫胃和（或）十二指肠，出现排泄不畅，因此早期饱胀不适感觉会更明显。胰尾部癌则通常在累及腹膜后神经丛时才出现上腹部不适感。

作者近 3 个月先后接诊 3 例胰腺肿瘤漏诊患者，都因肿瘤压迫消化道导致梗阻时进一步检查才发现胰腺癌灶。此时肿瘤已局部晚期，无法手术切除了。确诊前，3 例患者均有长时间的上腹不适症状，即使胃镜检查结果正常，仍认为是胃的问题，甚至连接诊医生也未进一步考虑胃外疾病的可能，最终导致失去根治手术治疗的机会。

从病理生理原理分析，产生上腹饱胀不适的主要原因是：胃肠动力障碍、消化功能障碍、胃肠道内气体生成过多、功能性腹胀等。也就是说，无论是胃肠疾病或胃外疾病，只要引起以上病理生理改变，就都会出现上腹部饱胀不适。腹部饱胀不适并不是胃肠疾病的"专利"症状。因此，不管是患者或医生，草率地将腹部饱胀不适考虑为胃病是万万不应该的。上腹饱胀不适时不要大意，应该积极就医，首先明确或排除有无胃病，再要警惕胃外疾病的存在，而肝胆胰疾病则需要重点考虑胃外疾病。

人体结构复杂，其感觉既精准又模糊。同一种疾病的症状表现可能完全不同，不同疾病的表现也可能极其相似。因此，切不可被症状的表象所迷惑，应该根据症状，系统、全面地考虑，找出症结所在，千万不能一叶障目。

作者简介

姓名：秦玉刚

性别：男

工作单位：航天中心医院肝胆外科

学历及学位：研究生　硕士

技术职称：副主任医师

研究方向：肝胆胰疾病的诊断及治疗

通信地址：北京市海淀区玉泉路 15 号院

邮编：100049

E‐mail：qinyugang2003@126.com

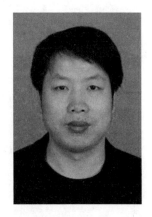

肠道也会"中风"

丁明超

说起中风，人们往往都会联想到脑中风，却鲜有人知道肠道也会"中风"。肠中风是缺血性肠病的俗称，好发于老年人，以男性为主，尤其伴有动脉硬化及心脑血管方面基础病的老人，更应提高警惕。

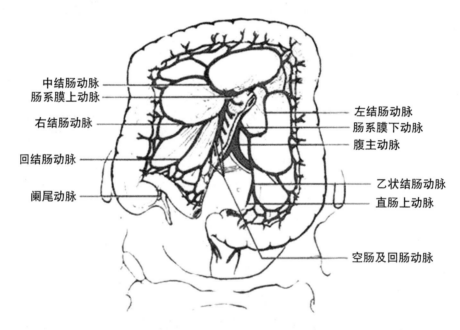

其实，肠中风并不罕见。2006年，年仅68岁的日本前首相桥本龙太郎就是死于这个疾病。人上了年纪，动脉粥样硬化情况就很常见。而且，硬化不仅可能在心脏及脑血管发生，腹腔内脏动脉血管也会逐渐硬化，尤其是腹腔内的肠系膜上动脉和肠系膜下动脉。这两根血管是供给肠道血液的重要命脉。如果这两根血管因硬化严重或外源性栓子脱落至此，阻塞这两根血管的一根，尤其是肠系膜上动脉，则导致肠道血液灌流不足，就会使某段肠道因缺血而发生溃烂、坏死、出血。因为和脑血管发生阻塞称为"中风"的机制类似，所以缺血性肠病俗称"肠中风"。

腹痛和便血是肠中风最突出的表现。部分患者发病急骤，突然发生腹部持续性剧烈绞痛，伴有频繁呕吐。初起时腹软，压痛不明显，肠鸣音存在，与腹痛程度不相称。往往当患者呕吐血性水样物或排出暗红色血便而腹痛有所减轻时，却出现腹部压痛、反跳痛、腹肌紧张，直至发生休克，腹腔穿刺抽得血性液体时，才想到"肠中风"的可能性，但为时已晚。后期则出现腹胀、脉速无力、唇绀、指端青紫、皮肤湿凉等周围循环衰竭征象。

部分患者可转变至慢性期，典型的表现仍是腹痛。很多患者出现进餐后腹痛，腹痛通常出现在进食后30分钟左右，2～3小时达到高峰，有时可以自行缓解，但又会反复发作，病情迁延数月甚至更长。腹痛部位可分为上腹、脐周或下腹部，可向后背放射。腹痛持续程度和持续时间与进食量有明显相关性。部分患者出现肠胀气、便秘、腹泻、恶心、呕吐、日渐消瘦等症状。

因此，60岁以上有动脉硬化的老人一旦出现便血和腹痛，或近期经常饭后腹胀、隐痛，常规治疗无效，且反复发生，体重呈下降趋势，应及时到医院就诊，控制"肠中风"急性发作。

而预防肠中风，最主要的还是控制动脉硬化。老年人应定期复查血压、血糖等相关指标，检查血脂成分、血液流变等项目，控制好饮食结构，营养均衡，饮食应清淡，少吃动物性脂肪，控制好体重。

作者简介

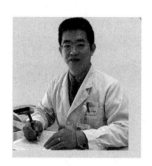

姓名：丁明超

性别：男

工作单位：航天中心医院外周血管介入科

学历及学位：研究生　硕士

职务：科主任

技术职称：主任医师

研究方向：介入医学与血管外科学

通信地址：北京市海淀区玉泉路 15 号院

邮编：100049

E－mail：dmc_zxl@sina.com

体检发现肺部结节如何应对？

赵跃峰

随着生活水平的提高，越来越多的人重视自己的体检。由于技术的进步，体检中关于肺部的检查项目，CT越来越多地取代了胸部X线透视。体检结果发现，许多人的肺部长有小结节，而这些在胸部X线透视时根本不会发现。于是，许多人自然会担心甚至焦虑，到底肺部的小结节是什么？会不会是不好的疾病？会不会和癌症挂上联系？发现肺部小结节后该怎么办？本文就来聊一聊会让人焦虑的肺部小结节。

1. 什么是肺部小结节

肺部小结节并非疾病，而是影像学上的专业名词。医学上把直径3cm以下的肺部小阴影叫肺部小结节，在CT片子上表现为肺部个别出现的高密度阴影。不管做不做体检，大约20％的人的肺部存在着一个或者多个小结节，只是不知道而已。而一般有肺部小结节的人不会感觉到任何症状或者不适，只有体检才能发现。

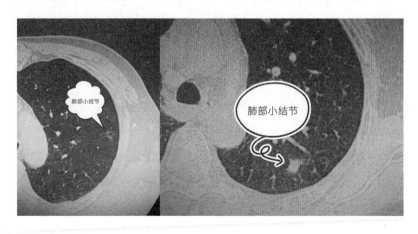

2. 发现肺部小结节不必害怕

其实很多情况可以导致你的肺上生长小结节。如空气中细小颗粒物的吸入，以往感冒后肺部炎症遗留的痕迹，无意中感染过但从来没出现过症状的隐匿性肺结核，肺部霉菌感染，先天性发育异常等。所以，发现肺部小结节并不一定就是有什么问题，不必过于紧张。

3. 肺部小结节和肺癌的关系

虽然发现肺部小结节不必过于紧张，但并不是就不用重视了，毕竟一些肺癌刚长出来时，肺上的表现就是小结节。据文献报道，20%～30%的肺部小结节就是新长出来的支气管肺癌，但是直径小于8mm的肺部小结节，其恶性的可能性只有不到4%，直径大于1cm的肺部小结节，其恶性的可能性占到一半以上。发现肺部小结节后，要留意有没有肺部肿瘤的一些高危因素，如年龄大，长期吸烟史或者二手烟、油烟吸入过多，曾经有其他部位的恶性肿瘤等。但是，即使是肺癌结节，也不可怕，因为早期及时处理，几乎是可以实现痊愈的。

4. 发现肺部小结节该怎么办

如果您体检发现自己肺部有小结节后，可去咨询有经验的影像科医生或者胸外科医生，同时对比自己有无上述的危险因素。直径小于8mm且无肺癌危险因素者，恶性结节的风险相对较低，一般均建议定期随访，复查胸部螺旋CT。医生会根据结节大小及有无肺癌危险因素，采取不同的定期随访策略，一般3个月、半年或者1年复查一次。对于不能排除的可疑分子，可进一步做肺部增强CT或者PET-CT检查，另外还可以抽血做肿瘤标志物的检测。专科医师也会根据结节的影像学特征、随访期大小形态变化等特征判断恶性结节的可能性，必要时会建议患者微创手术或行 CT 下肺穿刺、支气管镜检查等。

　　总之，发现肺部小结节，大可不必自己吓自己，但也要引起一定的重视。在平时生活中，想要远离肺部小结节，自己也要注意从小事做起：不吸烟，避免吸"二手烟"，搞好环境保护，减少环境污染，如不得不处于污染环境中时，要做好防护，烹饪时，尽量采取煮、蒸、炖的方式，避免油锅"冒烟"才炒菜，必要时炒菜戴上口罩。

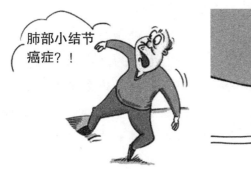 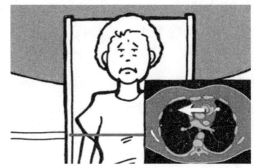

作者简介

姓名：赵跃峰

性别：男

工作单位：航天中心医院胸心外科

学历及学位：研究生　硕士

技术职称：主治医师

研究方向：胸外科疾病

通信地址：北京市海淀区玉泉路 15 号院

邮编：100049

E – mail：zhaoyuefeng1977@sina.com

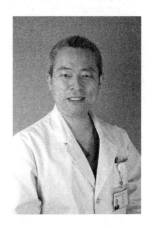

体检发现肺部结节莫惊慌

邹外龙

随着人们生活水平的提高，越来越多的人参加健康体检，特别是胸部 CT 检查，经常会有朋友被医生告知肺里发现有一个"阴影"或"小结节"。听到这样的消息，很多人会惊慌失措，常常把肺部结节与"众癌之王"的肺癌画上等号，个人心理顿时被蒙上了一层阴影，茶饭不思，甚至失眠等。但也有些人不以为然，对体检报告中的定期复查置若罔闻，若干时间后出现肺部症状再来就医，往往已错过最佳手术时机。那么怎么正确对待肺部结节呢？为此我们提醒，一旦发现肺部有小结节，不必过度紧张，也不能不当回事，应该及时找专业医生诊断。

1. 什么是肺部结节

肺部结节是指肺部出现的直径小于 3cm 的圆形病灶，其中病灶直径大于等于 1cm 的称之为大结节，小于 1cm 的称为小结节。初次 CT 检查发现的肺部小结节，80％～90％都是良性病变；肺部小结节内部的密度不同，可以分为纯磨玻璃结节、部分实性磨玻璃结节和纯实性结节。在这三类结节中，恶性病变分别占 18％、63％和 7％。因此体检发现肺部结节，要高度重视，因为仍有患早期肺癌的可能，定期检查必不可少。

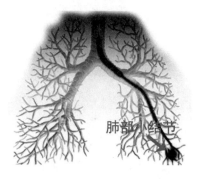

肺部小结节

2. 肺部小结节的可能诊断

肺部小结节并不等于早期肺癌，

肺内很多疾病都会形成结节，良性的如炎症、结核、霉菌、亚段肺不张和出血等。因此针对肺内的小结节性病灶，可能的诊断可以说是多种多样，良性的包括炎性假瘤、错构瘤、结核球、真菌感染和硬化性肺细胞瘤等。恶性的则可能是原发性肺癌或肺内转移癌。

3. 发现肺部小结节怎么办

肺癌筛查人群分为低风险和高风险患者。一般来说，高危人群为年龄 50 岁以上并至少合并以下一项危险因素：

1）吸烟数量≥20 包/年，其中也包括曾经吸烟，但戒烟时间不足 15 年者；

2）被动吸烟者；

3）有职业暴露史（石棉、铍、铀、氡等接触者）；

4）有恶性肿瘤病史或肺癌家族史；

5）有慢性阻塞性肺疾病（COPD）或弥漫性肺纤维化病史。

一旦发现肺部结节，不必过度紧张，可去医院呼吸科或胸外科就诊，医生会根据患者的具体情况选择其他的辅助检查手段，如纤维支气管镜、CT 定位下穿刺、痰细胞检查等进一步明确诊断。根据病情医生会作出判断，进行必要的随诊观察或手术等治疗。

4. 就诊判别的依据

（1）低风险人群

结节直径小于等于 4mm，无须随诊；结节直径 4～6mm，12 个月随诊，如果无变化，可停止随诊；结节直径 6～8mm，6～12 个月随诊一次，如果无变化 18～24 个月随诊一次；结节直径大于 8mm，3、9、24 个月进行增强 CT、PET-CT 或穿刺检查。

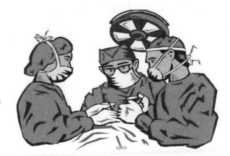

（2）高风险人群

结节直径小于等于 4mm，12 个月随诊，如果无变化，停止随诊；4～6mm，6～12 个月随诊一次，如果无变化 18～24 个月随诊一次；6～8mm，3～6 个月随诊一次，如果无变化，18～24 个月随诊一次；大于 8mm，同低风险人群。

总之，对于肺部小结节，我们既要重视它，但也不必惊慌，依照目前的医疗条件，及时就医，对于需要治疗的结节及时治疗，同时要避免因过于惊慌而过度检查、过度治疗。

作者简介

姓名：邹外龙

性别：男

工作单位：航天中心医院呼吸科

学历及学位：硕士

技术职称：副主任医师

研究方向：呼吸系统疾病

通信地址：北京市海淀区玉泉路 15 号院

邮编：100049

E - mail：zouwailong@sina.com

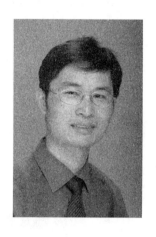

浅谈病理检查

成克伦

　　到医院看病时，有时要做病理检查，它对不少人来说是陌生的。啥是病理检查呢？用大白话讲，就是从患者有病的部位取下一部分或全部病变来检查，最终确定是什么病。临床医师根据病理检查结果，再决定下一步治疗方案。看病时医师作出的是经验性的诊断，不一定完全正确，最终要用病理检查来证实。病理检查一直被医学界冠以"金标准"的美名，是因为目前医学各种检测方法都不如它准确，这种检查是从微观的细胞角度来对疾病进行观察诊断的，是最本原最直接的检查方法。如果医生建议做病理检查，请不要忽视，这是最快捷而准确的方法，是其他检查方法不能代替的。虽然各种医学实验室、内窥镜和影像学等诊断技术突飞猛进，但很多疾病的最后结论，仍然依靠病理诊断，它是最具权威性的。

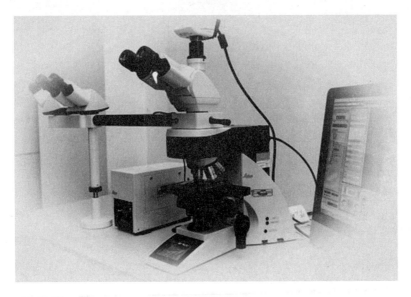

从理论上说，所有疾病都可以做病理检查。但实际看病过程中，要根据病情和部位等情况由医师决定，最常做病理检查的有各种手术后标本、病变部位取下的标本、各种穿刺（如肺穿刺、肝穿刺、肾穿刺等）和内窥镜（如胃肠镜、纤支镜、阴道镜等）取下的小标本等。总的来说，脱离身体的组织都要做病理检查，以明确诊断，减少漏诊和误诊。

病理检查虽然经历了很长时间的发展，但自动化程度不高，很多环节仍需要手工操作，程序之多步骤之复杂，连很多病理科之外的医务人员都不清楚，并不像化验普通血液一样放进仪器很快就能出结果，有时一个疑难的病理，可能就要花上几天功夫，幕后的工作常不为人知。目前国家规定不超出 5 个工作日出报告，一般情况下 2～3 个工作日能得出结果。特殊情况除外，如需要重新取材、重切片、脱钙处理、免疫组化和分子病理检测等。由于疾病的千变万化以及理论和实践经验的差异，不是所有疾病的病理检查都能确诊，根据医院的级别不同，准确率一般在 95％～99％。

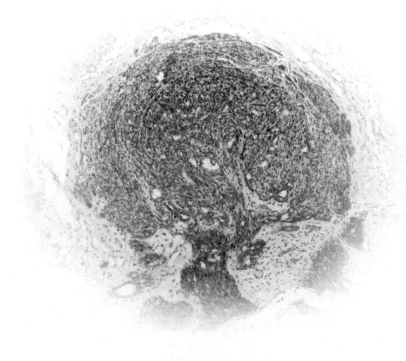

　　病理报告一般分为四种类型。Ⅰ类：完全确诊的病理诊断，直接写出病名，没有任何修饰词，准确性应该是100％。Ⅱ类：不能完全肯定的诊断，通常带有符合、考虑、倾向、可能、提示、可疑和不排除等修饰词，不是完全准确，把握性可能只有百分之几十。Ⅲ类：病变不典型不足以诊断为某种疾病，只能作描述。Ⅳ类：由于某些特殊原因，如标本太少、变性等，无法作出诊断。对于Ⅱ、Ⅲ、Ⅳ类报告，如果怀疑恶性肿瘤，最好作进一步处理，争取最后能确诊。

　　病理检查也可以说是临床医师与病理医师的一种会诊，结果更主要的是给临床医师看的，所以拿到结果后要向临床医师咨询，不要自己看了就算了。如果想要到其他医院病理科会诊也是可以的，按相关规定办理借阅病理资料即可。

　　有时病理报告中会出现免疫组化或分子检测等结果，且多数都是英文标注，这些是为了辅助病理诊断、判断疾病预后或指导治疗而进行的进一步检测，可以向病理医师或临床医师询问其作用。病理报告中还会出现下列词语，如交界性病变，是指介于良性和恶性之间的病变。不典型增生、异型增生或上皮内瘤变，这些通常是一种癌前病变，需要进一步检查处理或随诊观察。

　　还有一种冰冻（冷冻）切片病理报告，属于快速病理诊断报告，做之前需要签患者知情同意书，一般在30分钟内出报告，准确率95％左右，主要为临床医师选择手术范围作参考，术后还要出一张常规病理报告，以后者为准。

　　患者都很关心病理结果的良、恶性，有时为等结果几天睡不好觉，这是可以理解的，但没必要过分焦虑。当看到恶性结果时不要太着急，恶性肿瘤包括癌和肉瘤，也有轻重之分，并不是恶性就无计可施、无药可治，随着医疗技术的不断进步发展，一些恶性肿瘤尤其是早期肿瘤，相当一部分是可以治好或缓解的，良好的心态是抵制肿瘤最好的方法。

作者简介

姓名：成克伦

性别：男

工作单位：贵州航天医院病理科

学历及学位：本科　学士

职务：主任

技术职称：主任医师

研究方向：临床病理学

通信地址：贵州省遵义市大连路 825 号

邮编：563000

E－mail：c－kl@tom.com

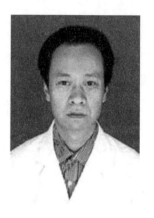

认识微量元素

蒋苨芳

1. 微量元素是什么?

占人体总重量的 0.01% 以下的化学元素，称为微量元素。目前被确定对人体有益的微量元素有 14 种，包括铁、铜、锌、钴、碘、硒、氟、锰、铬、钒、锡、镍、钼、硅，每人每日需要量在100mg以下。铁、锌、铜、碘、硒、锰是大家听说得最多的微量元素，而平时说的"钙"，并不是微量元素。

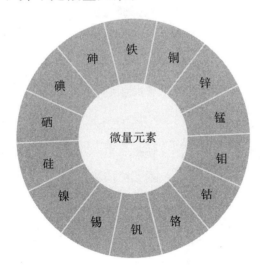

2. 微量元素的作用

微量元素在人体内含量极少，但每种微量元素都有其特殊的生理功能，它们与人的生存和健康息息相关。这些微量元素在人体内一旦缺少或者过多，人体都会出现疾病，甚至危及生命。

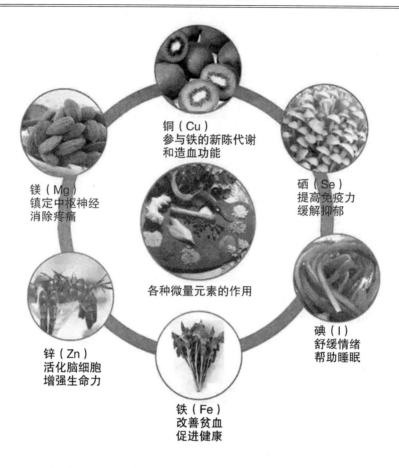

各种微量元素的作用

铜（Cu）
参与铁的新陈代谢
和造血功能

硒（Se）
提高免疫力
缓解抑郁

镁（Mg）
镇定中枢神经
消除疼痛

碘（I）
舒缓情绪
帮助睡眠

锌（Zn）
活化脑细胞
增强生命力

铁（Fe）
改善贫血
促进健康

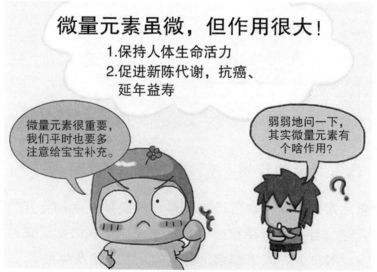

微量元素	微量元素缺乏时的病症	微量元素过多时的病症
铁	缺铁性贫血,易疲倦,工作耐力、学习能力、记忆力降低	血色病,记忆力、食欲减退,骨质疏松
铜	低色素小细胞性贫血,女性不孕、白化病、白癜风	慢性肝病,记忆力减退,容易激动
锌	厌食症、异食症、儿童智力发育不良、原发性男性不育症,口腔溃疡	致胃癌
钴	巨幼红细胞性贫血,老年性痴呆	红细胞增多症,胃肠功能紊乱
碘	地方性甲状腺肿,呆小症,克汀病	高碘甲状腺肿,碘性甲亢,碘中毒,影响儿童智力
硒	地方性心肌病,大骨节病,白内障	硒中毒

3. 微量元素的检测项目

目前国际上对微量元素的检测暂时还没有统一的标准。由于采用不同的检测仪器、不同的试剂,其参考范围也不尽相同,微量元素的检测结果受很多因素的影响,检测结果并不能作为临床诊断的依据,到底微量元素缺不缺,是否需要补,还要结合身体症状来判断。

微量元素	检测项目
铁	血清铁蛋白,转铁蛋白饱和度,血红蛋白含量
铜	血清铜,铜蓝蛋白,头发铜
锌	血浆锌,头发锌
钴	血清不饱和维生素 B12 结合力,血清维生素 B12
碘	尿碘,甲状腺大小,促甲状腺激素

续表

微量元素	检测项目
硒	血浆硒,头发硒

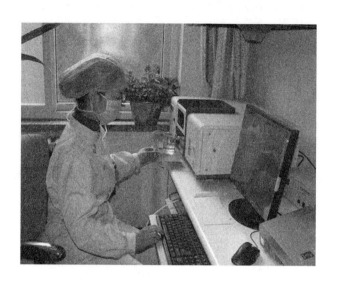

4. 怎样预防微量元素缺乏

平时膳食的合理营养搭配,是预防微量元素缺乏最有效方法之一,同时也是最安全的方法。如果缺乏某种微量元素,可以通过食物进行补充。比如,缺铁可多吃动物肝脏、血制品及肉类;补锌可多吃一些动物肝脏及贝壳类海产品;补碘可通过食用碘盐、海带等补充。但是,补充微量元素并非会有立竿见影的效果,或者说补完马上就能升上来,需要一个长期的过程。

微量元素	补充方法
铁	口服补铁,改善饮食结构
铜	动物内脏、牡蛎、鱼虾,荞麦、核桃、豆制品、黑木耳中铜含量比较高
锌	贝类、肉类、动物内脏是锌的极好来源
钴	动物肝、肾及软体动物中最为丰富

续表

微量元素	补充方法
碘	碘盐补碘，口服碘剂
硒	蘑菇、大蒜、动物内脏、海产品中硒的含量比较高

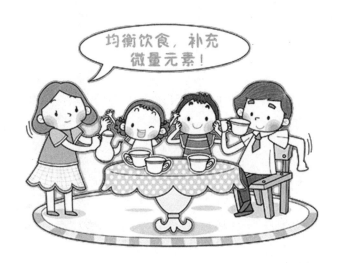

作者简介

姓名：蒋荩芳

性别：男

工作单位：贵州航天医院检验科

学历及学位：硕士

职务：副主任

技术职称：副主任技师

通信地址：贵州省遵义市大连路 825 号

邮编：563000

E－mail：jiangjinfang365@163.com

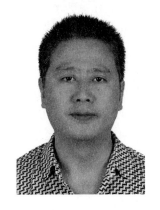

艾滋病怕不怕？

熊　玮

艾滋病怕不怕？怕！

对于艾滋病，几乎所有的人都是谈虎色变。为什么这么可怕？一方面是不了解，另一方面是艾滋病确实可怕。艾滋病病死率很高，进入艾滋病期后平均存活期 12～18 个月。病程 1 年病死率为 50％，3 年为 80％，5 年几乎全部死亡。

艾滋病病毒破坏人体的免疫系统，人如果没有了免疫力，就好像没有了皮肤一样，就算再小心，各种各样的病还是会找上门，常见的像肺孢子菌肺炎、结核、鹅口疮、带状疱疹和各种恶性肿瘤，而且因为人体没有免疫力，药物治疗的效果也不好，得了这些病基本上就只能束手就擒了。

艾滋病这么可怕是怎么得的呀？艾滋病病毒存在于艾滋病患者及 HIV 携带者的体液和器官组织内，感染者的血、精液、阴道分泌液、乳汁、伤口渗出液中含有大量的艾滋病病毒，非常值得庆幸的是，目前公认的传染途径只有性接触、血液接触和母婴传播。握手、一起吃饭、蚊虫叮咬是不会传染的。对于蚊子来说，艾滋病患者的血液只是一种高蛋白的营养液，很快就被消化掉了。

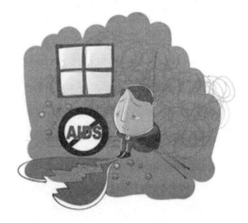

如果不幸感染了艾滋病，也不要吓得以为自己见不到明天的太阳了。从初始感染进展到艾滋病是一个较为漫长的复杂过程，

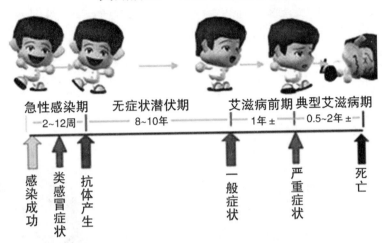

艾滋病是一种慢性进展性疾病

急性感染期　无症状潜伏期　　艾滋病前期 典型艾滋病期

2~12周　　8~10年　　1年±　0.5~2年±

感染成功　类感冒症状　抗体产生　一般症状　严重症状　死亡

这个时间平均9年，短的可能只有数月，长的可达15年。我们将这个过程分为急性期、无症状期和艾滋病期。一次不洁性交后如果感染了艾滋病病毒，通常在2～4周后出现轻微的临床症状，称为急性期，这些症状有：发热、头痛、全身不适、恶心、呕吐、腹泻、关节痛、皮疹、淋巴结肿大等，当然有的人可能根本没有任何的自觉症状，急性期的时候到医院去检查时可能还不能查到艾滋病抗体（HIV抗体），临床上称为"窗口期"，要等到高危性行为后3个月HIV抗体仍为阴性才可以基本排除艾滋病。如果在窗口期，又很想知道自己是否感染了艾滋病毒，还可以进行HIV RNA的测定，这个检查可以提供非常有用的证据。急性期后进入无症状期，此期持续时间一般为8～10年，临床上没有任何的症状，但是具有传染性，也可以从血中查出HIV抗体。有很多患者是最后进入了艾滋病期，出现各种机会性感染和肿瘤，才发现自己感染了艾滋病。

　　得了艾滋病虽然可怕，但也不是无药可救的，目前有很多种治疗艾滋病的药物，可以大大延长患者的生存期。这些药物虽然价格昂贵，但是，经过国家卫计委的多次调整，现在，对所有艾滋病患者实行全员免费治疗。早发现、早治疗，能够将艾滋病病毒控制在很低的水平，减小发病率。艾滋病患者千万不要讳疾忌医，错失了治疗艾滋病的良机。

2007 年美国一名艾滋病并白血病患者进行骨髓移植时，意外地治好了自己的艾滋病，目前一些科学家正在研究更好的治疗艾滋病的方法，艾滋病并不可怕，终有一天，我们将彻底地消灭艾滋病。

作者简介

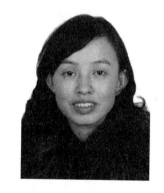

姓名：熊玮

性别：女

工作单位：贵州航天医院感染科

学位及学历：本科

技术职称：副主任医师

主要研究方向：感染性疾病

通信地址：贵州省遵义市大连路 825 号

邮编：563000

E－mail：1035572492@qq.com

氧疗知多少

杜左萍

氧气疗法（Oxygen therapy，简称氧疗）是指通过额外向肺内吸入氧气纠正机体缺氧的治疗方法。

1. 对象

一般来讲，凡是有低氧血症存在即有氧疗指征。氧疗适应症主要包括各种原因引起的缺氧和在某些病理状况下机体对供氧需求的明显增加。包括各种病因造成通气、换气不良的低氧血症及心力衰竭、休克、心和胸外科手术等情况。急性病患者宜及早给氧。

2. 作用

氧疗可提高动脉氧分压，改善因血氧下降造成的组织缺氧，使脑、心、肾等重要脏器功能得以维持；也可减轻缺氧时心率、呼吸加快所增加的心、肺工作负担。对呼吸系统疾病因动脉血氧分压下降引起的缺氧疗效较好，对循环功能不良或贫血引起者只能部分改善缺氧状况。

3. 指征

判断给氧的确切指征是动脉血气分析：动脉氧分压在 60mmHg（8kPa）以下需给氧。不同疾病给氧的指征不同。

4. 方法

主要分为无创性氧疗和有创性氧疗两种方法。

（1）常用的无创性氧疗

①鼻导管或鼻塞吸氧

这是最常用的方法，简单、价廉、方便、舒适，在家或医院均可用。鼻导管吸氧浓度（FiO_2）可用公式粗略计算，即 $FiO_2\% = 21 + 4 \times$ 给氧流速 L/min。缺点：FiO_2 不恒定，局部刺激致鼻粘膜干燥，痰液粘稠，当氧流量增大时耐受性差。

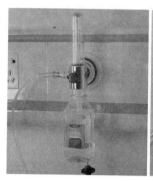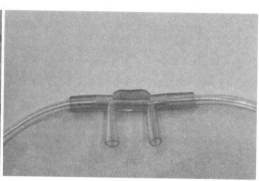

②面罩吸氧

面罩包括简单面罩、附贮袋的面罩、Venturi 面罩，与鼻导管比较，均能提高 FiO_2，满足更高的供氧需求。缺点：可能导致二氧化碳潴留；影响患者咳痰、喝水、进食等；容易移位或脱落。

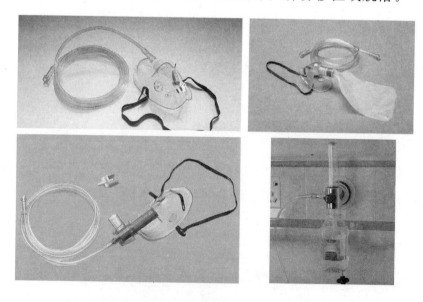

③无创呼吸机给氧

气道正压通气能有效地缓解低氧的呼吸窘迫，尤其是 COPD 和心源性肺水肿患者。缺点：要求面罩与面部密闭，故可能导致面部压伤，耐受性差；影响患者咳痰、喝水、进食等；费用高，需要患者良好配合，护理或管理要求较好。

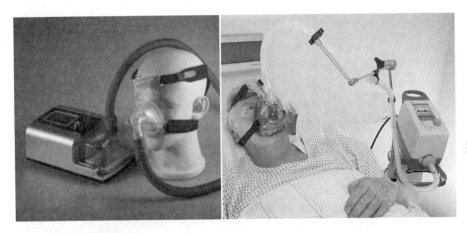

④高流量氧疗

经鼻加温湿化氧疗，提供恒定氧浓度，产生气道正压，保护气道黏膜，湿化气道，有助于排痰。缺点：对部分重症患者，不能代替有创或无创机械通气。

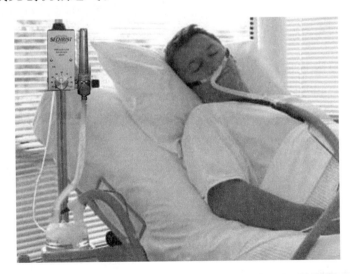

（2）常用的有创性氧疗

①呼吸机给氧

严重的通气障碍、急性呼吸窘迫综合征、自主呼吸微弱和呼吸暂停，或给氧后加重二氧化碳潴留、呼吸抑制者，此时需要及时建立人工气道（如气管插管或气管切开）进行机械通气。

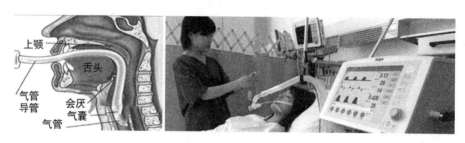

②T 型管和气管造口项圈

均仅适用于人工气道的患者。

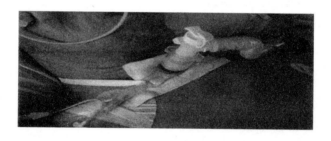

5. 误区

（1）怕吸氧成瘾

吸氧时间长了成瘾离不开怎么办？生命离不开氧气，氧气可以有效地调整机体生理状态，但氧气没有成瘾性。

（2）患者弥留之际才吸氧

疾病初期，患者机体有很大的代偿机能。激活这种代偿机能，对机体康复和提高生命质量具有相当大的作用，这也是医生在第一时间给患者吸氧的道理。耽搁了这个时期，代偿技能失衡甚至丧失，即失掉了治愈的机会。

（3）吸氧太麻烦

其实一点儿也不麻烦。操作很简单，吸氧时坐卧都可。

（4）担心病重时吸氧无效

病重时吸氧还能有效吗？这种担心是不必要的。医学科学不但证实了机体对氧气没有成瘾性，也证实了机体对氧气没有抗药性。从疾病本质上说，机体对氧气的需要是恒定的，所不同的是，因疾病的不同和病情程度的不同，机体利用氧气的能力发生了改变。无论病轻病重，氧气对机体的作用都始终是有效的。再者，我们也可以改变吸入氧气的流量以满足病情的需要。

（5）担心会氧中毒

在两个大气压下连续高流量吸氧近两个钟头以上有可能导致氧中毒，好比喝水。现在大家都知道适量喝水对人体的消化系统和泌尿系统都很有好处，但是过量喝水也会导致水中毒。

作者简介

姓名：杜左萍

性别：女

工作单位：航天中心医院老年医学二科

学历及学位：研究生　硕士

技术职称：主治医师

研究方向：老年病学

通信地址：北京市海淀区玉泉路 15 号院

邮编：100049

E - mail：cuckoo610@126.com

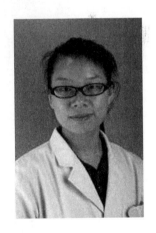

健康体检最经典的 10 个认识误区

谷 洁

（1）只要没有不舒服，就不需要做健康体检

答：NO！没有不舒服并不代表一切健康。在无自觉症状、外观上也看不出病状的阶段，仍应进行身体检查，以便及早筛查出潜在的致病因子或功能异常，达到早期发现、早期诊断、早期治疗的目的。

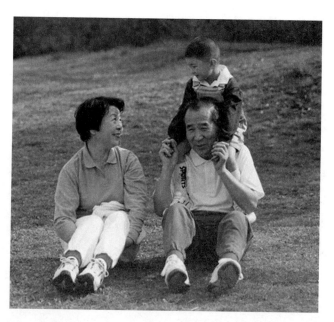

（2）腰酸、背痛、乏力、疲倦等都查得出病因

答：NO！健康体检并不一定能查出这些自觉症状的病因。因为某些自觉症状可能并不能称其为疾病，而是由于诸如坐姿不当、缺乏运动、睡眠不足、压力过大而产生。但自觉症状是身体发出的警示，不可轻视，可先排除有无相关的器质性疾病，如没有，则需

要查找是否存在不良的生活习惯，并加以改善。

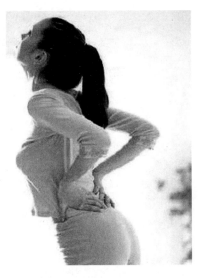

（3）检查前应少吃、多运动，检查数据才会比较标准

答：NO！接受健康体检的目的是反映身体的真实状况，如果只是检查前刻意节食、增加运动，而得到正常的数据，体检后又回到不运动、吃得多、吃得油的状况，则是自欺欺人的行为。

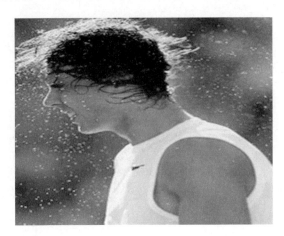

（4）检查前必须中断服药，否则会影响检验结果

答：NO！一些慢性病（如高血压、糖尿病、冠心病等）患者在接受健康体检前，仍应继续服用药物，不需中断，这样检查结果

才能反映出客观的实际情况，为临床医生提供有效的参考依据。

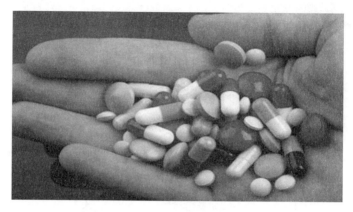

（5）头痛、头晕得很厉害，在体检时只要加查个头部 CT 或核磁，就能查出原因

答：NO！头痛、头晕为自觉症状，原因非常复杂，既有器质性也有功能性的可能，凡有此情况时应到医院就诊，医生在问过病史后，会决定进一步需要做什么检查，并非 CT、核磁就能包查百病。

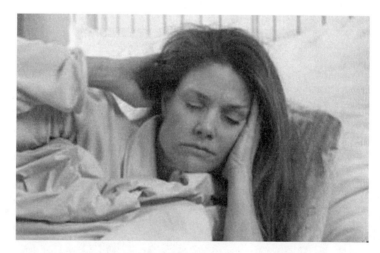

（6）拍胸片或胸部 CT 检查，要接受 X 光的照射，其 X 射线会对人体造成伤害，最好不要做此种检查

答：NO！单次的 X 光检查不会伤害身体。胸片或肺 CT 检查

是排查呼吸系统疾病的重要检查，假如因害怕辐射伤害而放弃检查，失去早期发现疾病的机会，显然这太可惜了。不过，太过频繁的 X 光检查可能会对身体造成伤害，应该避免。所以在健康体检中既要避免讳疾忌医，也要避免过度检查。

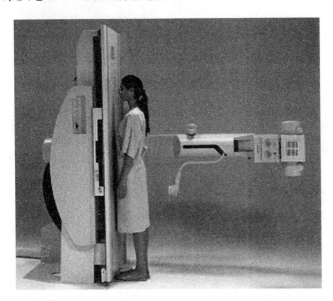

（7）留尿化验时，怎么留取都可以

答：NO！采集尿液应取中段尿液，才能得到正确的检验结果。取中段尿液的目的，是避免前段尿液受尿道前端及女性会阴部异物影响，以确保检验结果的正确性。此外，女性最好于月经结束三天以后，再做尿液检查比较好。

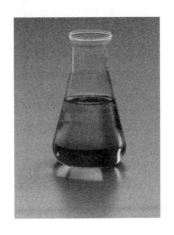

（8）做化验要抽很多血，可能会造成贫血

答：NO！一次体检仅需抽出 5～8mL 的血，并不会对人体健康产生不良影响。一般男性全身的血量为 5000～6000mL。女性则为 4000～5000mL，而现在义务献血一次的献血量是 200～400mL，所以说体检抽的血并不会造成贫血。

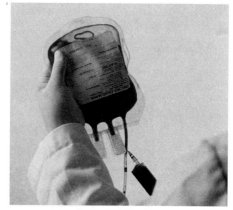

（9）现在十个人检查八个都有脂肪肝，所以没什么大不了的，不用管

答：NO！虽然脂肪肝多无症状，不会令您感觉不适，但是却是健康开始亮黄灯的时候，必须找出原因，改善日常生活中的坏习惯，如饮酒过量过频，缺乏运动、体重超重或肥胖，否则脂肪肝也可能发展至肝硬化甚至肝癌。

（10）做腹部彩超检查时，医生说胰腺看不清楚，是技术不好吧

答：NO，胰腺位置深在，超声能否看清楚受很多因素影响，如受检者过于肥胖、皮下脂肪层太厚、肠道胀气严重等，所以看不清并非医生技术不好。相似的情况还见于男性前列腺、女性子宫及附件能否看清，与憋尿是否充分密切相关。所以也请受检者理解，尽量配合医生检查，不要急于查完走人，应按提示充分做好检前准备，必要时还需进一步行 CT 或腔内超声检查，已助明确有无病变。

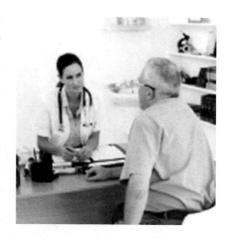

作者简介

姓名：谷洁

性别：女

工作单位：航天中心医院

现任职务：无

学历及学位：本科　学士

技术职称：副主任医师

研究方向：健康管理

通信地址：北京市海淀区玉泉路 15 号院

邮编：100049

E - mail：gujie721@sina. com

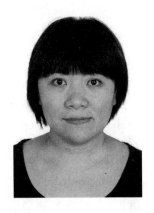

如何正确解读体检报告？

谷　洁

当您完成健康体检后，就会收到一份体检报告书，内容包括各项检查的结果，主要问题的汇总和建议。只有读懂这份报告才能对您自身的健康有全面的了解，才能知道对于发现的异常如何注意，如何就诊，如何改进生活方式。但是当您面对各种专业术语、数据指标时，是否感觉像看天书一般，一个小小的问题对于您来说是否会带来不必要的紧张和恐慌。所以如何正确解读体检报告，如何理解这些体检常见指标的意义呢？下面我们就介绍一下常见指标的临床意义，帮助您读懂体检报告书。

（1）血糖

这是检测糖尿病的依据。也会有生理增高情况，如情绪紧张或餐后1～2小时等；也可出现生理性减低，如运动、饥饿、应用过量胰岛素等。正常人空腹血糖浓度为 3.9～6.1mmol/L。超过6.1mmol/L 即提示血糖偏高，需要控制饮食，适量增加运动，1个月复查空腹及餐后血糖、糖化血红蛋白，以排查有无糖尿病。

（2）转氨酶

转氨酶主要包括丙氨酸氨基转移酶（ALT）和天门冬氨酸氨基转移酶（AST）2种，这是反映肝功能的重要指标。增高多见于饮酒过量、肝胆疾病、心血管疾病、使用肝损害药物等。要说明的是，有些情况可能干扰检查结果，使结果呈现"假阳性"，所以体检前要注意：

1）必须在空腹时抽血检查；

2）空腹时间一般为8～12小时，对于初次检查肝功能者，尤应如此；

3）抽血检查前一天最好禁酒类。如果高于正常范围，则要低脂饮食，限制饮酒，慎用有损肝脏的药物，建议 1 个月复查肝功，消化科就诊，必要时保肝治疗。

（3）尿素

尿素是检测肾功能的一个重要指标。高蛋白饮食、剧烈运动、年龄偏大等也会引起生理性增高，而病理性增高常见于肾脏疾病、尿路结石、前列腺肿大、肿瘤等。如果高于正常范围，建议复查肾功能（检查前素食三天），如仍高则需要肾内科就诊。

（4）尿酸

尿酸也是肾功能检测的一个重要指标。轻度尿酸增多因高蛋白饮食所致，不需要治疗；明显增高则可导致痛风、痛风性肾病等。饮食方面要改为低嘌呤饮食（限制动物内脏、肉汤、海鲜类、鱼子、沙丁鱼、凤尾鱼、干豆类、扁豆、菠菜、啤酒等），多饮水。半年复查血尿酸，肾内科随诊，必要时药物治疗。

（5）血脂 4 项

1）甘油三酯：高脂饮食、肥胖等都会引起甘油三酯的增高，严重的可能会导致高脂蛋白血症、动脉粥样硬化、肾病综合征、糖尿病等。

2）总胆固醇：持续性总胆固醇增高是动脉粥样硬化的重要因素。

3）高密度脂蛋白：它是一种"好"胆固醇，对心血管系统具有保护作用。

4）低密度脂蛋白：低密度脂蛋白是冠状动脉粥样硬化的主要脂类危险因素。体检中如果有总胆固醇、低密度脂蛋白、甘油三酯高于正常上限范围，高密度脂蛋白低于正常下限，则属于高脂血症，需要积极加以干预控制，以减低动脉粥样硬化、心脑血管疾病的发生几率。生活中要改为低脂肪、低热量饮食，增加有氧运动，3～6 个月定期复查血脂，心内科随诊，对已经确诊为冠心病、糖尿病、高血压及心血管疾病高危人群则需要药物调脂治疗。

（6）肿瘤标记物

1）癌胚抗原：是反映某些胃肠肿瘤的重要检测指标，但是它的特异性不高，也就是说许多种肿瘤都可能引起它增高。

2）甲胎蛋白：是肝癌的重要检测指标，也见于肝硬化、恶性畸胎瘤、肝母细胞瘤、卵黄囊肿瘤、急性肝炎、重症肝炎恢复期、妊娠期等。体检中如果出现指标偏高，一定不要过于恐慌，因为虽然命名为"肿瘤标记物"，但其实许多良性疾病也可引起化验指标偏高，所以需要做的是到专科就诊，动态观察指标的变化趋势，如果明显高于正常范围或进一步呈上升趋势，则医生会给予进一步相关性检查，以明确诊断。

其实，体检报告上的某些指标异常并不等于就有病，更不能仅凭此诊断疾病。因为这些指标并不能和疾病对接，要诊断疾病还必须结合临床症状等进行综合分析判断，因此体检者完全没有必要一看体检报告就紧张，仅仅根据体检结果是不可妄下结论的。希望您能按报告中的建议，按期复查、进一步检查就诊，这样才能使体检起到健康风向标的作用。

作者简介

姓名：谷洁

性别：女

工作单位：航天中心医院

现任职务：无

学历及学位：本科　学士

技术职称：副主任医师

研究方向：健康管理

通信地址：北京市海淀区玉泉路 15 号院

邮编：100049

E－mail：gujie721@sina.com

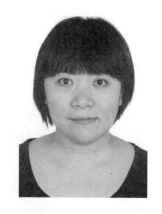

压伤高危人群患者的体位护理

黄 燕

1. 什么是压力性损伤

压力性损伤简称压伤，又称褥疮、压疮，是指局部的皮肤或皮下软组织损伤，通常发生在骨隆突处或与医疗器械相关的位置。压力性损伤是皮肤完整的或开放性溃疡的损伤，并可能伴有疼痛。剧烈和（或）长期的压力或压力联合剪切力可导致压力性损伤出现。好发人群为长期卧床或精神异常，不能自行变换卧位的患者。

2. 发生压伤后为什么越来越严重

早期，受压后皮肤出现压红往往被忽略，没有及时减压预防，常常在发生皮肤破溃后才意识到，或者在破溃后仍简单认为只是一个表皮伤，涂搽一些药膏或消毒剂很快就会好，甚至出现黑色的全层组织坏死还认为是愈合结痂，这样导致早期预防和早期治疗错过了时机，部分患者因为局部深层组织坏死感染导致全身感染而危及生命。

3. 压伤的好发部位

发生压伤的最常见部位是骶尾部，足跟，骨盆两侧股骨大转子，坐位时坐骨结节。

4. 生活中压伤发生的危险因素

1）床，床垫和轮椅是否适于降低和分散压力，卧位是否扭曲

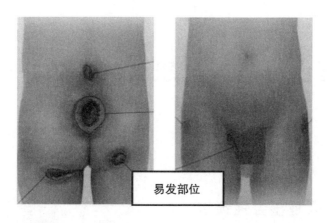

易发部位

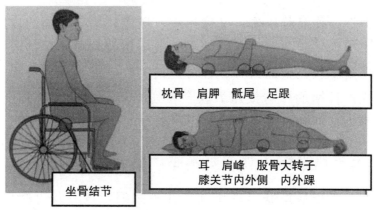

枕骨　肩胛　骶尾　足跟

耳　肩峰　股骨大转子
膝关节内外侧　内外踝

坐骨结节

牵拉，与衣物床单是否摩擦。

2）患者皮肤水肿，弹性，体温，进食量，体重，大小便控制能力是否正常。

5. 如何在家中预防压伤

（1）正确变换体位

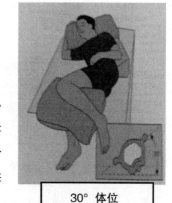

采用不大于 30°角度翻身，极度消瘦、水肿、发热等高危患者翻身频率要增加，采用抬动布或滑动布来翻身，避免拖拉，翻身后抚平身下褶皱的衣物和皮肤，大小便失禁要管理，但避免长时间放置便盆或接尿壶。

30° 体位

坐轮椅时每隔 15～30 分钟将身体重心变换。

　　使用滑动布的方法：

　　1）将滑动布对折使用，铺到患者的身体下方。

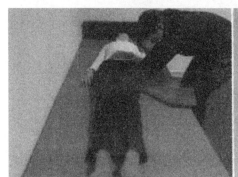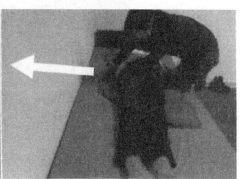

　　2）将患者从床下方向上移动。

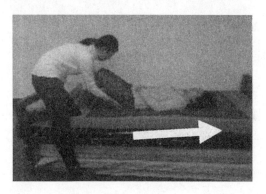

　　3）给患者翻身，由仰卧位变为侧卧。

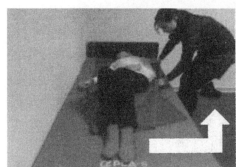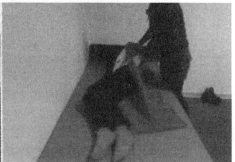

4）完成翻身后抽出滑动布。

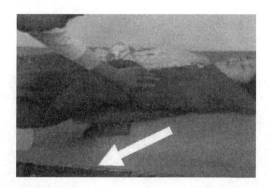

（2）体位垫在各种体位中的使用

1）30°侧卧位。

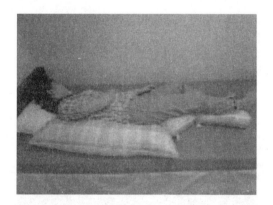

2）俯卧位。

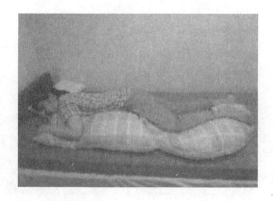

3）摇床坐起。

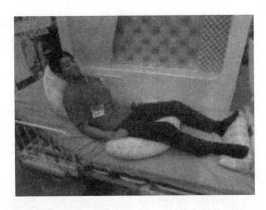

4）手臂和足部挛缩的患者。

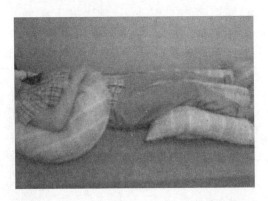

5）坐轮椅的患者。

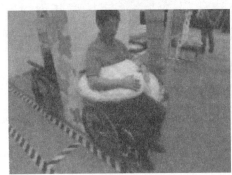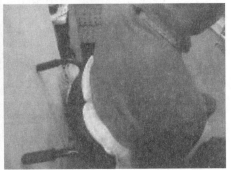

（3）正确选择和使用家庭防压用具

选择家用减压床垫时，要尽量选择有交替充气，有透气孔，吸湿性好的，注意使用时充气不能太足，应使患者略陷入床垫中。考虑使用丝质而不是棉质面料的床单和衣物来降低剪切力与摩擦力，在风险较高的患者的易发生压疮部位可增加减压功能敷料，最好选择能够控制温湿度、不刺激皮肤、降低剪切力和摩擦力的硅酮泡沫敷料。

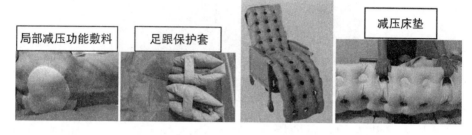

可在轮椅上活动患者的体位减压方法如下图所示。

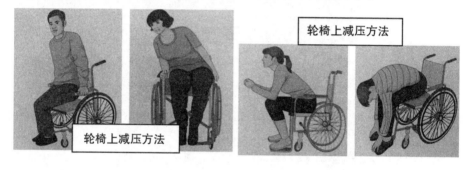

（4）预防性皮肤护理方法

保持皮肤清洁，使用温和皮肤清洗剂，清洗后涂抹润肤剂，但不能过于潮湿。不在出汗潮湿或破损皮肤处涂抹爽身粉。不要使用取暖用具（如热水袋，热垫，电热毯）。

（5）营养支持

对于有压疮风险的患者在保证饮食热量充足，增加蛋白质的基础上注意维生素的补充和液体的补给。

压疮预防的误区有哪些？

预防误区一：使用减压床垫就不用翻身了。

错误！减压床垫能降低和分散部分压力，只有变换体位才能使受压局部完全消除压力。

预防误区二：按摩或勤擦洗受压的皮肤。

错误！会导致已经受压的皮肤更易损伤。

预防误区三：在大小便或汗液潮湿刺激的皮肤上使用爽身粉。

错误！会更刺激皮肤。

预防误区四：只有增加蛋白质才是增加营养。

错误！满足热量需求，增加蛋白质，补充足够液体和维生素对于压疮预防都是必要的。

作者简介

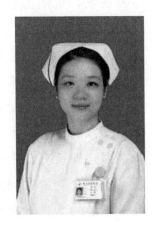

姓名：黄燕

性别：女

工作单位：航天中心医院老年医学二科

学历及学位：本科

技术职称：主管护师

研究方向：伤口护理

通信地址：北京市海淀区玉泉路 15 号院

邮编：100049

E-mail：39585245@qq.com

如何远离"灭顶之灾"？

杨　慧

头发对我们的外在美有着极大的影响，脱发、秃顶不仅让一个人看起来"显老"，也深深地打击着脱发者的自信。我们日常生活中的脱发分为很多类，其中最常见、对外貌影响最大的一种便是雄激素脱发，也叫男性型脱发。虽然病名中带着"雄激素""男性"这样的字眼，却不代表女性不会发病，只不过因为这种类型的脱发遗传基因在男子呈显性遗传，致病因子可由上一代直接遗传给下一代，故男性秃发患者多见。

男性只要有一个脱发的基因，即会造成脱发，而女性因脱发基因是隐性的原故，不会有"秃头"的外观出现，除非同时有二个脱发基因。即使有二个脱发基因，对女性来讲一般也只会变得毛发稀疏，也不会变成大脱发或只留下边缘头发而中间秃光的情形。随着男子年龄的增长，雄激素脱发的发病率亦逐渐增加，往往开始于17～20岁的男青年，30岁左右为发病高峰，以后随年龄的增加，虽然发病率减少，但症状加重，最后变成"地中海"甚至秃头。

脱发很可怕，但并不是说每天掉头发就需要紧张兮兮地来到医院就诊。我们的头发大致可以分为三个生长阶段：生长期，退行期，休止期。生长期是头发蓬勃生长的阶段，持续3～7年不等，生长期的长短决定了我们头发的长度，这也就是为什么有的人头发可以留到很长，而有些人不能。退行期是毛发的短暂过渡阶段，这时头发停止生长；而休止期的毛发则开始脱落，毛囊进行约3个月的"冬眠"后继续回到生长期，每个毛囊都在重复以上生长周期。每个人处于退行期和休止期的毛发数量有20%～30%，所以每天我们脱落 50～100 根头发都是正常的，可以接受的。如果您对 100 根头发的数量没有概念，那么不妨将头发分为四份，用让头皮有些发紧的力度轻轻牵拉，手上的头发小于 5 根，那么基本上您的头发就没有太大问题。

那么，什么时候脱发该引起我们的重视呢？如果您的头发每天脱落超过 100 根，家里有雄激素脱发家族史（尤其是男性），近期发际线逐渐后延等，建议您及时来院就诊。脱发不是不治之症，有多种药物可以控制脱发症状并帮助毛发再生。除了药物治疗外，希望您可以戒除吸烟、饮酒等不良嗜好，保证充足的休息和睡眠，保持乐观的心情，这些对头发的生长都很重要。

作者简介

姓名：杨慧

性别：女

工作单位：航天中心医院皮肤科

学历及学位：硕士

技术职称：住院医师

研究方向：皮肤病理

通信地址：北京市海淀区玉泉路 15 号院

邮编：100049

E - mail：sheepme918@163.com

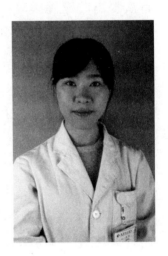

浅谈亚健康状态及高压氧治疗

赵春霞

亚健康状态，顾名思义是介于疾病与健康之间的中间状态，也有称次健康、灰色状态、第三状态、亚疾病状态等。

最早在 20 世纪 80 年代中期，苏联学者 N. Berhman 研究结果显示，我们生活当中有很多人都存在似病非病、似健康非健康的一种中间状态，并且把这种介于健康和疾病的中间状态称之为"第三状态"。1997 年国内学者王育学在北京"首届亚健康学术研讨会"上首次提出"亚健康"的概念和其表述：亚健康状态一般指没有临床特异性体征和症状或者出现非特异性质的主观感觉，且没有临床检查出的证据，但是已经有潜在发病倾向信号的机体结构及生理功能退化的一种低体质和心理的失衡状态。2011 年 8 月，青岛"第 8 届亚健康学术研讨会"上将"Sub - health"作为亚健康的英文名，此后被广泛应用。

据世界卫生组织公布的一项预测性调查表明，在全世界亚健康人口比例已占到 75%。中国健康学会对我国 16 个百万以上人口城市的调查发现，北京人亚健康率高居榜首达 75.3%，上海 73.49%，广东 73.41%。国外研究表明，美国每年有 600 万人处于亚健康状态，且年龄多为 20～45 岁。目前中国亚健康人群已超过 9 亿，统计表明，中年人是高发人群，75% 的中青年高级知识分子属于亚健康状态。

亚健康的表现形式多种多样，大体可分为以下几类：

1）躯体性亚健康状态：主要表现为躯体慢性疲劳。疲劳已严重影响了人们的工作和生活，它虽然不像癌症、心脏病那样直接而迅速地造成死亡，但它作为一种危害现代人健康的隐形杀手，需要引起高度重视。现在我国也已开始面临这一问题。近些年来，中青年知识分子体质普遍下降，慢性病多发，主要原因是长期工作、劳累过度、不能及时缓解疲劳，致使积劳成疾或导致死亡。主要表现为各种不明原因的体力疲劳，周身不适，关节酸痛，头昏头痛，心悸胸闷，睡眠紊乱，怕冷怕热，易于感冒，性功能障碍等。

2）心理性亚健康状态：表现为不明原因的脑力劳累，情绪低落，注意力不集中，精力不足，反应迟钝，恐惧，焦虑，自卑以及神经质，冷漠，孤独甚至产生自杀念头等。最常见的是焦虑，主要表现为担心、恐慌。担心和恐慌是一种发自内心的不安，这种精神状态若持续存在，无法自我解脱和控制，就会进入心理障碍和心理疾病阶段。除焦虑状态外，还有烦躁、易怒、睡眠不佳等多种表现形式。焦虑症者常常觉得生活中危机四伏，且认为自己没有能力解决这些难题，陷于焦虑沉思时，便会出现心悸、不安、胃绞痛、慌乱，进而手足无措，无所适从。这些可怕的结果长期停留便会造成心灵疾患。

3）人际交往性亚健康状态：随着社会的进步，社会竞争越来越激烈，在人际交往上出现的问题越来越多。它主要表现在个人之间的心理距离变大，交往频率下降，人与人之间的关系不稳定。对人际交往性亚健康问题的初步研究发现，人们受教育程度的提高，独立意识和自我意识的增强，信息接收来源的广泛、及时和量的充足，个性发展的多样化，这些都会导致人际关系的淡化。孤独、冷漠、自卑、猜疑、自闭，更是在人与人之间树起了一道道屏障，这也是现代人患心理障碍和疾患人数多的一个重要原因。在这种情况下，有很多人患上了感情饥饿症和社会不适应症，特别是年纪较大的人会产生一种被社会抛弃和遗忘的强烈孤独感。

4）亚健康的恶化——过劳死：处在亚健康状态的人群中的一部分人（特别是那些工作狂），若不对健康给予足够的重视并及时进行治疗，进一步恶化就有可能转变成过劳死。过劳死是一种未老先衰、猝然死亡的生命现象。易出现过劳死的特定人群主要有3种人：收入高且只知消费不知保养身体的人；事业心强，特别是"工作狂"；家族有遗传早亡倾向又自以为健康的人。现代人生活紧张，不注意锻炼，突然发病的人越来越多，而且病情恶化迅速。

不论亚健康状态的表现形式如何，发展到一定程度，均会出现不同部位的组织、器官缺氧或需要多于正常的氧。故有研究表明亚健康状态的病理基础之一是组织器官缺氧。

由于环境压力的增大，造成心、身过于疲劳而导致机体心、脑、肾等重要脏器耗氧增加。出现精神萎靡、失眠多梦、烦躁焦虑、心悸胸闷、头昏耳鸣、记忆力减退、四肢乏力等不适。高压氧疗法可以明显改变机体对氧的摄取和利用方式，快速大幅度地提高组织氧含量和氧储备，增加血氧弥散能力和范围，缩短弥散距离，提高血氧分压，同时高压氧还可使组织中多种酶（LDH，ATP，CYta. a3）活性普遍提高，促进新陈代谢，调动机体应急能力。改善组织器官氧供，提高大脑的能量代谢，缓解心、身疲劳状态。

高压氧治疗安全、可靠，对于亚健康状态的治疗有着不可替代的作用，值得推广。

作者简介

姓名：赵春霞

性别：女

工作单位：航天中心医院神经内科

学历及学位：学士

技术职称：主治医师

研究方向：高压氧对缺血缺氧性疾病的治疗

通信地址：北京市海淀区玉泉路 15 号院

邮编：100049

E - mail：sunhotme@163.com

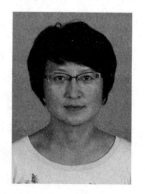

病理报告为何最少要等三天？

黄勇进

好多人都问：人体活体组织标本送至病理科进行检查，为什么至少需要三天时间才能出报告？需要经过哪些程序？

病理，疾病诊断的金标准。病理诊断是病理医生运用病理学知识、相关技术和个人专业实践经验，结合有关临床资料和其他临床检查，对送检标本病变性质的判断和具体疾病的诊断。病理诊断是目前医学界公认最可信赖、重复性最强、准确性最高的。患者就医后临床医生除运用各种临床诊断、检验、治疗等方法对疾病诊治外，往往还必须借助于病理学的各种方法来对疾病进行诊治。尤其是在确定肿瘤的良恶性方面，病理诊断具有很强的权威性，病理医生做出诊断后，临床医生才能对患者制定出个体化的治疗方案。病理诊断的这种权威性及重要性要求病理医师及技师对病理切片必须慎之又慎。以下为常规病理石蜡切片制作及诊断流程。

（1）第一天标本的处理

患者的病理标本离体后，浸泡于10％中性缓冲福尔马林液中进行组织固定。标本送至病理科，病理科技术人员核对标本信息后，病理医生开始对标本进行检查、取材。对于小块标本，充分固定4～6小时可当天取材；对于大件脏器切除标本，需切开充分固定过夜，第二天取材；对于含骨组织成分的标本，需脱钙12小时以上方可取材。取好材的标本接下来需在自动脱水机经过12小时的一系列工序，于第二天早晨被包埋为一块块定格了生物学信息的组织块。

（2）第二天蜡块与病理切片的制作

病理技术员将浸蜡后的组织块置于包埋盒中，注入石蜡，形成蜡块。病理技师将蜡块置于切片机，切取 3～4μm 厚的组织薄片，裱于载玻片。经过恒温箱烤片、脱蜡、HE 染色、封片等程序，便得到承载疾病信息的石蜡病理切片。以上程序需经 7～8 小时。

（3）第三天病理诊断报告的签发

初级病理医生在显微镜下观察石蜡病理切片，发出初步病理诊断报告，并提交上级医师审查。高级病理医生观察病理切片，审核初级病理医生的报告，做出最终病理诊断。最后，由图文医师打印并发出病理报告。

以上是常规石蜡切片病理报告的工作流程，而对于一些疑难病例，病理医师可能需要通过特殊染色、免疫组化、分子病理、电镜、会诊等综合手段来明确诊断；或者因切片质量影响诊断，技术人员需重新制片，这些情况病理报告均需顺延一天发出或者更长。

病理是患者疾病的最终诊断，其重要性不言而喻。标本自离体到最终病理报告发出，十几道工序必须按照操作规范进行，任何环节均会影响病理报告的准确性，给医患双方造成难以估量的后果。

作者简介

姓名：黄勇进

性别：男

工作单位：湖北航天医院

学历及学位：本科

职务：病理科主任、检验科主任

技术职称：副主任医师

研究方向：肿瘤病理

通信地址：湖北省孝感市北京路 36 号

邮编：432000

E - mail：hthyj@163.com

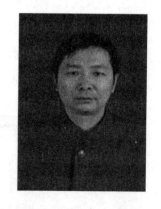

麻醉是否影响智力？

王忠三

相信不少家长在孩子做手术时都会担心"麻醉是否会影响孩子以后的智力"，现简单为您释疑。

首先，简单向大家介绍一下什么是麻醉。

麻醉是指使患者在接受手术或有创操作时不感到疼痛和不适的状态。包括使患者意识消失而周身无疼痛感觉的称为全身麻醉（俗称"全麻"）和使外周神经传导疼痛受到阻滞者的局部麻醉（俗称"半麻"）。

（1）既然麻醉作用于神经，会不会损伤神经和大脑呢？麻醉会影响智力吗？

总体来说，经过百余年数代药理学家和麻醉学家的研究，很多副作用较大的麻醉药已被淘汰，目前应用到临床的麻醉药安全性都很高。对于大脑已经发育完善的青壮年，这些药物没有影响；对于中枢神经系统正在发育或退化的儿童和老人，目前研究结果是可能有影响。一些老人在接受大手术后，学习能力、记忆力和注意力短期内会出现一定程度的下降（也就是麻醉前麻醉医师常常与您说的"认知功能障碍"），数天后可恢复正常，而极少数人无法恢复。

（2）既然麻药对人体有影响，手术时能少打或不打吗？

当然是不可以，麻醉不到位，患者不仅要忍受疼痛，还会因为疼痛影响医生的操作。同时，会出现相应的机体应激反应，对机体造成伤害，如血压增高、心率增快等，都会给患者自身和操作者带来不利的后果，特别是往往会对患者造成较大的心理创伤，肯定是弊大于利。

（3）麻醉对小儿智力的影响究竟有多大？麻醉对小儿智力的影响主要与哪些因素相关？

首先我们来看一下儿童神经系统的特殊性。人类和动物出生时，神经系统尚未发育完全，需经历一个名为脑生长爆发期（也叫突触发生期）的阶段，这期间，树突、轴突快速生长，突触大量形成，短期内形成复杂的神经网络。对于人类，这段时间是孕期最后3个月到生后2～3年。研究表明，4岁以前这段时间是神经系统最脆弱，最容易受到损害的时期。

目前麻醉对学龄前儿童的智力影响研究越来越受关注，国外在这方面研究比国内更多也更深入：Robert T. Wilder 2009年对临床上1976年到1982年之间出生的早期接受全身麻醉手术的患儿，其接受麻醉的年龄和到16岁时患学习能力障碍（LD）的关系进行了回溯性群体性研究，发现发育早期接受多次全身麻醉是日后发生LD的高风险因素之一，但尚不能肯定是唯一的主要原因。

梅奥医学院的研究人员对5357名儿童的学习成绩和病历进行研究，发现如果儿童在3岁前只接受过一次手术麻醉，那么他们在19岁前遇到学习障碍的风险不会高于常人。但如果手术麻醉达到两次，他们今后遇到学习障碍的风险就会增加59％。一旦接受手术麻醉达到3次或者更多，那么出现学习障碍的风险就会比普通同龄人高2.6倍。研究还发现，儿童被麻醉的时间越长，他们出现学习障碍的风险也越大。

上海交通大学医学院附属新华医院王英伟教授分别在麻醉前和麻醉后1月和3月对患儿进行智力测试，结果发现：

1）麻醉持续时间＜3h的中小手术对患儿术后认知功能及智力发育无明显影响。

2）在长时间（＞3h）麻醉后，会造成58％患儿术后智力认知功能受损。术后3个月内该损伤虽然持续存在，但会逐渐改善。

3）药物治疗效果有待考证，小儿应尽量避免长时间地暴露于全身麻醉药物中。

可以简单地概括为：

1）过大剂量的麻醉药的确会对人的神经系统造成严重的损害，不过，这恰恰也是我们不需要担心的，因为麻醉药的剂量都是控制在安全范围内的。

2）对于部分接受手术的已经存在心脑血管疾病的老年人，有部分患者会在术后出现认知能力、记忆力的下降，这在医学上，称为术后认知功能障碍（POCD）。不过，大部分患者会在短期内恢复，只有极少部分患者会持续下去，严重者会发展为老年痴呆症。

3）四岁以下儿童，多次麻醉更容易造成长期的认知能力的损害。

4）分娩时，麻醉药物直接注入产妇的硬脊膜外神经根，抑制疼痛的传导，可以达到良好的止痛效果，对宝宝的智力几乎没有影响。

5）对于需要手术的小儿来讲，清醒接受手术或者全麻深度不够致术中知晓对于小儿心理是一个极大的应激，对其幼小心灵的创伤难以意测，相比合适深度的全麻可能导致的神经损伤概率要大得多。

作者简介

姓名：王忠三

性别：男

工作单位：湖北航天医院麻醉科

学历及学位职务：在职硕士

技术职称研究方向：老年患者围术期管理、
　　　　　　　　　慢性疼痛微创治疗

通信地址：湖北省孝感市北京路 36 号

邮编：432000

E - mail：18509448@qq.com

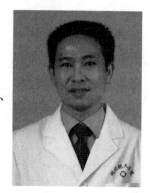

像量血压一样检查你的肺功能

周治平

慢性阻塞性肺疾病简称为慢阻肺，英文简称COPD，它是一种以持续气流受限为特征的可以预防和治疗的疾病，主要症状有慢性咳嗽、咳痰，劳力性气促，常见危险因素有：吸烟（包括主动吸烟和被动吸烟）与烹调烟雾、职业性粉尘和化学物质、空气污染及反复呼吸道感染等，该病主要累及肺脏，但也可引起全身不良效应，可存在多种合并症包括心血管疾病、骨骼肌功能障碍、代谢综合征、骨质疏松症、抑郁和肺癌等。故慢阻肺不仅是一种肺病，同时也是一种全身性疾病。

慢阻肺是一种慢性进行性发展的疾病，具有高致病、高致残、高致死等特点，严重威胁着公众的健康，据"全球疾病负担研究项"估计，2020年慢阻肺将位居全球死亡原因的第3位。世界银行和世界卫生组织的资料表明，至2020年，慢阻肺将位居世界疾病经济负担的第5位。在我国慢阻肺的发病率很高，根据《中国居民营养与慢性病状况报告（2015）》，我国40岁及以上人群的慢阻肺患病率高达9.9%，也就是说每10人中就约有1人患病。估计大约有4000万人患有慢阻肺，但70%的患者不知道自己已经患病，甚至对于慢阻肺这个名字都很陌生，这给慢阻肺的防治带来极大困难。

慢阻肺的典型症状有反复咳嗽、咳痰及劳力性呼吸困难，其中主要症状是劳力性气促，但起病隐匿，且60%的患者早期常没有症状，就是有症状，其也无特异性。从发病到出现明显症状一般需要经过5～10年，这期间病情很可能"不动声色"，而等5年甚至 10 年之后，出现明显气短、喘憋等症状，此时才去医院就诊，故明确诊断时，肺功能通常已经有中重度损害了，此时治疗难度加大，治疗效果也很差，因此早期发现慢阻肺至关重要。但很遗憾的是，我国目前慢阻肺患者诊断率低，病情严重，慢阻肺患者中仅有 1/3 被诊断，60％ 以上的患者已经是中重度，尤其是农村地区和低收入群体更为严重。故慢性阻塞性肺疾病被称为"沉默的杀手"。

如何诊断慢阻肺呢？肺功能检查是诊断慢阻肺的"金标准"。尤其是慢阻肺的早期诊断，虽然无症状者，但肺功能已开始下降了。肺功能检查简单易行，该检查是一种物理检查方法，对身体无任何损伤，无痛苦和不适。患者只需按照医生指示，用力向特定仪器中快速吹尽一口气即可。根据 FEV_1/FVC 小于 70％，结合患者有吸烟等危险因素及气促等临床表现，就可以诊断为慢阻肺了。

哪些人群需行肺功能检查呢？凡是有呼吸困难、慢性咳嗽和（或）咳痰症状者，有危险因素暴露史者都应该高度警惕慢阻肺，都应行肺功能检查。无症状但属于慢阻肺 4 大高危人群应每年到医院进行肺功能检查。慢阻肺的 4 大高危人群，包括长期抽烟者、反复呼吸道感染者，长期接触室内污染者如长期烹调接触油烟，职业性粉尘接触者等。

慢阻肺患者反复发作住院，中晚期症状多且严重，甚至比癌症还"痛苦"，严重影响患者的生命质量，并给患者及其家庭带来沉重的经济和心理负担。发现可疑患者并做出早期诊断需要医务工作者与广大人民群众的共同努力，同时呼唤像量血压一样检查你的肺功能。建议将肺功能检查列为 40 岁以上人群的常规体检项目。

作者简介

姓名：周治平

性别：男

工作单位：湖南航天医院呼吸内科

学历及学位：研究生　硕士

职务：主任

技术职称：副主任医师

研究方向：慢性气道疾病

通信地址：湖南省长沙市岳麓区枫林三路
　　　　　189号

邮编：410205

E‐mail：hnqyzzp@yeah

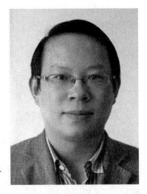

关注亚健康

黄文娟

疲乏无力、失眠多梦、焦虑忧郁……种种身体不适，到医院又查不出有什么问题。这种介于健康和疾病之间的生理功能低下的状态，现代科学叫"亚健康"状态，在中医学中称"未病"。

"亚健康"状态不是一成不变的，它包含着前后衔接的几个阶段。早期称作"轻度心身失调"，发病率为 25%～28%。常表现为疲劳、失眠、胃口差、情绪不稳定等，但这些失调容易恢复，恢复了就达到健康状态。若这种失调持续发展，可进入"潜临床"状态，发病率约为 35%，且在 40 岁以上的人群中比例陡增。他们的表现错综复杂，专家将其归纳为 3 种减退，即活力减退、反应能力减退和适应能力减退。这一阶段呈现出发展成某些疾病的高危倾向。城市里的这类群体比较集中地表现为"三高一低"，即存在着偏高的血脂、血糖、血粘度水平和免疫功能偏低。另有，至少超过 10% 的人介于潜临床和疾病之间，可称作"前临床"状态，指已经有了病变，但症状还不明显，或还没引起足够重视，或即便就医，一时尚未明确诊断。

男性"亚健康"状态，在身体上多表现为腰酸背痛、精力下降、体力不足等，精神上多出现记忆力减退、注意力不集中等。女性"亚健康"状态，在心理上表现最多的是精神不振、情绪低落，在身体上多表现为疲劳、乏力、月经不调等。

造成"亚健康"状态的原因多种多样。一般认为，心理因素常起主导作用。随着现代生活节奏的加快，生活工作中的压力得不到合理释放，使人的心理失衡。其次，与膳食结构有关，当机体摄入热量过多或营养不足时，可导致机体失调。人的个性特征差异也常起着特殊作用。具有过高的抱负，敌意感较强的人易处于"亚健康"状态。吸烟、酗酒，大气污染，长期接触有毒物品等，也与"亚健康"状态形成有关。

处于"亚健康"状态的人，如果及时调整，会走出亚健康阴影，如果任其发展，则会转成疾病。想调节身体亚健康，首先得学会释放压力，让自己从紧张、疲劳中解脱出来。体育锻炼是减压的最好方法。培养兴趣爱好，也有助于消除工作疲劳和压力。亲近大自然，可以帮助人们陶冶情操，远离亚健康的困扰。注重合理膳食，多吃新鲜的水果、蔬菜，补充一定量的维生素和矿物质，在一定程度上不仅可以有效缓解身体疲劳程度，而且对改善身体亚健康状态也有一定的帮助。保持充足的睡眠，坚持规律的生活也同样重要。"大医治未病"，中医作为我国的传统医学，在全面调理，改善身体机能方面，有着得天独厚的优势。

作者简介

姓名：黄文娟

性别：女

工作单位：南京晨光集团有限责任公司
　　　　　晨光医院

学历及学位：本科　学士

职务：院长助理

技术职称：副主任医师

研究方向：慢病管理

通信地址：南京市秦淮区正学路 1 号

邮编：210006

E-mail：1207955279@qq.com

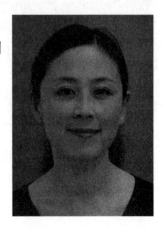

如何看待检验结果异常

戚国祥

人们在日常就诊和体检过程中，往往会出现所检查的检验项目高于或低于参考值的现象，那些在结果后面标注的上下箭头给当事人和家属带来了许多压力和烦恼，增加了许多生活上的阴影，往往到头来是虚惊一场，造成这些现象的原因其实就是对出现异常检验结果不了解、对异常检验结果的解读不正确造成的。为此，笔者就如何看待检验结果异常谈谈几点想法：

1. 了解检验结果异常的判断方式

检验项目的结果是否异常是通过每个检验结果与其相应的参考值作比较后得出的结论，低于或高于参考值的结果就会被判读为检验结果异常。参考值是指对具有明确背景资料的参考人群所得到的测定值，其95％的可信限被定为参考范围，理论上会有5％以下的正常人群的结果会被该参考范围判断为异常，也许你就属于那5％的人群。

2. 了解检验项目的非特异性

医学检验项目的实验大致可分为决定性试验和筛选性试验，检验项目大多数是筛选性试验，是医学检验的主要方法，具有一定的非特异性，在确诊疾病时常需一种或数种试验，并结合其他的检查项目和临床资料方可确定或排除某病存在的可能性，但不能确定所患疾病的本质。决定性试验是指其检验结果可以对疾病的本质作出诊断的。换言之，决定性试验是具有高度特异性的试验。当出现阳性结果时即可诊断为该病，但此类检验项目比较少。单纯一两个检验项目结果异常不一定说明身体某个器官出现异常或患有某种疾病。

3. 对异常检验结果再次验证的必要性

检验项目的结果主要是通过人工和仪器设备的方式获得的，有的项目单纯是通过手工检查获得结果，有的项目是完全依靠仪器设备才能获得结果，也有的项目是通过手工和仪器两者结合获得结果，检验人员的技术水平和仪器设备的运行状态将会明显影响检查的结果，往往一次结果不能代表被测人员实际的结果，故不能以一次检验结果异常认定为最终的结论，有时候需要再次或多次进行试验来确认结果，有的甚至需要到新的实验室和使用更精准的检验方法来确认检验结果的正确性。

4. 对检验结果影响因素了解的必要性

所有检验项目的检测结果是反映被测人员当时身体状况的结果，检验的结果受身体生理因素、运动、生活习惯等多方面因素的影响，如果出现检验结果异常，除了要考虑本身机体出现异常情况外，还要考虑以上各种因素给检验结果产生的影响，最好能在适当的时间重新进行相关异常项目的检测，看结果是否还在异常范围之内。

5. 对异常检验结果动态观察的必要性

同一检验项目在身体的不同阶段所得的检验结果会不一样，检测的结果会有所波动，有些检验项目在身体不同时期波动会非常明显，偶尔也会出现某些检验项目出现异常的现象，故对异常的检验项目建议进行再次的复查，要重点关注那些检验结果持续走低或爬高的检验项目，最好能结合其他检查结果和临床资料来判断身体的状况。

作者简介

姓名：戚国祥

性别：男

工作单位：南京晨光集团有限责任公司晨
　　　　　光医院

学历及学位：本科　硕士

职务：院长

技术职称：副主任技师

研究方向：医学临床检验

通信地址：南京市秦淮区正学路 1 号

邮编：210006

E‑mail：454478094@qq.com

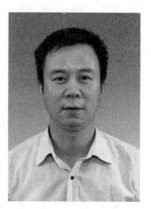

关注健康从体检开始

何 英

基因图谱的研究预测人们寿命将会更长。不过,从目前已有的条件来说,我们怎么能更长寿呢?

1) 良好的生活环境,健康的饮食和生活方式等,使人们尽量不发生疾病。

2) 早防早治的关键就在于定期体检,合适的定期体检,有助于疾病逆转。

要知道有许多病待到有症状时才就医而诊断治疗,往往为时已晚。例如癌症,待到长得很大有症状才手术切除,往往已有转移而使患者存活不久。如果在早期发现则手术切除后复发率很低。还有一些病如高血压、高血脂、糖尿病等,在早期并无症状,只有靠检查才能发现。而到晚期有症状且有并发症时,治疗就很棘手。因此,无论如何,及早发现疾病是治疗成功的关键。

1. 如何选择体检项目呢?

(1) 基本体检项目不可少

内科、外科、血压、血糖、血脂、肝功能、肾功能、血常规、尿常规、便常规、胸片、心电图、彩超等。

(2) 30 岁前最好两年体检一次

体检方案如下:

1) 传染性疾病:流动性大,得传染病的可能性相对大,肝炎、肺部结核、泌尿系统感染的机会比较多。

2) 生活方式病:一些慢性病趋向年轻化,脂肪肝、血脂异常,糖尿病的发病率在年轻人中也呈现上升趋势。

（3）中年人最好每年体检一次

体检方案如下：

1）多发病、常见病进行检查。

2）注意血糖、血脂情况及肝、肾功能指标。

3）彩超检查了解腹部器官情况。

4）肺部 CT 检查可了解有无肺结核、肿瘤等。

5）心电图检查了解心电生理情况，如有无早搏，有无传导阻滞等；

6）各种早期肿瘤标记物筛查。

（4）老年人每年体检至少二次

体检方案如下：

1）血、尿、便常规；

2）心电图、动态心电图、心脏彩超及心功能、脑血流图；

3）彩色多普勒超声波检查；

4）肝功能、肾功能、血糖、血脂、血粘度等检查；

5）肺部 CT 检查；

6）各种早期肿瘤标记物筛查。

（5）成年女性每年附加检查项目

1）彩超查子宫、附件、双侧乳腺；

2）常规妇科检查、宫颈刮片检查。

2. 体检之后我们该如何做呢？

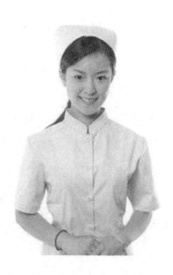

体检后，一些人简单看看报告，觉得没有大问题就直接塞进抽屉里了。事实上，认真看报告，读懂其中的健康含义，并对照每年的各项指标，查看发展趋势，才能更好地管理健康，在体检报告中，下面几个重要指

标千万别忽略。

一是血压。血压增高一定要非常重视，这些人要特别注意生活方式的改变，比如多运动、少吃盐。

二是血脂和血糖。血脂指标有总胆固醇、低密度脂蛋白胆固醇、高密度脂蛋白胆固醇、甘油三酯，如果超出或邻近标准者要尽快调节饮食，多吃深海鱼和果蔬，同时戒烟限酒。血糖检查也应是常规体检项目中非常重要的一项，当空腹血糖在 6.1～6.9mmol/L 时，属于空腹血糖受损，应引起高度重视。当空腹血糖≥7.0mmol/L 时，应考虑糖尿病。

三是白细胞。白细胞增多或减少都应该引起重视，如果白细胞高得太多，则有可能跟血液病有关，应到医院血液科做进一步检查；低得明显则有可能是某些病毒性感染、血液系统疾病。

四是谷丙转氨酶。谷丙转氨酶是衡量肝脏功能的一个重要指标，如果升高了，说明肝功能可能受到了影响。除了肝炎，很多因素都可能导致，比如脂肪肝、喝酒、情绪波动、劳累，以及食用某些食物、服用药物等。

此外，还应该关注尿酸、血红蛋白、尿常规等。一旦以上检查出现问题，一定要及时咨询医生，将疾病影响控制住。

在自我管理上，首先要合理膳食、均衡营养，控制肉类、油脂、盐的摄入量，增加水果、奶、谷物和薯类食物，保证食物多样化，维持高纤维素摄入，才能保证新陈代谢正常。其次，根据自身情况选择合适的运动方式。比如超重者应多做游泳等有氧运动，才能消耗脂肪；太瘦的人可常做静态伸展运动，强化肌肉骨骼。一般人可以选择慢跑、

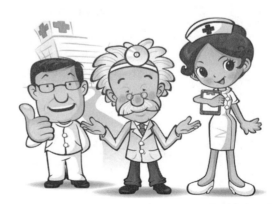

快走，这是很有效的有氧运动，能够改善微循环，提高高密度脂蛋白含量，降低心血管风险，并改善血管弹性。最后，如果心理方面出现问题，要学会在工作、生活和人际交往中保持心理平衡，不苛求自己、不对亲人期望过高，善于调整个人情绪、对人表示善意，知足常乐的心境能让人拥有健康的心理。

作者简介

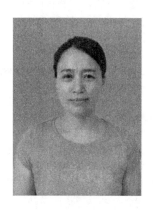

姓名：何英

性别：女

工作单位：沈阳二○一医院体检科

学历及学位：本科　学士

职务：主任

技术职称：副主任医师

研究方向：健康体检

通信地址：沈阳市大东区新东一街 12 号

邮编：110043

E - mail：1915260796@qq.com

压疮的护理体会

王　斌

压疮是全球性一个普遍存在的健康问题，随着研究的不断深入，国内外对压疮有了新的认识，压疮是多种原因结合发生的临床并发症。压疮不仅增加了患者的痛苦，而且因为治疗时间长增加了医疗费用。增加了家庭的经济负担。

良好的护理始终是防止压疮发生的前提，护理人员在临床工作中使用辩证的思维方法，借鉴国内外先进护理的模式不断地探索新的实用科学器具和方法使压疮发生率降到最低，使患者生活水平、生存质量提高，使压疮护理走向制度化、人性化、科学化。

1. 压疮的定义

压疮是身体局部组织长期受压导致血液循环障碍，持续缺血缺氧导致局部组织失去正常功能而形成溃烂和组织坏死[1]。发生压疮多是由于久坐或久卧，气虚血行不畅，如术中术后患者气血亏虚及组织持续受压 2 小时以上而不给以翻身减压处理，任何部位都可能发生压疮。

2. 压疮的高危人群及危险因素

（1）高危人群

长期卧床、体弱、长期高热、大小便失禁、皮肤潮湿人群，尤其是老年人皮肤松弛缺乏弹性，大手术后不能离床活动等均被视为高危人群。

（2）危险因素

1）局部因素目前公认的危险因素有 4 种，压力、剪切力、摩擦力及潮湿。其中压力是造成皮肤损伤的重要原因，并与时间长短有关。垂直作用于皮肤的压力是导致压疮发生的重要因素。术中患者压疮易发生部位和手术时间、受压局部所受压力大小有关，损伤局部存在不同程度的温度变化和再灌注损伤[2]。压疮一旦发生，患者卧床时宜采取半卧位或中凹位。为了防止患者下滑，床尾也可摇起15°。在这种体位下骶尾部的摩擦力和剪切力加大，潮湿加重。卧床患者由于大小便失禁，活动受限，引流液刺激，在相对潮湿的环境下患者的压疮危险因素增加 5 倍。

2）导致压疮发生的全身性因素，包括感知缺失、营养不良、组织灌注不足、年龄体重及精神心理因素[3]。感知不良的患者，对身体长期压迫无知觉而不能自主变换体位或者要求他人帮助更换体位。身体局部受压时间过长容易导致压疮的发生。营养缺失者皮肤失去弹性，皮肤抵抗力下降，一旦发生压疮更难愈合。体温过高、过低或精神抑郁者因感知障碍均对局部感知不敏感，可造成局部长期受压或缺血发生压疮。

3. 压疮的预防

评估患者压疮情况，进行早期预防，主要加强患者及家属的健康指导，做好患者的评估工作，做好患者营养供给，保持患者良好营养状态。最大限度地减少压疮的危险因素。提高患者的生活质量。

（1）避免局部长期受力

有效预防压疮的关键是解除身体受压部位的压力，对可以自行翻身的患者每 2 小时翻身一次，对特殊患者建立床头翻身卡。翻身时注意患者皮肤，避免拖、拉、拽等，有关资料介绍按摩对于防治压疮无效，正常皮肤的保护性反应是软组织受压变红，一般在压力解除半小时后退色，按摩适合于受压皮肤正常没变色部位。避免局部长期受压，应间歇性减轻局部压力。

（2）使用压疮用具

传统的理疗和气圈临床已经不主张使用，原因是橡胶气圈与人体接触局部产生热量，理疗可以使皮肤局部受热而温度升高。而持续性压力引起的组织缺血使局部温度升高将增加压疮的危险性[4]。我院先后采用了气垫床、定时翻身、固定等方法。患者活动障碍均给与功能位，将静脉营养袋制成防压疮气垫，放置在患者骶尾部、肩脚部、枕部、脚踝部等，取得了良好的效果。利用垫内液体的流动还可降低身体局部温度，减轻身体局部压力，减少局部组织耗氧，较好地预防了压疮的发生及发展。

（3）加强营养及基础护理

加强营养的方法有多种，包括经口摄入、肠内营养、静脉营养等多种方法。补足人体所需特别是蛋白的摄入，加强基础护理是预防压疮的关键。保持内衣裤清洁、干燥，患者排便后用温水清洗，不使用碱性皂液。有感知障碍的患者尽量少使用热水袋，防止烫伤。勤按摩，勤更换，勤擦洗。

（4）做好心理护理

指导并教会患者及家属做好基础护理工作，对危险因素做出正确的评估及护理，能有效预防压疮的发生。

4. 小结

尽管压疮的预防措施是非常有效的，但一些高危个体仍然可能发生压疮，压疮一旦发生，不但会加重患者病情，增加了卫生医疗救治的经费，同时增加了患者及家庭的经济负担，加大了医护者的工作量，而且使患者处于痛苦之中。因此应积极预防压疮的发生，采取局部治疗为主全身治疗为辅的防治。措施根据患者的局部受压情况不同做出正确的评估及治疗方法，用最少的医疗资源发挥最佳的治疗效果，降低压疮的发生率。

参考文献

［1］李小平．基础护理学［M］．北京：人民卫生出版社，2009.

［2］赵友娟，田漪，任小英，等．长时间手术患者受压部位损伤相关研究［J］．护理学杂志，2004，19（2）：7-9.

［3］辛宁，杨薇，赵文红．糜子垫在脊髓损伤患者压疮护理中的应用［J］．黑龙江医学，2007，31（6）：458.

［2］王翠珍．压疮护理中存在的误区及对策［J］．护理研究，2009，23（5C）：375.

作者简介

姓名：王斌

性别：女

工作单位：沈阳二〇一医院

学历及学位：大专

职务：护士长

技术职称：主管护师

研究方向：护理

通信地址：沈阳市大东区新东一街 12 号

邮编：110043

E-mail：1072597330@qq.com

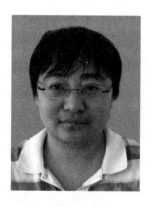

用健康为"小康"护航

翟　帅

"没有全民健康，就没有全面小康。要把人民健康放在优先发展的战略地位。"习近平总书记的这一论断为健康中国建设按下了快进键。保障全民健康，要树立大卫生、大健康的观念，而预防是最经济最有效的健康策略，要把以治病为中心转变为以人民健康为中心。

"运动是良医，运动是良药"，保障全民健康，必须倡导健康文明的生活方式，提升全民健康素养，推动全民健身与全民健康深度融合。现代社会，随着人民生活物质水平的提高，人们开始越来越多地关注健康，增加了对健康投资，包括购买健身器，选购各种营养品（人参、各种健康口服液等）。然而，人的健康，最重要的还是坚持体育锻炼。正如俗语说的"生命在于运动"，只有动起来，才有健康的可能。

那么，选择适合自己的体育锻炼项目是非常重要的。一般地说，人们熟悉的体育锻炼项目有跑步、太极拳、气功、爬山、游泳（包括冬泳）、步行、网球、乒乓球和篮球等。选择的原则，当然是根据自己的身体状况、场地可能的条件来确定。年轻点的朋友可选较大运动量的项目，年龄稍长一点的则可选轻松一点、运动量小一点的项目；还要看是否有不适合较激烈运动的慢性病，如心脑血管病、哮喘等，要慎重安排。另外，应多选择公园、绿化地，而少选择马路上跑步一类的项目，在污染尚未改变的情况下，在马路跑步可能适得其反。选择项目还应该把视野放大一些，可以作多项选择，如爬楼健身法，在城市中高层建筑日益增多，住宅和办公楼群都有高层，有些人将爬楼作为负担，其实登楼是健身的很好途径。据专家测定，一个人每爬高 1m 所消耗的热量，相当于散步走 26m。骑车健身法，目前市面上出现许多 APP 公共自行车，不仅节能环保，更是一种便利锻炼方式。另外还有室内健身运动、原地跑、跳绳、跳舞（这是近年兴起的）、倒立健身法、倒走、爬行健身、甩手操、健身球、冷水浴等。每一种健身方法还有许多具体的规定，可根据自身的特点作选择，总之，要养成终生体育锻炼的好习惯，学习和掌握各项运动项目的技能，合理地锻炼。

　　没有健康，一切都是零。一个人的健康，关系一个家庭的命运；13 亿人的健康，决定一个国家和民族的前途。把实现全民健康作为根本目的，把促进健康公平作为首要目标，把改革创新作为动力源泉，把人民共建共享作为实施路径，就一定能用全民健康托起全面小康。

<h2 style="text-align:center">作者简介</h2>

姓名：翟帅

性别：女

工作单位：沈阳二〇一医院

学历及学位：本科　学士

技术职称：主治医师

研究方向：内科

通信地址：沈阳市大东区新东一街 12 号

邮编：110043

E - mail：zhaishuaigogogo@163.com

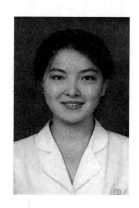

术后镇痛是否需要？

周江娥

麻醉医生和手术患者及家属进行术前谈话，签署麻醉知情同意书时，还会抛出一个选择题：术后镇痛，需要吗？

有些人会选择需要，但也有不少人，甚至包括部分手术科室医生都对此不以为然。"手术哪有不疼的？忍几天就过去了"。一些人对术后疼痛持有这样的观念。手术后疼痛广泛存在，据统计，86%的患者住院期间存在术后疼痛，其中90%为中重度疼痛。很多人不知道术后疼痛不仅给患者带来身体上的痛苦和心理上的负担，还可能会使患者的胃肠道功能、心肺功能、凝血功能、内分泌代谢等出现异常，引起各种并发症，大大影响了患者的术后康复。这就需要对术后患者进行疼痛管理。

术后镇痛有哪些好处呢？首先，减轻患者的痛苦和不适，缓解焦虑，改善睡眠，能够让患者在较为舒适的状态下度过术后阶段；其次，消除因疼痛导致的不愿深呼吸和咳嗽等现象，改善呼吸，促进排痰，减少肺部感染；第三，减轻疼痛，促使患者早日下床活动，早期功能锻炼，减少较长时间卧床导致深静脉血栓的风险；第四，阻断交感过度兴奋，消除紧张，扩张血管，改善微循环，从而促进伤口愈合，加快术后康复，同时降低心血管事件发生率；第五，抑制交感活动，促进胃肠蠕动，帮助恢复手术后的胃肠功能；总之，通过减少并发症，加速康复而减少住院时间，节约费用。

术后镇痛现在一般都是患者自控模式，根据输注通路分为静脉镇痛、椎管内镇痛、皮下镇痛和复合镇痛。由麻醉科医生使用合适的镇痛设备（俗称：镇痛泵）并配好镇痛药物，连接到相应的输入通路，并在给予首次镇痛剂量后开始自控镇痛模式。医生会根据患者的身体情况、创伤大小，合理配置药物，充分达到镇痛效果，而又不产生明显的副作用。术后痛最剧烈的时段主要在术后 36 小时之内，麻醉科有专人负责管理术后镇痛，镇痛泵从启动开始就由医生进行了安全设定，留置时间稍长不会对患者构成任何危害，麻醉医生会根据术后疼痛的强度在合适的时间内帮你终止和拔除。

术后镇痛目标是显著减轻疼痛，把术后疼痛控制在一个患者能够承受的范围内，并尽力把副作用发生率降到最低。有时候不会达到一点也不痛的状态。依据目前的技术水平，术后镇痛是十分有效的，而且是充分安全的。

随着麻醉医学向围术期医学的拓展，术后疼痛管理必会更广泛地应用于手术患者，充分诠释舒适化麻醉的要义。

作者简介

姓名：周江娥

性别：女

工作单位：湖北航天医院

学历及学位：本科　学士

技术职称：副主任医师

研究方向：临床麻醉及慢性疼痛的诊治

通信地址：湖北省孝感市北京路 36 号

邮编：432000

E - mail：384689506@qq.com

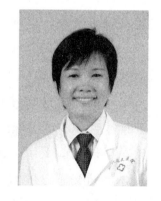

麻醉那些事儿

陈　敏

麻醉一词，简而言之，便是用药物使患者整体或局部暂时失去知觉，以达到无痛的目的进行手术治疗。随着外科手术和麻醉学的进展，麻醉已远非单纯解决手术止痛那么简单。

若对麻醉类型进行区分，可大致分为全身麻醉和局部麻醉两类。全身麻醉，便是常言道的"睡着了"，患者意识消失，全身肌肉松弛，也不会体验到疼痛。局部麻醉，顾名思义，只是身体某些部位的麻醉。最常见的局部麻醉比如拔牙时，医生会先在你牙根附近注射一些局部麻醉药物，以免你感到疼痛。局部麻醉还包括硬膜外麻醉或蛛网膜下腔麻醉（俗称"腰麻"），也就是大家所熟称的"半身麻"。麻醉医生会在你脊柱的骨缝中进行一番精细操作，然后你便感觉到下半身被麻醉：你虽知道手术刀在切，但不会感受到疼痛。

现今，全身麻醉的比例日渐提高，在大型医院能占到 60％ 以上。全身麻醉其过程可分为：麻醉诱导、麻醉维持和麻醉苏醒。打个形象的比喻，可以将整个过程视为一架客机的飞行。飞机飞行最危险的阶段是起飞和降落，麻醉的诱导和苏醒同样如此。

所谓麻醉诱导，便是让人由清醒转为睡着状态，这又是如何实现的呢？其实，这是好几种药物的综合作用，像"组合拳"一般，把你"打入"麻醉状态；其中包括镇静药、镇痛药、肌肉松弛剂等。由于没有意识、全身肌肉松弛，你已丧失呼吸的能力，麻醉医生还要将气管导管插入气管内。此后，由一台麻醉机将持续为你提供氧气及麻醉气体，保证你不会缺氧，又能保证你处于麻醉状态。

　　麻醉苏醒，便是"由梦转醒"的过程。恰如人睡足了就会醒来，麻醉药物在体内被代谢殆尽时，麻醉状态便不能继续保持，人便进入麻醉苏醒阶段。当你睁开双眼，听到医生呼唤，全身肌肉力量恢复时，气管导管会被拔除，再观察确认清醒后便能返回病房啦。

　　麻醉够神奇吧！但在目前，麻醉医生所从事的工作却未受到重视。很多时候，一般人想到的仅是手术的成功与否，却很少想到保证手术成功的幕后英雄——麻醉。其实，麻醉医生与外科医生就像一对孪生兄弟，难以分开；麻醉的目的是保证手术开展，手术顺利的前提是麻醉成功。

　　相较于手术的"治病"，麻醉则是"保命"。某些时候，麻醉甚至比手术本身更为重要。同样的手术却可能面临完全不同的麻醉方式。同样是阑尾炎，医生开刀方式几无二致，但患者的全身状况可能完全不同，麻醉方式和处理将有天壤之别。例如当一名年过九旬的糖尿病、冠心病老人，因急性阑尾炎而走上手术台时，与麻醉20岁的健康人相比麻醉医生面临的风险和压力也是前所未有的；术中变化可能极为波诡，充满了危险。

　　这也恰好印证了麻醉医生一句嘴边话——只有小手术，没有小麻醉。这句话也时刻警醒着麻醉医生：做好麻醉，让患者"梦醒之间，轻松自如"。

作者简介

姓名：陈敏

性别：男

工作单位：湖北航天医院麻醉科

学历及学位：本科　学士

研究方向：临床麻醉与慢性疼痛的诊治

通信地址：湖北省孝感市北京路 36 号

邮编：432000

E－mail：423346530@qq.com

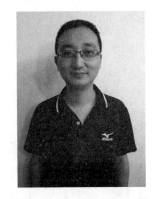

麻醉医生如何守护你

代 岱

作为一名麻醉医生，我时常听到身边朋友说麻醉医生的工作就是打一针而已。但麻醉医生工作不是这么简单的！

麻醉一词源于希腊语，表示知觉/感觉的丧失。全身性的知觉/感觉丧失即全麻，简单地说就是让患者暂时性地无痛苦睡着。本文介绍一下麻醉医生是如何"控制"着"睡着"的患者。

手术前一天，麻醉医生会访视患者。医生一般会和患者说："今晚睡个好觉，不要紧张，明天您睡一觉手术也就做完了。"没错，全麻期间患者是不知道外界发生了什么事的，很多时候连呼吸也被药物打断。有患者朋友不禁疑问：没有了呼吸，那岂不是会缺氧身亡？作为麻醉医生，负责任地告诉您：不会！因为您的呼吸可以通过气管导管和呼吸机，它被麻醉医生"控制"着。

那除了呼吸，麻醉医生还"控制"着什么？

首先是基本监测：包括血压、脉搏、心电图、脉搏氧饱和度、呼气末二氧化碳分压、体温等，就连患者在术中撒了多少尿也逃不出麻醉医生的"法眼"。

血压监测：我们一般采用绑袖带测血压法（无创血压）。而有的家属发现患者做完手术后左手或右手把脉的地方打了一针，那是麻醉医生为实时监测患者连续动脉血压而进行的桡动脉穿刺。

脉搏监测：脉搏是手术中必不可少的监测项目之一。脉搏的监测对于小朋友来说显得特别重要，因为小朋友全身的血液供应主要是靠心率来维持的。

心电图监测：目的在于让麻醉医生快速识别患者在手术过程中

可能出现的各种心律失常和心肌缺血，以便及时有效地处理。

脉搏氧饱和度监测：在麻醉前，麻醉医生会在您的手指上夹一个仪器，目的就是测量脉搏氧饱和度。爱涂指甲油的美眉，如果要做手术，那么麻醉医生会告诉你手术当天不要涂指甲油，目的是防止指甲油给脉搏氧饱和度的监测带来误差。

呼气末二氧化碳分压监测：这个指标是监测患者呼出气体中二氧化碳的含量。麻醉医生会根据这个指标来进行一系列的排查，究竟是麻醉的深度问题、呼吸机的问题还是患者呼吸道的问题，找到原因后并及时纠正，将呼气末二氧化碳分压控制在正常的范围内。

除了上面说的监测项目，基本监测还包括体温监测、尿量监测，麻醉中还有一些特殊的监测，包括中心静脉压、血红蛋白、凝血功能、麻醉深度、肌肉松弛等方面的监测。当然也会有一些更"高大上"的监测，其中，经食管超声心动图监测就是其中之一。

监测贯穿麻醉始终，而当您"睡着"后，麻醉医生的考验才真正开始。每一个生命体征细微的变化都逃不出麻醉医生的"法眼"，如果某一个指标高于或者低于正常值，那么麻醉医生会根据具体情况调整麻醉深度，甚至进行抢救。既要做到安全，也要让您睡得舒适。

醒来的您也许会心定神闲地想：哦，手术做完了，就睡了一觉嘛。其实，当您看似风平浪静"睡着"的时候，经历了什么样的狂风暴雨麻醉医生一清二楚，并随时不惜一切代价为您力挽狂澜。您的血压升高时，麻醉医生的血压也升高；您的血压降低时，麻醉医生的血压会升得更高；您的心率变快时，麻醉医生的心率也会变快；您的心率变慢时，麻醉医生的心率会变得更快。外科医生治病，麻醉医生保命。我相信，每一个患者安全地醒来是麻醉医生最大的欣慰！

作者简介

姓名：代岱

性别：男

工作单位：中国航天科工集团七三一医院
　　　　　麻醉科

学历及学位：本科　学士

职务：副主任

技术职称：副主任医师

研究方向：临床麻醉和疼痛治疗

通信地址：北京市 7204 信箱

邮编：100074

E－mail：ddd2008ddd@sina. com

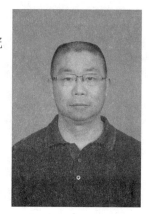

缓和医疗：给生命一个温暖的结束

张　依

　　人有生老病死，而医生的职责是救死扶伤，但不可否认，医学并不能逆转衰老，也不能治愈所有的疾病。作为一名老年医学科的医生，亲临了太多的死亡与离别。面对死亡，一群尽职尽责的医生、护士围在患者身边，各种抢救，静脉给药，心外按压，气管插管，而患者身上气管插管、呼吸机、吸痰器，胃管、尿管等各种管子数不胜数，一群至亲们焦急地等待在抢救室外不知所措，但这种习以为常的死亡场景就是临终患者和家属所需要的吗？当我们回天乏力之时，是选择紧紧地拖住死亡不可阻挡的脚步，还是静静地陪伴着患者走完最后一段路程？

　　"有时去治愈，常常去帮助，总是去安慰"（To cure sometimes, to relieve often, to comfort always）。对于医学无法治愈的疾病和慢性病的终末期患者来说，密切关注其情绪、精神、实际需要以及患者

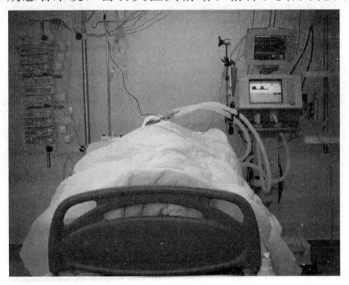

家人的愿望，安慰、鼓励、扶持、帮助患者减少病痛，帮助患者完成心愿，帮助家属了解他们该做的和可以做的事情，这就是缓和医疗。

　　缓和医疗重视患者自身的躯体感受，积极缓解患者躯体的不适症状和痛苦，同时，极力主张尊重患者本人的意愿，尽可能向患者本人告知关于病情的坏消息，让患者对于自己的病情有充分的认识，以便据此按照自己的意愿度过生命的最后阶段，从而选择无痛苦或痛苦小的诊疗方式，维持生命终末期的尊严，并为此设立生前预嘱（living will）。生前预嘱是人们在意识清楚时所签署的，旨在说明当处于不可治愈的伤病末期或临终时，要或不要哪种医疗护理的指示性文件。让患者做到"无痛苦，有尊严"地离世。缓和医疗主张不仅要关注患者的疾病和躯体症状，还要重视其心理、社会和精神需求。承认衰老和死亡是生命的自然进程，死亡是生命的组成部分，是生命的必然结局。人生百年，我们终将面对自己和家人的离世，何必要回避或讳莫如深，战胜对死亡的恐惧，坦然接受，患

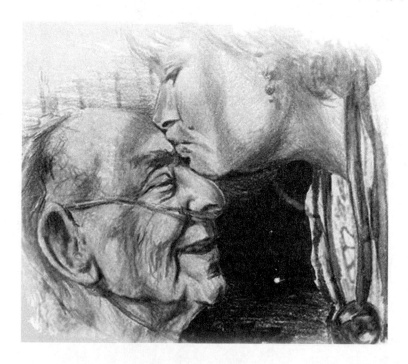

者及家人内心才会更踏实。在这个前提下，缓和医疗还主张"不加速死亡，也不拖延死亡"。所谓不加速死亡，即反对不可治愈的患者采用自杀的方式提前终止生命，也不协助患者安乐死。所谓不拖延死亡，并不是放弃救治坐以待毙，而是当不可治愈和慢病终末期的患者即将死亡之时，拒绝采取有创的、增加患者痛苦的方式，如气管插管和呼吸机辅助呼吸来延长毫无质量的生命。没有质量的生命越长，痛苦越多，这不但违背了医学减轻病痛的初衷，也违背了人道主义精神。缓和医疗就是要帮助患者及家属坦然面对死亡，接受死亡，做好迎接患者死亡的准备，包括物质、心理和情感。

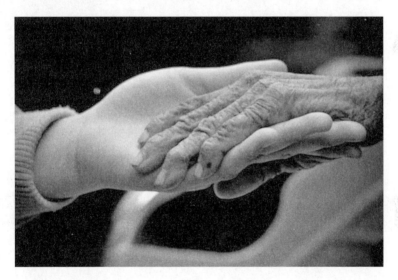

　　学会如何将亲人送走，不加速，不减速，让生命的最后阶段回归自然，让生命在最后时光以舒适、有尊严、平静地离世，这就是缓和医疗的责任。有时陪伴、回归家庭比治疗更重要。最后的路，我陪你走……

作者简介

姓名：张依

性别：女

工作单位：航天中心医院老年医学二科

学历及学位：博士

技术职称：主治医师

研究方向：老年医学

通信地址：北京市海淀区玉泉路 15 号院

邮编：100049

E－mail：zhangyi _ 287@163. com

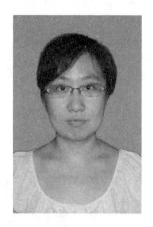

第十二篇

日常保健篇

影像科检查是否越贵越好？

罗劲松

我们生病到医院看病的时候常常需要到影像科进行相关检查，而我们中的很多人都认为价格越贵的、检查设备仪器越先进越好。工作中常常会遇到很多人一到医院就要求医生开磁共振（MRI）、ECT，甚至当医生告诉他不需要的时候，还会迁怒于医生。

而在影像科真的是检查费用越贵的、检查设备仪器越先进越好吗？答案当然是否定的，就和买东西一样，最贵的不一定是最适合的，最主要的是根据病情选择需要的检查方法，我们目前已知的医学影像检查设备有 X 线、B 超、CT、MRI、ECT、DSA 等，这么多的检查设备，到底哪种好呢？应该如何选择呢？选择合理的影像检查方法，其根本不是医生的喜好，也不是患者的要求，而是病情的需要，下面让我们一起了解下如果选择适合自己疾病的影像检查方法。

（1）普通 X 平片

对于四肢、骨盆、脊柱及胸部的骨折、骨肿瘤及肿瘤样变，首先应该选择普通 X 线拍片和常规体检筛查；肺部疾病及纵隔疾病的检查首选 X 线平片，必要时需要结合 CT 检查（CT 对肺部小病灶及隐蔽部位病灶的发现优于 X 线平片）。怀疑肠梗阻、腹部胃肠道穿孔及结石时，首先选择普通 X 线检查；胃肠道的肿瘤、溃疡等可以选择 X 钡

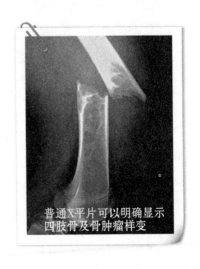

普通X平片可以明确显示四肢骨及骨肿瘤样变

剂造影检查，但内窥镜检查更为准确。

优点：检查时间短，价格低，射线量小；疾病初筛的首先方法。

缺点：对实质性脏器的密度分辨率明显低于 CT，细微结构无法辨认；不适合孕妇及其他特殊人群使用。

（2）CT 扫描

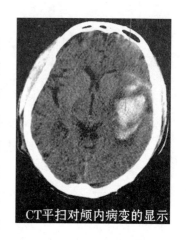

CT平扫对颅内病变的显示

对颅脑和脊髓的占位病变、外伤导致的脑挫裂伤、脑血管意外里的血肿、脑梗塞应该首先选择 CT 检查；对颈椎外伤导致的寰、枢椎骨折及脱位、四肢小关节的骨折及脱位 CT 平扫及结合 CT 三维重建优于 X 线平片；腹部及盆腔脏器的病变（如肝、脾、肾的破裂出血、肿瘤）优于 X 线平片，必要时需要结合 CT 增强扫描检查。对主动脉夹层、主动脉瘤、冠心病、脑血管畸形等疾病的检查可以选择 CT 增强扫描、CT 血管成像（优点：无创），也可选择数字减影血管造影（优点：诊断的同时可以进行介入治疗，缺点：有创）。

优点：对实质性脏器的密度分辨率高，计算机后处理功能强大（如模拟内窥镜、三维成像等）。

缺点：扫描层厚可能导致病灶遗漏；对软组织分辨率不高。价格相对较贵；射线量大，不适合孕妇及其他特殊人群使用。

（3）MRI

对颅脑和脊髓的占位病变、急性期脑梗塞的检查优于 CT；对胆管阻塞的原因优于 CT；对四肢、关节韧带及肌肉的损伤首选 MRI；对子宫内膜癌、宫颈癌、附件占位，男性的前列腺癌、精囊及精索病变应以 MRI 检查为主，必要时需行增强检查及功能成像。

优点：无射线，软组织对比分辨率最高；可任意根据病情需要

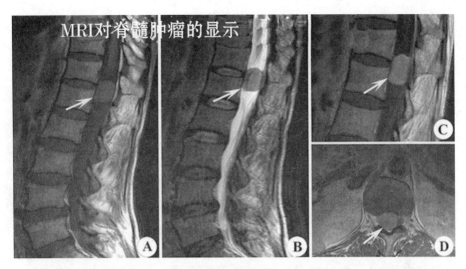

多方向体层断面成像而不改变患者体位；多种检查序列可以满足不同病灶的需要。

缺点：检查时间长（一个部位常达30分钟，甚至1到2小时）；体内有金属置入物或金属异物不宜选择该检查。对骨骼病变及钙化灶不敏感。

（4）B超

胎儿检查、心脏疾病，首选心脏彩超超声；B超对腹部脏器的检查经济、方便；部分疾病甚至可以在B超引导下进行治疗，但B超在发现病灶后常常需要结合CT或MRI检查。

优点：无射线；根据需要多断面方位成像；实时动态显示；能立即得到检查结果。

缺点：缺乏特异性；检查准确性与操作医生的水平有很大关系。

总之，各种影像检查方法之间并不存在严格意义上的好坏之分，只有选择得当且相互协同才能更好地为您的健康保驾护航。

作者简介

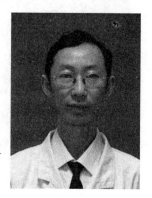

姓名：罗劲松

性别：男

工作单位：贵州航天医院放射科

学历及学位：本科

职务：影像教研室主任

技术职称：副主任医生

研究方向：主攻呼吸系统疾病影像诊断及
　　　　　治疗

通信地址：贵州省遵义市大连路 825 号

邮编：563000

E‑mail：664504687@QQ.com

幽门螺旋杆菌小常识

刘月霞

在我们的身边，细菌可谓无处不在，令人防不胜防，而威胁胃部及肠道健康的"罪魁祸首"就是幽门螺旋杆菌（以下简称 Hp）。根据世界卫生组织（WHO）报告，幽门螺旋杆菌是世界上感染率最高的细菌之一，我国 Hp 成人感染率为 40%～60%，幽门螺旋杆菌感染者患胃癌的危险性与正常人群相比可增加 4～6 倍。Hp 感染除了引起胃肠道疾病外，它与胃肠外疾病的关联逐步受到重视，研究表明，Hp 感染与口臭、酒糟鼻、冠心病、缺血性脑血管疾病、特发性过敏性紫癜（ITP）以及特发性慢性荨麻疹等疾病有关。然而并不是说招惹上幽门螺旋杆菌就一定会发病，它也可能在你的胃里住一辈子，却一直相安无事，和平共处。因此，对 Hp 感染我们既要引起重视，也不能过度恐慌，谈虎色变，下面介绍一些关于幽门螺旋杆菌的小知识。

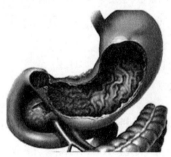
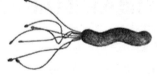

引发胃炎、胃溃疡、胃癌的元凶

幽门螺旋杆菌

1. 什么是幽门螺旋杆菌？

Hp 是一种呈螺旋形或 S 形的革兰氏阴性杆菌，是人类胃里的唯一一种细菌，可引起一系列胃部病变，如慢性胃炎、消化性溃疡、胃癌和胃粘膜相关淋巴组织淋巴瘤等，WHO 将它归为一级致病因子和 1 类致癌因子。

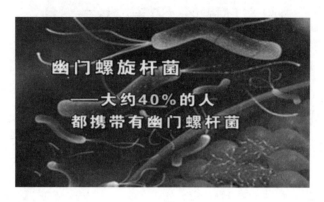

2. 传播途径

幽门螺旋杆菌具有很强的传染性，可通过以下途径在人群中传播。口—口途径：中国人习惯于集中进餐而致相互传染，某些家长习惯将食物嚼碎再喂给婴幼儿，因此使小儿染上 Hp，此外，还有异性之间的接吻等。因此感染情况在家庭内有明显的聚集现象。粪—口途径：粪便中存活的 Hp 污染了水源或食物，而使饮用者或食用者感染 Hp，研究表明低温能延长 Hp 的生存期，因此低温保存的食物如被 Hp 污染会增加 Hp 的传播机会。胃—口途径：是指 Hp 经感染者的呕吐物传给健康者。主要发生在托儿所、幼儿园或小儿的兄弟姐妹中。

3. 幽门螺旋杆菌检测方法

分侵入性检测及非侵入性检测。一般医生常给患者使用二种检测方法，其一是胃镜检查时，取一小块组织来检测，即快速尿素酶实验；另外是 C^{13}、C^{14}-呼气试验，只需轻松吹一口气即可检测。

4. 哪些人需筛查幽门螺旋杆菌

有胃癌家族史的人群建议筛查幽门螺旋杆菌，若查出是阳性应尽快根治，可以降低胃癌的发病率。对于经常有上腹疼痛、饱胀、反酸嗳气的人群，首选的检查是胃镜，而不是幽门螺旋杆菌，医生在做胃镜检查的同时，可以在镜下取胃粘膜进行幽门螺旋杆菌检查。

5. 感染幽门螺旋杆菌人群是否需根治？

国内外专家的推荐意见有分歧，治疗应分情况对待。基于我国国情，我国专家建议以下四类人群需根治：

1）消化性溃疡患者；

2）有胃癌家族史；

3）胃癌术后患者及其一级亲属；

4）胃粘膜相关淋巴组织淋巴瘤患者。

幽门螺旋杆菌感染无症状者可不治疗。

6. 家庭成员是否需要共同根治？

家庭中有一人感染，建议其他家庭成员检测是否有 Hp 感染。有 Hp 感染的家庭成员，视情况决定是否根治，以降低家庭中传染几率，且可提高根除率，降低复发率。

7. 幽门螺旋杆菌感染的预防

1）提高经济水平，改善生活及卫生条件，养成良好的个人卫

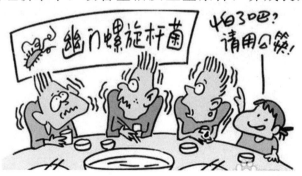

生习惯；

　　2）提倡分餐制、使用公筷等健康生活方式；改变陋习，避免共用杯子、碗筷等日常用品，避免席间相互夹菜、口对口给孩子喂食等；

　　3）提高家庭生活条件，定期高温消毒餐具避免进食生食、生水。

作者简介

姓名：刘月霞

性别：女

工作单位：贵州航天医院消化内科

学历及学位：本科　学士

职务：主任

技术职称：主任医师

研究方向：消化内科临床及消化内镜的
　　　　　　诊治

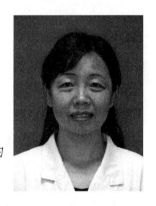

通信地址：贵州省遵义市大连路 825 号

邮编：563000

邮箱：13885205166@163.com

莫让便秘成心痛

孟庆成

20 世纪 70 年代中国台湾第一美女胡因梦，在 26 岁时嫁给了文坛才子李敖，而这段才子配佳人的婚姻却只维持了 3 个月零 22 天，离婚的原因竟然是一个"便秘梗"，这其中的真假无从考据，但便秘确实对身体伤害极大，除了疼痛等直接感受外，其"副作用"也不容小觑，轻则能引起人们情绪的改变，心烦意乱，注意力涣散，影响日常生活与工作，重则引发多种疾病，如直肠炎、肛裂、痔疮和肠梗阻等。

越来越多的现代人饱受便秘的折磨，得了便秘很多人会不太好意思说出来，对于便秘，我们应该怎么办呢？一般正常人若发生一时性便秘，需明确原因，可通过饮食、运动等予以调节纠正，切记不要滥用泻药；若便秘持续时间较长、较为严重者，则须认真对待，及时查明原因，及早治疗。

预防便秘要做到调整生活方式，养成定时排便的习惯；戒烟酒；避免滥用药；有便意时需及时排便，不抑制排便，专心排便。

1. 饮食预防缓解便秘

（1）高纤维饮食

膳食纤维本身不被吸收，能吸附肠腔水分从而增加粪便容量，刺激结肠，增强其动力。含膳食纤维丰富的食物有麦麸或糙米、蔬菜以及含果胶丰富的水果（如芒果、香蕉等），值得注意的是，未熟的水果含较多鞣酸反会加重患者便秘。

（2）补充水分

多饮水，建议每天饮水在 1500mL 以上（有其他疾病患者需依据自身情况而定），使肠道保持足够的水分，有利于粪便排出。

（3）供给足量 B 族维生素及叶酸

食用含 B 族维生素丰富食物，可促进消化液分泌，维持和促进肠管蠕动，有利于排便，如粗粮、酵母、豆类及其制品等。在蔬菜中，菠菜、包心菜内含有大量叶酸，具有良好的通便作用。

2. 运动预防缓解便秘

适量的运动以医疗体操为主，可配合步行、慢跑和腹部的自我按摩。

1）医疗体操增强腹肌及骨盆肌力量。

练习方法：站位，可做原地高抬腿步行、深蹲起立、腹背运动、踢腿运动和转体运动。仰卧位，可轮流抬起一条腿或同时抬起双腿，抬到 40°，稍停后再放下。两腿轮流屈伸模仿踏自行车运动。举双腿由内向外划圆圈以及仰卧起坐等。

2）快步行走和慢跑：可促进肠管蠕动，有助于解除便秘。

3）深长的腹式呼吸：呼吸时，膈肌活动的幅度较平时增加，能促进胃肠蠕动。

3. 养成好习惯预防缓解便秘

养成科学排便的好习惯对于预防便秘极为重要，所谓科学排便，简单说就是做到 6 个字：守时、专心、排净。守时，就是养成定时排便的习惯，每天晨起大便 1 次。专心，就是在大便时不做其他事情，如吸烟、看书、看报、想问题。排净，就是每次大便都要排得彻底，无残留。控制排便时间，每次不超过 8 分钟，用时越少越好；不要经常忍便，排得越及时、越干净，身体越健康。

最后总结一下：便秘来了真不爽，伤心伤神又伤身，饮食运动好习惯，出入匆匆美得很！

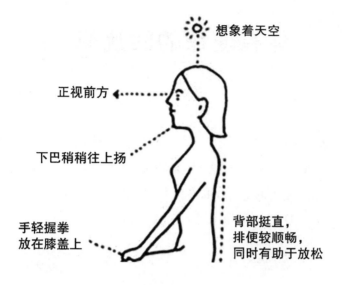

想象着天空

正视前方

下巴稍稍往上扬

手轻握拳
放在膝盖上

背部挺直，
排便较顺畅，
同时有助于放松

作者简介

姓名：孟庆成

性别：男

工作单位：航天中心医院普外科

当前学历及学位：硕士研究生　博士

职务：外科第二党支部副书记（主持工作）

　　　兼外科教研室副主任

技术职称：主任医师　副教授

研究方向：普通外科、肛肠外科方向

通信地址：北京市海淀区玉泉路 15 号院

邮编：100049

E-mail：mengqc@163.com

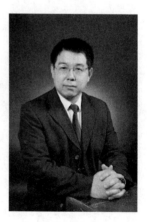

你有便秘的困扰吗？

孟　锐

便秘是临床常见的复杂症状，而不是一种疾病，主要是指排便次数减少、粪便量减少、粪便干结和排便费力等。必须结合粪便性状、本人平时排便习惯和排便有无困难作出有无便秘的判断。如便秘症状超过6个月即为慢性便秘。

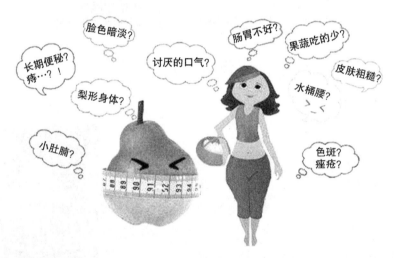

便秘的危害：导致痔疮、肛裂、结肠癌，加重心脑血管疾病，形成腹疝，有损容貌，可致性欲下降和影响大脑功能等。

如出现大便性状变化需要及时就诊，做相关检查明确有无器质性病变，如肠镜、钡剂灌肠造影等。如排除器质性病变，可通过改变生活规律、药物或生物反馈疗法等治疗。

1. 一般便秘的家庭治疗

1）养成良好的排便习惯和排便规律，每日定时排便，形成条件反射。睡醒及餐后结肠的动作电位活动增强，将粪便向结肠远端推进，故晨起及餐后是最易排便的时间。有便意时不要忽视，及时排便。排便的环境和姿势尽量方便，免得抑制便意、破坏排便习惯。

2）多喝水，每天应该喝水1500mL以上。建议患者每天至少喝6杯250mL水。

3）补充叶酸和维生素，多吃富含纤维的食物，促进胃肠蠕动。高纤食物包括：粗粮、燕麦、熟香蕉、芒果、蔬菜、豆制品等。避免进食过少或过于精细缺乏残渣、对结肠运动的刺激减少。

4）适当增加脂肪量的摄入，可以选择植物类的脂肪，如各种果仁，能润滑肠道。

5）增强体育锻炼，加速新陈代谢。如快走、慢跑、体操等。特别是腹肌的锻炼有利于胃肠功能的改善，对于久坐、少动和精神高度集中的脑力劳动者更为重要。

6）进行腹部深呼吸和自我按摩腹部，帮助肠道蠕动。

7）及时治疗肛裂、肛周感染和子宫附件炎等疾病，泻药应用要谨慎，不要使用洗肠等强烈刺激方法。滥用泻药会使肠道的敏感性减弱，形成对某些泻药的依赖性。

2. 严重便秘的药物治疗

服用泻剂。泻剂总类很多，包括渗透性泻剂、润滑性泻剂、容积性泻剂和盐类泻剂。需要在医生指导下服用。

1）服用促动力剂。常用的有普卡比利、伊托比利、莫沙比利等。

2）生物反馈疗法。如果患者有盆底功能障碍，先尝试生物反馈疗法。

3）认知疗法。这种疗法适合有心理困扰的患者，可以帮助他们进行必要的心理治疗，放松身心，有助于排便。

4）手术治疗。如果以上方法都不能治疗便秘，则可能是结肠传输功能障碍型便秘，如果病情严重是需要手术治疗的，但这样的患者只是少数，需听从医生的意见。

3. 自我按摩法

1）按揉肾俞穴。坐姿，两手叉腰，拇指向前按于同侧肋端，中指按于肾俞穴，适当用力按揉 30～50 次。

2）揉按足三里。坐于床上，两膝关节自然伸直，用拇指指腹按在同侧的足三里穴上，其余四肢紧附于小腿后侧，拇指适当用力揉按 30～50 次。

3）掌揉中脘穴。仰卧于床上，双腿自然伸直，将右手掌心重叠在左手背上，左手的掌心紧贴于中脘穴上，适当用力揉按 30～50 次。

4）推腹外侧。同上卧姿，两手分别放在同侧的腹外侧，以掌根从季肋向下推至腹股沟，反复做 30～50 次。

5）团摩脐四周。同上卧姿，将右手掌心重叠在左手背上，左手掌心放于肚脐旁，适当用力，绕脐做顺时针圆形摩动 30～50 次。

6）团摩下腹部。用右手掌心重叠于左手背，左手掌心紧贴于下腹部，适当用力做顺时针圆形摩动 30～50 圈，以皮肤发热为佳。

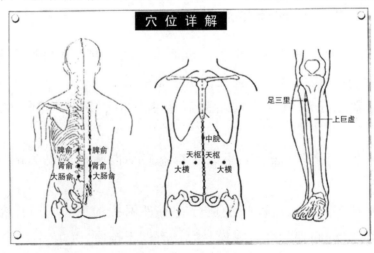

必须早晚各按摩一遍，手法应轻快、灵活，以腹部为主。

肾俞穴：位于第二腰椎棘突下，旁开 1.5 寸处。

足三里穴：位于外膝眼下 3 寸，胫骨外侧约 1 寸处。

中脘穴：位于腹中线，脐上 4 寸处。

饮食疗法，加强锻炼，避免久坐久卧，养成每天定时排便的习惯，保持心情舒畅，就会使大便通畅。

作者简介

姓名：孟锐

性别：女

工作单位：航天中心医院老年医学一科

学历及学位：硕士

技术职称：主治医师

研究方向：老年心血管疾病诊治

通信地址：北京市海淀区玉泉路 15 号院

邮编：100049

E-mail：mengrai@21cn.com

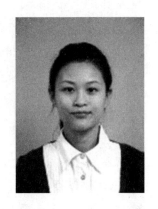

久治不愈的哮喘可能是
反流性食管炎造成的

赵跃峰

许多人自己本人或者是周围认识的人，会有过哮喘的经历。哮喘发作时，感到气急、憋闷，上不来气，甚至会有濒死感，有时真的会危及生命。这个时候会紧急用一些治疗哮喘的药物，甚至到医院住院治疗。但是也有些哮喘久治不愈，频繁发作，甚至危及生命，这些反复发作的哮喘有可能是反流性食管炎造成的。

中国著名的血管外科专家汪忠镐院士，曾经先后4次因"哮喘"被送至医院抢救，每次都做好气管切开的思想准备。最严重的一次已导致窒息、不省人事，医生甚至给他开了"病危通知书"。后来汪院士发现自己真正的治病原因，是胃食管反流病，不是"哮喘"。接着，他进行了胃食管反流病的微创手术治疗，结果手术后，竟然完全消除了其致命的哮喘样发作。

胃食管反流病在欧美国家比较常见，它的发病率为 10%～20%，随年龄增加发病率增加，40～60 岁为高发年龄。从汪院士这个真实的病例后，胃食管反流病这个导致哮喘的元凶，越来越多地得到国内医学界的重视。

所谓的胃食管反流病，是一种胃、十二指肠内容物反流入食管所引起的疾病，胃酸反复进入食管，它可导致食管粘膜糜烂、炎症、溃疡以至癌变。所以，一般情况下，这个病的主要感觉是反酸、烧心、胸痛。

但是有时当食管下端（尤其伴有上端病变者）括约肌松弛时，胃酸等反流物可到达喉部，内容物反流到咽部时可形成细微或雾状

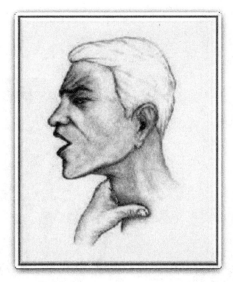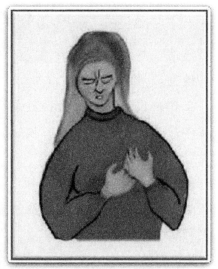

物质，被喷入喉头，吸入气管、支气管和肺，表现为反复发作的哮喘、咳嗽、憋气和咽部异物感等，夜间平卧睡眠时尤其容易发作。

　　正常的人在胃和食管交界的地方有一个抗返流的"阀门"。而胃食管反流病的患者，可能由于经常饱食的挤压，或者随着年龄的增长，局部肌肉的松弛，甚至局部结构的改变，胃食管裂孔疝（胃跑到胸腔）等原因，导致这个抗胃酸返流的机制减退了。目前轻度的胃食管反流病可以口服抑制胃酸分泌的药物治疗。重度的患者，像汪院士一样，是可以通过微创手术的办法重建"抗返流阀门"，来达到治愈的目的。

　　有数据显示，约50％的哮喘患者伴有胃食管反流病。所以，哮喘、鼻炎、咽炎等患者如果在呼吸科、五官科长期治疗症状没见好转，特别是夜晚平卧位容易出现，且久治不愈，就应多考虑一种可能性，可以到医院进行进一步的检查，排除胃食管反流病的情况。

作者简介

姓名：赵跃峰

性别：男

工作单位：航天中心医院胸心外科

学历及学位：研究生　硕士

技术职称：主治医师

研究方向：胸外科疾病

通信地址：北京市海淀区玉泉路 15 号院

邮编：100049

E-mail：zhaoyuefeng1977@sina.com

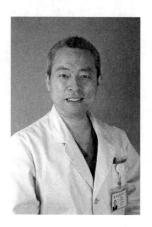

胆囊结石的秘密

艾向南

1. 什么是胆囊结石

胆囊结石，就是胆囊里长了石头，可以分为胆固醇结石、胆色素结石和混合型结石。但胆囊内一般都为胆固醇结石，主要是胆固醇浓度过饱和析出成为晶体，再进一步发展就成了石头。

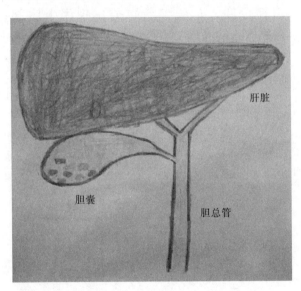

2. 哪些人群容易得胆囊结石

雌激素可促进胆汁中胆固醇过饱和，易析出成为晶体；老年人胆囊功能紊乱，胆汁过度浓缩、沉淀，容易形成结石；妊娠、绝经影响胆囊排空；高饱和脂肪及胆固醇膳食也是胆囊结石的高危因素。因此妇女、高龄、孕妇、肥胖者是胆囊结石的易感人群。

3. 得了胆囊结石的表现

大部分人得了胆囊结石可能都没有任何表现，但是一旦发作急性胆囊炎就会表现为右上腹部的疼痛，多在饱食、进食油腻食物或睡眠体位改变时发作，表现为绞痛，若结石堵在胆囊管处，引起胆囊内胆汁排出障碍，则会发生右上腹部或上腹部持续性绞痛，伴阵发性加剧，可向右肩背部放射，合并感染时可出现发热，此时应抓紧时间就医。

由于解剖关系因素，胆囊内小的结石在胆囊强烈收缩作用下可掉入胆总管，引起胆汁排出通路堵塞，造成梗阻性黄疸，引起胆管炎；若结石引起胰管堵塞，可引起胰腺炎，也称为胆源性胰腺炎。因此患者如果出现皮肤、巩膜发黄，或出现中上腹部持续性疼痛，则有可能发生梗阻性黄疸、胆管炎、胰腺炎，应抓紧时间就医。

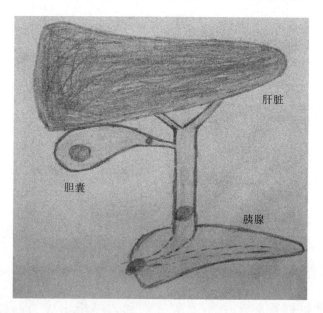

4. 胆囊结石应做哪些检查

一般情况下腹部彩超就可以清楚地发现胆囊壁及胆囊内结石情

况，若合并胰腺炎，应行腹部增强 CT 检查，若怀疑胆囊内结石掉入胆总管，应行 MRCP 检查，也就是胆管的核磁，来明确胆总管具体情况。

5. 胆囊结石应如何治疗

一般胆囊结石合并急性胆囊炎应尽早手术，可行腹腔镜胆囊切除术。若合并胆总管结石，则手术较为复杂，可行腹腔镜下胆总管切开取石 T 管引流＋胆囊切除手术，若患者年龄较大，手术耐受性较差，可行十二指肠镜下胆总管切开取石，待病情稳定后再行胆囊切除术。总之合并胆总管结石后，手术较为复杂，风险亦较高。

目前胆囊结石还可以行保胆取石手术，也是微创手术，这样既可以保存胆囊的功能，还可以治疗结石。手术操作简单，术后恢复快，但急性胆囊炎以及合并胆总管结石时不能行保胆手术。

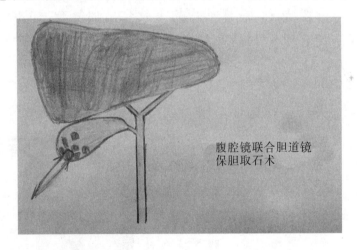

腹腔镜联合胆道镜
保胆取石术

6. 针对胆囊结石的一些误区

（1）切了胆囊，就没有胆汁了？

要解释这个问题，首先要清楚胆汁是在哪里生成的。胆汁是在肝脏里面分泌生成的，经肝管进入胆囊内进行储存，因此胆囊只是储存胆汁的地方，所以切除胆囊后，胆汁照样存在。

（2）切了胆囊就不能吃油腻食物了？

其实明白了胆汁是在哪里生成的，这个问题就好解释了，胆囊只是储存胆汁的器官，当我们进食后，胆囊就会收缩，帮助我们消化脂肪等食物，切除胆囊后，就没有了调节胆汁排出的器官，当胆汁生成到一定量，就会排入肠道，不一定和我们吃饭同步了。因此在切除胆囊后有一段时间会对油腻食物不耐受，表现为腹泻或脂肪泻，但随着机体的自身调节，会逐渐适应这种没有胆囊的状态，因此切除胆囊后并不是就不能吃油腻食物了，而是需要有一个逐渐适应的过程。

（3）可不可以应用溶石或碎石的方法治疗胆囊结石？

胆囊内几乎都是胆固醇结石，目前临床上并没有一种特效的溶石药物，因此溶石治疗并不确切。碎石之后，胆囊内大的结石会变成小的结石，但是结石没有排出的通路，反而会更容易掉入胆总管，引起胆总管结石，这样治疗起来就会更加复杂，风险会更高。因此胆囊结石千万不要碎石治疗。

作者简介

姓名：艾向南

性别：男

工作单位：航天中心医院肝胆外科

学历及学位：研究生　硕士

技术职称：主治医师

研究方向：胆囊疾病、胰腺疾病及
　　　　　甲状腺疾病

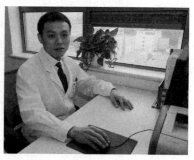

通信地址：北京市海淀区玉泉路15号院

邮编：100049

E - mail：281348845@qq.com

警惕沉默的杀手"慢阻肺"

刘仲楠

慢性病已成为严重威胁中国居民健康的重大公共卫生问题。根据 2015 年发布的中国居民营养与慢性病状况报告，全国居民慢性病死亡率为 533/100000，每年因慢性病死亡的人数占总死亡人数比例的 86.6％，其中三大类慢性病（心脑血管疾病、癌症、慢性呼吸系统疾病）死亡人数占总死亡比例的 79.4％。世界上前几位死亡原因中，慢阻肺列第三位，前五位呼吸病占了三个，分别是慢阻肺、下呼吸道感染和肺癌。

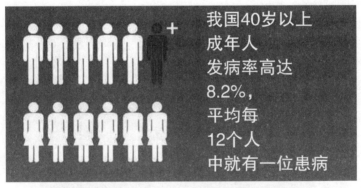

我国40岁以上
成年人
发病率高达
8.2%,
平均每
12个人
中就有一位患病

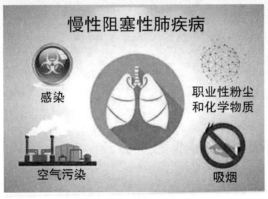

慢性阻塞性肺疾病

感染

职业性粉尘
和化学物质

空气污染

吸烟

1. 什么是慢阻肺

慢性阻塞性肺疾病（简称慢阻肺）是一种以持续气流受限为特征的可以预防和治疗的肺部疾病，气流受限多呈进行性发展，与气道和肺组织对烟草烟雾等有害气体或有害颗粒的慢性炎症反应增强有关。慢阻肺的主要症状有：慢性咳嗽、咳痰、气短或呼吸困难、喘息和胸闷，还会有体重下降、食欲减退等全身症状。

2. 慢阻肺合并症及危害

慢阻肺常见合并症包括心血管疾病、骨质疏松、焦虑和抑郁、肺癌、代谢综合征和糖尿病等，应该及早发现慢阻肺合并症并给予适当治疗。慢阻肺早发现早治疗至关重要，肺功能检查是诊断慢阻肺的金标准。

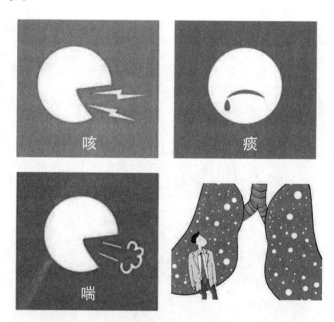

3. 慢阻肺发生与哪些因素有关

有吸烟史、职业粉尘暴露史、化学物质接触史、生物燃料烟雾接触史、慢阻肺家族史等情况的人群，应警惕慢阻肺，建议每年进行一次肺功能检查。

4. 慢阻肺的预防和治疗

1）慢阻肺需要长期治疗，首选吸入疗法，应用支气管扩张剂是最核心的治疗措施。治疗目标是防止疾病进展、减轻症状、改善运动耐力、改善健康状态、预防和治疗并发症、预防和治疗急性加重、降低死亡率。

2）慢阻肺急性加重主要表现为气促加重，常伴有喘息、胸闷、发热、咳嗽加剧、痰量增加、痰液颜色和（或）黏度改变等，其最常见的诱因为呼吸道感染（尤其是病毒感染），通常可以预防，一旦出现上述症状，应到医院就诊。

5. 慢阻肺患者该如何自我保健与锻炼

1）积极预防感冒等上呼吸道感染。

2）适当运动。体育锻炼能增强体质，提高机体免疫力和对气候变化的适应力。锻炼强度可因人而异，以不劳累、舒适为宜，还可进行呼吸操、扩胸运动和腹式呼吸等训练。

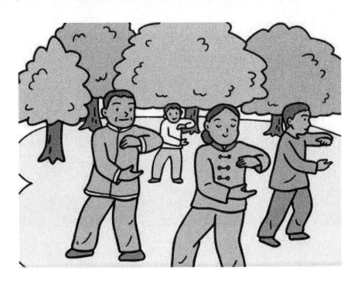

3）注意饮食调养。要注意适当摄入高蛋白、高维生素饮食，平时多进食一些富含维生素 A 类的食物，如胡萝卜等，可使气管粘膜抵抗力增强，对修复呼吸道粘膜有一定帮助。秋冬季养生的原则是"润肺"。常用中成药如养阴清肺膏、秋梨膏之类；饮食方面可以选择蜂蜜、百合、莲子、银耳等。

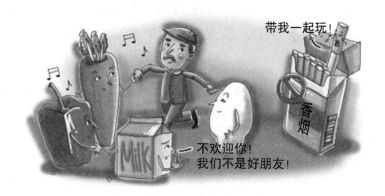

总之，慢阻肺患者需要做好长期自我管理，可在医生指导下戒烟、接种流感和肺炎球菌疫苗、坚持长期规律用药、合理膳食、适量的康复训练、长期家庭氧疗等，这些措施均可有效减少急性加重和住院次数，维持病情稳定，提高生活质量。吸烟是导致慢阻肺发生的重要危险因素，戒烟是慢阻肺的重要预防和治疗措施，可咨询当地医院戒烟门诊。

作者简介

姓名：刘仲楠

性别：女

工作单位：航天中心医院呼吸科

学历及学位：本科

技术职称：护师

职务：副护士长

研究方向：临床护理

通信地址：北京市海淀区玉泉路 15 号院

邮编：100049

E - mail：balljcj@sina.com

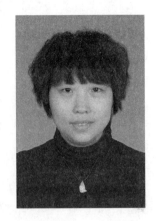

打呼噜究竟要不要治？

孟宪敏

贝贝是个聪明可爱的小姑娘，今年 6 岁了。公主范的小女孩却有个"小毛病"——打呼噜！从前，家里人总是自豪地说，闺女睡得可香了，那小呼噜不输给大人。近几个月来，她似乎鼾声越来越重，偶尔还会憋气，好一阵听不见呼吸声。家长带着宝贝去检查，医生给出的诊断是：扁桃体和腺样体肥大，并发儿童睡眠呼吸暂停低通气综合征。家长懵了，难道打呼噜也是一种病？

扁桃体大家都清楚，那么腺样体又是什么呢？腺样体又叫咽扁桃体、增殖体，位于鼻咽部，也就是鼻腔的后方，张嘴是看不到的，是婴儿出生时鼻咽部即有的淋巴组织。它会随着年龄的增大而增生，6 岁时达到最大程度，以后逐渐退化。若增生过大对邻近器官甚至全身健康都会造成影响，称为腺样体肥大。然而，这种病除了会引起张口呼吸、打鼾甚至呼吸暂停之外，还会导致鼻窦炎、分泌性中耳炎，时间久了还会影响上颌骨发育，导致齿列不齐，形成"腺样体面容"，使孩子越长越难看。由于扁桃体、腺样体肥大引起睡眠不足、持续缺氧，孩子的智力、生长发育都会受到影响。

如果发现孩子打呼噜，一定要引起足够的重视，早发现早治疗，才会让孩子得到优质的睡眠，获得健康的生长发育。贝贝很庆幸，发现了暗藏在身体里的"隐形杀手"！贝贝的爸爸也坐不住了，他可是个资深"呼噜王"。那么，成年人的打呼噜，要不要治呢？当然要！

贝贝爸爸是工程师，总在各大城市间穿梭。他是个呼噜王，哪怕在飞机上小睐一会，都会鼾声如雷。爸爸经历了一系列检查：拍片、睡眠检测、临床检查、抽血化验，他被医生诊断为——睡眠呼吸暂停综合征（OSAHS）。不看不知道，一看吓一跳：原来他的高血压、高血脂、高血糖都和每天伴随自己的呼噜息息相关。

打呼噜分两种。单纯的打鼾，又称"良性鼾症（Snoring）"，即医学上无呼吸暂停或低通气或呼吸暂停的频率不超过5次/小时的单纯打鼾。年轻或中年时，轻微而频繁的鼾声即被认为是呼吸暂停的前兆。严重的"打呼噜"，当睡眠中呼吸暂停持续10秒以上，约7小时睡眠中呼吸暂停总次数大于30或每小时呼吸暂停次数大于5，会被诊断为OSAHS。男性习惯性打鼾者中，30%～50%存在不同程度的OSAHS。OSAHS会造成睡眠过程中反复地间断性缺氧，在引起机体代谢性障碍的基础上可增大高血压病发病风险2.89倍、脑血管疾病2.13～8倍、心血管疾病1.2～6.9倍，糖尿病2.5倍，且与老年痴呆、心率失常等慢性疾病直接相关，甚至引发猝死。据专家统计，患者的6年和8年死亡率明显增高。

说到这些，贝爸觉得很冤枉，多少年来，自己从来不知道这种病，而周围的同事朋友也不了解这种疾病的严重性。在家庭中，我们怎么初步判断是否患有OSAHS呢？

1）单纯打鼾，鼾声柔和规律；OSAHS鼾声响亮，鼾声大小、频率不一致，有嘈杂感。

2）日间嗜睡。由于夜间缺氧，白天困乏，行走驾车时都容易打盹入睡。

3）睡眠中的异常表现：OSAHS常以一次大的喘气或呻吟、惊醒、坐起来结束一次呼吸暂停。

4）晨起困乏，头疼，咽部不适。

5）性格改变，记忆力减退，并发心血管疾病。

对于怀疑为OSAHS的习惯性打鼾者，确诊需要进行夜间多导睡眠监测。此外，需要内科医生对患者心、肺、肾等的功能做出正确评价，确诊或排除系统性疾病；耳、鼻、喉全面检查，发现排除解剖结构异常；口腔专科检查上下颌骨、软腭、舌的形态大小及位置。

对于 OSAHS 的治疗，目前有 3 种方法：

1）物理治疗——持续气道正压通气：通过机器将空气压缩、湿润、滤过后经鼻面罩输入气道，缓解负压引起的气道塌陷。

2）手术治疗：去除引起上气道阻塞三维异常解剖和病理结构。

3）口腔矫治器治疗：通过睡眠时戴用矫治器，改善口颌系统与上气道之间的解剖、功能关系，来扩大稳定气道。

相当一部分 OSAHS 患者颌骨发育不足，就是说上气道最外层的硬质套管直径小，内衬的软组织再伴随肥大，这样对管心的上气道空间造成严重挤压，这是 OSAHS 的解剖学病因。在参与病因学研究的同时，口腔医生开始加入 OSAHS 的治疗，从口腔正畸和正颌外科两个角度切入，前者是保守疗法，后者是手术疗法。在数百年的医疗实践中，口腔正畸学在矫治牙颌面畸形中使用了一类功能矫治器，即在快速生长发育期利用儿童的生长潜力，使用功能矫治器激活口面部肌肉，控制和诱导下颌生长。当成人 OSAHS 被认识后，这种能够藉改变下颌位置而改变上气道的治疗方式便顺理成章用于 OSAHS 治疗。起初，这些口腔矫治器仅用于治疗鼾症，近 20 年来，其逐渐成为治疗良性鼾症和轻中度 OSAHS 的首选方案，以及不能耐受呼吸机（CPAP）的重度 OSAHS 患者的替代方案。国内外同行对戴用口腔矫治器的患者研究后一致认为，口腔矫治器可以扩大上气道。中轻度 OSAHS 患者止鼾效果好。而且，其价格远低于 CPAP，尤其对骨骼因素明显的患者特别适用。

因为口腔矫治器小巧、便携，受到很多差旅族的青睐。经过系统检查，贝爸的 OSAHS 有了全面诊断，他成为了阻鼾口腔矫治器佩戴者的一员。小小阻鼾器，让他有了好的睡眠，身体状况得到全面的管理和改善！人们都说要管理时间，管理空间，设计未来，殊不知健康的管理是如此重要！睡眠亦当如此！

作者简介

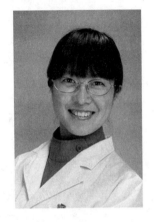

姓名：孟宪敏

性别：女

工作单位：航天中心医院口腔科

学历及学位：研究生　硕士

技术职称：副主任医师

研究方向：口腔正畸

通信地址：北京市海淀区玉泉路 15 号院

邮编：100049

邮箱：minminmeng@126.com

打呼噜可能是"隐形杀手"

贺永梅

　　生活中很多人认为打呼噜是睡得香的表现，大家都不重视，从而一些疾病随之也被忽视，其实打呼噜可能是睡眠障碍的一种，严重的可以致命！我曾经管理的一位患者，男性，60岁，体型肥胖，因夜间憋气收入院，开始以为是心衰发作，通过一些治疗效果不佳，直到我一次夜班，突然听到患者一声惨叫，患者坐起，大汗淋漓，有濒死感。随后喘憋逐渐好转，后行睡眠呼吸监测提示阻塞性睡眠呼吸暂停低通气综合征（OSAHS）。给予无创呼吸机辅助呼吸后患者症状好转。

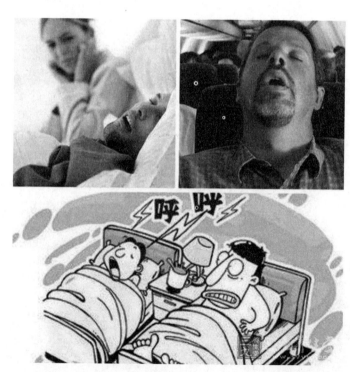

1. 什么是 OSAHS

阻塞性睡眠呼吸暂停低通气综合征（OSAHS）是指睡眠时上气道塌陷阻塞引起的呼吸暂停和通气不足，伴有打鼾、睡眠结构紊乱，频繁发生血氧饱和度下降、白天嗜睡的病症。临床表现有夜间睡眠打鼾伴呼吸暂停和白天嗜睡。由于呼吸暂停引起反复发作的夜间低氧和高碳酸血症，可导致高血压、冠心病、糖尿病和脑血管疾病等并发症及交通事故，甚至出现夜间猝死。因此 OSAHS 是一种有潜在致死性的睡眠呼吸疾病。

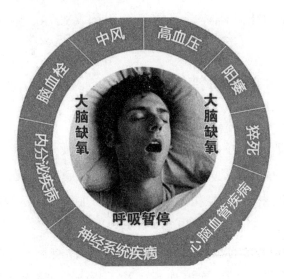

2. OSAHS 常见于哪些人群

肥胖、高龄、腰围超标、颈围超标（男性颈围超过 43cm，女性颈围超过 41cm）、男性、有家族史、吸烟、饮酒、服用镇静剂及患有慢性疾病等均是 OSAHS 发病的主要因素。

3. OSAHS 主要有哪些临床表现

1）打鼾：睡眠中打鼾是由于空气通过口咽部时使软腭振动引起。打鼾意味着气道有部分狭窄和阻塞，打鼾是 OSAHS 的特征表现。这种打鼾和单纯打鼾不同，音量大，十分响亮；鼾声不规则，时而间断。

2）白天嗜睡：OSAHS 患者表现为白天乏力或嗜睡。

3）睡眠中发生呼吸暂停：较重的患者常常夜间出现憋气，甚至突然坐起，大汗淋漓，有濒死感。

4）夜尿增多：夜间由于呼吸暂停导致夜尿增多，个别患者出现遗尿。

5）头痛：由于缺氧，患者出现晨起头痛。

6）性格变化和其他系统并发症：包括脾气暴躁，智力和记忆力减退以及性功能障碍等，严重者可引起高血压、冠心病、糖尿病和脑血管疾病。

4. OSAHS 的预防措施

1）增强体育锻炼，保持良好的生活习惯。

2）避免烟酒嗜好，因为吸烟能引起呼吸道症状加重，饮酒加重打鼾、夜间呼吸紊乱及低氧血症。尤其是睡前饮酒。

3）对于肥胖者，要积极减轻体重，加强运动。我们的经验是减轻体重的 5%～10%。

4）鼾症患者多有血氧含量下降，故常伴有高血压、心律紊乱、血液粘稠度增高，心脏负担加重，容易导致心脑血管疾病的发生，所以要重视血压的监测，按时服用降压物。

5）睡前禁止服用镇静、安眠物，以免加重对呼吸中枢调节的抑制。

6）采取侧卧位睡眠姿势，尤以右侧卧位为宜，避免在睡眠时舌、软腭、悬雍垂松弛后坠，加重上气道堵塞。可在睡眠时背部褙一个小皮球，有助于强制性保持侧卧位睡眠。

7）手术后的患者要以软食为主，勿食过烫的食物。避免剧烈活动。

5. OSAHS 治疗

OSAHS 的治疗主要分为非手术治疗和手术治疗两类。

（1）非手术治疗

①经鼻持续气道正压呼吸（CPAP）

此法是目前治疗中重度 OSAHS 最有效的治疗方法，大部分患者通过 CPAP 治疗，都可以达到满意的治疗效果。

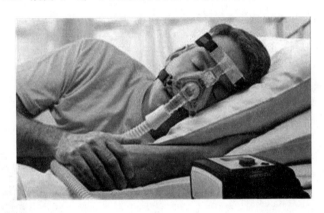

②口腔矫治器

睡眠时佩戴口腔矫治器可以抬高软腭，牵引舌主动或被动向前，以及下颌前移，达到扩大口咽及下咽部，是治疗单纯鼾症的主要手段或 OSAHS 非外科治疗的重要辅助手段之一，但对中重度OSAHS 患者无效。

（2）手术治疗

手术治疗的目的在于减轻和消除气道阻塞，防止气道软组织塌陷。选择何种手术方法要根据气道阻塞部位、严重程度、是否有病态肥胖及全身情况来决定。常用的手术方法有以下几种。

1）扁桃体、腺样体切除术：这类手术适用于有扁桃体增生的成人患者，或腺样体增生所致的儿童患者。一般术后短期有效，随着青春期的到来，舌、软腭肌发育后，可能复发。

2）鼻腔手术：由于鼻中隔弯曲、鼻息肉或鼻甲肥大引起鼻气道阻塞者，可行鼻中隔成形术，鼻息肉或鼻甲切除，以减轻症状。

3）舌成形术：由舌体肥大、巨舌症、舌根后移、舌根扁桃体增大者，可行舌成形术。

4）腭垂、腭、咽成形术：此手术是切除腭垂过长的软腭后缘和松弛的咽侧壁粘膜，将咽侧壁粘膜向前拉紧缝合，以达到缓解软腭和口咽水平气道阻塞的目的，但不能解除下咽部的气道阻塞，因此一定要选好适应证。

5）正颌外科：正颌外科治疗主要用以因颌骨畸形引起的口咽和下咽部气道阻塞的 OSAHS。

作者简介

姓名：贺永梅

性别：女

工作单位：航天中心医院老年医学二科

学历及学位：本科

技术职称：主治医师

研究方向：老年医学

通信地址：北京市海淀区玉泉路 15 号院

邮编：100049

E‐mail：heymtj@163.com

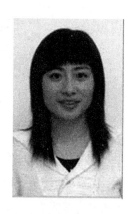

运动疗法与骨质疏松

张熙洋

目前，骨质疏松的发生率逐年增加，已成为严重威胁中老年人健康的疾病。骨质疏松是以骨量减少、骨组织显微结构破坏为特征，导致骨脆性增加、易发生骨折的全身性骨代谢疾病。运动疗法是以运动学、生物力学和神经发育学为基础，以改善躯体、生理、心理和精神的功能障碍为主要目标的治疗方法，包括主动、被动躯体活动。由于其非药物性、非侵入性、副作用小、节省开销和持续时间长等特点，成为近年骨质疏松防治领域的热点话题。现就如下几个方面具体阐述。

1. 运动疗法的强度

运动对骨代谢及生物力学的影响，因运动强度的差异而表现不同，过大或过小的应力负荷都无法保持正常的骨代谢，因此，需制定一个科学的强度标准。心率确定运动强度是目前广泛应用于运动实践的简便、易行且科学的方法，要求运动者的心率达到最大心率的 70%～85%，表示方法为（220－年龄）×（70%～85%），在这个心率范围内运动者能获得最佳运动效果并能确保安全，同时也能有效地增加骨密度、预防和延缓骨质丢失。从运动的安全性、有效性角度考虑，运动强度宜选择中等强度为好。

2. 运动疗法的形式

任何一种运动形式只要能对全身的骨骼有足够的张力和拉力，都可以有效地防治或延缓骨质疏松。宜兼顾全身情况，选择符合自身生理特点和运动能力的有氧运动项目，如健美操、快走、体育舞蹈及门球、五禽戏、太极拳等。单一的上肢、下肢、躯干运动方式不太适宜，应进行多种运动方式综合练习。体质较差或近期有骨折史者，主张采用游泳或自行车等低负重的运动方式。现代运动医学认为，一套完整的运动处方至少应包含3种主要运动类型：1）有氧耐力性练习；2）抗阻力量练习；3）伸展柔韧性练习。由于骨质疏松所致骨折多发生在腰椎、四肢长骨近端和远端等处，而运动时肌肉对骨骼产生的牵张力对骨强度的影响很大，因此，还应针对性地选择骨折易发部位的专项肌力锻炼。

3. 运动疗法的时间

运动时间的长短，是在已经确定的运动强度范围内，以轻微疲劳而休息后得以解除为前提，动作简单的运动项目，练习时间可以稍长；动作复杂的有一定难度的运动项目，练习时间可以稍短，总的运动时间视具体情况30～60分钟不等。最适宜的运动频度，为每周不少于3次。身体条件许可者，每天坚持运动1次当然更好。但以中小运动量，且次日不残留疲劳为前提。

4. 有氧保健操

研究表明，规定了运动时间、强度、频率的运动处方对改善骨质疏松具有明显效果，下面这套有氧健身操简单易学，方便实用，推荐给大家。

第一节　隔墙看戏

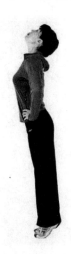

第一节，隔墙看戏。踮起脚尖，立起脚后跟，躯干拉直，脖子伸长，下巴往上抬。把后背整个的肌肉拉直，相当于把脊柱拉直、自我牵引。每天只需做 3 分钟。

第二节　十点十分

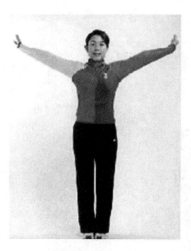

第二节，十点十分。双臂侧半举，与躯干呈一直线（九点一刻位置），挺胸、抬头，双臂上抬至十点十分，在此之间来回运动。支撑脖子的肌肉能得到有效的锻炼。注意手一定放在自己的两侧，往后张开。每天做 1 分钟。

第三节 头手对抗

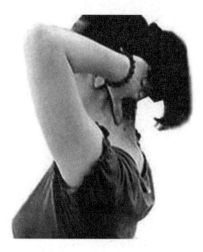

第三节，头手对抗。两只手交叉着放在自己的枕后部，然后保持双眼平视前方，颈椎是自然正常的位置，手向前用力，头向后用力，这样用力、放松，可提高颈后肌肉的力量，缓解肌肉的疲劳。可每天做 2 分钟。

第四节 旱地划船

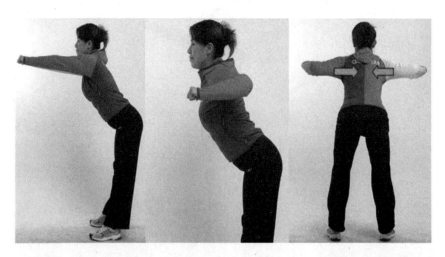

第四节，旱地划船。双脚叉开，两手前伸，挺胸塌腰向前。假设两手握住船桨，两手向后划。在两手划来的时候，后背肌肉要使劲，向前伸的时候放松，向后划的时候用力。每天做 1 分钟，能有效解除后背疼痛。

第五节　大雁飞

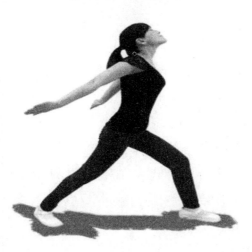

第五节，大雁飞。向前迈出半步，重心移到前边这条腿，两手侧平举，这是简单的动作。复杂的动作是两只手向后飞起来，抬头看房顶，使整个的脊柱都参与运动。这个动作左、右两边交替，各做30秒。对背痛有很好的缓解作用。

综上所述，运动疗法不仅可以维护和提高骨矿密度、增强肌肉力量、提高平衡能力、减小跌倒的危险性、降低因骨质疏松引起的骨折发生率，还能适当减轻骨质疏松患者的疼痛，调节心情，从而有利于提高身体、心理素质，日常活动能力及生活质量。但要根据年龄、体质来设计合理化的运动方式和运动强度，同时也要注意安全，避免运动损伤。

作者简介

姓名：张熙洋

性别：女

工作单位：航天中心医院内分泌科

学历及学位：本科　硕士

技术职称：副主任医师

研究方向：糖尿病、甲状腺疾病、骨质疏
　　　　　松等内分泌代谢科常见病的综
　　　　　合诊治

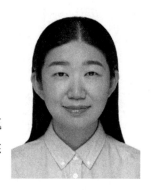

通信地址：北京市海淀区玉泉路 15 号院

邮编：100049

E - mail：zhxy _ gm@126.com

带你认识高尿酸血症

郭艳青

说起高尿酸血症，想必大家并不陌生，作为一项常规的体检项目，定期抽血化验检测生化系列是每个单位必须检查的，化验检查常常发现血尿酸偏高，医学上称作"高尿酸血症"。随着近年来生活水平的提高和生活压力的增加，人们的膳食结构也发生了很大的变化，各种"富贵病"纷至沓来，高尿酸血症就是其中的一种。

1. 定义

高尿酸血症是指在正常嘌呤饮食状态下，非同日两次空腹尿酸水平男性高于 $420\mu mol/L$，女性高于 $360\mu mol/L$。尿酸是人体嘌呤代谢的产物。在正常情况下，人体每天尿酸的产生和排泄基本上保持动态平衡，嘌呤代谢的紊乱可导致高尿酸血症。根据血尿酸水平和尿尿酸排泄情况，将高尿酸血症分为三型：尿酸排泄不良型、尿酸生成过多型和混合型。临床研究结果显示，90％的原发性高尿酸血症属于尿酸排泄不良型。

2. 主要临床表现

（1）无症状高尿酸血症

患者没有任何症状，仅仅在体检时或查体时偶尔发现血中尿酸值偏高，发病率在成年男性中占 5％～7％。

（2）痛风性关节炎

反复发作的关节炎，痛风石的形成和关节畸形的炎性关节病。受累关节剧痛，首发关节常累及第一跖趾关节，其次为踝关节、膝关节等。当患者饮酒、暴食、过劳、着凉、手术刺激或精神紧张时均可诱发。

3. 高尿酸血症患者健康指导和生活方式干预

1）倡导均衡的饮食，限制每日总热量摄入，食物以低嘌呤饮食为主。

鼓励食用蔬菜，低脂、脱脂奶及其制品，鸡蛋；限制食用牛肉，羊肉，猪肉，富含嘌呤的海鲜，调味糖，点心，调味盐（酱油和调味汁），红酒，果酒；避免食用果糖饮料，动物内脏，黄酒，啤酒，白酒。

2）大量饮水可以缩短痛风发作的持续时间，减轻症状。心肾功能正常的情况下，多饮水，维持每日尿量 2000～3000mL，可饮牛奶及乳制品（尤其脱脂奶和低热量酸奶），避免饮用可乐、果汁等含果糖饮料。咖啡与高尿酸血症及痛风的关系尚无定论。

3）水果富含钾元素及维生素 C，可降低痛风发作风险。高尿酸血症患者可以食用含果糖较少的水果，如：草莓、樱桃、西瓜等。

4）规律运动，控制体重。规律运动可以降低痛风的发作次数，减少高尿酸血症相关死亡风险。建议每周至少进行 150 分钟（30 分钟/天×5 天）中等强度［运动时心率为（220－年龄）×（50%～70%）］的有氧运动，避免剧烈运动。体重控制在正常范围内，减轻体重可以有效减低血尿酸水平。

5）改变不良生活习惯。戒烟限酒，避免熬夜，注意保暖，劳逸结合，缓解压力，定期复查。

总之，高尿酸血症及痛风一经确诊，应该立即对患者进行健康宣教，生活方式的干预，血尿酸水平受年龄、种族、饮食、药物等多种因素影响。但近年来高尿酸血症的患病率呈上升趋势，并且呈年轻化。血尿酸的升高与多种疾病的发生和发展关系密切，因此，普及 HUA 和痛风医学知识，提高人群防范意识，定期检查血尿酸，尽早发现高尿酸血症患者，积极治疗非常必要。

作者简介

姓名：郭艳青

性别：女

工作单位：中国航天科工集团七三一医院
体检中心

学历及学位：本科 硕士

技术职称：副主任医师

研究方向：急诊急救及慢病管理

通信地址：北京市 7204 信箱体检中心

邮编：100074

E - mail：Lwx981@sohu.com

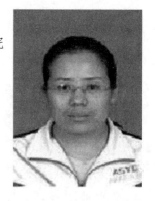

第四高——高尿酸血症

孟 锐

我们都知道"三高"是高血压、高血脂、高血糖。除了"三高"之外，代谢综合征里还有一个重要的指标——就是尿酸。医学上讲血尿酸增高称作"高尿酸血症"。目前的定义是不同的两天测到的 2 次空腹尿酸水平男性 $> 420\mu mol/L$（7mg/dl），女性 $> 360\mu mol/L$（6mg/dl），即称作高尿酸血症。有一部分人可能了解到尿酸是因为含嘌呤多的食物吃多了，最经典的高嘌呤饮食有喝啤酒、吃海鲜、涮火锅喝汤。高尿酸血症怎么吃？

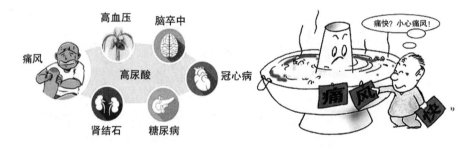

对于高尿酸血症的饮食建议如下：

（1）尽量避免吃的食物

动物内脏（如肝、肾等）；

高果糖谷物糖浆的饮料和食物（如汽水、果汁等）——高糖饮食会抑制尿酸的排泄，促进尿酸生成；

过量饮酒（定义为男性每日 2 次以上，女性每日 1 次以上）。

（2）应限制摄入的食物

红肉（猪肉、牛肉、羊肉等，主要指四条腿的动物）；

高嘌呤海鲜（如沙丁鱼、贝类等）；

天然果汁、糖、甜品、酱汁、肉汁；

酒精——尤其是啤酒。

（3）鼓励吃的食物

低脂或无脂食品（如脱脂牛奶、蔬菜、粗粮）。

研究表明每日口服维生素 C 500mg 可降尿酸，痛风患者至少每日饮水 2000mL。

嘌呤溶于水，做饭时先焯水后烹调，避免食用动物性食物熬成的汤。

虽然豆制品含嘌呤也很多，但植物性嘌呤和动物性嘌呤对于人尿酸的影响不同，豆制品可以吃，还会为我们弥补无法摄入红肉而缺少的蛋白质，因此如果再看到哪里的痛风食谱上告诉你不要吃豆制品，你可以对这份食谱说："你 Out 了。"

痛风患者应该吃果糖含量少的新鲜水果。应该少吃的水果包括苹果、无花果、橙子、柚子、荔枝、柿子、桂圆、香蕉、杨梅、石榴等；可以多吃的水果包括西瓜、椰子水、葡萄、草莓、樱桃、菠萝、桃子、李子、橄榄等。

在注意摄入食物种类的同时，还应该关注热量的摄入！

痛风缓解期往往症状轻微而被人忽视，但体内血尿酸持续偏高或波动十分有害，尤其是对肾脏有损害，同时也增大了痛风急性复发的几率，所以痛风发作间歇期和慢性期也应该注意治疗，服用药物。那么，在此期间，有哪些药物可供选择呢？

（1）苯溴马隆

苯溴马隆是排尿酸药，口服，每次 25～100mg，每日 1 次。此药与阿司匹林及其他水杨酸制剂、吡嗪酰胺同服时，会减弱本品药效。此外服用此药期间，应定期检查血常规。

（2）磺吡酮

磺吡酮属于排尿酸药，作用与阿司匹林相似，可抑制血小板的释放反应和聚集作用。口服，初始剂量 50mg，每日 2 次，逐渐增加剂量至 100mg，每日 3 次。肾功能不全者慎用。

（3）丙磺舒

丙磺舒可缓解或防止尿酸盐结石的生成，减少关节损伤，也可促进已形成的尿酸盐溶解。口服，初始剂量为 25mg，每日 2 次，2 周后可逐渐增加剂量。急性痛风发作时不得使用本药。对碘胺类药物过敏者及肾功能不全者禁用。伴有肿瘤的高尿酸血症患者，或使用溶解细胞的抗癌药、放射治疗的患者，不宜使用此药。

（4）别嘌醇

别嘌醇是抑制尿酸生成药物，口服每次 100mg，每日 2～4 次，最大剂量每日可用到 600mg，待血尿酸降至 360μmol/L 以下，则可减量至能维持此水平的适宜剂量。肾功能不全的患者服用此药，剂量应减半。用药期间，应多饮水，服用碳酸氢钠等碱性药物，每日 3～6g。不宜与氯化钙、维生素 C 及磷酸钾同服，不能与呋塞米、布美他尼、美加明及吡嗪酰胺合用。

下面介绍一些降尿酸的食物：

1）向日葵盘入药，药性甘，无毒，归肝肾经，消炎，利尿，护肾养肝效果明显。

科学家们从纯植物葵花盘的海绵体中，通过纳米提取工艺，提取出非常罕见的生物尿碱，中和降低尿酸，补充纳米肾素，打通肾小管，把肾内多余的尿酸排泄出去。

2）菊苣根有很好的药用价值，性味微苦、咸、凉，药理活性包括保肝、抗菌、降糖、抗炎、调血脂、降尿酸、镇痛、促进伤口愈合、提高免疫力等。具有清热解毒、健胃等功效。

3）蒲公英玉米须茶。避免暴饮暴食、受凉、过度疲劳、精神紧张等诱因，避免应用促进尿酸增高的药物，如双氢克尿噻、速尿等。严格戒饮各种酒类。

病来如山倒，病去如抽丝，只要长期坚持健康科学的生活方式，痛风就可防可治。

作者简介

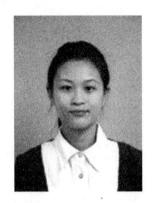

姓名：孟锐

性别：女

工作单位：航天中心医院老年医学一科

学历及学位：医学硕士

技术职称：主治医师

研究方向：老年心血管疾病诊治

通信地址：北京市海淀区玉泉路 15 号院

邮编：100049

E - mail：mengrai@21cn.com

痛风的健康管理

康　莉

随着全民生活条件的日益改善，痛风这个疾病的发病率在逐年增高。可以说，"高尿酸血症"是继"高血压、高血脂、高血糖"的又一健康杀手。痛风的病根是高尿酸血症，治痛风的关键即综合改善身体状况、降低血尿酸。

患有痛风的患者应该在日常生活中做到以下五点，把尿酸值控制在 360μmol/L（无痛风石者）或 300μmol/L（有痛风石者）以下，即可有效控制痛风，减少发作甚至不再发作。

1. 管住嘴

痛风患者的饮食管理至关重要。首先，不吃高嘌呤的食物（蛤蛎、牡蛎、海鳗、带鱼、秋刀鱼、乌鱼、干贝、草虾、小鱼干、带籽海鱼、豆芽、鸡肝、香菇、动物内脏、浓汤等），要少吃中嘌呤的食物（如绿豆、红豆、猪肚、茼蒿、牛羊肉、豆腐、金针菇、鳝鱼、栗子、莲子等）。其次，要少吃高果糖食物（如富含果糖的水果——橘子、苹果、荔枝、桂圆、香蕉等，含糖饮料或果汁、蜂蜜），少用调味料（如蚝油、鲍鱼汁、海鲜酱、浓缩鸡精、香菇酱等），少吃粗粮（如玉米、荞麦、全麦片等），不饮酒，不喝咖啡、浓茶。最后，要有意识地多吃碱性食物（如黄瓜、南瓜、土豆、白菜、胡萝卜等）。

2. 迈开腿

适度运动不只是减肥利器，还能改善整体的身体状况，降低血尿酸，利于痛风的控制。选择有氧运动，如快走、慢跑、骑自行车、游泳、太极拳、健美操等，每次 30～60 分钟，每周 4～5 次。不做无氧运动及快速扭曲关节、使关节产生纵向压力的动作，如短跑、健身房抗阻运动、足球、篮球和举重等。

3. 降体重

过多脂肪会增加尿酸合成，其分解物还会抑制肾脏对尿酸的排泄，从而影响痛风控制。通常越胖的人其血尿酸值越高，体重降低的话血尿酸值会相应地下降，因此，日常需要控制体重，避免出现肥胖。对于肥胖的患者，应注意从饮食、运动两方面入手，争取把体重控制在正常范围。但减肥也要循序渐进，不可快速减肥，否则也会导致痛风急性发作。

4. 多喝水

体内的尿酸主要通过肾脏随尿液排出体外，多喝水才能产生足够的尿液，排出更多的尿酸。一般建议每日饮水量要大于 2L，以保证每日的排尿量至少大于 1.5L。白开水、含碳酸氢钠的苏打水、淡茶水都是不错的选择，而酒类及可乐等饮品要尽量避免。饮水最佳时间为两餐之间、清晨及晚上。

5. 适量药

长期控制痛风的关键是降低血尿酸，而最直接有效的降尿酸办法即降尿酸药物。如果痛风患者通过上述方法还不能将血尿酸值控制在目标值范围，则应选择降尿酸药物。降尿酸药物包括两大类——抑制尿酸合成的别嘌醇和非布司他，促进尿酸排泄的苯溴马隆。至于选择哪一种好，就需要由专业医生进行全面身体评估、考虑合并疾病情况后决定。对于痛风急性发作期，要在疼痛发作 24 小时内按医嘱选择使用镇痛药物，如秋水仙碱、非甾体抗炎药、糖皮质激素。在服药期间，要定期检测尿酸值及肝功能情况。

痛风患者控制血尿酸水平是一个长期而多方位的过程，希望以上内容对痛风患者有所帮助。珍爱生命，远离痛风！

作者简介

姓名：康莉

性别：女

工作单位：沈阳二〇一医院内三科

学历及学位：本科　学士

职务：主任

技术职称：副主任医师

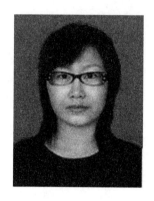

研究方向：内科学

通信地址：沈阳市大东区新东一街 12 号

邮编：110043

E‐mail：kangli201@sohu.com

霓虹中的诱惑

翟　帅

入夏以来，街头烧烤、炒螺蛳、炒大虾逐渐火爆了起来，烤肉加啤酒也成了许多市民夏日最惬意的享受。对很多人来说，夏日的夜市总是有一种让人难以抗拒的诱惑。人们优哉游哉地边吃烧烤，边喝啤酒，这样的情形，吃的是痛快了，却埋下了痛风的隐患。专家指出，啤酒加烧烤的饮食模式，很容易引发高尿酸血症。对肥胖、脂肪肝和甘油三酯异常的人来说，如果高尿酸血症得不到有效控制，就极有可能发展成痛风甚至肾衰竭。那么，高尿酸血症又是如何得来的？

尿酸是嘌呤在体内的最终代谢产物，正常人体血尿酸水平为 $200\sim410\mu mol/L$，当男性血尿酸浓度高于 $420\mu mol/L$、女性高于 $360\mu mol/L$ 时，则被称为高尿酸血症。当尿酸在身体里沉积到一定数量时，便有可能引起痛风。痛风最爱找平时活动少、爱大口喝酒、大块吃肉的人，很多"无肉不欢""无酒不食"的中青年男性就是痛风的高危险人群。为什么呢？这是因为海鲜、动物内脏以及大部分肉类、啤酒都是高嘌呤食物，而痛风作为一种急性关节炎，产生的原因就是嘌呤代谢异常导致高尿酸。哈尔滨医科大学营养与食品卫生教研室研究发现，羊肉、大虾、生蚝、鸡翅等经过高温烘烤后，其中嘌呤含量可骤增一倍以上，若食用过量会加重身体负担，高尿酸血症患者则可能诱发严重痛风。尤其是海鲜和菌菇类，本身嘌呤含量就比较高，烧烤后嘌呤翻倍。同时，在烧烤过程中，所添加的调味品也会"助长"食物的嘌呤含量。作为撸串标配的啤酒，其中含有的核酸最终会分解为尿酸，烧烤加啤酒的组合，使得患痛风的风险大增。

　　既然明白了烧烤加啤酒的组合会导致痛风的风险增加，就应该改变这种饮食方式。尽可能地不要啤酒加烧烤来搭配，吃烧烤时选择其他饮料或者在不吃烧烤时来上一杯清爽的啤酒。而那些已经患有痛风病史的人则要禁食海鲜等含嘌呤较多的高蛋白食物，啤酒不喝或少喝，改吃蔬菜和水果等碱性食物，可增加体内碱储量，使体液 pH 值升高，关节液中 pH 值上升到 6 以上时，尿酸多呈游离状态，可防止尿酸结晶形成和促使其溶解，增加尿酸的排出量，防止形成结石或使已经形成的结石溶解。另外，有不少蔬菜、水果中含有丰富的钾，钾可以促进肾脏排出尿酸，减少尿盐沉淀。

　　"没有全民健康，就没有全民小康"，希望在通往健康之路上，每个人都能且行且珍惜！

作者简介

　　姓　名：翟帅

　　性　别：女

　　工作单位：沈阳二〇一医院

　　学历及学位：本科　学士

　　技术职称：主治医师

　　研究方向：内科

　　通信地址：沈阳市大东区新东一街 12 号

　　邮编：110043

　　E – mail：zhaishuaigogogo@163.com

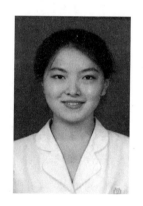

甲状腺之"腺"身说法

李文强

生活中人们或多或少听说过甲状腺，对这个看不见却摸得着的甲状腺许多人都不太了解。其实，甲状腺就是位于喉结两侧的一个蝴蝶状的腺体，可别小看这个小小的东西，它可是掌管着甲状腺激素分泌的"人体发动机"。如果人体缺了或多了这种"激素"，人体的能量代谢、体温、心、脑、肌肉和其他器官就都不能正常工作了，甚至会危及生命，正所谓牵一腺（线）而动全身。

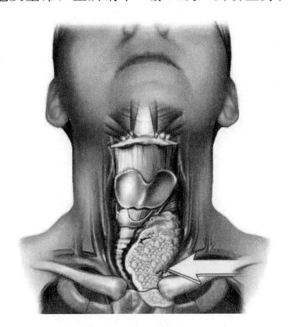

随着近年来人们自我保健意识的增强，越来越多的人开始关注自己的甲状腺。大部分的甲状腺结节患者没有自觉症状，只是在体检中偶然发现。一般在发现甲状腺结节时，人们的第一反应就是："是不是癌？""会不会转移？"许多患者由于害怕恶变就贸然做了手术，术后才发现不过是个腺瘤或结节性甲状腺肿，有些甚至仅仅是甲状腺炎而已。

1. 恶性甲状腺结节不足 1%

甲状腺结节在人群中十分常见，超声检查有 20%～70% 的人可以发现甲状腺中有结节，尤其是女性，结节远远多于男性。甲状腺结节分为不同类型，简单地可分为良性和恶性两大类：良性者占绝大多数，恶性者不足 1%。

2. 六大因素诱发甲状腺癌

甲状腺癌的发生，是多种因素共同作用的结果。现今为止，甲状腺癌的发病病因仍未完全清楚，但可能与以下几个原因有关：

（1）遗传因素

甲状腺癌与家族史息息相关。

（2）电离辐射

如果电离辐射剂量很大，就可以破坏细胞结构，使之癌变，儿童及青少年的甲状腺对电离辐射更加敏感，比成人更容易得甲状腺肿瘤。

（3）碘摄入

碘摄入过多或过少，都有可能导致甲状腺癌发生。

（4）雌激素

某些研究发现，雌激素本身可能为促癌物，与甲状腺癌的发生有所关联。

（5）肥胖

肥胖与许多癌症的发生有关，包括甲状腺癌。

（6）不良生活方式

不良的生活方式，比如吸烟、情绪抑郁或焦虑，都可能诱发甲状腺结节出现。

3. 甲状腺癌的表现

甲状腺癌早期不会有明显的表现，常以无痛性颈部肿块或结节而就诊，或者体检中发现结节，进一步检查时发现为甲状腺癌。后期，随着甲状腺的增大，可能会引起声音改变、脖子和咽喉部疼痛、吞咽困难、颈部淋巴结肿大，还可能伴有面容潮红、心动过速及顽固性腹泻等表现。当肿瘤转移时，可能出现一系列人体其他系统的症状，如头痛、视力下降、咳嗽、咯血、胸痛、腹痛、黄疸、骨痛等。

4. 甲状腺癌都要手术吗

所有甲状腺癌一旦确诊均推荐手术切除。通过手术，不仅能清除原发病灶，还可以准确判断癌症的组织类型和分期、淋巴结转移情况等，对未来预后有积极的意义。

5. 甲状腺癌后续诊疗很重要

专家表示，90％以上的甲状腺癌其实是那种愈后比较好的分化型甲状腺癌，死亡的风险在十年里不足 2％。然而恰恰是因为愈后比较好，很多患者在手术之后会对病情的后续诊疗放松警惕，复发几率就很高。有研究显示，甲状腺癌如果只做手术不做后续的治疗，复发几率可以高达 33％。

6. 甲状腺癌患者术后有哪些注意事项

（1）培养良好的生活习惯

1）忌烟酒及刺激性食物；

2）避免过度劳累，保持充足睡眠；

3）适当锻炼增强抵抗力，防止因感冒引起咽部充血、不适。

（2）术后康复

1）遵医嘱服药，定期复查；

2）颈淋巴结清扫术后的患者，在切口愈合后开始肩关节和颈部的功能锻炼，防止瘢痕收缩，一般术后2～3月内应避免颈部的剧烈活动。

（3）做自己的医生

1）自检：学会自行颈部检查的方法，如发现肿块、结节，及时复查；

2）自查：服药期间若出现心慌、怕热等不适时，应及时到医院检查。

目前甲状腺结节发病率高达60％～70％，但其中仅有不到10％的患者需要密切观察或者手术处理。对于甲状腺疾病并不用太紧张，但也不能掉以轻心，建议在常规体检中做甲状腺B超，一旦发现问题应及时找有经验的专科医生就诊，大多数患者只需定期观察即可。此外，大多数甲状腺癌是一种"惰性癌"，是一种进展非常慢的实体肿瘤，即使患上只要及时发现并进行正规治疗，并不影响患者的生存期。

作者简介

姓名：李文强

性别：男

工作单位：航天中心医院普外科

学历及学位：研究生　硕士

技术职称：主治医师

研究方向：甲状腺疾病及胃肠肿瘤外科

通信地址：北京市海淀区玉泉路15号院

邮编：100049

E-mail：liwen821216@163.com

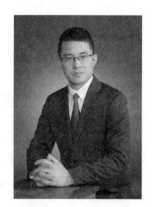

30 岁的人肾脏为何"衰"了呢?

赵　娜

30 岁的英俊男士,入院时面色苍白,测血压 200/120mmHg;追问病史,5 年前查体时发现血压高 160/100mmHg,未引起重视;2 天前因急性左心衰(咳嗽、咳粉红色泡沫痰、喘憋、不能平卧)收住院。急查血常规:血红蛋白 65g/L(正常值 120～160g/L),肾功:尿素氮 20mmol/L(正常值 1.7～8.2mmol/L),血肌酐 1200μmol/L(正常值 38～133μmol/L),彩超显示双肾萎缩;告知患者他已经得了"尿毒症",而且属于慢性的,需要规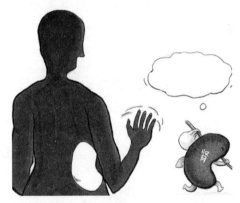律血液透析治疗。他百思不得其解,反复询问主管医生,"我才 30 岁,未婚,怎么能得尿毒症呢?高血压还能引起尿毒症?"我们也感到惋惜,但已晚矣…

其实,高血压和肾病关系非常密切,"你中有我,我中有你,狼狈为奸"!如果高血压长期不重视,不控制,40% 的人会逐渐出现蛋白尿。出现蛋白尿就意味着出现了高血压肾损害,而且血肌酐会逐渐升高,最终发展为肾衰竭。

那么该如何预防肾脏不"衰"呢?

1)首先每年做一次健康体检非常重要,如发现高血压、高血糖、高血脂、高尿酸要引起重视,积极控制饮食、加强运动、保持体重,为您的肾脏"减肥"!特别是 30 岁以下一旦发现血压高

（140/90mmHg 以上），尿常规提示尿蛋白（＋）、隐血（＋），就要高度重视，提示肾脏已经有损害，需要到肾病专科做进一步诊治。

2）如家族中有多囊肾患者（属于遗传病），其子女更要高度重视自己的肾脏，早期发现，早期诊治。

3）明确诊断糖尿病的患者，积极控制血糖达标非常重要，每半年到1年要查一次尿常规、尿微量白蛋白、肾功能、双肾彩超、眼底等，如果合并高血压，首选××普利类或××沙坦类降压药控制血压、保护肾脏。

4）老话说的好，"是药三分毒"，要想肾脏不"衰"，那就不要乱用药，如解热镇痛药、抗生素类、中草药、质子泵抑制剂（各种××拉唑类）、保健品等。

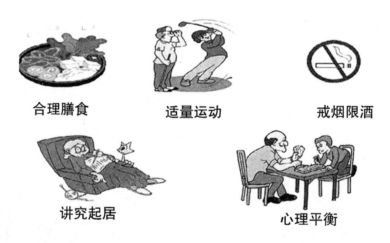

合理膳食　　　　　适量运动　　　　　戒烟限酒

讲究起居　　　　　　　　心理平衡

5）"熬夜伤肾"目前已不是一句空话，特别是生活在北京、上海、广州等大都市的年轻朋友们要特别注意。长期熬夜，可导致血压升高，蛋白尿、血尿加重，免疫力下降，诱发感冒或其他感染，肾功能恶化。所以要劳逸结合，保持健康良好的生活方式，如清淡饮食、戒烟、戒酒、尽量不熬夜。少吃盐、少吃加工食品，多吃新鲜水果和蔬菜。

6）预防泌尿系感染及泌尿系结石，养成多喝水勤排尿，不渴也要多喝水的好习惯，水以白开水最好，添加色素的饮料尽量少喝。

7）现在越来越多的年轻人喜欢把自己的秀发染成各种各样的颜色，而且每年要染几次，或者追求"完美"而应用美白产品或减肥药，殊不知染发剂、化妆品、减肥药中含有汞、铅、硒、砷等有毒物质，长期以往，也会损害肾脏。腹有诗书气自华，真正的美源于内心！

8）长期不运动，突然剧烈运动可以导致横纹肌溶解，以及急性肾损伤；运动好处很多，但需要循序渐进，量力而行。

9）不明原因地出现颜面或双下肢浮肿，要到肾病专科诊治。如已明确诊断慢性肾炎、过敏性紫癜性肾炎、IgA 肾病、系统性红斑狼疮（SLE）、狼疮性肾炎、肾病综合征等患者，要严格按照医嘱定期到医院肾病专科做随访，激素或免疫抑制剂等特殊用药不可自行停药，要严格按照医嘱调整剂量，防止肾病加重或复发。

掌握以上九大"黄金保肾法则"，能让您的肾脏长久不"衰"！祝大家都有两个健康的肾脏！

作者简介

姓名：赵娜

性别：女

工作单位：航天中心医院肾内科

学历及学位：本科　硕士

职称：主治医师

研究方向：慢性肾脏病的防治及血液净化
　　　　　治疗

通信地址：北京市海淀区玉泉路 15 号院

邮编：100049

E - mail：zhaona5787@163.com

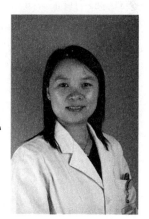

预防结石复发 我们在行动

杨 玲

泌尿系结石是泌尿外科的常见病之一，而且复发率较高。结石复发与结石的成分密切相关，所以留取泌尿系结石患者的结石标本做定性分析，有针对性地做好患者的饮食健康指导意义重大。

结石的成分主要有 6 种：草酸钙、磷酸钙、尿酸盐、磷酸铵镁、胱氨酸及黄嘌呤。多数结石混合两种或两种以上成分。目前药物溶石主要适用于尿酸结石和胱氨酸结石。

不管结石是何种成分，饮水指导很重要：

1）成年人饮水量为每天 2000～3000mL，小儿酌减；

2）饮水量要分布全天，多饮水可冲洗泌尿系统结石，也可稀释尿液，改变 pH 值，如长期酸性尿易出现尿酸结石，长期碱性尿易出现磷酸盐结石。

对于不同成分的成人结石，除了大量饮水外，还应采用以下具有针对性的个体化防治措施：

1）草酸钙结石：忌食菠菜、欧芹、芦笋、草莓、李子、浓茶、巧克力以及各种干果。

2）磷酸钙结石：不宜饮用碱性饮料，例如可乐等。每日限用食盐 5g 以下，忌食味精。大幅限食肉、蛋等高蛋白食品。

3）尿酸结石：忌食动物内脏和酒类；限食肉、鱼、虾类，每日不超过 100g；少食蘑菇、豆类。蛋、奶中的嘌呤含量很低，可以食用，以补充人体所需的蛋白质。

4）磷酸铵镁结石：即感染石，注意个人卫生，防止尿路感染。

5）胱氨酸结石：复发率极高，应严格限食肉、蛋、花生和豆类食品。应以大米为主食，多食蔬菜、水果。

泌尿结石患者经常"谈钙色变"，错误地认为结石的元凶是钙，其实相反，除了高钙结石的患者限制钙的摄入量，其他结石患者应合理补钙，以 800～1000mg/天为宜。

泌尿结石患者在日常生活中应注意以下几个方面。

1）限制糖的摄入：高糖食品的摄入，可增加肾结石发病的机会，尤其是单糖和乳糖可促进肠道钙的吸收，继而引起草酸增加，增加尿中草酸钙结晶的危险，因此应少吃甜食，或吃甜食后多饮水。

2）限制盐的摄入，保证镁和维生素 A 的摄入：因为高钠可以导致尿钙增加，镁离子是尿中抑制结石的物质之一，维生素 A 缺乏也易发生高尿钙，因此患有结石的患者应多食用含镁和维生素 A 的食物。

3）少吃豆制品：大豆中含有草酸盐和磷酸盐，能同时与肾脏中钙离子融合，形成结石。

4）睡前少喝牛奶：睡眠不好的人在睡前饮牛奶促进睡眠。但饮牛奶后 2～3h，是钙离子通过肾脏高峰，容易形成结石，因此结石患者，睡前应少喝含钙高的牛奶。

5）多食用黑木耳：黑木耳中含多种矿物质和微量元素，能对结石产生强烈的化学反应，使结石剥离、分化、溶解，排出体外，所以结石患者应多食用黑木耳。

总的原则是，注意动物蛋白质、谷类、蔬菜纤维素搭配食用，以低糖、低脂、低钠饮食为宜，晚餐宜少吃，餐后多饮水。

综上所述，医护人员应根据结石成分的分析，认真做好患者的饮食指导，以减少泌尿系结石的复发。

作者简介

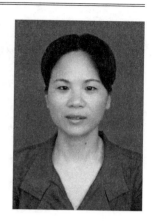

姓名：杨玲

性别：女

工作单位：湖北航天医院

学历及学位：大专

职务：护士长

技术职称：副主任护师

研究方向：护理管理、临床护理、体外
　　　　　冲击波碎石技术

通信地址：湖北省孝感市北京路 36 号

邮编：432000

E－mail：864019263@qq.com

告别难言之隐

王立娜

1. 什么是尿失禁

尿失禁是由于膀胱括约肌损伤或神经功能障碍而丧失排尿自控能力，使尿液不自主地流出。尿失禁可发生于各年龄组的患者，但以老年患者更为常见。由于老年人尿失禁较多见，致使人们误以为尿失禁是衰老过程中不可避免的自然后果。事实上，老年人尿失禁的原因很多，其中有许多原因可控制或避免。尿失禁不是衰老的正常表现，也不是不可逆的，应寻找各种原因，采取合理的治疗方法。60 岁以上男性老年性尿失禁的发生率大约 18.9%，女性 37.7%。

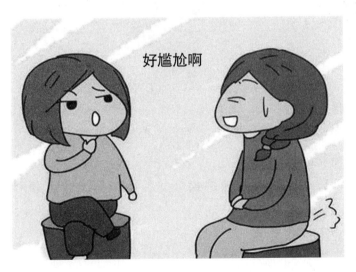

好尴尬啊

尿失禁并不是小毛病，由于经常遗尿、漏尿，可使会阴部皮肤红肿、痒痛，甚至感染、溃烂，引起泌尿系统炎症、结石，严重者还会影响肾脏功能。

2. 老人患尿失禁的原因

为什么老人会患上尿失禁呢？其实老人之所以患上尿失禁，主要是因为以下这些原因。

（1）神经性尿失禁

当患有严重脑动脉硬化、脑中风、脑肿瘤及颅内感染等疾病时，易发生尿失禁。

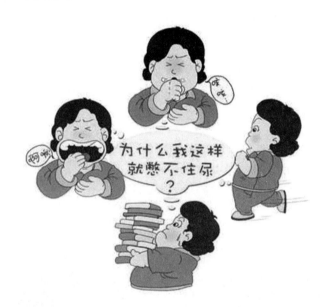

（2）损伤性尿失禁

如膀胱颈括约肌受损。

（3）充盈性尿失禁

因前列腺增生肥大、尿道狭窄、膀胱结石、膀胱颈肿瘤等引起下尿道梗阻而发生。

（4）应力性尿失禁

因膀胱颈括约肌老化松弛，若有腹部压力增高便使尿液外溢。

（5）急迫性尿失禁

因老年人泌尿系炎症造成逼尿肌反射，使膀胱收缩而产生。

（6）精神性尿失禁

老年人精神受到强烈刺激、周围环境突然改变，也会发生尿失禁。

（7）药物性尿失禁

因应用镇静剂或利尿剂等而发生。

3. 尿失禁的预防

老年人经常受到尿失禁的困扰，无论是何种原因引起的尿失禁，都会给老年人造成很大的心理压力，给生活带来不便。应该怎么治疗呢？如果不知道的话，那下面我们就一起来看一下老人尿失禁的预防。

1）要有乐观、豁达的心情，以积极、平和的心态，笑对生活和工作中的成功、失败、压力与烦恼。

2）提倡蹲式排便，因其有益于盆底肌张力的维持或提高。

3）防止尿道感染，勿憋尿。

4）睡前限制水分摄取，免用酒精、咖啡因等利尿性饮料。

5）养成大小便后由前往后擦手纸的习惯，避免尿路感染。性生活前，夫妻先用温开水洗净外阴，性交后女方立即排空尿液，清洗外阴。

6）保持规律的性生活。

7）加强体育锻炼，积极治疗各种慢性疾病。如肺气肿、哮喘、支气管炎、肥胖、腹腔内巨大肿瘤等，均可引起腹压增高而导致尿失禁。

8）饮食要清淡，多食含纤维素丰富的食物，防止因便秘而引起的腹压增高。

4. 尿失禁的处理

1）治疗的主要原则是尽可能减少不必要的卧床以纠正诱因；

2）治疗急性的神志模糊、通便；

3）用雌激素治疗阴道炎或尿道炎，急性尿路感染时用抗生素；

4）停用或替换致尿失禁的药物，如安眠药、叁环类抗抑郁药、精神抑制药、强利尿药、降压药及抗胆碱药物等纠正代谢紊乱；

5）一般措施有限制液体摄入（尤其是夜间），白天定时排尿，限制黄嘌呤如含黄嘌呤的咖啡或茶的摄入，注意会阴部卫生及皮肤护理，避免褥疮及局部皮肤感染；

6）治疗尿失禁除药物疗法外，有些患者宜于手术治疗，如前列腺切除术，压力性尿失禁的修复术等，能收到较好效果；

7）有些患者可用行为疗法，生物反馈疗法或单纯的理疗。

作者简介

姓名：王立娜

性别：女

工作单位：航天中心医院老年医学二科

学历及学位：本科

职务：副护士长

技术职称：主管护师

研究方向：老年护理

通信地址：北京市海淀区玉泉路 15 号院

邮编：100049

E‑mail：136610896684@163.com

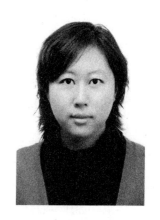

脖子痛？这是身体敲响的警钟！

吴 江

目前，颈椎病已成为一种常见病和多发病，随着智能手机、平板电脑等高科技电子产品的出现，广大群众的生活、工作方式改变巨大，长期伏案低头使得颈椎长时间处于屈曲、紧绷、僵硬的状态，人们更容易患上颈椎病。

1. 概述

颈椎病又称颈椎综合征，是颈椎骨关节炎，增生性颈椎炎、颈神经根综合征、颈椎间盘脱出症的总称，是一种以退行性病理改变为基础的疾患，多发生于 35 岁以上的人群，而 35 岁以下年轻人患颈椎病者则较少见，可是近年来发现在门诊就诊的青年患者人数有增高趋势，特别是伏案工作的青年人中颈椎病的发病率更是迅猛增长。导致颈椎病发生的原因主要有三点：

1）先天因素，如先天性颈管狭窄、先天性颈椎畸形等。

2）慢性劳损。

3）急性损伤。

2. 预防

除先天畸型和外伤外，颈椎病均由软组织损伤（如姿势不良）引起颈部各组织病理改变而逐渐引发，而且是长期缓慢作用的结果。所以颈椎病的预防要从日常生活工作的姿势上抓起，使颈椎周围的软组织强壮有力，有利于颈椎及整个脊柱的稳定，防止软组织外伤，则可降低颈椎病的发病率。

（1）纠正工作和生活中的不良姿势

①良好的卧姿

有人喜欢俯卧睡眠，为防止鼻被堵死，则扭着颈部俯卧，颈椎就会扭伤或使颈椎形成侧弯。屈颈、屈背的姿势也会损伤颈椎。有人喜欢高枕，认为"高枕无忧"。恰恰相反，高枕最终可能会导致颈椎病。

那我们应该怎样选择枕头呢？当处于仰卧位时枕头下缘于腋窝在一个水平线上，由于双肩及背将枕头下 1/3 压偏、头颅的自重可将枕头上 1/3 处压下成凹陷、中 2/3 处自然膨起，支撑着颈部，使颈部永不悬空。

②纠正不良习惯

如低头走路、歪头书写等，有些工作是强迫体位，如看显微镜、打字、操作电脑等，或桌椅高度不合适，工作时间长，经常屈颈，低头和耸肩等特殊姿势工作，都会破坏脊柱的平衡，造成颈部劳损。

（2）防止外伤

许多颈椎病是在外伤后引发的，如跌打损伤、撞击伤、挤压伤、扭挫伤等，这是明显外伤，但有些外伤是不经意的，如坐车打瞌睡，遇到急刹车，头部骤然前冲后退，毫无防范准备，当时虽无明显损伤，实际上颈部已有损伤。

（3）颈部保健操

坐在凳子上，两腿平放，双手自然下垂。

1）探仰头式：身体放松，脖子向前探，并且尽量使下巴靠近胸部，保持姿势不变 5 秒左右，然后把头缓缓后仰，达到最大限度后，同样保持 5 秒，随后恢复正常姿势，连续做 2～6 次。头部前后左右轻轻摇晃，时间 10 秒为宜。

2）转动肩关节式：肩关节由前至后连续做划圆动作，然后反方向由后至前连续做划圆动作，重复 4～6 次，注意速度不要太快。

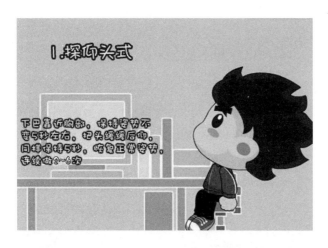

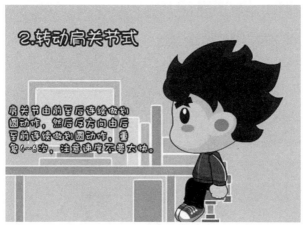

3）旋转头部式：从左到右旋转头部，然后反方向旋转，重复 2 ～6 次。

4）左右偏转头部式：头向左偏，努力接近左肩，然后换方向，重复 4～6 次。

5）摸耳式：将左手侧向上举，越过头顶去摸右耳，再用右手以同样姿势去摸左耳，连续 4 次。

6）仿自由泳式：手臂伸直，以肩关节为轴，大臂向前绕环 6 次，然后再向后绕环 6 次。

7）仿蛙泳式：双手向身体前方伸出，交叉，脸正对手背，接着手朝两边伸展开去，最后于胸前合拢，重复 6 次。

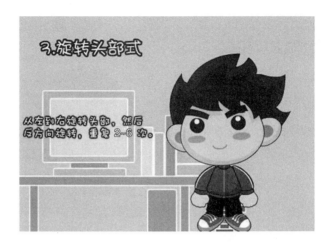

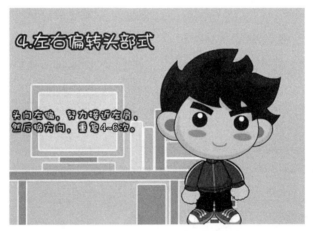

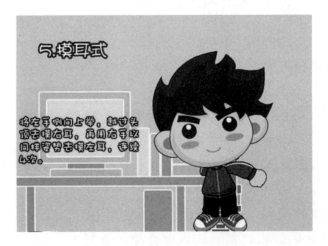

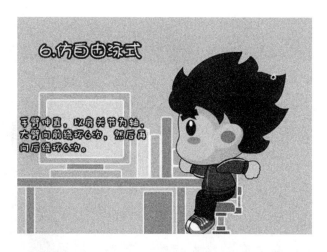

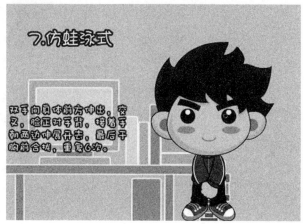

3. 小结

对于伏案工作者来说，颈椎长期处于前屈位，常引发颈痛伴肩背痛及双臂双手麻木等症状，这些都是颈椎病发展的前兆。但多数青年人未引起重视，时间长了颈椎病进一步发展，会出现头晕、恶心，甚至压迫神经根加重至手部大小鱼际肌肉萎缩，或颈间盘压迫脊髓导致双足踩棉花感及各手指精细活动欠灵活等一系列严重的脊髓受压的症状，因此出现颈椎病的症状是对身体敲响的警钟，如患者本人不加以重视，则颈椎病会日渐加重甚至于后期发展到瘫痪在床的程度，所以，希望大家都能多多关注自己的身体，关注健康，让自己的生活过得更有品质！

作者简介

姓名：吴江

性别：女

工作单位：湖南航天医院

学历及学位：本科　学士

技术职称：护士

研究方向：康复护理，预防保健

通信地址：湖南省长沙市岳麓区枫林三路
　　　　　189号

邮编：410205

E－mail：247395176@qq.com

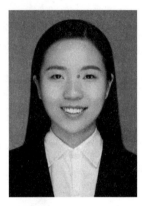

恼人的下肢瘙痒

迟国庆

50多岁的张女士最近总是感觉腿瘙痒，开始并没有引起重视，以为是天气干燥导致的，于是就买了些润肤品来擦。可是一个月过去了，情况越来越严重，于是她以为自己得了皮肤病，到医院就诊。谁知道皮肤科医生详细问诊后考虑湿疹，但是建议她去血管科就诊，最终确诊为静脉曲张。

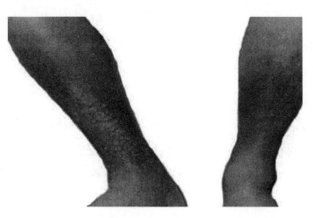

临床上，这种因静脉曲张而引起的湿疹又叫淤积性皮炎，发病主要与下肢静脉曲张、血液回流障碍、组织缺氧水肿以及搔抓和摩擦有关，皮炎或湿疹是下肢静脉曲张常见的并发症，其原因与皮肤色素沉着的道理基本相同，也是由于下肢静脉淤血，血液含氧量较低，使局部皮肤营养不良、抵抗力降低造成的。这些皮炎或湿疹可以持续很长时间不愈，一直到下肢静脉曲张治好了，皮炎或湿疹才能逐渐痊愈。需要指出的是，皮炎或湿疹常常容易引起溃疡。因为皮炎或湿疹会引起难以忍受的刺痒，皮肤挠破后容易继发感染而形成溃疡。

1. 腿部瘙痒的常见病因是静脉曲张

很多人腿部瘙痒时，都会以为是皮肤干燥导致的，往往自己涂抹护肤品了事。但实际上，腿部瘙痒、皮炎的常见病因是下肢静脉瓣膜功能不全、浅静脉曲张。下肢静脉瓣膜功能不全是常见病，静脉曲张是该病在浅静脉的表现。因为静脉曲张会产生腿部静脉血淤积，淤积的静脉血含氧低、营养成分少，导致下肢皮肤尤其是脚踝部营养障碍、色素沉着，时间长了会出现破溃，且溃疡面不容易愈合，易引发感染。

2. 静脉曲张导致的腿痒季节转换时更突出

季节交替时，静脉曲张导致的腿痒往往会加重。由于季节的交替，腿部表皮血管也会有变化，更多的静脉血淤积在腿部，特别是小腿足踝部。所以此时静脉曲张患者常常出现症状加重，如下肢的曲张静脉团增多，伴有皮肤瘙痒、湿疹、疼痛等，这种情况就是淤积性皮炎。这种皮炎用常见的治疗方法效果不佳，且有的患者还因为过敏导致症状加重。患者一般会首先去皮肤科就诊，容易误诊误治，如果就诊的医院不正规，误诊为牛皮癣的话，不但白花钱，还容易延误病情。

3. 腿部瘙痒要及时就医

对于下肢皮肤瘙痒要引起重视，尤其是有脱屑、色素沉着（皮肤发青、发黑）、疼痛、甚至破溃等情况，大多是由下肢静脉血回流不畅造成的，建议做下肢静脉的超声检查。如果发现有静脉瓣膜功能不全、浅静脉曲张等情况，轻者可以通过避免久坐、久站，休息时抬高下肢缓解，稍重者可通过弹力支持治疗（穿弹力袜），药物治疗缓解，严重者可考虑手术治疗。只有治好了静脉曲张，才能从根本上缓解其造成的腿痒。

作者简介

姓名：迟国庆

性别：男

工作单位：航天中心医院外周血管介入科

学历及学位：研究生

技术职称：主治医师

研究方向：外周血管介入

通信地址：北京市海淀区玉泉路 15 号院

邮编：100049

E-mail：accgq@126.com

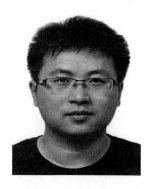

请释放您的"压力山大"

陈 静

　　您知道健康是什么吗？1989年联合国世界卫生组织对健康作了新的定义：健康不仅是没有疾病，健康还包括躯体健康、心理健康、社会适应良好和道德健康。

　　人们越来越关注压力及其对人们身心健康的影响，世界卫生组织曾有报告指出，员工的职业健康不佳、工作能力降低将导致国民生产总值降低。在很多的单位中，不少员工正备受焦虑、抑郁的折磨，以及头痛、失眠、冠心病、溃疡病等身心疾病的困扰。曾有调查表明目前一半以上疾病的发生都与心理压力有关，它正在悄悄地偷走您的健康和幸福。压力源无时无刻不存在于我们的周围，压力是把双刃剑，压力过度会伤人，而适度的压力却会塑造你。可见，压力如果得不到妥善管理，将是件多么可怕的事情！

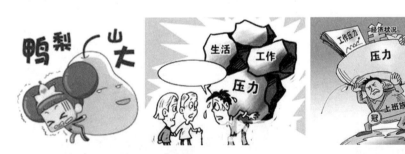

　　因此，弄清楚压力并学会掌控压力，从而改善职工的身心健康状况，保障职工的工作效率，提高职工的生活满意度，是一件十分必要的事情。

　　首先，我们要搞清楚压力是什么？"压力"本是一个物理学名词，意思是作用在物体上的力量。近代，人们开始用"压力"来形容人们心理的紧张状态。当某件事情所需要的能力超过了人们拥有的能力时，人们就会感到有压力。

压力是人体受到各种刺激后，其生理、心理及社会适应表现出的整体反应，其结果可以是适应或适应不良。更通俗的理解是，当我们感到周围发生的事情对自己有影响，例如，没有完成领导交代的工作，怕受到领导批评，这时候我们的身体和精神就会出现系列的反应，包括紧张、脸红、出汗、烦躁等，这说明我们正在感受压力。压力产生的生理学基础是：当一个人感受到压力时，身体会快速地分泌出大量的压力激素（主要有肾上腺素、皮质醇）。肾上腺素可使人处于兴奋的状态：心跳加速、反应敏捷；皮质醇则加速分解体内的蛋白质，为紧急状态筹备能量。

生活中压力源各形各色，一般可以分为三大类：工作压力源、环境压力源和家庭压力源。

首先，工作压力源包括业绩考核、岗位竞争、工作负荷、人际关系、个人职业发展不确定性、知识能力经验的欠缺等，都会造成压力。

其次，环境压力源包括社会环境压力源（科技发展迅速、行业竞争加剧、就业竞争等）及自然环境压力源（环境污染日益严重、果蔬的污染、噪声、城市的拥堵），都会给人们带来心理上的极度紧张，从而产生压力。

再次，家庭生活压力一般来源于配偶的压力、父母的压力、子女抚养及教育压力、家庭经济压力，还有夫妇感情不和、婆媳关系紧张、买房等也都会产生不同程度的压力。

那么，怎么来管理这些"压力"呢？管理压力，宜疏不宜堵。

发现并避开"压力传播者"。同样是下雨天，一个朋友愁眉苦脸："烦透了！弄得我浑身脏兮兮。"另一个朋友笑着大叫："下雨了，空气好新鲜！真高兴！"您喜欢听哪一个呢？积极的心情会传播积极的气氛，消极的心情会传播消极的气氛。所以，我们要寻找积极乐观的朋友，这也是有效减压的一个非常好的方式。

让我们学学管理情绪的小技巧：

1）立即转移法：坏情绪到来时，找些自己感兴趣的事做，比如听听音乐，看看电视，散散步，练练瑜伽，或者去购物等，只要能开心就好！

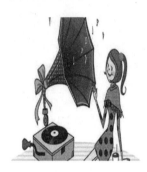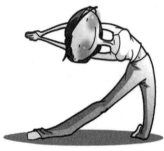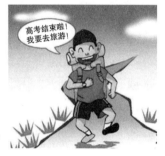

2）积极冥想法：放松、腹式呼吸、想象一个美好的地方（蓝天、白云、花香、身体感觉到的美好的声音、味道、温度等）。

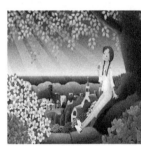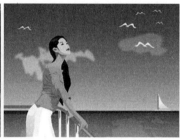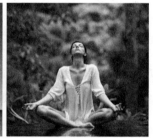

3）憋气法：深吸一口气，憋住，当实在憋不住时，缓慢吐气。

4）击鼓法：是调节情绪，振奋精神的好方法。当情绪持续低沉时，可以试试。

5）爆笑减压法：偶尔找机会让自己开怀大笑，可以缓解我们的压力。

希望您能从本文中有所收获，让我们共同努力，释放压力，放松身心，提升幸福感，远离疾病！

作者简介

姓名：陈静

性别：女

工作单位：北京航星机器制造有限公司北
　　　　　京东城航星医院

学历及学位：本科　学士

职务：副院长

技术职称：主治医师

研究方向：全科医学

通信地址：北京市东城区和平里东街 11 号

邮编：100013

E - mail：chenjing7887@163.com

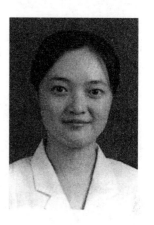

你可以睡得更好

涂 隽

充足的睡眠、均衡的饮食和适当的运动，是国际社会公认的三项健康标准。

中国睡眠研究会公布的调查结果显示，中国成年人失眠发生率为38.2%，高于发达国家。

为引起人们对睡眠重要性和睡眠质量的关注，从2001年起，国际精神卫生和神经科学基金会发起了一项全球性的活动，将每年初春的第一天——3月21日定为"世界睡眠日"，之所以定在这一天，是因为季节变换的周期性和睡眠的昼夜交替规律都与我们的日常生活息息相关，我国的春分节气也在这前后。

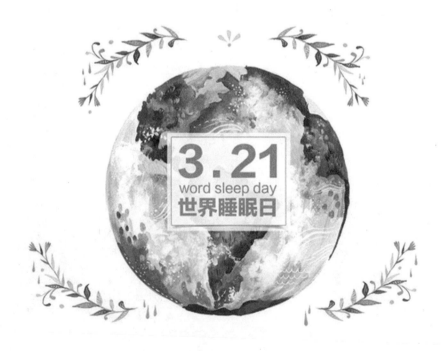

2017 年世界睡眠日主题：健康睡眠远离慢病。国外开展的 HUNT 试验历时 11 年，2.4 万人参与研究，结果表明失眠是多种疾病的危险因素：精神障碍、抑郁、焦虑、纤维肌痛、风湿性关节炎、心肌梗死、头痛、哮喘、骨质疏松等。神经系统退行性疾病如帕金森病和阿尔茨海默病患者伴有不同程度的睡眠障碍，应进行密切随访和监测。

（1）睡眠与儿童

儿童如患有严重睡眠不足，可影响其身体发育，因为在睡眠时，特别是在深睡期，儿童脑内分泌的生长激素最多。

（2）睡眠与女性

研究人员花费 10 年时间对 71000 名妇女进行的调查发现，排除吸烟和体重等因素，那些每晚只睡 5 小时或更少的人，冠状动脉变狭窄的风险比每晚得到 8 小时充足睡眠的人要高 45％；平均每晚能睡好 6 小时的妇女得心脏病的比睡眠 8 个小时的人风险高 18％；睡好 7 小时的妇女患这种病的风险比睡眠 8 个小时的人高 9％。

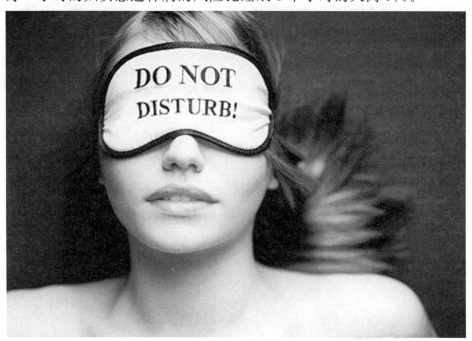

（3）睡眠与老年人

老年人失眠高发，失眠作为多种老年疾病的危险因素，需要医师与患者高度重视。对于老年失眠患者，应加强行为及认知干预，强调睡眠卫生教育和适度睡眠，同时给予合理用药。老年患者药物选择需更关注安全性。

失眠的治疗，首选非药物治疗，尤其强调接受认知行为治疗。

1）生活规律，早起早睡。建议晚 10 点开始进行睡前的准备工作，如洗漱、放松训练、深呼吸、冥想、听轻柔的音乐、泡脚等；不再做与睡眠无关的事，如看电视、谈话、饮茶咖啡、吸烟、思考等。午睡不能超过 30 分钟。

2）适量运动，坚持每天进行有氧运动（如快走、慢跑、游泳打球、骑车等）30～60 分钟，有助于改善情绪及夜间睡眠，但睡前 3 小时内应避免此类运动，以免造成睡前兴奋状态。睡眠卫生教育包括卧室的光线和温度应适宜，减少噪声，选择合适的床垫、被子、枕头。

3）不困不上床，若无困意，建议在床边上静坐（不看不听不想不动）30 分钟，待有困意时再上床。若上床后 30 分钟不能入睡，应起床静坐，重复上述步骤。

4）无论多迟入睡，早晨必须按时起床，以提高睡眠效率，形成良好的生物钟。

镇静安眠药的正确服用方法：

1）提倡在医生指导下按需服用，间断给药，小剂量给药；

2）次日有重要工作或事情可使用，次日为周末时可以不服药；

3）需要每日服用安眠药的话，必要时可选用两种短效的新型睡眠药交替使用。

作者简介

姓名：涂隽

性别：女

工作单位：航天中心医院神经内科

学历及学位：本科　学士

技术职称：副主任医师

研究方向：神经心理及失眠

通信地址：北京市海淀区玉泉路 15 号院

邮编：100049

E－mail：tujun721721@sina.com

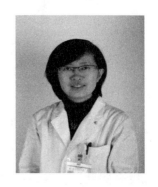

对"睡什么睡、起来嗨"说 NO！

徐卫菊

岁月似把杀猪刀，给一天天忙碌的人们身上烙上了不断衰老的印记，而可怜的人们又因为时光老人残酷无情，拼命跟时间赛跑，牺牲自己宝贵的睡眠时间熬夜，想以此补回真正属于自己的时间，其实如此行为最后受伤的还是自己，不断地透支自己的精力，缩短自己的寿命！

根据《2017 年中国青年睡眠指数白皮书》内容显示，有高达 76％的人表示入睡困难，其中超过 13％的人甚至感觉处在痛苦状态。而能真正一觉睡到天亮的青年人只有 11％左右。何以出现这种现象，究其首要原因，是青年群体普遍缺乏对健康睡眠的重视。

是什么导致了缺觉少眠？主要与心理因素、环境因素、生活模式等因素有关。工作和学习负荷压力山大——心理性疲劳导致的神经衰弱。睡觉前过度玩手机或电脑——蓝光效应和神经兴奋作用。

那么，什么是健康睡眠呢？睡眠是人的大脑皮层自然产生的一种弥漫性抑制，是人体的一种主动过程。通过睡眠可以恢复精神和解除疲劳，有利于集中注意力，保持思维的灵活性和维持情绪的稳定性。

那么，我们应该如何科学改善睡眠质量？解决这个问题也不难。养成良好的作息习惯，晚饭不宜过饱，临睡前不宜做大量运动；改变不良的生活习惯，睡前少玩手机和电脑，避免熬夜。按照生物钟必须让自己 11 点睡着，也就是说成人至少 10：30 上床准备睡觉，保证睡眠时间 7～8 小时。当然不同年龄睡眠时间是有差别的。可以在睡前喝适量的牛奶，睡时听点舒畅悠扬的音乐。

睡眠不足或者没有睡好，身体到底发生了什么？最直接的反应就是感到饥饿，容易多吃，进而容易肥胖；肤色暗沉，脸色难看，皱纹似乎越来越多，上班整天打不起精神来；容易失去大脑组织能力，记忆力减退，容易早发老年性痴呆；容易情绪激动，情绪不稳定，甚至控制不住情绪等植物神经功能失调；无法集中注意力，学习和工作效率明显下降，容易出错或者出事故；男性精子数量减少，导致年轻夫妇不孕不育；全身免疫力下降，容易得感冒、咽炎、扁桃体炎、支气管炎、尿路感染甚至癌症等多种疾病；由于肥胖加上激素分泌失调等多方面因素，糖尿病、心脏病的发生率增加，中风的发生率成倍增加，死亡率随之明显上升。

由于高血压、糖尿病、肥胖等诸多疾病的发生多与缺觉有关，作为国家的公民和建设者，我们更应该注重睡眠质量，不断提高健康水平，为实现中华民族伟大复兴的中国梦而奋发努力！

作者简介

姓名：徐卫菊

性别：女

工作单位：南京晨光集团有限责任公司晨光
　　　　　医院

学历及学位：本科　学士

职务：武定新村分院主任

技术职务：副主任医师

研究方向：普内、糖尿病

通信地址：南京市秦淮区正学路1号

邮编：210006

E-mail：2695305686@qq.com

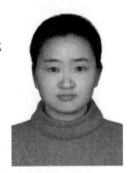

肩周炎的中医治疗

丁继红

肩周炎是肩关节周围炎的简称，是肩关节囊和关节周围软组织的一种退化性、炎症性病变，临床症状为肩部疼痛、肩关节活动受限、局部明显压痛，以夜间为甚，如不及时治疗，逐渐演变成组织粘连、肩关节活动功能障碍，故早期中医外治法是预防控制肩周炎的关键。

中医称肩周炎为"漏肩风""肩凝症"，由于临床多发于五十岁左右，故又称为"五十肩"。中医认为，五旬之人，肝肾渐衰、肾气不足、气血亏虚、筋肉失于濡养，若局部感受风寒，或劳累闪挫，或生活习惯的贪凉、偏侧而卧，筋脉长期受到压迫，局部气血运行不畅、气血瘀滞，以致肩关节周围肿胀粘连，最终关节僵直、肩臂不能举动。

中医适宜外治方法有走罐、刮痧、拔罐、针灸、艾灸、特定电磁波治疗，运用外治法作用相关的经络、穴位，可以逐寒祛湿、疏通经络、祛除瘀滞、行气活血，从而达到消肿止痛。根据病程长短、病情状况，辨证论治，选择不同的治疗方法。

肩凝症分为早期、冻结期、恢复期三个阶段。早期肩颈部微有疼痛、酸紧，此阶段应及时治疗，从根本控制消除症状。治疗以局部走罐、拔罐疗法配合艾灸或者特定电磁波烤电治疗，症状可以得到消除。走罐足太阳膀胱经以及肩颈部，拔罐取穴：大椎、肩井、肩髃、肩髎、肩前、肩贞穴位，配局部阿是穴，可祛风散寒、疏经通络；循经远取阳陵泉，能疏经活络、通络止痛，留罐15分钟，起罐后，配合电磁波烤灯或者艾灸，治疗10分钟即可，连续治疗三天，局部疼痛、酸紧可以治愈。

　　冻结期肩部疼痛明显，甚者关节活动受限，此阶段肿胀粘连，功能受限，治疗方法是拔罐疗法配合静脉滴注丹参注射液，行气活血、消肿止痛，肿胀缓解后配合针灸疗法巩固治疗。电针取穴：肩井、肩髎、肩髃、肩前、阿是穴、阳陵泉等，配合特定电磁波烤电电针治疗20分钟，每天一次，五天一疗程，患者应积极配合主动肩关节功能活动。疼痛肿胀明显者，隔两日后进行第二疗程的治疗，经过两个疗程系统治疗，症状得到有效缓解。

　　恢复期消除残余症状，加强关节功能锻炼，反复做上臂外展、上举、内旋、外旋、前屈、后伸、环转功能活动，促进局部气血通畅、舒经活络。

　　经临床统计，本人收治肩周炎患者约50人，治疗300人次，通过走罐、拔罐、针灸、电疗系统治疗，健康指导他们的贪凉的生活习惯，注意防寒保暖，症状都得到明显好转，后期随访未出现复发现象。

　　加强体育锻炼、加强肩关节活动是预防和治疗肩周炎的有效方法；锻炼必须循序渐进，持之以恒，防止过度劳累；注意防寒保暖，不能贪凉，肩部勿受风寒；一旦受凉，应及时治疗，切忌拖延不治，以防延误并加重病情。

作者简介

姓名：丁继红

性别：女

工作单位：贵州省贵阳航天园职工医院

学历及学位：大专

技术职称：主治医师

研究方向：中医康复治疗

通信地址：贵州省贵阳市小河区开发大道5号

邮编：550009

E - mail：2548998783@qq.com

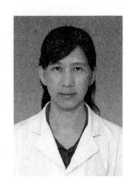

小郭医生讲养生——你脾虚吗？

郭佳坤

1. 脾虚是什么

中医上人体分有五脏六腑。脾，属于其中一个脏器。脾主运化，主升举，主统血。"脾虚"里面的"脾"即指人体的运化生命精微物质和水液，升清托举和统血的系统。

2. 脾虚有哪些表现

脾虚包括脾气虚，脾阳虚，中气下陷，脾不统血。表现为面色萎黄，精神疲惫，体倦乏力，食少乏味，或食后作胀，大便溏泻，或谷食不化，四肢欠温，气短怕冷，或妇女体弱带下，舌淡，边有齿印，脉细无力等。

3. 脾虚怎么办

补脾药物分为中草药与中成药。常用中草药有党参、太子参、人参、黄芪、白术、茯苓、怀山药、芡实、莲子肉、黄精、炙甘草等，常用的中成药有四君子丸、补中益气丸、香砂六君子丸、香砂养胃丸、参苓白术散、资生丸、健脾丸、枳术丸、理中丸、保和丸等。以上健脾胃的中药，若能在中医指导下选用，将会收到更好的效果。

4. 脾虚怎么养

脾虚的人，要注意以下几点：

1）保持良好的作息习惯，尽量避免熬夜。

2）少吃辛辣或者刺激性食物。

3）积极参加户外运动，放松心情。

此外，应牢记肾为先天之本，脾为后天之本，气血生化之源。民以食为天，药补不如食补，以下是两个以食补肾、以食补脾的食单。

1）红豆薏米山药粥：红豆 30g，薏米 50g，山药 30g。原材料浸泡 5 小时以上，小火慢煮至红豆薏米全部开花。

2）山药香菇鸡肉饭：山药 20g，香菇 10g，鸡胸肉少许，粳米 50g。原材料切小碎块，置于粳米上面做米饭。

> 脾虚舌胖有齿痕，食少肚胀大便溏。
>
> 参苓白术经典方，薏米山药来帮忙。
>
> 早睡运动有益处，体质健康活力强！

作者简介

姓名：郭佳坤

性别：女

工作单位：航天中心医院中医科

学历及学位：本科　学士

技术职称：初级

研究方向：以针灸为主，针药结合，配合
　　　　　穴位敷贴，穴位注射，耳豆，
　　　　　火罐，放血等疗法

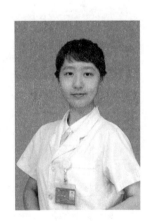

通信地址：北京市海淀区玉泉路 15 号院

邮编：100049

E-mail：13269681183@126.com

冬病夏治——三伏贴

熊会海

很多人一到冬天就容易生病，大人易患鼻炎、咽炎、流感，小孩易患肺炎、哮喘。殊不知这些都和夏天阳气耗损有关。因此夏季充实阳气、强壮正气就很重要。三伏贴正可以起到这个作用，可防治冬病。

1. 何为"冬病夏治"？

冬病夏治，就是利用夏季气候炎热、人体阳气最旺盛的客观条件，用特定的中药在特定的穴位上贴药以治疗某些疾病的治疗方法。三伏贴是冬病夏治的方法之一。

2. "三伏贴"有什么功效？

可疏通经络，调理气血，宽胸降气，健脾和胃，鼓舞阳气，调节人体的肺脾功能，使机体的免疫功能不断增强，从而达到振奋阳气、促进血液循环、祛除寒邪、提高卫外功能的效果。

3. "三伏贴"的最佳时间

三伏之日，肺脏气血通畅，药物易于深达脏腑，是治疗肺脏疾患的最好时机。此时进行敷贴治疗最易刺激穴位、激发经气，药物有效成分易于汗腺渗透吸收。

4. "三伏贴"注意事项

1）成人每次贴敷时间为 6～8 小时，儿童贴敷时间为 2～4 小时。如出现局部皮肤发红、微痒，可随时揭去。

2）如有发热应暂停贴敷。

3）皮肤有破损、对贴敷有过敏者不能进行贴敷。

4）夏季气候炎热，衣着宜凉爽，避免过多汗出。

5）贴敷期间，应禁忌冷饮、鱼虾葱蒜等发物和油炸食物。

作者简介

姓名：熊会海

性别：男

工作单位：航天中心医院中医科

学历及学位：研究生 硕士

技术职称：副主任医师

研究方向：针灸临床应用

通信地址：北京市海淀区玉泉路 15 号院

邮编：100049

E - mail：1823795006@qq.com

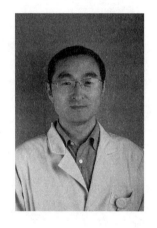

健康宣教——夏季养生

李海英

夏季是指农历的四、五、六这三个月，所谓养生，就是一种健康的生活习惯。

进入夏季以后，气温高且湿度大，所以暑和湿就是夏季的主要特点。中医认为，暑和湿都是"邪气"，但性质却截然相反。暑属于"阳邪"，易损耗人的津液；湿属于"阴邪"，特点是下行，比较重、比较浊。湿气重，最容易受影响的器官是脾，脾脏被困，肠胃就不舒服，容易出现肚子胀，不想吃饭，大便不成形，四肢有时冰凉等。

由于夏季的这些特点，所以不能盲目养生，有必要掌握三个原则。

1. 防湿、祛湿

首先，不能贪凉，要适当保暖。夏天，人体新陈代谢旺盛，出汗很多，毛孔张开，如果贪凉，尤其是出汗后，就吹冷风或空调，会损伤人的阳气，也不能贪凉在地板上睡觉，避免用冷水洗澡，以防湿邪侵入体内；其次，夏季还是祛湿的好季节。适当做一些运动进行排汗，如游泳、健步走、太极等；晚上坚持用温热水泡脚，这些都是祛湿的好办法。中医讲：千寒易去，一湿难除，所以贵在持之以恒。

2. 健脾和胃

夏季脾胃功能低下，人们常觉胃口不好，舌苔白腻，所以夏季饮食非常重要。首先，冰镇冷饮食用要有度；要适当喝点姜茶温胃；其次，可适当吃一些带有刺激性的调味料，如辣椒、香菜、大蒜、醋、姜、葱等。

3. 清心养心、避暑

夏季赤日炎炎，人体血液流动加快，心脏的工作量也增大，这种天气容易让人心火亢奋，所以要清泻心火，避暑。如何应对呢？首先，少到人多的地方去，忌大喜大悲；其次，保证正常的作息和睡眠，学会睡"子午觉"，就是子时（23 时）之前入睡，午时（11：00－13：00)再补午觉；另外，还要注意补气、补血。选一些补气补血的食物，如小米、扁豆、香菇、豆腐、鸭肉等，适当泡一些西洋参水喝，补气虚。

按照以上方法养生，就能安度夏天，还能为冬病夏治打好基础。

作者简介

姓名：李海英

性别：女

工作单位：沈阳二○一医院药剂科

学历及学位：本科 学士

职务：主任

技术职称：中级

研究方向：药学

通信地址：沈阳市大东区新东一街 12 号

邮编：110043

E－mail：sy_201@126.com

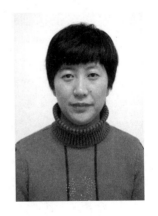

冬季养生　走进温泉

张　昶

冬天最好的放松方式就是泡温泉。不管户外是寒风凛冽还是冰雪交加，浸泡在舒适的温泉水中，一股暖流迅速传遍全身，疲惫的身心在热气腾腾的温润中得到完全释放。

在著名的地理学著作《水经注》中，多次提到温泉可以治百病，如"鲁山皇女汤，可以熟米，饮之愈百病，道士清身沐浴，一日三次，四十日后，身中百病愈"。北魏元苌在《温泉颂》碑文赞颂到温泉乃"自然之经方，天地之元医，出于河谓之南，泄于骊山之下，心清万仞"。唐太宗晚年写了一篇《汤泉赋》表达自己"每濯患于斯源，不移时而获损"，以温泉治风疾的愿望。屈原在《离骚》中有云"浴兰汤兮沐芳"，泡在加料温泉中，疗疾养生。

泡温泉前，最好先了解温泉的种类，并根据自身条件进行选择，才能真正达到温泉"洗汤"的预期目的，并可避免给身体带来伤害。

单纯温泉：这类温泉是缓和性温泉，所含矿物质虽然少，但因温泉常年不变，所以治疗效果还不错。

碳酸泉：这种温泉的主要成分为游离二氧化碳，其含量在 $1g/L$ 以上时称为碳酸泉，是一种无色透明稍有辣味的泉水，它不仅能改善心血管功能与血液循

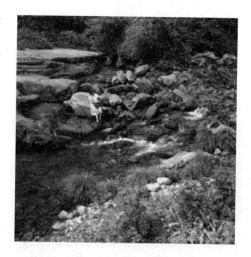

环，降血压，还能治疗皮肤病。

硫酸泉：又称硫化氢泉，因为硫酸泉的主要成分为硫化氢。走近这类温泉，能闻到一股臭蛋味。适用于各种慢性关节疾病；因泉水中所含胶状硫磺分子微小，易进入体内组织，起类似触媒作用，使体内的废物由皮肤和肾脏排出体外，所以硫磺泉对代谢疾病也有一定作用。

氯化钠泉：这类温泉，浓度高低不同，作用相左。低浓度的温泉与淡温泉作用相似，而高浓度的温泉浴疗则具有刺激皮肤，促进组织生长等作用。

碘泉：碘是生命所必需的物质，泡碘泉浴时，碘离子可通过皮肤进入体内，对各种炎症有着显著消炎及促进组织再生的作用。同时，碘泉还能降低血脂，预防血栓形成。

铁泉：它分为硫酸铁泉和碳酸铁泉两种。硫酸铁泉对慢性风湿病、妇科炎症、营养不良、下肢溃疡、皮肤及粘膜病等有治疗作用。而碳酸铁泉是理想的疗养汤，饮此泉可改善贫血。

氡泉：不少人认为"氡"具有很强的放射性，以致诱发肺癌等病症。其实只有高剂量的氡在铀矿场内，才有诱发癌症的可能性。

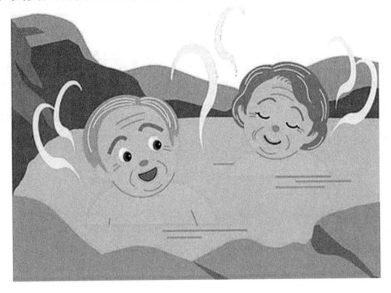

而氡泉却能治疗多种疾病，如慢性支气管炎、哮喘、便秘、胃痉挛、胆结石、慢性肠炎、痛风、神经衰弱、对心律和血压的调节更能起到立竿见影的作用。

那么问题来了，泡温泉到底要注意哪些事项呢？北京中医药大学东方医院血液免疫科主任韦云教授提醒，温泉虽好，但也要注意方式方法。如患有急性疾病、心脑血管疾病、皮肤病、严重血液系统疾病（贫血、血小板减少等）以及体质较弱的人都不适宜泡温泉。"一般温泉水温多在 40℃ 左右，如果浸泡时间过久就会使血液迅速流向肢体和外周，致使脑部和内脏供血不足，所以会出现头晕、胸闷的情况。除了以上人群不适宜泡温泉外，还提醒大家在泡温泉时要讲究方法：

1）处于饥饿、空腹状态的人易出现低血糖、低血压等情况；

2）身体虚弱或处于手术后康复期的人会加重阳气的损耗，加之泡温泉时人体毛孔开张，容易增加遭受外部感染的机会；

3）泡温泉的时间不能太长，每隔 15～20 分钟就应当出水稍作休息。

4）由于老人、儿童易受寒邪入侵，应在室内平静 20 分钟左右，以免汗出当风。

我们想到泡温泉时，总是在期待温泉也能够给我们一些其他的"好处"：美白、补水、治病等。确实，日本各地的温泉因为成分和浓度、温度不同，确实有一些温泉具有"疗效"。

姐妹淘想要来一次"美肌之旅"的话，那么就应该选择有硫酸盐和含铁质的高张性高温温泉来泡。如果是带着爷爷奶奶的"黄昏旅行"，就应该选择硫磺或者放射能的低张性温泉。

俗话说"外行看热闹，内行看门道"，在泡温泉的过程中通过食物搭配，能让泡温泉达到事半功倍的养生效果。

1）泡温泉前最好只吃七成饱，吃得太多容易引发头晕、心慌。

2）快泡温泉时，应喝一杯温开水（约 200mL），尽可能排净大

	中性温泉			特殊成分温泉			
	氯化物温泉	硫酸盐温泉	碳酸盐温泉	含铁温泉	硫磺温泉	酸性温泉	放射能温泉
慢性皮肤病	○		○			○	○
慢性妇科病	○				○		○
糖尿病					○		
痛风							○
动脉硬化		○			○		
高血压					○		○
肥胖症	○			○		○	
月经不调痛经				○			
美白皮肤		○	○				

小便。饭前饭后浸泡温泉至少间隔 60 分钟，否则很容易引发疲劳。

3）如果泡前比较疲惫，稍作休息，吃点黄瓜、西红柿、葡萄等果蔬，体力恢复后再浸泡。

4）温泉的水呈碱性，对神经痛、恢复疲劳、关节炎、养颜美容等具有一定功效。要配合吃一些滋阴、润皮肤的食物，泡温泉最适合吃鱼、莲子、百合、沙参、玉竹、淮山、枸杞子之类的食物。

泡温泉如同体力活，泡后需及时补充食物。最为推荐的便是蔬果汤，如红白萝卜、莴笋、土豆、菠菜等，这些食物既健康，其热量也可以补充因泡温泉而损耗的体力。

所以了解温泉并选择正确的养生方式是现代人必备的知识，能达到健康泡温泉的效果！

作者简介

姓名：张昶

性别：男

工作单位：航天中心医院中医科

学历及学位：研究生　博士

职务：副主任

技术职称：副主任医师

研究方向：中西医结合诊治脊柱关节软组
　　　　　织损伤及相关内科疾病

通信地址：北京市海淀区玉泉路 15 号院

邮编：100049

E-mail：dezhong130@126.com

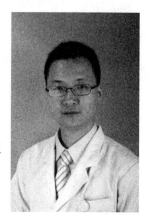

中医健康贴士　缓解你的痛痛痛

张　昶

1. 腰扭伤，食盐外敷缓解疼痛

赵大爷，几天前穿衣服时突然感到腰部剧痛，随后出现行走、弯腰转侧均困难，来医院看病，诊断为急性腰扭伤。

何为腰扭伤？即：腰部扭伤，是日常生活中常见的扭伤之一，青年人多见，好发于下腰部，损伤涉及到肌肉、韧带、筋膜、椎间小关节、腰骶关节或骶髂关节。主要因肢体超限度负重、姿势不正、动作不协调、突然失足、猛烈提物、活动时没有准备、活动范围过大或咳嗽打喷嚏等，引起腰部肌肉韧带关节等组织撕裂伤、小关节错位、滑膜嵌顿，致使软组织渗血、水肿等炎性变化及肌痉挛，而出现局限性疼痛、活动障碍。

腰扭伤一般都有明显外伤史，伤较重时即发生腰部疼痛，疼痛呈持续性，休息后亦不能消除，活动时疼痛加重，有时扭闪腰当时疼痛并不剧烈，但数小时或 1～2 天后，腰痛加剧。

本病急性期应卧硬板床休息，口服消炎镇痛类药物及适当行理疗或痛点封闭；恢复期以理疗、体疗为主。中医认为其治疗宜行气活血，祛瘀通络止痛。中药内服外敷、针灸拔罐、推拿手法、穴位封闭等治疗均可取得满意疗效。

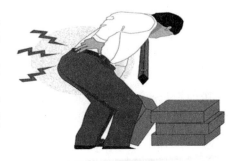

·用方推荐：食盐外敷方

【组成】食盐 250g，砂子 500g。

【制法】将食盐和砂子共炒热，装入布袋内，趁热敷在疼痛处。

【用法】每日 2 次，每次 30 分钟。

【功效】温经通络，消肿止痛。

【适用人群】普遍腰扭伤患者。

【专家提示】热敷的温度宜在 60～80℃之间。热敷之后，患处应感到暖和和短暂的皮肤变红。若患处皮肤热敷之后有持久的红疹、痛楚或不适，应尽快就医。皮肤有伤口或感觉异常者（如糖尿病患者），不宜热敷。

·小贴士：热敷的目的

热敷可直接提升患处的温度，使皮下血管扩张，加速血液循环，达到消除慢性炎症、止痛、去肿、加速痊愈、舒缓肌肉痉挛、松弛神经、改善筋腱柔软度的效果。

2. 美味的酸醋萝卜治好了头痛病

小王，是一名刚刚参加工作的大男孩，平时朝九晚五，工作节奏很快。前几天电话向我倾诉，说他这段时间头痛得厉害，以前上学时从来没有这样过。开始他还以为是工作上事情太多、太累了，没有放在心上。后来他发现，这种情况一直在持续，没有改善。经询问，小王有个坏习惯，下了班总和几个朋友一起出去胡吃海喝。平时也没有锻炼身体的机会，最近身体都开始发福了。

前额痛，指的是前额部位的疼痛，颅内或颅外的病变，包括鼻窦炎等均可引起前额疼痛。这里所讲述的内容主要针对颅外病变引起的头痛，不包括颅内占位、出血、梗塞等病变引起的头痛。

　　胃，是身体中的仓库保管员，负责把食物和饮水进行分类，将食物送给脾脏提取精华，以供滋养全身。胃的分类和运输功能出了问题，就会引起胃痛胃胀、消化不良等脏器功能失调的症状，同时也会引起胃经循经部位的不适。因此在临床治疗前额痛的过程中，常配合使用调理脾胃功能的药物，尤其注重选用足阳明胃经的药物引药入经，以获得更佳的临床疗效。

　　中医的整体观念强调，治疗切不可头痛医头、脚痛医脚。前额痛的治疗重点在调理脾胃功能，脾胃功能正常了，头痛自然痊愈。换句话说，头痛即便治好了，在脾胃功能失调时有可能会复发。

　　·用方推荐：醋萝卜饮

　　【组成】生萝卜250g，米醋适量。

　　【制法】将萝卜洗净切片，加入米醋浸泡2小时。

　　【用法】食用萝卜及饮汁，日服2～3次。

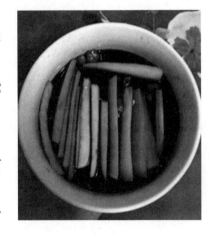

　　【功效】理气泻热，消食化滞。

　　【适用人群】脾胃积热引起的前额痛。

　　【专家提示】萝卜是百姓生活中常用食材，有理气消胀、化食通便的作用，配合米醋食用，可增加食欲、促进消化、降气通腑，从而治疗胃热引起的头痛。

　　·小贴士：脾胃积热为何会引起头痛？

　　中医讲脾气升发，胃气降浊，胃负责将食物受纳、分类、向下输送以供肠胃消化吸收，胃的这一功能紊乱就会引起胃经的浊气不能正常降下，从而使胃热壅积于头部而出现头痛的症状。

作者简介

姓名：张昶

性别：男

工作单位：航天中心医院中医科

学历及学位：研究生　博士

职务：副主任

技术职称：副主任医师

研究方向：中西医结合诊治脊柱关节软组
　　　　　织损伤及相关内科疾病

通信地址：北京市海淀区玉泉路 15 号院

邮编：100049

E－mail：dezhong130@126.com

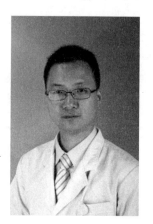

是什么让一个年轻小伙儿变得软弱无力？

罗柱文

一天前，来了一个年轻的患者，小伙子23岁，体格强壮，但现在四肢都不能动了，只能躺在平车上，任由医生检查。是什么让一个年轻力壮的小伙变得如此软弱？就跟瘫痪的患者一样，家属很紧张，急忙跟医生说："医生，一定要把患者治好，一定要检查清楚，瘫痪了就完了，小伙子是一家人的希望。"医生，一边安慰患者及其家属，一边作相关的检查。其实，医生早就判断出小伙子得的是什么病，是什么原因引起的，医生只是按诊断瘫痪的基本步骤进行检查，问了问有没有感冒、拉肚子等情况，未作过多的解释，家属担心是脑出血、脑梗塞之类的疾病，年纪轻轻就得这样的病，真是太不幸了。

待CT结果出来后，颅内没有出血表现，亦没有脑梗塞的表现，家属悬着的心放下了一半，但还没有诊断清楚，还是放心不下，待化验血的结果出来后才知道，原来小伙子得的是低钾血症，医生边给患者治疗，边给家属解释什么是低钾血症，为什么低钾就会引起全身无力？

低钾血症就是人体血清钾低于正常水平，正常人的血清钾是3.5～5.5mmol/L，当血清钾低于3.0～3.5mmol/L时叫轻度低钾，就有症状表现；当钾在2.5～3.0mmol/L时叫中度低钾，症状明显，无力、心悸等表现明显；当钾在2.0～2.5mmol/L时就是重度低钾，会感到全身无力，甚至处于瘫痪状态，更严重的会引起抽搐和呼吸、心跳停止，是非常危险的。

钾离子是我们人体所必需的离子，我们人体所需的营养物质包

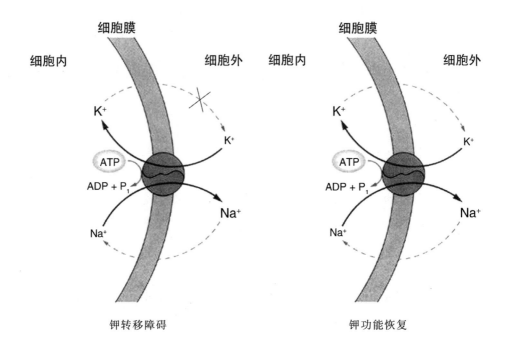

括蛋白质、脂肪、碳水化合物、水和无机盐（Na^+，Cl^-，K^+、Ca^+、Mg^+、P 等离子），其中钾离子就是无机盐中重要的离子，生活中缺少了这些营养物质就会生病。

钾离子帮助我们呼吸、心脏跳动，帮助我们的肌肉产生收缩的力量，缺少钾的帮助，人体就会软弱无力，这就是小伙子软弱无力的原因，经过医生解释，患者及家属弄明白了小伙子软弱无力的原因是低钾血症，但还是有疑问，为什么小伙子会得低钾血症？

低钾血症的原因有很多，其中主要有三个方面：第一是摄入不足，也就是吃的少了，有些挑食，胃口不好的人都会引起，但小伙子的饮食很好，没有这方面的问题；第二是丢失过多，比如高血压患者长期服用利尿的药，大量钾离子通过小便排走了，还有就是大量腹泻可以带走大量的钾、钠离子，可是小伙子也没有服用利尿药物或者腹泻，显然不是这方面的原因；第三就是钾离子在体内分布发生了改变，正常状态下钾离子分布全身，其中细胞内分布多，细胞外分布少，细胞内是细胞外的 20～50 倍。

钾离子起作用的是血清中的部分，也就是 2% 的细胞外钾在血清中流动起作用，而细胞内的则是储备用，血清中钾降低时，细胞内的钾可通过钠-泵转移出来用，但是当人体在感染细菌、病毒或者中毒等情况下，细胞的功能就会发生异常，钾的转移发生障碍，小伙子就是属于这种情况，因为被病毒感染，毒素作用了人体，改变

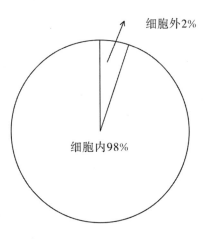

了我们的内环境，使得钾转运出来的功能丧失，导致严重低钾血症，引起全身乏力。

经过一系列的解释，家属终于弄明白了是低钾血症导致了小伙子的全身无力。

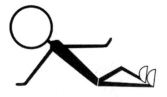

我动不了，怎么办啊？

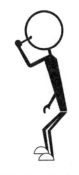

不用怕了，钾来了！！

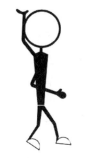

我又可以跑了！

作者简介

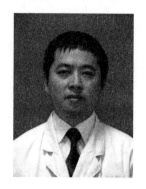

姓名：罗柱文

性别：男

工作单位：贵州航天医院急诊科

学历及学位：本科

职务：主任

技术职称：主任医师

研究方向：危重患者救治

通信地址：贵州省遵义市大连路 825 号

邮编：563000

E – mail：2493427890@qq.com

不容忽视的"钾"

郝　薇

众所周知的"北京瘫",您也有过吗?感觉疲乏、心慌、气短,就像身体被掏空,殊不知其实您可能低"钾"了。钾是生命的必需离子,钾代谢失常十分常见,严重者可随时有生命危险,下面我们就来说说"钾"。

钾在人体内的主要作用:

1)维持细胞的正常代谢;

2)维持机体(主要是细胞内)容量、离子、渗透压及酸碱平衡;

3)维持神经肌肉细胞膜的应激性;

4)维持心肌的正常功能。

正常人体血浆钾浓度为 $3.5\sim5.5mmol/L$。食物是体内钾的来源,每日需要量为 $3\sim4g$ 钾;肾脏是排钾的主要器官(约占 85%),10% 经粪,5% 经汗、唾液排出;如果钾摄入与排出不平衡,就会

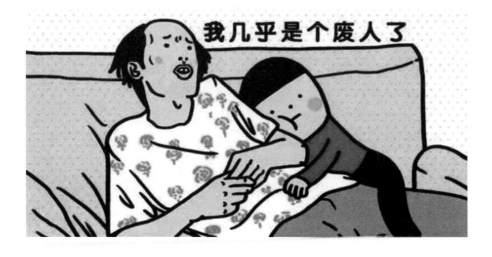

造成钾代谢紊乱。

生活中低钾血症较常见，是指血清钾浓度＜3.5mmol/L，原因包括：摄入不足（长期禁食、少食、挑食）；排出过多（大量的呕吐、腹泻、尿液、汗液增多、大面积烧伤等）。钾低了，各大系统也开始不认真工作了——疲乏、软弱、无力，当钾浓度＜2.5mmol时，全身性肌无力，肢体软瘫，甚至呼吸肌麻痹、呼吸困难、吞咽困难，严重者可窒息。曾有患者因肢体无力就诊，以为是脑血管疾病，非常紧张，其实是"钾"惹的祸（临床经验总结：脑血管病多为单侧肢体活动不灵，而钾低多为全身瘫软无力，双下肢为主）。腹胀、恶心、便秘、萎靡不振、反应迟钝、胸闷心慌、心律失常（早搏、房颤、室颤甚至心脏骤停）都可能出现，但在补钾治疗后，这些不适症状就不会困扰您了。低钾程度轻者可饮食调节，食物中以香蕉、橘子、葡萄干、青菜、土豆、山药、菌类、豆类、海米、瘦肉含量最多。低钾严重时应在医生指导下口服或静脉输液补钾。钾和钠的关系很微妙：钠离子过多时，血压就会上升，如果增加钾的摄入，可以增加钠的排出，而且钾离子增加还可以改善外周血管的阻力，可以使血压有所下降，所以高血压的患者更要补够钾。

高钾血症也会出现，是指血清钾浓度＞5.5mmol/L。主要原因为摄钾过多及排钾减少，生活中常见于肾功能不全、少尿的患者。高钾对人体的危害主要是导致各种心律失常，严重者可致心室颤动、心跳停搏；曾有一名肾衰竭患者在医院挂号时突发心跳骤停，经抢救后复苏，病因就是高钾血症，故血钾升高的患者必须立即就诊治疗。治疗上，既要减少钾的来源并促进钾的排出，又要对抗钾对心脏的抑制，保护心脏。

急诊常见低钾血症的患者，包括激动、过度换气、劳累、甲亢、过量饮酒、长期口服利尿剂及寿比山等，症状以胸闷气短、心慌乏力等为主，如果您也有这些不适，请关注您的"钾"，别让"钾"真的影响您的健康！

作者简介

姓名：郝薇

性别：女

工作单位：中国航天科工集团七三一医院
　　　　　急诊科

学历及学位：本科　学士

技术职称：主治医师

研究方向：急诊内科

通信地址：北京市 7204 信箱

邮编：100074

E - mail：wenwen5642@sina.com

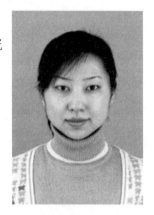

冷暖交替时小心"缠腰龙"

张涵婷

每年春季都是带状疱疹高发季，春节过后，皮肤科已有多名患者过来求诊。专家提醒，抵抗力下降是引发带状疱疹的重要因素，患者中有10％～20％的人会遗留有神经痛，早期治疗可有效降低疼痛程度。

说到带状疱疹，大家可能觉得不太熟悉，但是，"转腰龙""缠腰火龙""蛇盘疮""蜘蛛疮"这些名字大家都应该听说过。提起这个病大家会觉得很恐怖！因为它对神经损伤较大，且可能留下后遗症，因而及时诊断，尽早正确治疗十分重要。

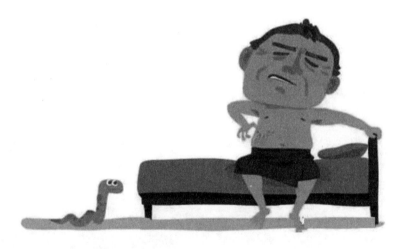

1. 带状疱疹有哪些危害

带状疱疹是水痘-带状疱疹病毒引起的累及表皮和神经的急性感染性皮肤病。对此病毒无免疫力的儿童被感染后，发生水痘。部分患者被感染后成为带病毒者而不发生症状。由于病毒具有亲神经性，感染后可长期潜伏于脊髓神经后根神经节的神经元内，当抵抗力低下或劳累、感染、感冒时，病毒可再次生长繁殖，并沿神经纤维移至皮肤，使受侵犯的神经和皮肤产生强烈的炎症。

皮疹的特点是潮红斑基础上出现群集性的丘疹、水疱，粟粒至绿豆大小，疱液清亮，严重时候可以呈血性，或者溃疡。皮疹单侧分布呈带状为该病特点，因为累及皮下神经，所以大多数患者都会感到疼痛。

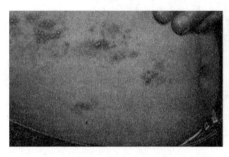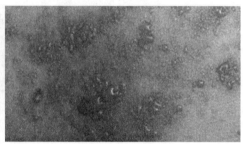

病程一般 2～3 周，水疱干涸结痂，愈后脱落后会留有暂时性色素沉着，一般不留疤痕。

神经痛为该病典型特征之一，神经痛贯穿带状疱疹整个病程，病痛时间、程度随个体、年龄有所不同，年纪越大痛感越强烈，好发于老年人。若带状疱疹病损发生于特殊部位，可引起角膜炎、角膜溃疡、结膜炎，甚至失明；也可引起脑膜炎、面瘫、耳聋等后遗症。

2. 带状疱疹会传染吗

理论上讲，在带状疱疹的水疱液中是有病毒的，如果对本病毒无免疫力的儿童接触了疱液会被感染发生水痘，但是，这种机会比较少。成年人则大多具有免疫力，即使接触也不会发病。所以带状疱疹不会在人群中引起流行。带状疱疹患者也不需要特殊隔离，但是，应避免与儿童密切接触。大家应该了解吧，如果老年人得了这个病，家里还有小宝贝，这期间尽量少拥抱，少亲吻，如果可以的话，与小宝贝分开一段时间最好，得了带状疱疹要早治疗！

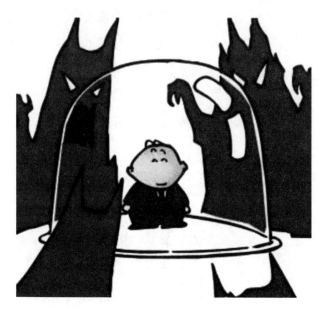

3. 带状疱疹怎么治疗？

抗病毒治疗药物：可选用阿昔洛韦、伐昔洛韦或泛昔洛韦等；营养神经药物：维生素 B1 及甲钴胺等；镇痛药物：口服去痛片等镇痛药片；还有免疫调节、中医疗法、物理疗法等。总之得了带状疱疹应该尽早去医院治疗。

4. 得了带状疱疹怎么护理？

饮食和休息：适宜进食清淡容易消化的食物，禁忌辛辣刺激性、发酵的食物，以及牛羊肉、海鲜等，不适宜饮酒，避免劳累，特别应减少患肢的活动，防止加重病情。

皮损护理：药物湿敷，激光照射，外涂软膏，穿宽松衣裤，防止衣服过小摩擦患处增加疼痛。

疼痛护理：严重者可口服止痛药物，特别是睡前服用。

康复指导：伤口愈合时会有瘙痒的感觉，请勿抓破；带状疱疹后遗症为神经痛，特别是中老年患者，有时甚至长达2～3年或更长时间，故要积极治疗，注意休息，加强营养，增强抗病能力。

总之，季节交替，免疫力低下时容易受到水痘-带状疱疹病毒侵犯，请注意休息，增强抗病能力，如有症状及时诊断，尽早正确治疗十分重要。

作者简介

姓名：张涵婷

性别：女

工作单位：中国航天科工集团七三一医院 皮肤科

学历及学位：本科　硕士

技术职称：主治医师

研究方向：皮肤科常见疾病

通信地址：北京市7204信箱

邮编：100074

E-mail：zhzh005@sohu.com

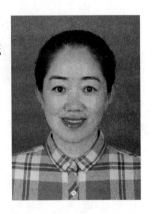

下腹神秘"肿物"时隐时现

蔡　莺

　　王爷爷最近在晨练后右侧小腹开始出现一个"鸡蛋"大小的"肿物"，奇怪的是，每天早晨起床后"肿物"就不见了。这吓坏了一向身体健康的王爷爷，焦虑的王爷爷开始茶饭不思，以为自己得了"怪病"，不愿出门了，经家属的多番劝说才来到医院就诊。

　　经过仔细地询问病史，详细的体格检查，王爷爷被确诊为"腹股沟疝"，它是一种外科常见病，目前通过手术的方式完全能够治愈。

　　疝究竟是什么呢？它是体内的器官或组织，经过身体的薄弱点、缺损或孔隙离开它的正常位置进入另一部位。因此，疝的形成有两个要素：其一是身体有薄弱点；其二是脏器或组织通过薄弱点离开了正常位置。

　　腹股沟疝发病男女比例约为 15：1，右侧比左侧多见。腹壁强度减低和腹内压力升高是腹股沟疝发生的主要原因。腹白线发育不全、手术切口愈合不良、外伤、感染、老年、久病、肥胖等所致的肌萎缩等均可以导致腹壁强度减低；此外，羟脯氨酸含量减少和吸烟等均可以导致腹壁强度降低。腹内压力增高原因则更常见，如：慢性咳嗽、便秘；排尿困难（如包茎、良性前列腺增生、膀胱结石），搬运重物，举重，腹水，妊娠，婴儿经常啼哭等是常见的引起腹内压力升高的原因。

　　凡是久站、活动后突然出现于下腹部，平躺休息后可以消失的"肿物"，应警惕"腹股沟疝"的可能，及早就医。

　　本病例中王爷爷的病因为老年人常见的肌肉萎缩所致的腹壁强

度降低，从而形成了身体的"相对薄弱点"，手术中发现"肿物"其实是肠壁；晨练慢跑后，肠壁因为重力作用，通过"薄弱的腹壁"而突出到腹腔外，形成了"腹股沟疝"。夜晚平躺休息后肠壁同样因为重力作用回到腹腔内，"肿物"便消失了。"肿物"其实是肠壁周期性地离开和回到正常位置。

经过手术治疗，王爷爷最终被确诊为"腹股沟直疝"，并通过疝补片修补手术完全治愈。疝补片修补手术为目前最常采用的手术方式："疝补片"充当腹壁薄弱处"补丁"的作用，通过"补丁"来加固腹壁，从而达到治疗的作用。手术后半年，王爷爷又可以开始晨练了，只是比之前小心，医生嘱咐一定要保持大小便通畅，避免负压增高导致疝复发。

时隐时现的下腹"肿物"，原来是常见病，现在王爷爷做起了小区义务宣传员，以身说法，经常向小区老年朋友们普及"腹股沟疝"的相关知识。

作者简介

姓名：蔡莺

性别：女

工作单位：航天中心医院粘液瘤科

当前学历及学位：研究生　硕士

技术职称：住院医师

研究方向：粘液瘤诊疗

通信地址：北京市海淀区玉泉路 15 号院

邮编：100049

E - mail：caiying2721@163.com

联系电话：13581652170，59971381

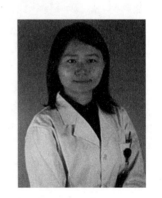

什么是"衰弱"？

郭 丽

衰弱是一种常见的老年综合征，表现为机体的脆弱性增加，维持稳态的能力下降，面对各种应激时，发病和死亡的风险增加。其核心特点是多个生理系统（神经肌肉、代谢及免疫系统等）的储备功能下降。衰弱不仅是躯体功能障碍，也可以是心理障碍。衰弱老年人的致残率和死亡率均高于非衰弱老年人。衰弱老年人住院期间发生不良事件（跌倒、院内感染、住院日延长、死亡）的风险显著升高。衰弱老人跌倒的概率为 52%，是"精力充沛"老人的 3 倍（17%）且并发症更多。

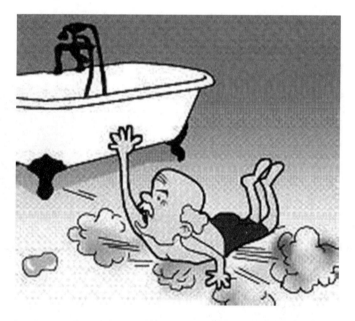

欧美专家代表组推荐对所有大于 70 岁的老年人进行衰弱筛选。英国的老年协会（The British Geriatrics Society，BGS）发表的衰弱

相关共识（Fit for Frailty）建议对医疗机构衰弱患者进行鉴别及管理。中国台湾的研究显示，社区老人衰弱的患病率为 4.9% ～ 14.9%。衰弱的易患人群为高龄、女性、慢病、心衰、抑郁、长期服用多种处方药、独居、低收入以及低教育老年人群。但是年老并不等于衰弱！失能和残障并非衰弱，不是所有的衰弱老人都失能，也并非所有的失能老人都衰弱，慢性病有可能导致衰弱，但并非总是如此，不是所有多病的老年人都衰弱，也并非所有衰弱的老年人都多病。

Fried 在 2001 年的一项针对 5000 例 65 岁以上衰弱老年人的研究中，提出衰弱的 5 项主要表现：疲劳感、步速慢、无力、不明原因体重下降和低体能。

（1）肌少症的出现是老年人机体"由盛转衰"的一个关键结点

肌肉（尤其是核心肌群）的质量及功能是维持成年人、特别是老年人躯体功能，保障个人生活品质的关键储备。肌少症发生后，老年人的躯体功能将更加难以维持，而且更容易发展到衰弱阶段。肌肉组织减少 10%，会引起免疫功能降低，感染风险增加。肌肉组织减少 20%，会引起肌肉无力、日常生活能力下降、跌倒风险增加、伤口愈合延迟。肌肉组织减少 30%，会引起肌肉功能进一步严重下降而致残，患者不能独立坐起，容易发生压疮和肺炎。肌肉组织减少 40%，会引起死亡风险明显增加，如死于肺炎。

对于肌少症有以下 3 条标准：

1）肌肉质量减少：目前临床上可通过双能 X 线吸收法（DXA）或生物电阻抗分析仪（BIA）来测定机体的肌肉质量。

2）肌肉力量的下降：这个测量更简单，其中握力就是一个很好的判断肌肉力量的指标。目前，临床可对每一位住院的老年患者常规测量握力。

3）躯体功能下降：这也是一项简单易测的指标。通过步速、6 分钟行走、5 次起坐试验等方法，可以得到患者的躯体功能参数。

老年人肌少症进行评估时，握力和步速检测是最快、最有效的方法。

（2）步速

步行速度是目前临床评估老年人身体活动能力的主要手段，减慢预示老年人身体衰弱、自主活动能力下降、住院指征增加以及生存期降低，其与衰弱综合征患者病残程度高度相关，被认为是衰弱症的高度预测标志。作为一种单维度量表，其在临床应用中简单可行，非常受检测者欢迎。研究认为，步行速度≥0.9m/s可排除老年人衰弱症的可能性。

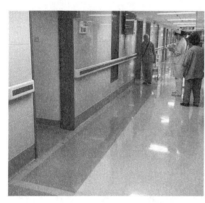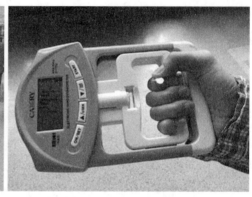

衰弱的诊断缺少统一的"金标准"，在临床评估和临床研究中多采用Fried衰弱表型诊断标准和Rockwood的衰弱指数（frailty index，FI）。衰弱指数包括：老年人的一般症状、各种疾病史、躯体各部分功能状态、活动能力、精神状态等，而衰弱表型包括：1）不明原因体重下降；2）疲劳感；3）无力；4）行走速度下降；5）躯体活动降低。有上述表现3条或以上，提示存在衰弱；1～2条，提示衰弱前期。这种界定方法把衰弱作为临床事件的前驱状态，可以独立预测3年内跌倒发生率、行走能力下降、日常生活能力受损情况、住院率以及死亡等，便于采取措施预防不良事件，被很多学者在临床和研究中采用。

如果不及时给予干预，衰弱将进展、恶化，给个人、家庭及社会带来巨大的负担。衰弱是可以防治的，给予非药物和（或）药物干预，能够延缓甚至逆转病情，这就要求医务人员能够掌握衰弱评估和诊断的方法，及早识别衰弱，尽早进行干预，改善老年人的生活质量，减少医疗费用，减轻家庭和社会的负担。对于提示衰弱前期患者进一步进行跌倒风险评估、痴呆评估、瞻妄评估、疼痛评估、睡眠障碍评估、多重用药评估，对于评估结果需进行进一步专科诊治。积极预防和治疗衰弱将会对老年人、家庭和社会产生很大的益处，尤其衰弱早期或衰弱前期的干预，可有效逆转和阻止衰弱。即使对

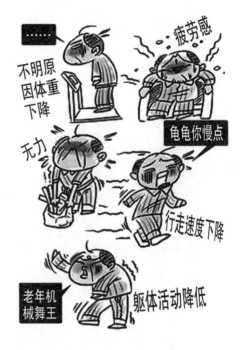

Fried定义衰弱综合征为临床综合征，明确指出了衰弱综合征的临床表现型为以下几点——

于重度衰弱，我们也要积极治疗，尽量减少其并发症，改善预后。对于衰弱的治疗，目前《美国及欧洲老年医学专家共识2012》提出了4种非药物治疗方法，可有效治疗或延缓衰弱的进展。

1）抗阻力训练和有氧运动：至今为止，锻炼被证实是衰弱最有效的干预方式。

2）营养支持：营养干预可以改善衰弱老年人的营养不良和体质量减轻，减少并发症。

3）维生素D的补充。

4）减少多重用药：多重用药被认为可能是衰弱发生的原因之一。目前衰弱药物治疗仍处于探索阶段，缺乏足够的证据。

当前，我们对老年医学的认识还很陈旧，国家的医疗保险体系

和老年社会保障体系均落后于人口学的转变。在中国发展老年医学将是一个艰巨的任务，希望所有老年科医务人员能携起手来共同努力，为数亿中国老人作出自己最大的贡献！

作者简介

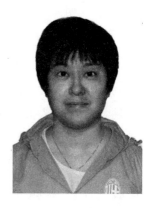

姓名：郭丽

性别：女

工作单位：航天中心医院老年医学二科

学历及学位：本科　学士

技术职称：副主任医师

研究方向：老年医学

通信地址：北京市海淀区玉泉路 15 号院

邮编：100049

E - mail：glfreedom@sina.com

比高血脂、高血压隐藏更深的健康杀手

孟　锐

血液是滋养身体的源泉，随着年龄增长，血液中会出现一些"垃圾"，若没有及时"清理"，就会造成血液不清洁，变得粘稠，临床上将血液粘度超过正常标准称为"高粘滞血症"，容易诱发血栓。

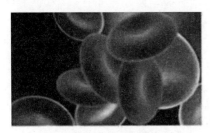
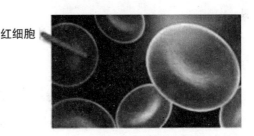

红细胞

高血粘情况下，聚集粘合　　　　　　　　正常情况下，各自分离

1. 血稠＝高血脂？

不少人将血稠等同于高脂血症，这是不对的。

血液粘度是血液的理化特征之一，主要取决于血中红细胞压积的高低。而血脂对血液的粘度影响并不大，高血脂的患者血液粘度往往仅轻微升高。

高血脂的主要表现并不在于对血液粘度的影响上，胆固醇会像水垢一样沉积于血管壁形成动脉粥样斑块，逐渐阻塞管腔引起心肌缺血和脑缺血；如果斑块破裂，就会形成急性血栓，引起脑卒中和心肌梗死。

简而言之，血液粘度和高血脂是完全不同的概念，用血稠来衡量高血脂并不科学。

如果存在以下 5 个症状，建议您去医院做个血液流变学的检查，以便及时发现问题，避免错过最佳治疗时机。

1）晨起，不清醒，反应迟钝。一般要活动好久，大脑才能逐渐清醒过来，还容易出现头晕头痛的症状。

2）午餐后容易犯困。一般人在吃过午饭都会想休息半小时，这是正常情况。但血液浓、稠者若午后不休息，不但整个下午都没精神，还会出现疲惫、身体酸痛等情况。

3）晚餐后精神极佳，这状态和午餐后截然相反。

4）下蹲久了容易气喘、呼吸急促、呼吸困难。

5）阵发性视力模糊。排除了老年视力一会清楚，一会模糊。

2. 血稠的危害

血稠会致使血液不能充分供应肺、大脑等脏器及其他组织等，导致局部缺血，才会出现上面所述症状。当然，需要强调的是，一个人的血液粘稠程度会随着进食、饮水、运动、机体代谢、季节、气候等因素动态变化。

正常的健康的青壮年人，一般自身身体有较强的调节能力，无需特殊治疗。如果是中老年人发现了自己有较明显的血液浓稠症状，特别是已经患有高血压、动脉硬化、糖尿病的人群，就需要高度重视了。

血液浓稠是引发血栓、心肌梗死等疾病的前奏，重视血液浓稠，可避免悲剧的发生。

3. 如何"稀释"血液

血液粘稠几乎都与自身生活习惯、饮食习惯有关。如果平时多注意，就能很好地防止血液粘稠的发生。

1）多喝水。水是血液稀释剂，要养成合理饮水的习惯，早上起床后、三餐前、饭后半小时、睡前都是最佳的喝水时间。最佳的服用水是白开水，可以迅速进入血液，冲淡血液。

2）适量运动。血液之所以粘稠，是因为体内太多代谢废物排不出去。运动可以提高代谢水平，加速血液循环。长期坚持运动，不仅可以强身健体，减肥瘦身，还可以预防多种慢性疾病。

3）少吃动物肝脏及甜食。动物内脏里含有大量的胆固醇和饱和脂肪酸，会加重血液粘稠度。甜食会升高血液中的血糖浓度，也会提升血液的浓稠度。

控制饮食。营养过多，摄入能量过多，血液中的脂肪和糖类会变多。控制饮食，吃饭吃到七八分饱刚刚好。

补充卵磷脂。卵磷脂可以软化血液中的胆固醇颗粒，改善血液粘稠度，控制胆固醇。赶快行动起来清理我们的血液吧！

作者简介

姓名：孟锐

性别：女

工作单位：航天中心医院老年医学一科

学历及学位：硕士

技术职称：主治医师

研究方向：老年心血管疾病诊治

通信地址：北京市海淀区玉泉路 15 号院

邮编：100049

E - mail：mengrai@21cn.com

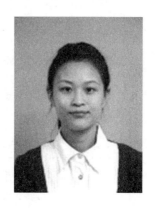

吃饭速度与健康

汤萍萍

有的人吃饭特别快，狼吞虎咽的，这不仅有碍观瞻，对健康也不利。以下总结了几点吃饭太快的坏处。

1. 食物的营养质量太低

精白细软的食物吃得快，粗糙有纤维的食物吃得慢。如果一餐饭在不到 5 分钟就吃完，这餐食物的多样化程度不会很高，其中的蔬菜很少，水果也很少，没有粗粮和豆类，基本上就是以精白米、精白面食品加上肉类为主，甚至就是单纯的泡面、汉堡、馅饼、速冻饺子之类。

2. 很容易发胖

大脑摄食中枢感知饱的信息需要时间。口腔和胃里消化出来的少量小分子对于食欲的控制至关重要。过快进餐的数量是不由大脑控制的，只能由胃的机械感受器来感知。对于这种精、白、细、软食物来说，到了胃里面觉得饱胀的时候饮食已经明显超过身体需求了。

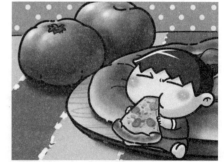

同样数量的食物，嚼得少、吃得快，更容易饥饿。不仅妨碍工作效率，而且下一餐容易多吃，甚至两餐之间就会主动寻求高热量的零食、点心和饮料。

3. 患慢性病的几率加大

精、白、细、软的淀粉类主食若是快速地吃完，血糖上升的速度很快，胰岛素的压力很大，对于预防糖尿病是非常不利的。精白淀粉食物加肉类的配合让血脂的控制也会变得更难。如果运动不足，35岁之后会非常容易患上脂肪肝、高血脂和糖尿病。

最近碰到几个新发糖尿患者，发现他们有几个共同的特点：老年男性，体型正常，饮食规律，喜欢锻炼。一看见我就问"我吃的不多，每天都锻炼，为啥还会得糖尿病？"跟他们聊天发现这些老人一日三餐按时按量，饭后都会出门锻炼，饮食和生活习惯都很规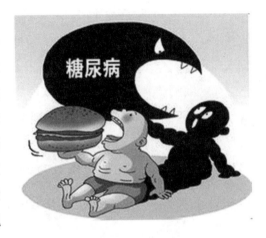律。再详细了解他们的饮食习惯发现他们吃饭速度都很快，一般三五分钟就吃完一顿饭，经常是饭菜还没上齐，家人还没落座，他们就吃完饭出门遛弯去了。

我们都知道吃饭速度太快，不利于消化，且加重胃肠道负担。实际上吃饭速度过快也会加重胰岛负担，吃饭速度快要求胰岛的反应速度也快，需要胰岛快速大量分泌胰岛素，胰岛长期高负荷运转就容易出现问题，一旦胰岛出问题就容易得糖尿病。换句话说，吃饭速度太快的人更容易得糖尿病。

4. 癌症风险上升

口腔的咀嚼、唾液的充分搅拌能够灭活不少有毒有害物质。放弃了这一步，会增加致癌物质作用的危险。而且精、白、细、软的饮食本身就不能供应促进致癌物排出的膳食纤维，也不能供应预防癌症所必需的抗氧化成分。长此以往，癌症风险会比其他人增大。

从健康角度讲，细嚼慢咽比较好，这主要是因为：

1）细嚼可以充分地享受食物（当然这离不开好的心情）。

2）细嚼慢咽有利于胃的健康，因为吃得太快，食物没有充分地在嘴中加工，有很大一部分嚼的任务移交给了胃，加重了胃的负担，长此以往会把胃累坏的。

3）嚼的过程是食物与唾液的溶合过程，唾液能杀死食物中的致癌物，有记载将食物噬嚼 30 秒钟以上食物中一切致癌物差不多都消失了。

4）细嚼慢咽有利于保持体形，避免吃太多的东西。

一顿饭的时间在 20～30 分钟比较正常。吃饭速度太快容易引起胃肠反应，加重胰岛负担；吃饭速度太快影响生活质量，干扰内分泌代谢，还可能导致能量摄入过量。

作者简介

姓名：汤萍萍

性别：女

工作单位：航天中心医院公众健康促进部

学历及学位：本科　学士

技术职称：护师

研究方向：护理

通信地址：北京市海淀区玉泉路 15 号院

邮编：100049

E - mail：tangpingping@asch. net. cn

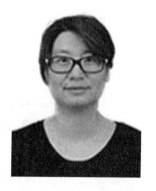

机体"维他命" 胆碱知多少

汤晓菲

胆碱是一种强有机碱，是人体必需的营养素，对大脑发育和母婴健康至关重要。但是，研究显示我们的身体仅合成微量胆碱，大部分需从食物中获取以保证我们的身体正常运转。而对于胆碱需求高的人（如孕妇、哺乳期妇女、婴幼儿），更需要从饮食中补充胆碱。胆碱到底有什么样的功能？我们需要多少胆碱？什么样的食物富含胆碱呢？

1. 胆碱的基本结构、功能

（1）形成 DNA 和细胞结构

胆碱作为甲基供体之一，参与体内甲基代谢，影响基因表达及 DNA 合成，而 DNA 是我们生命的遗传物质，负责体内全部结构的构建。

（2）保护记忆、防止大脑功能丧失

胆碱作为细胞膜和神经递质的组成成分，在保存记忆、预防痴呆及其他认知功能减退方面起重要作用。胆碱缺乏导致注意力减退、记忆力变差、情绪改变及其他认知损害。

（3）保护心脏健康

胆碱还可阻止体内脂肪积聚，减少心脏病及中风的危险。

（4）维持健康的肝脏功能

胆碱可以帮助肝脏清除脂肪，预防及治疗非酒精性脂肪肝。

（5）胆碱对孕妇及哺乳妇女的重要性

胆碱可以快速地被胚胎利用，以帮助合成大脑、细胞结构及神经鞘。获得胆碱更多的胎儿，日后更聪明、健康，大脑异常的风险更低。

2. 胆碱的日常推荐剂量

目前，大部分专家认为以下推荐的每日剂量是合适的，对人体产生最佳的效果而不引起任何损害。

1）新生儿、婴幼儿，120～150mg；

2）1～8岁儿童，150～250mg；

3）8～13岁青少年，250～375mg；

4）14岁以上女人，425～550mg；

5）14岁以上男人，550mg；

6）孕妇，450～550mg；

7）哺乳期妇女，550mg。

3. 胆碱的食物来源

胆碱广泛分布于我们的日常食材中，比如蛋黄、肝脏、牛肉、花椰菜、西蓝花、牛奶、大豆等，胆碱含量相对丰富。对于喜欢海鲜的朋友，如虾、扇贝、鳕鱼、三文鱼等均是非常好的胆碱来源。下面分别对鸡蛋、奶制品和大豆的胆碱含量做具体介绍。

（1）鸡蛋

一天两个鸡蛋可以提供大部分人所需要胆碱总量的一半，蛋清对增加胆碱摄入没有帮助。为获得更多的胆碱，可选择以蛋为基础的菜肴，例如菜肉馅煎蛋饼、乳蛋饼等。

（2）奶制品

牛奶和酸奶是日常胆碱的主要来源，每250mL提供20～37mg的胆碱，而奶酪只能提供6～10mg胆碱，含奶的饮品中胆碱含量最低。牛奶与酸奶中胆碱总量及胆碱构成十分相似，而羊奶中含有的胆碱总量相对较低。

（3）大豆

每 100g 豆类约含 49mg 的胆碱，主要包括游离胆碱和磷脂酰胆碱。每天摄入 100g 豆类，有利于预防血管疾病的发生。

总之，胆碱作为人体必需的营养素，对维护身体各脏器的正常功能及肌肉运动是必需的。普通人尤其是孕妇进食富含胆碱食物或额外补充胆碱十分必要。尽管如此，摄入太多也可能产生毒副作用，比如出现腹泻、恶心、疲劳、高血压、多汗、皮肤恶臭味等症状，因此应严格按照每日推荐剂量食用。

作者简介

姓名：汤晓菲

性别：女

工作单位：航天中心医院风湿免疫科

学历及学位：硕士

技术职称：主治医师

研究方向：免疫学

通信地址：北京市海淀区玉泉路 15 号院

邮编：100049

E－mail：tangxiaofeili@163.com

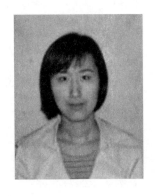

关于排便的学问

乔金柱

如果有一天有人说你拉了几十年的屎，连排便的姿势都不正确，你会怎么想？排便不是天生就会么？还有学问？都说排便是隐私的事情……今天我们戴上口罩来研究一下排便的学问。

首先，是蹲坑版！蹲坑这个姿势又叫做"亚洲蹲"，也就意味着出了亚洲可是很少有人会蹲坑的！由于生理结构有微妙差异，大部分西方人的跟腱发育不完全，蹲下来的时候无法将两只脚的脚后跟落在地上。东方人"一蹲到底"这个动作，西方人很难做到，所以他们经常把这种动作称为"亚洲蹲"。这意味着他们无法使用蹲厕，非常容易向后仰倒。东方人在西方找不到蹲厕，也有这个原因。第二种就是外国人发明的坐便，目前在国内已经全面普及。想必您也享受过坐便的便利，但您有没有觉得如厕的时间大幅度增加了呢？是什么原因呢？

来看看排便的科学理论，排便的"闸门"在于一块被称为"耻骨直肠肌"（puborectalis）的肌肉。这块肌肉从一侧耻骨出发，在直肠后面绕一圈，再回到另一侧耻骨，形成一个环，正好把直肠钩拉住，使直肠形成一个尖端向前的角度，称为"肛肠角"（anorectal angle）。就如同下水道，直的地方就通畅，带拐弯的地方容易堵。一般坐姿的肛肠角为 $80°\sim90°$，而蹲姿时肛肠角可以达到 $100°$ 左右。理论上来说，肛肠角越大，排便时所费的力气较小。

所以蹲姿排便的优势在于用力较小，排便者自觉排空时间较短。因此蹲便才是最正确的排便的姿势。对于冠心病和卒中高危人群来说，排便用力是发生心脑血管意外的重要诱因。通常对于发生心梗或脑卒中风险较高的人群，医生会使用一些通便药物来减少他们排便时的用力，以减小风险。而蹲便有减小排便用力的作用，理论上来说对防治排便时发生意外有好处。但是心脑血管意外的高危人群多为中老年人，体力相对较弱，而蹲姿时腿部和膝盖的受力比较大，又容易发生滑倒、骨折等意外。因此，对于他们来说，蹲姿与坐姿相比未必能有很大的优势。如果不方便用蹲厕的话，也可以脚踩在小板凳上如厕，以减少大腿和躯干的夹角，达到模拟自然蹲姿的效果。

那么，现在，你们学会正确的排便姿势了么？

作者简介

姓名：乔金柱

性别：男

工作单位：湖北航天医院

学历及学位：本科

职务：医师

技术职称：副主任医师

研究方向：胃肠疾病外科治疗

通信地址：湖北省孝感市北京路 36 号

邮编：432000

E - mail：1011754348@qq.com

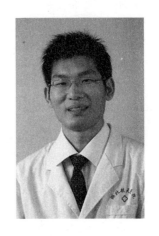

养心是养身的最高境界

刘　芳

众所周知，心掌握着人们的情绪，只有心绪平和、稳定的人，才能长命百岁。《黄帝内经》讲："主不明，则十二官危。"这个"主"，指的就是心。我们中医里面的心，不仅包括心脏这一个器官，我们平时说的"心神不宁"，就已经表示除了心脏之外，心里还有一个"神"，身体的元神在这里，人的精神、思维都由此而出。身体各个部分，在"心"这个君主的指挥下，各自分工工作，维持我们正常的生命活动。

下面介绍几种养心调心的小方法。

1）"撞墙呵"。方法是找一块平滑的墙面，以背撞墙，然后每次撞的时候都口发"呵"的声音。撞墙的时候可以打通身体的经脉气血，特别适合心脏不好的人。平时身体不是特别好的人，就站得离墙近点，撞墙的幅度小一点，待身体慢慢好转以后，可以加大一点动作幅度。长期坚持，对身体的好处妙不可言，大家不妨试试，每天抽出 10 分钟，就能收获一辈子的健康。

2）现代社会，越来越多的人从体力劳动转向脑力劳动，再加上营养过剩，无休止地加重身体脏腑负担，却懒于运动，还有压力大、作息时间紊乱等不健康的生活方式，都在损耗我们的气血，导致身体气血不足、气血不畅，时间久了，必然导致经络不通、脏腑功能衰弱，生病也就成了意料之中的事情。如何让身体的气血流通起来呢？再教一个中医上很简单的养心顺气法，叫"胳膊扭扭功"，整个胳膊可以看成一个身体，手部是头、腕部是颈、肘部是腰。练习这个方法的时候，双手虚握拳，由手掌带动腕部和肘部，尽力先向外扭转 10 次，然后再向内扭转 10 次。这一套动作，不拘时间，想起来就可以做，经常做这个动作可以加快头、颈、腰及四肢的气血流通速度。每天坚持做一做，必有好处。

3)《黄帝内经·素问》如是说："思则有所存，神有所归，正气留而不行，故气结矣。"意思是说，一个人如果心里考虑的事情太多，精神过度集中，就会使体内的正气停留在某个部分而不能正常运转，以致"气结"。其实，原本一个人有点心事，或者短时间内思虑较重，对身体的生理活动并没有什么影响，但是长时间内思虑过重就不行了，会影响我们体内气机的正常运行。气一停，血也跟着瘀结，脾胃得不到很好的滋养，消化功能当然会减弱。不管是什么原因导致的脾胃虚弱，我都推荐食用小米红薯山药粥进行调理。将小米 30g，红薯 100g，山药 30g 一同煮粥即可。大家别看这几种食材普通，功效却大大不凡。小米和红薯色黄，补脾胃、促消化；山药更是补中益气、健脾和胃的佳品，每天吃一碗，连吃一个月，您就会发现自己的气色大大不同。养脾的关键还是养心，避免思虑过多，心思重很伤脾。对于一些生活中喜欢操心，心思细腻敏感的人来说，要让自己神经粗放一点，工作时就认真工作，工作之外要放松自己，生活中很多问题要顺其自然，不能做到的事不要强求。遇到解不开的事情，最好就不要自己去"解"它，让时间去"解"它。

以上介绍的一些养心的小方法，简单实用，不需要吃药打针，效果持久，对身体无副作用。中医博大精深，深受老百姓推崇，希望大家能照做，好好养心调心，养出一个好身体。

作者简介

姓名：刘芳

性别：女

工作单位：湖南航天医院

学历及学位：本科

技术职称：主管护师

研究方向：中医养生

通信地址：湖南省长沙市岳麓区枫林三路
　　　　　189 号

邮编：410205

E - mail：2810546275@qq.com

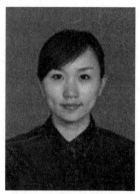

心理健康管理方法之身心处方

彭　昱

随着社会文化、生活方式的不断更新，人们越来越明白到只有身体健康是不全面的，心理健康也是一个很重要的方面。心理健康是指一种持续的积极发展的心理状态，在这种状态下主体能作出良好的适应，能充分发挥身心潜能。心理健康包括两层含义：一是没有心理疾病，这是心理健康最起码的含义，如同身体没有疾病是身体健康的最基本条件一样；其二是具有一种积极发展的心理状态，这是心理健康最本质的含义。身体的健康可以在医院临床得到治疗管理，心理的健康该如何管理呢？科学研究一再证实，人类的心理和身体有着密不可分的互动关系，心理健康的人会表现出：思维敏捷、动作灵活、积极乐观、有良好的心理适应能力和气质；心理不健康的人会表现出：心绪不佳、情绪低落、行动冲动、孤独怪癖。故心理健康管理的重点在于自我预防与提高认知，如果不了解压力和情绪是什么，就不能很好地处理问题。所以，每个人对于自己的心理健康管理都需要一张"身心处方"，"身心处方"包括如何管理压力、如何控制情绪、如何坚定乐观的态度三方面。"身心处方"实施方法如下。

1. 压力管理

在激烈竞争的社会中，紧张的工作、复杂的人际关系、快节奏的生活，正在不断地影响人们的身心。人们为了达到自己的目标，为了"赢"，往往会通过增加工作时间、增加自己能力、提高自己工作效率来达到目标，最后就会导致许多压力与情绪问题的存在。

什么是压力？压力是一种现象，压力是个体对作用于自身的内外环境刺激作出认知评价后，引起的一系列生理及心理紧张性反应状态的过程。压力有三个重要的元素：

1）压力源。日常主要的压力源来自于家庭、健康、时间、人际关系、环境、经济与工作；心理角度压力源主要来自于转变、危机、冲突与挫折。

2）压力的反应——逃避与搏击。

3）个人素质。不同的个人素质面对压力表现各异，可分为 A、B、C 三种性格，即三种行为的人群。A 型性格表现为常感到时间紧迫、缺乏耐性、说话和行为急乱、容易动怒、竞争性强、强烈追求成就、过分投入工作、自我要求很高；B 型性格与 A 型性格相反；C 型性格表现为压抑和不表达负面情绪、过分妥协、生活和工作没有目标、对别人过分关心和有耐性、尽量避免各种冲突、屈从于权威。C 型性格是癌症易患人群的性格。所以，对压力源承受后的压力反应状态主要决定于个人素质，脆弱性的个人素质在面对压力源时存在心理易感性和生理易感性，容易导致身心障碍。生理易感性表现在身体面对压力时，从头到脚所有的器官组织都会受到影响，压力会选择人体最薄弱的器官组织攻击，临床表现有：失眠、头晕、胃疼、肠胃不适、高血压、内分泌失调等症状；心理易感性表现在面对压力时会出现思想不能集中、记忆力衰退、处事能力下降、焦虑、紧张、脾气暴躁、抑郁、躁狂、药物滥用等症状。研究表明 70% 的临床患者起病的源头都源于压力。

面对心理压力，人们往往会采取各种应对方法，其中有些属于短期排解法，有些则是长期应对法，我们将应对压力的方法统称为压力管理。如何很好地管理压力、平衡压力？压力管理的目标不是让其没有压力，也不是单单处理压力的源头与面对压力的反应，其重要的要求是提升个人的素质。要求面对压力源头时态度温和，压力过后能很快恢复，即平衡压力。目前国际上流行的减压"3R 原则"就是很好的方法，包括放松、缩减及重整。换句话说，就是放松自己，缩减压力及重新定期望值。其中，放松自己针对的是内心自发的压力；缩减压力针对的是现实中的正面压力；而重新定期望值有助于使过多的压力得到平衡。具体可以通过以下几种方法：

1）均衡饮食。

2）适当运动。

3）优质睡眠。

4）抗拒药物的诱惑。

5）平衡生活与工作。

6）做好时间管理，要诀"轻重缓急"。

7）腹式呼吸练习。将一手放在胸部、一手放在腹部，先将肺部空气全部呼出同时将腹部收缩；缓缓吸气，同时让腹部慢慢隆起；缓缓呼气，同时让腹部慢慢收缩。呼吸时，要保持胸部肌肉平伏不动，重复以上练习 2 分钟。

8）冥想练习。闭上双眼，把注意力放在呼吸上，保持轻松自然的呼吸。在吸气时心中默数"1"，呼气时心中说出"好舒服"，如此类推，每次练习 20 分钟。

9）肌肉松弛法。渐进式收缩和放松全身的主要肌肉组。首先收紧某一组肌肉，注意肌肉收紧的感觉，保持肌肉紧张状态 10 秒钟，然后立刻放松肌肉，体验肌肉收紧与放松时的区别，放松后不要再收紧肌肉。

10）意想松弛练习：想象沉醉于大自然中，享受舒服、宁静的感觉，感到身心都得到松弛，心情恢复平静。

2. 情绪控制

情绪是内心感受经由身体表现出来的状态，是我们生命的一个重要部分。情绪不单纯因为外界人、事、物而产生，而是本人信念与外界人、事、物共同作用的产物，我们可建立对自己情绪控制的管理权。情绪控制的管理能力包括自觉力、理解力、运用力、摆脱力。在心理学中，由情绪控制不好、情绪障碍引发的疾病非常多，如：焦虑障碍、抑郁障碍、精神分裂等，处理情绪是非常重要的问题。"人非为事物所扰，乃为其观而自扰之""天下本无事，庸人自扰之"。真正的情绪发生是由一个情景刺激思想的运作，以此带动情绪与行为的发生。情绪本身没有好坏之分，应对问题的结果是否成功快乐、有没有效果决定了情绪状态的好与坏。例如在工作中遭遇到批评，上司说："你对工作一直是那么大意，最近更是错漏百出。"不同的情绪反应可表现为：

（1）"我是无能"

思想表现为：我老是出错，我真无用。

情绪表现为：沮丧、焦虑、忧郁。

行为表现为：消极放弃。

结果：放弃不干，回避工作，自我贬低，在抑郁的深渊中越陷越深。工作受到了严格的限制。

（2）"不怀好意"

思想表现为：那个蠢货又在挑我的刺。

情绪表现为：愤怒、受挫。

行为表现为：恶意对抗。

结果：当场遭到解雇。好几天都在烦躁发火，喋喋不休地自言自语，说这个世界无药可救。恶化了与上级的关系。

（3）"自尊自爱"

思想表现为：我有了一个学习的机会。

情绪表现为：心平气和。

行为表现为：积极向上。

结果：清楚问题所在，提出解决办法，感受到自尊，精神振奋，情绪高涨。上司对你不计较他的斥责而深表满意。

由此可见，确定情绪与行为的是我们的态度与想法，而调节与控制情绪重要的是靠个人的思想。但是，什么才是好思想？一是逻辑思考，是思想的基本。因逻辑思考偶尔也会出错，常按逻辑思考的人易钻牛角尖，所以逻辑思考不能够完全指导思想；二是现实思考，是思想的必需；三是理性思考，即功能性想法。功能性想法的解释是：正确的理性思考不是靠逻辑思考，也不是靠现实思考，而是通过思考后所带来的行为结果是否让人开心与快乐，从而达到目标。非理性思考是指一个想法让你痛苦多于快乐。

"理性"与"非理性"思考的对比：

理性思考	非理性思考
有弹性,懂变通的	固执的,绝对的
合乎逻辑的	不合乎逻辑的
与事实吻合的	与事实不相符合的
能协助目标的达成	阻碍目标的达成

如果想改变自己的思想控制情绪，除了理性思考、功能性想法之外，还有以下方法：

（1）合理宣泄

情绪既然是健全心理中不可缺少的一面，我们对正常的情绪就不能过多地压抑，而要加以宣泄。一个在情绪上受到过多限制的人，个性通常不够开朗，而且可能产生不合作、不合群，甚至反群和反抗权威的行为，使社会适应和人际关系大受影响。

（2）学习苏格拉底的对话（Socratic Dialogue）

我是否一定要这样想？

我还可以怎么想？

既然有比较好的想法，为什么不那么想？

面对一个负面的想法必然会带动负面的情绪，直接提出改变方法，个体思想会产生阻抗，不能起到好的效果达到目标。学习苏格拉底的对话，能提高功能性思考的能力，让思维更加理性与豁达。

（3）ABC情绪管理练习

ABC情绪管理练习可以改变一个人的情绪，每天坚持做能让思维方式理性化。首先，在表格中填写情绪C，例如抑郁；然后在处境A中填写是什么原因导致抑郁；最后在习惯思想B中填写处于处境A中的惯性想法，填完后以苏格拉底的三个问题给自己提问，就会发现导致自己不良情绪的错误思考方法所在，从而达到情绪控制的目的。

处境 A	习惯思想 B	情绪 C

3. 坚定乐观的态度

乐观的态度是指正面面对问题，调整负面的思考，而并非自欺欺人与阿Q精神。传统的观点认为：悲观和乐观主义是同一维度的两个极端。但过度地处于极端的乐观主义是阿Q精神，已不提倡。最新研究的观点认为：悲观和乐观主义代表两个完全不同的维度。坚定的乐观主义重点不是强迫自己一味地正面思考，也不是勉强自己去消灭负面的思考，而是改变我们对自己或别人有破坏性和伤害性的思考。在心理学中乐观主义与悲观主义在面对问题与归因上是有区别的：

乐观主义	悲观主义
问题是外因造成，我能做什么？我要怎样去处理	问题是内因造成，是我做得不好，过多自责
问题是短暂的，在生命中还有许多其他美好的事情	问题是持久的，所有的事情怎么都这么难

续表

乐观主义	悲观主义
影响是有限和特定性的，所有不愉快都会过去的	影响是广泛及普遍性的，所有的事情都过不去

所以，坚定乐观主义的人面对困难时会把焦点放在外因，而不是自己。学会如何处理负面思想，对做一个坚定乐观的人是很重要的。坚定乐观的积极情绪能使人更喜欢接近，从而有助于建立良好的人际关系。

最后，坚定乐观主义就是做一个开心快乐的人。快乐有松弛肌肉紧张、加强心脏功能、加强呼吸功能、促进免疫能力、减少压力荷尔蒙分泌、增加开心荷尔蒙分泌的效果。想要快乐首先不要忘记笑，美国心理学家杰列文认为："会不会笑，是衡量一个人能否对周围环境适应的尺度"。民间有"笑一笑十年少""笑治百病"的说法，真诚的笑能感染别人，消除隔阂；其次用行动去开心，开心时忧愁自动消失，能减少敌意，增加正能量。正向心理学之父 Martin Seligman 提出快乐方程式为：乐趣（Pleasure）＋投入（Engagement）＋意义（Meaning）。即找到充满乐趣的事情，发挥自己的才华与能力去完成，以此实现快乐的意义。例如在工作中就要学习爱自己现在所做的工作，而不是做自己爱的工作，这样才会实现自我的价值，找到快乐的意义。

综上所述，身心健康是每个人的责任，而"身心处方"的成效有赖于以上压力管理，情绪控制，坚定乐观主义的计划、学习与锻炼。通过"身心处方"能了解压力和情绪的性质、掌握有效的处理问题方法、提升个人坚韧力和情商、享受健康、快乐生活，达到心理健康管理的目的。

作者简介

姓名：彭昱

性别：女

工作单位：湖南航天医院健康管理科

学历及学位：本科　学士

职务：主任

技术职称：健康管理师、心理咨询师

研究方向：健康管理

通信地址：湖南省长沙市岳麓区枫林三路
　　　　　189号

健康管理科

邮编：410205

E-mall：22792561@qq.com

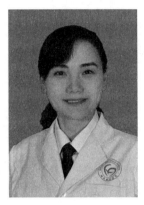

第十三篇

合理用药篇

你真的会吃药吗？

金　丽

健康是民生之本。提高全民健康水平，关系到亿万人民群众的幸福安康。随着我国社会经济的发展，人民物质生活水平的不断提高，对健康的渴求也越来越强烈。作为防病治病的重要武器，药物却是一把双刃剑。正确使用药物，可以预防和治疗疾病；而不当用药不仅增加痛苦，还可能导致其他疾病。"是药三分毒"，你真的会吃药吗？

下面与大家分享几点常见的用药误区：

误区1. 不知非处方药还分甲乙两类

有一半患者不知道非处方药还分为甲、乙两类，56.62％的患者不知道哪一类更安全。

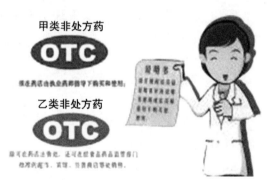

甲类非处方药包装上的"OTC"标识底色为红色，只能在具有《药品经营许可证》、配备执业药师或药师以上药学专业人员的社会药店、医疗机构药房零售；乙类非处方药包装盒上的"OTC"标识底色为绿色，除社会药店和医疗机构药房外，还可在经过批准的普通商业企业及旅店零售。所以说，乙类非处方药安全性更高，在日常进行自我药疗的过程中，优先推荐公众使用乙类非处方药。

误区 2. 一感冒发烧就要输液吊针

医学中提倡"能口服不要输液，输液是最后的给药方式"。然而，在临床中，医生经常会碰到一些患有普通感冒且症状较轻的患者，却要求医师给予输液治疗，其理由是见效快。

其实，这是对静脉输液没有足够的认识。输液一般仅用于病情较重的患者，通过静脉途径直接把药物注入血液，起效会快一点。但是静脉输液确实有风险，与口服或肌注用药相比，输液是直接侵入人体血液内的一种给药方式，少了人体的多道屏障，比

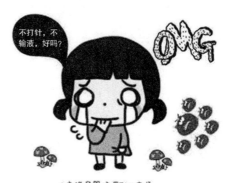

如口服用药人体有胃肠道的屏障，所以输液的风险要大大高于口服或肌注用药两种给药方式。通常输液的常见副作用有输液反应、药物热、脉管炎等。这些副作用是由于药液中的微粒引起的。

所以从用药安全的角度来说，能口服不要输液，输液有的风险可能是未知的。

误区 3. "酒驾"危险，"药驾"没事

大家都知道酒后驾车危险，但很少意识到"药驾"同样存在引发交通事故的安全隐患。专家指出：一些抗过敏药、解热镇痛药、止咳药，可引起困倦、嗜睡、头晕、反应迟钝等副作用，大多数感冒药里都含有这些成分。像奥美拉唑、泮托拉唑等抑酸药可

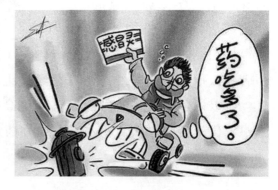

引起疲乏、困倦；西咪替丁、雷尼替丁等抑酸药也可引起幻觉、定向力障碍。促胃动力药甲氧氯普胺等可引起困倦、眩晕、有胃病的司机要注意了。庆大霉素、链霉素等可引起头痛、耳鸣；加替沙星、氧氟沙星等可引起低血糖；甲硝唑、替硝唑等可引起头痛、眩晕、感觉异常；金刚烷胺会引起幻觉、精神错乱、眩晕、嗜睡、视物模糊等，使用抗菌素和抗病毒药的司机要留意。

一般情况下对驾车有影响的在服药 6 小时后开车。若必须在驾车前服用请选择替代药物。

误区 4. 老年人服用阿司匹林预防心脑血管疾患者人皆宜

有着 100 多年历史的阿司匹林除了作为解热镇痛抗炎药外，还可用于预防和治疗某些心脑血管疾病。近些年，网上流传阿司匹林还可预防癌症以及用于心脏病急救的功效，俨然成为一种"神奇万能药"。可许多人却不了解过量服用阿司匹林也会造成严重的不良反应，危害自身健康。专家提示：虽说阿司匹林能有效地防治心脑血管疾病，但它并不是人人皆宜。现将不宜服用阿司匹林的患者分列如下：1）患有胃及十二指肠溃疡的患者服用阿司匹林，可导致胃出血或穿孔；2）患有凝血功能障碍者，如严重肝损害、低凝血酶原血症、维生素 K 缺乏症等；3）部分哮喘患者在服用阿司匹林后可出现过敏反应，如荨麻疹、喉头水肿、哮喘大发作等；4）孕妇在怀孕 3 个月内服用阿司匹林，可致胎儿发育异常，之后长期服用，可致分娩延期，并有出血的危险，故分娩前 2～3 周应禁用；5）病毒性感染伴有发热的儿童不宜使用。有报道，16 岁

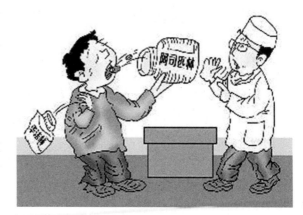

以下患流感、水痘或其他病毒性感染者若服用阿司匹林，可出现严重的肝功能不全甚至出现肝性脑病。

误区 5. 补钙越多越管用

如今，补钙似乎已经成为最时尚的保健方式，各种补钙产品充当了广告界的"宠儿"，从孩子到成年人再到老年人都在不停地补钙，但是对于不同阶段人们每日钙摄入量标准，许多居民不甚了解。

药学会专家指出：根据《中国居民膳食营养素参考摄入量表》，人体对钙的需求量因年龄的不同而各异。对于儿童来说：0～6 个月的婴儿每日需要钙摄入量需 300～400mg，1～4 岁儿童每日需要 600～800mg，4～14 岁每日 800～1000mg，成人的钙推荐摄入量为每天不多于 2000mg。

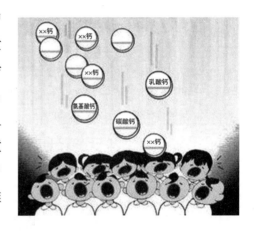

如果儿童补钙过量，可能会导致身体浮肿、多汗、厌食、恶心、便秘、消化不良，严重的还容易引起高钙尿症。同时，儿童补钙过量还可能限制大脑发育，反而影响正常发育。成人摄入钙过多可能干扰其他微量元素的吸收，还可能导致患肾结石病等。

误区 6. 抗生素解决所有问题

医学界流行一句话说，在美国买枪很容易，但买抗生素却很难。然而，我国的情况则完全不同。一些医生和患者甚至将抗生素视为万能药，感觉不舒服就服用一点。这是因为多数人误以为抗生素可以治疗一切炎症。实际上抗生素仅适用于由细菌引起的炎症，而对由病毒引起的炎症无效。相反，人体内存在大量正常有益的菌群，如果用抗生素治疗无菌性炎症，这些药物进入人体内后将会压抑和杀灭人体内有益的菌群，引起菌群失调，造成抵抗力下降，导致严重后果。所以如果你患上病毒性感冒或病毒性腮腺炎，给予抗生素治疗有害无益，是浪费也是滥用。

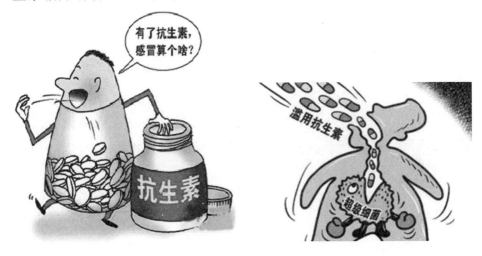

误区 7. 用果汁、牛奶送服药物

不少人为了节省时间，在吃早餐时用牛奶送服药物，有50.94％的网友没有意识到这是个错误的服药习惯。其实，送服药物最好是温开水，200～300mL 的温开水送服药物最合适。而牛奶、果汁等均不适合用来送服药物。这是因为牛奶和药物混在一起，会在药物表面形成一层膜，将药物包裹在里面，阻碍药物中有效成分的释放；同时牛奶也会在胃壁表面形成一层膜，阻碍胃粘膜对药物的吸收。

另外，由于果汁中含有大量维生素 C，呈酸性，若与某些碱性药物同服，会中和药物，导致药物的疗效降低。

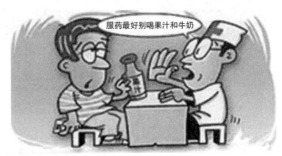

误区 8. 不重视服药时间和药效

　　50.27％的人不知道"顿服"的意思，误以为"每顿饭时服药"；同时，大家对"睡前服药"一词一知半解。此外，很多人把抗生素当"常备药"，感冒、腹泻时随意用。真相是："顿服"是指将一天的用药量一次服下。"睡前服药"是指睡前 15～30 分钟服用。需要注意的是，服药后要稍做活动，然后再卧床休息，若服药后立即卧床，药物有可能滞留食道，引起食道溃疡。"空腹服药"是指清晨或饭前 1～2 小时服，或饭后 2 小时服。"饭前服"是指进餐前 30～60 分钟服。"饭后服"是指进餐后 15～30 分钟服。

　　另外，不少人服药都安排在白天，忽视了夜间。如某药一日 2 次口服，应每隔 12 小时 1 次；一日 3 次，应每隔 8 小时服 1 次。不少人在三餐时服用，容易导致白天血液中的药物浓度过高，而夜间偏低，影响疗效。

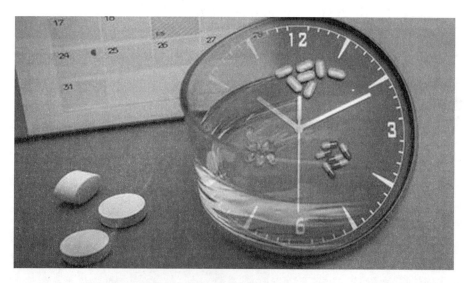

　　总之，在生活中树立安全用药的科学理念，走出常用药物误区，莫让药品变"毒品"。

作者简介

姓名：金丽

性别：女

工作单位：中国航天科工集团七三一医院医务处

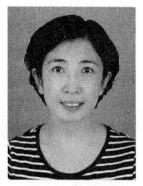

学历及学位：本科　学士

职务：助理

技术职称：主治医师

研究方向：小儿麻醉，医政管理

通信地址：北京市 7204 信箱

邮编：100074

E‐mail：bj731yyywch@163.com

小儿口服液体制剂的使用方法与注意事项

于勇文

1. 口服液体制剂的使用方法

首先在使用药品前都应核对名称、用法用量等信息进行了解，仔细阅读药品说明书。

多剂量包装（大瓶包装），如布诺芬混悬液，使用前需摇匀，用干净的注射器、滴管或量杯等量取所需剂量后服用；单剂

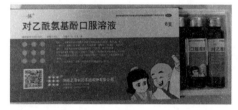

量包装（小支包装），如喉咽清口服液、对乙酰氨基酚口服溶液等，配有吸管，如用量为 1 支时，可用吸管喝完 1 支，如用量不足一支（3mL/次），可用注射器量取服用。

对于大一点的小孩（1 岁以上）应尽量鼓励小孩自己服药，家长应以积极、和蔼的态度，劝说孩子服药，服药后给予及时的鼓励和表扬，这样大多数孩子会自己把药吃完，而且不会害怕吃药。对于小婴儿，可将药液用注射器，由口角斜贴颊部滴入，顺颊部滴入咽下，如果此时小儿喂药较为困难，可以喂些糖水掩盖某些药物的苦味，对于一些完全不合作的婴幼儿，当用各种暗示、哄逗不起作用时，需采取被动喂药方法，可让小儿取卧位、头稍抬高，或抱起、头侧位，用拇指和食指轻轻地捏一下小儿的两颊，待小儿张开嘴后，将喂药注射器紧贴小儿颊部粘膜与臼齿间，把药慢慢注入，待药咽下后取出注射器。

2. 注意事项

1）注意喂药时间，餐前一般是指餐前 30～60 分钟，餐后一般是指餐后 15～30 分钟左右，空腹一般是指餐前 1～2 小时或餐后 2 小时左右。

2）注意用药剂量要正确，使用前仔细阅读说明书，药物剂量有的按照年龄计算，有的按照体重计算，按照体重计算时儿童的给药剂量不能超过成人，务必按照医嘱或药品说明书了解正确的用药剂量，用完药后将药品储存在原包装内，并保留说明书。

3）使用合适的给药工具，较小的婴幼儿可以根据情况选择针筒式喂药器、奶嘴式喂药器或滴管式喂药器，较大的幼儿和儿童可以用量杯滴管或药匙取药后进行喂药（所有这些喂药器具都应有刻度，以便准确知道给药剂量）。

4）观察药物反应，小孩吃药后需观察是否有不良反应，如小孩出现皮疹等异常现象，应及时咨询医师或药师。

5）妥善保存药品，将药品存放在干燥密闭且儿童不宜接触的地方。

作者简介

姓　名：于勇文

性　别：男

工作单位：湖南航天医院

学历及学位：本科　学士

技术职称：主管药师

研究方向：临床药学

通信地址：湖南省长沙市岳麓区枫林三路189 号

邮编 410205

E-mail：26215964@qq.com

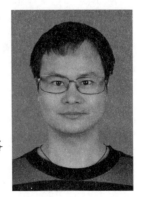

吃药时喝酒有危险

于勇文

1. 什么是双硫仑样反应

由于服用药物（如头孢类）后喝酒或饮用含有酒精的饮品（或接触酒精）导致体内"乙醛蓄积"中毒，出现双硫仑样反应，表现为面部潮红、头痛、眩晕、腹痛、恶心、呕吐、气促、心率加快、血压降低、嗜睡、幻觉，严重者可致呼吸抑制、心肌梗死、急性心衰、惊厥及死亡。

2. 引起双硫仑样反应的常见药物

1）说明书中指出可引起双硫仑样反应（或避免接触酒精）的有：头孢哌酮、头孢孟多、头孢美唑、头孢甲肟、头孢尼西、头孢曲松、头孢匹胺、头孢米诺、甲硝唑、替硝唑，呋喃唑酮、格列本脲、格列齐特、格列吡嗪、格列喹酮、格列美脲、苯乙双胍、二甲双胍、酮康唑、灰黄霉素、胰岛素等；

2）有文献报道可能引起双硫仑样反应的有：头孢唑啉、头孢西丁、头孢呋辛、头孢他定、拉氧头孢、奥硝唑、呋喃妥因、氯霉素、磺胺类（磺胺甲恶唑）、华法林等。

3. 怎样避免双硫仑样反应发生

在使用上述药物时，药师建议：

1）在就医时告诉医生最近 7 天内有没有喝酒，医生在用药时避免使用可以引起双硫仑样反应的药物；

2）在服用上述引起双硫仑样反应的药物时，服药过程中和停药后 7 天内，最好不要饮酒，不要饮用含乙醇的饮料和药品；

3）不要用乙醇进行皮肤消毒或擦拭降温，以避免双硫仑样反应的发生。

4. 发生双硫仑样反应怎么办

发生双硫仑样反应时可引起严重后果，应立即就医。

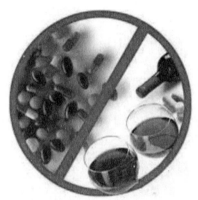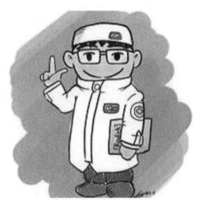

作者简介

姓名：于勇文

性别：男

工作单位：湖南航天医院

学历及学位：本科　学士

技术职称：主管药师

研究方向：临床药学

通信地址：湖南省长沙市岳麓区枫林三路 189 号

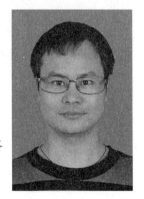

邮编：410205

E-mail：26215964@qq.com

安全用药需警惕重复用药

李春杏

不合理用药是全球性问题，全世界 50％以上的药品是以不恰当的方式处方、调配和出售，同时 50％的患者未能正确使用。我国不合理用药情况也十分严重，医院不合理用药占 12％～32％。随着医药科学的发展，药物新剂型、新品种不断出现，药品种类不断增多，临床重复用药已经成为不合理用药的主要表现形式之一。

重复用药势必增加同一种药物的剂量，以致于引起药品过量、中毒、甚至死亡等不良反应，尤其对于一些治疗窗较窄的药物（即起效剂量与中毒剂量比较接近的药物），如氨茶碱、华法林、环孢菌素 A、苯妥英钠、甲苯磺丁脲、普罗帕酮等，重复用药更易出现中毒等不良反应。

药品一般有化学名、通用名和商品名。化学名是根据药品的化学成分确定的名称；通用名是由世界卫生组织编定的在全球范围通用的名称；商品名是药品生产企业为了市场竞争和知识产权保护的需要，给自己生产的药品注册的名称，以示区别。

重复用药主要见于三种情况：

（1）同一药物不同商品名同时使用

同一种药物仅有一个化学名和一个通用名，却有多个商品名。因药品包装盒上常用通用名和商品名表示，化学名不于阐述。商品名为其小名，简短易记，叫起来朗朗上口，所以我们习惯称呼药品的小名，那么问题就来了，不同小名的几种药可能是同一药物。尤其对于降糖药和降压药，合用不同小名的药物，剂量加倍后易导致低血糖和低血压，引起生命危险。

①单硝酸异山梨酯

单硝酸异山梨酯可扩张外周动脉和静脉，用于冠心病的长期治疗，心绞痛的长期预防和治疗。其商品名有欣康、异乐定、依姆多及山苏等，剂型有片剂、缓释片及胶囊剂等，剂量有 20mg、50mg及 60mg 等。若同时服用两种不同商品名的同一种药物将可能出现低血压、头昏等不良反应。

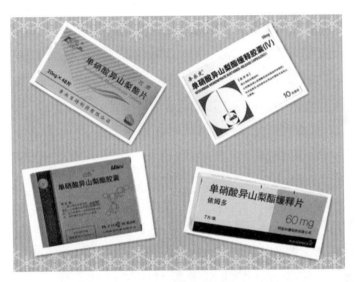

不同厂家不同商品名的单硝酸异山梨酯

②阿托伐他汀钙

阿托伐他汀钙为抑制胆固醇合成的调血脂药，用于治疗高胆固醇血症和冠心病。阿托伐他汀钙为通用名。其商品名有立普妥、阿乐、优力平及尤佳等，剂量有 10mg 和 20mg，剂型有片剂和胶囊剂，但真的只是同一种药。若同时服用，则阿托伐他汀钙将超过说明书推荐剂量，引起肝脏转氨酶异常、肌痛等不良反应，风险将增大。

（2）同一药物因复方制剂同时使用

对乙酰氨基酚为解热镇痛药，用于发热、头痛、关节痛、牙痛、肌肉痛、神经痛、痛经等，是临床使用非常广泛的一个药物。

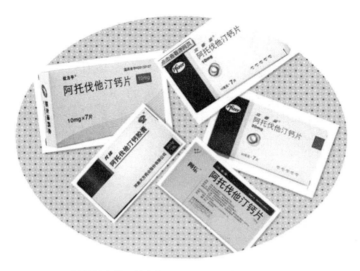

不同厂家不同商品名的阿托伐他汀钙

美国药品监管机构强调对乙酰氨基酚每日用量不超过 4.0g，超剂量使用会引起肝脏损伤，严重者可致昏迷死亡。

　　感冒药和止痛药的复方制剂中多含对乙酰氨基酚，感冒灵颗粒、感冒清片、速效感冒胶囊、散利痛、泰诺、泰诺林、百济宁、快克、感康、百服宁、路盖克等制剂中均含对乙酰氨基酚。因此，

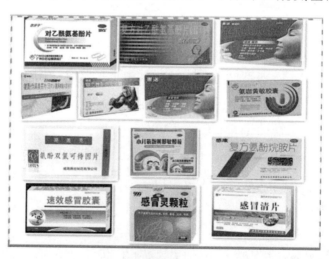

含对乙酰氨基酚的复方制剂

在服用感冒药和止痛药时，仔细阅读药品说明书，注意复方制剂成分，警惕超剂量使用对乙酰氨基酚，且用药期间不要饮酒。

（3）药理作用机制相同的一类药物同时使用

奥美拉唑、埃索奥美拉唑、兰索拉唑、泮托拉唑及雷贝拉唑为抑制胃酸分泌，治疗慢性胃炎、胃溃疡、十二指肠溃疡的一类药物，因作用机制相同，应尽量避免合用。

氯沙坦、缬沙坦、厄贝沙坦、替米沙坦、氯沙坦氢氯噻嗪、缬沙坦氢氯噻嗪、缬沙坦氨氯地平、厄贝沙坦氢氯噻嗪片、替米沙坦氢氯噻嗪为临床证实疗效和安全性较好的一类降压药。因作用机制相同，合用并不增加疗效，应尽量避免合用。

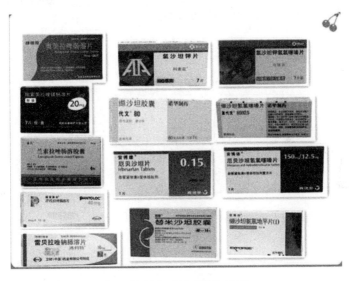

药理作用机制相同的药物

综上所述，减少或避免重复用药，我们应该做到：认真查看药品外包装，尽量记住药品通用名称；仔细阅读药品说明书，清楚复方制剂的成分和含量；积极咨询医生和药师，减少同类药理学药物的合用。

作者简介

姓名：李春杏

性别：女

工作单位：航天中心医院药剂科

学历及学位：研究生　硕士

技术职称：药师

研究方向：医院药学

通信地址：北京市海淀区玉泉路 15 号院

邮编：100049

E‑mail：2008yuejuan@163.com

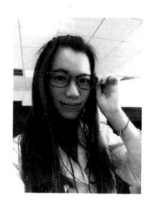

莫混淆了抗菌药与消炎药

李春杏

　　大家都熟悉的场景：当您感冒或腹痛，在家里，好心的邻居阿姨总会给您推荐诸如阿莫西林、头孢克肟、阿奇霉素之类的"消炎药"；到药店，热情的销售员也都会为您推荐此类的"消炎药"。显然，抗菌药物已经成为深入民心的消炎药。可见这些年，我们对抗菌药物的误解太深。这篇小文就教大家彻底认清抗菌药和消炎药。

　　炎症就是平时所说的"发炎"，是生物组织受到某种刺激如外伤、感染等损伤因子的刺激所发生的一种以防御反应为主的基本病理过程。炎症可分为无菌性炎症和感染性炎症，只有因感染引起的炎症反应称为感染性炎症。炎症的局部表现为红、肿、热、痛和功能障碍，也伴有发热、末梢血白细胞计数改变等全身反应。通常情况下，炎症是有益的，是人体的自动防御反应，但有时候，炎症也是有害的，例如对人体自身组织的攻击。

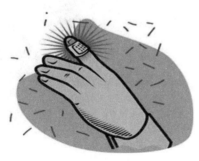

无菌性炎症

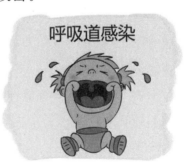

感染性炎症

　　消炎药即医药学概念中的"非甾体类抗炎药"，是一类具有解热、镇痛，多数还有抗炎、抗风湿作用的药物，由于其化学结构和抗炎机制与糖皮质激素甾体抗炎药（SAIDS）不同，故称为非甾体类抗炎药（NSAIDS）。常用的有阿司匹林、吲哚美辛、布洛芬、双氯芬酸、美洛昔康、塞来昔布等，消炎药治疗非感染性炎症起效迅速，能减轻炎症肿胀、缓解疼痛及改善症状，但对炎性疾病过程本身并无作用，它们是直接针对炎症的，属于对症治疗。

抗菌药对细菌具有抑制或杀灭作用，包括抗生素和人工合成抗菌药，较常用的抗菌药包括：青霉素、阿莫西林、头孢克肟、头孢曲松、红霉素等、阿奇霉素、克林霉素、氯霉素、左氧氟沙星、磺胺、利福平等，其作用是直接针对病原菌，通过杀灭或抑制引起炎症的各类病原体，进而消除炎症反应，多用于引发炎症反应的感染性疾病。

因抗菌药物滥用会带来百害而无一利。谨记一般炎症只需要用非甾体类抗炎药，只有感染性炎症才可以用抗菌药物，一定严格遵守抗菌药物使用原则。

作者简介

姓名：李春杏

性别：女

工作单位：航天中心医院药剂科

学历及学位：研究生　硕士

技术职称：药师

研究方向：医院药学

通信地址：北京市海淀区玉泉路 15 号院

邮编：100049

E - mail：2008yuejuan@163.com

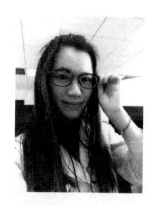

老年人用"对"药了吗？

卢翠莲

人体一旦进入老年期后，常多种慢病共存，需要同时服用多种药物，而药物是把双刃剑，在治疗疾病的同时，不可避免会出现毒副作用。由于老年人肝肾功能下降，药物在体内吸收、分布、代谢、排泄及机体对药物的反应性均与年轻人有明显的差异，药物的不良反应发生率较年轻人增高，用药安全成为比较突出的问题。

下面从两方面分别讲一下老年人应如何合理用药，即如何用"对"药物。

1. 如何正确地服用药物

1）清楚药物剂型、剂量及频次：同一种药品，剂型不同，其所用的剂量及频次也不同，一定要看清药品的剂型和规格。如：治疗高血压的硝苯地平，其普通片每日三次，每次一片，剂型分为每片 5mg 及 10mg 两种剂型；其控释片，每日一次，每次一片，剂型分为每片 30mg 及 60mg 两种剂型；其缓释片，每日二次，每次一片，剂型分为每片 10mg 及 20mg 两种剂型。

2）选择适宜的用药时间：掌握好用药的最佳时间可以提高药物疗效，减少不良反应。根据国人的一日三餐饮食习惯，可将基本用药时间划分成空腹、饭时、饭前、饭后、睡前。空腹：指清晨或餐前 1～2 小时，或餐后 2 小时；饭前：即三餐前 30～60 分钟；饭时：指饭前片刻或餐后片刻；饭后：即餐后 15～30 分钟；睡前：指睡前 15～30 分钟。

3）注意事项：明确药物服用期间应该注意什么，可能的不良反应，如出现如何处理。服药期间是否需要复查化验及检查，多久复查一次。如：口服华法令，出血是其主要不良反应，需要定期抽血监测国际标准化比值，注意哪些药物及食物影响其作用。

4）长期用药还是短期用药：应具体到天、周、月、年。如高血压、糖尿病等疾病需长期用药，不是控制正常了就停药，停药后血压、血糖会再次升高。

5）药物能否咬、嚼、掰服：药片难以下咽，能掰开吃吗？由于药品制作工艺的问题，很多药物如胶囊、控释片或缓释片是不能咬、嚼、掰断药片的，否则将导致药物疗效降低或不良反应增加。

2. 老年人用药要注意防止出现以下问题

（1）不遵医嘱，自行增减药量、频繁更换药物或停药

部分老年患者治病心切，擅自增加用药剂量，而剂量加大，对肝肾的负担也就随之增大。疾病的好转需要一个过程，盲目增加药量非但无益，反而有害。另一种情况是老年人对药物的不良反应有一定了解，担心产生依赖性或副作用，擅自减少用药剂量，延误疾病治疗。

（2）自己点名用药

老年人患慢性病者居多，有些人凭着自己"久病成医"的老经验或朋友推荐，直接去药店买药来吃或向医生盲目点名用药，这样随意用药，忽视了自己的体质及病症的差异，可能会延误病情的诊治，增加药物不良反应。

（3）慕名吃药，跟着广告走

听信广告用药，今天见广告说这种药如何如何好，便去药店买来这种药吃，明天又听说那种药如何如何有效，便又改用另外一种药，药品种类不定，多药杂用，不但治不好病，反而容易引起毒副作用。

（4）滥用三大"素"

抗生素、激素、维生素是临床常用的有效药物，但不能将它们当成万能药，一定要预防药滥用，否则会导致严重不良后果。

（5）长期不去医院复诊

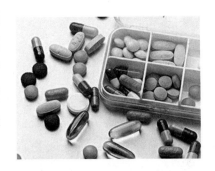

很多老人行动不便，多年不去医院看病，几年用药不变，仅仅是家属或保姆定期到医院开药，疾病是随着时间的增长而变化的，药物也是要定时调整的，故应定期到医院复诊，进行药物调整，复查化验及检查。

（6）老年人用药未监管

很多老年人容易忘事，经常不记得是否已经服用药物，导致漏服、错服、重复及不遵医嘱用药，为防止这一情况，老年人应当在家属、亲友的协助和监护下用药。

作者简介

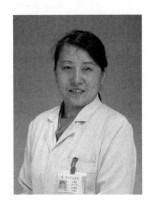

姓名：卢翠莲

性别：女

工作单位：航天中心医院老年医学二科

学历及学位：硕士

技术职称：副主任医师

研究方向：老年常见病、多发病诊治

通信地址：北京市海淀区玉泉路 15 号院

邮编：100049

E - mail：lucuilian17@sina.com

药食真的同源吗？

陈　蓉

掉头发要吃何首乌，肾虚要进补枸杞，湿气重拔罐，补血就要多吃当归……老百姓的养生食谱上，总有各种各样的中药材。电视台热播的养生节目、网络社交媒体疯转的养生秘诀，被很多人奉为"金科玉律"。人们习以为常的"药食同源"真的有科学依据吗？

越来越多的白头发让50岁的周女士烦恼不已，听说何首乌有乌发功效，便买了些磨成粉，掺在无毒杂粮磨成的粉里，每天一大勺用水冲调食用。2个月后，白头发没见变黑，脸反而变黄了。一检查因吃何首乌导致肝功能严重受损。何首乌有生熟之分，两者功效也截然不同，若服用不当，可导致肝功能受损。

很多广东朋友喜欢喝凉茶，凉茶基本上是"老广"的"看家药"，但有些凉茶里含有朱砂莲之类的中药，长期喝会加重对肾脏的损害；另一方面，有事没事就喝凉茶，苦寒伤气伤阴，也伤肾。

凉茶不是每个人都适宜饮用。以广州凉茶为例，主要是清热祛湿，对湿热体质的人效果较为显著，胃热、胃火及肠胃湿热的患者喝凉茶也比较有效。像寒湿体质者、体虚患者及亚健康人群不适宜喝凉茶。

"食疗""药膳"的出发点，正是百姓深以为然的"药食同源"。

"药食同源"的实践存在两个风险。

第一，"药食同源"的中药材，早期被当作药使用。人们发现这些药材比较安全，逐渐当作食品。但"天天吃顿顿吃是不是绝对安全，这需要认真评估"；

第二，"是药三分毒"，中药也并非完全"无毒副作用"，有一些长期把中药材当食材吃而导致器官衰竭的患者。

2012 年，卫生部发布了《既是食品又是药品的物品名单》，我们常见的丁香、八角、茴香、山药、山楂、木瓜、白扁豆、花椒、莲子、黑芝麻、薏苡仁等 86 种中药材在列。2014 年，国家卫生计生委发布《按照传统既是食品又是中药材物质目录管理办法》，新增了人参、夏枯草、当归等 15 种中药材。

一些中医专家分析指出，"药食同源"在百姓中主要存在以下三个误区：

第一，食疗意味着盲目进补？有些人觉得身体虚亏就服用人参等，以为可以补气健体。中医专家认为，对阴虚体质的人，人参是不可用的，盲目吃人参，反而消耗阴津，使症状加重。

第二，滥用"药物食品"。近年来，"海马酒""人参"软糖等药物食品流行起来，长期大量服用可能有害健康；民间还有些人自制"药物食品"用以"保健"，比如，认为甘草有益，则长期拿来泡茶喝。实际上，久服甘草可导致肾上腺皮质功能减退。

第三，滥用"药食同源"，却不懂得药物配伍。中药有"性味"之分，药食同源的药物都有"寒、热、温、凉"四种特性，是对立的。如果不懂得药物的配伍，"寒、温"乱用，不仅不会见效，反而可能危害健康。

一些正规的药材经过炮制，可把毒副作用都去掉或减低，百姓却不一定懂得炮制方法。此外，药材的用量超量可能产生副作用。如果不掌握这些中药的特点，盲目食用药物，将适得其反。

总的来说，药食同源并没有问题，但使用药物保健需要了解清楚药物的用法用量、四气五味、功能主治、配伍禁忌，更要对自己身体情况有所了解，只有这样，百姓才能更好地利用我们手边的药物食物来延年益寿，健康生活！

作者简介

姓名：陈蓉

性别：女

工作单位：南京晨光集团有限责任公司晨
　　　　　光医院

学历及学位：本科　学士

职务：药库保管

技术职称：药师

研究方向：临床药学

通信地址：南京市秦淮区石门坎 2 号 4 幢 503

邮编：210008

E - mail：741556468@qq.com

阿司匹林不可忽略的秘密

龙　霜

随着对阿司匹林作用机制认识的不断深入，越来越多临床研究证实，小剂量的阿司匹林可以抑制血小板聚集，预防血栓形成，从而起到预防心肌梗死和脑梗死的作用。这样一来使得曾经主打解热止痛作用的常用药阿司匹林重新焕发青春，目前已经作为心血管疾病的基石用药为大家广泛熟知并应用。然而这样一个价格低廉且疗效肯定的药物，在临床上的使用率并不理想，究其原因还是很多患者对阿司匹林认识不足且存有疑虑。

作为一名基层内科医生，几乎每天都会被患者问道：医生，我该不该服用阿司匹林，或者是询问是否可以停掉阿司匹林，以及其他相关的问题。首先我们要知道什么人必须服用阿司匹林，哪些人服用阿司匹林可以获益，哪些人不必服用或不适合服用这个药物。

已经确诊心血管疾病，包括明确诊断的冠心病、心肌梗死、脑卒中、外周血管疾病，及做过支架和心脏搭桥手术的患者，如果没有禁忌都应该服用阿司匹林。

临床上这部分患者几乎是可以完全遵医嘱服药的人群。

在门诊中询问最多，令医生最费口舌的患者是没有心血管疾病，但有高血压、糖尿病、高脂血症等慢性疾病的患者，也是心脑血管预防中最容易获益的人群。这类人群是可以通过合理使用阿司匹林达到预防心脑血管疾病发生的目的的。那么怎么判断是不是应该服用阿司匹林呢？2013年中国专家共识已经明确，凡是在以下七项因素中有三项及以上，就应该尽早服用阿司匹林进行心血管疾病的一级预防，分别是：男性大于50岁，女性绝经后；早发心血管病家族史；吸烟；肥胖（体重指数 BMI≥28）；高血压；血脂异常；糖尿病。

所有符合服用阿司匹林适应证的患者，只要能耐受，都需要长期服用。而阿司匹林最佳剂量是 75～150mg。在门诊中我们经常会遇到，有患者担心副作用大，吃阿司匹林肠溶片（25mg/片）一片或两片，但这样不能达到治疗和预防效果。而超过 150mg 不能增加疗效，只会增加副作用，我们也是不推荐的。

如果有阿司匹林过敏史，阿司匹林哮喘，血小板减少性紫癜，正在发作的胃肠道出血和需要治疗的消化性溃疡，以及在过去 6 周内有颅内出血等情况，不要服用阿司匹林。

虽然阿司匹林在心血管病预防中的地位毋庸置疑，但它引起的副作用也在一定程度上限制了它的使用。我们说阿司匹林是一把双刃剑。它最大的不良反应就是胃肠道症状和出血倾向。部分患者服用阿司匹林后或多或少有反酸、食欲差、腹胀、腹痛等症状，因为阿司匹林会抑制一些保护胃粘膜的激素的合成，严重时会引起胃粘膜糜烂，导致上消化道出血。胃肠道反应往往是患者不能坚持长期服用的停药原因。

而有下面情况的人更容易出现胃肠道损伤和出血，在服用该药前需仔细了解：65 岁以上的老年人，消化性溃疡或出血病史，幽门螺旋杆菌感染者，吸烟和饮酒者，服用非甾体止痛药或糖皮质激素，联合使用多种抗血小板或抗凝药，一旦发现进行性贫血或者大便发黑应及早就诊。

阿司匹林什么时间服用效果最佳，这是患者非常关心的问题，目前专家的共识是，肠溶阿司匹林建议在晨起空腹前服用。当前用于心血管预防的小剂量阿司匹林都是肠溶片，肠溶片是指只在肠道溶解的药片，通常是通过在药物外层添加肠溶包衣达到这样的目的，所以不能嚼碎服用，否则会失去肠溶的功效。阿司匹林肠溶剂型不在胃内酸性环境溶解，而在肠道碱性环境中才溶解，可降低约

60%的胃肠道副作用。肠溶片空腹服用，药物可以迅速进入肠道，既提高生物利用度，也降低了胃肠道反应。

　　有研究显示，阿司匹林使严重心血管事件总体减少1/4。虽然使用阿司匹林有一定的出血风险，但合理使用阿司匹林获益远远大于风险。

作者简介

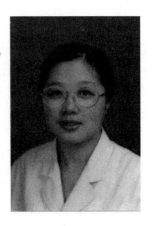

姓名：龙霜

性别：女

工作单位：北京航星机器制造有限公司北京东城航星医院

学历及学位：本科

技术职称：副主任医师

研究方向：内科，全科

通信地址：北京市东城区和平里东街11号

邮编：100013

E－mail：715546725@qq.com

不同剂型药物服用方法与注意事项

于勇文

口服药物是治疗疾病中最常用的手段之一，部分患者因种种原因吞咽时有一定的困难，导致药片或胶囊易沾在喉咙处，这时可让患者服药前漱口，或用水湿润一下嗓子，再将药片或胶囊放在舌的后部，喝水，咽下。不同剂型的口服药服用方法也有所差异，不正确的使用方式会影响药物疗效，甚至增加副作用，药物不同的剂型有着不同的使用方法和注意事项，为了提高广大患者的用药安全性，总结以下不同剂型药品的正确服用方法及注意事项。

1）分散片。可以直接温水送服，也可将药片溶于温水中服用，对于老人、儿童或片剂较大不易吞咽时，分散片就显得尤为方便。

2）颗粒剂。用温开水冲化后，立即服用，不可长时间放置。

3）胶囊。忌干吞，强咽干吞胶囊，胶囊吸水后附着在食管上，局部药物浓度过高，危害食管，造成粘膜损伤甚至溃疡；忌剥开，有些药易被口腔中的酶分解，如果剥掉外壳吃会失效，对胃肠道刺激性较强的药物，剥开吃可能引起胃痛。忌用热水送服，以免胶囊壳软化，附着在食道上。

4）肠溶制剂。不可掰开、嚼碎或研成粉末服用，应整粒吞服。

5）口含片与舌下片。口含片使用时应含在口腔或颊部，让其溶解，不要咀嚼，在药物溶解后的一段时间内，不要吃东西或饮用任何液体。服用舌下片的正确方法是将药片放在舌头下面，闭上嘴，尽可能在舌下长时间保留一些唾液以帮助药片溶解，服用硝酸甘油片后至少5分钟内不要饮水。药物溶解过程中不要吸烟、进食或嚼口香糖。

6）缓释制剂与控释制剂。严格遵医嘱服药，用药剂量及次数不宜过多或过少；不宜掰开或嚼碎服用，应整片吞服。有个别缓控释制剂采用特殊缓释技术使其可分成半片服用，其目的是方便患者及时调整用药剂量，如奇曼丁（曲马多缓释片）。

7）泡腾片。服用时应先将其溶于水后再口服，不可将其直接含服或吞服。

8）咀嚼片。服用方便，尤其适合老人、小孩、吞咽困难及胃肠功能差的患者，服用时口中咀嚼后或溶解后咽下。

9）糖浆。能在咽部粘膜表面形成保护膜，减轻炎症对局部的刺激，缓解咳嗽症状，服药半小时后再喝水，以免影响疗效。

10）滴丸。服用滴丸时，应仔细看好药物的服法，剂量不能过大，宜以少量温开水送服，有些可直接含于舌下，滴丸在保存中不宜受热。

有些特殊药品对服用水量也有要求，如磺胺类药物和喹诺酮类抗菌药物易在尿中析出结晶，损伤泌尿系统，因此服用期间必须大量喝水；铝碳酸镁、蒙脱石散、硫糖铝等药物进入胃肠道后，变成细小的颗粒，在胃肠粘膜上形成保护膜，使胃粘膜免受胃容物刺激，如果服这类药后立刻大量饮水，会"冲淡"这层保护膜，影响药效。

患者在服药前应仔细阅读说明书或咨询药师，正确使用药物，将其治疗疾病的功能发挥出最适宜的效果。

作者简介

姓名：于勇文

性别：男

工作单位：湖南航天医院

学历及学位：本科　学士

技术职称：主管药师

研究方向：临床药学

通信地址：湖南省长沙市岳麓区枫林三路
　　　　　189号

邮编：410205

E-mail：26215964@qq.com

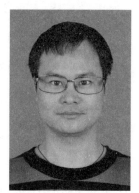

感冒如何选用中成药？

杨　磊

说起感冒大家应该都不陌生，多数人应该都有过直接的体验。中医治疗对感冒有着不错的效果，而中成药因其携带方便，服用简单，毒副作用较小，效果也较为满意，成为越来越多的感冒患者的首选药物。

◈ 感冒了，这么多的药我该吃哪一种？

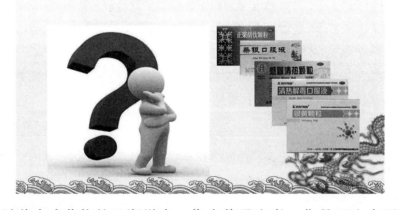

随着中成药物的日渐增多，作为普通患者，您是否也会困惑该吃哪一种药，下面我们就来谈谈感冒类中成药该如何选择。主要从中成药的分类、感冒的辩证分型及如何对症选择感冒药三个方面和大家一起分享。

首先，感冒中成药如何分类？社区医院的感冒相关中成药大概有30多种，三级医院的种类会更多。这么多的药物如何选择？的确让患者感到困惑。我们都知道选择越多，面临的困惑便会越大。教大家一个简单实用的分类方法，以便于在没有医生指导的时候自己能对药物有一个相对准确的认识。

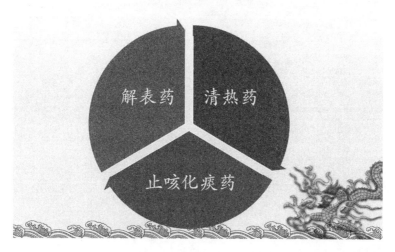

中成药这么多，常用的大体上主要可以分为两类：一类是解表类感冒药，第二类是清热解毒类感冒药。这样我们认识感冒药就简单一些了，可是如何将感冒药准确地归入上面这两类呢，是按照名称？或者按照功效？这两种都不太容易分，下面讲解一个小窍门，那就是按照药物组成里的主药来分类。每个中成药都是由药物组成的，这其中起主要作用的药物一般会出现在前面，中医里叫做君臣佐使，我们只要抓住了主药便能了解这个中成药的治疗方向。

如何去找主药呢？找到主药又该如何分类呢？大家拿到一盒中成药，先看药物组成里的前三味药，一般情况主药不会超出前三味药。解表类中成药又可以分为辛温解表和辛凉解表两类。辛温解表的主药是荆芥、防风，大家在药物组成里前三味药只要能找到这两种药，这个中成药基本上就是辛温解表类的感冒药。辛凉解表药主药是什么呢？中医方剂里治疗辛凉感冒的经典方叫做银翘散，主药是金银花和连翘，所以辛凉解表的主药就是这两味，还可以再加一味柴胡，我们在中成药的药物组成里只要看到前三味中有一到两味便可以归入辛凉解表药。

清热类中成药物的分类也采用相同的方法，清热类感冒药我们

解表中成药分类

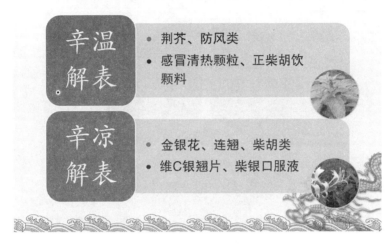

辛温解表
- 荆芥、防风类
- 感冒清热颗粒、正柴胡饮颗料

辛凉解表
- 金银花、连翘、柴胡类
- 维C银翘片、柴银口服液

又可以简单分为清热解毒和清热祛暑两种。清热解毒类的药物相对较多，我们也同样按照抓主药的方法去归类，这一种清热药的主药是黄芩、黄连和板蓝根，我们只要从药物组成里前三味药找到其中两到三种，就能将中成药归为清热解毒药。清热祛暑药大家都知道一个藿香正气水，其分类相对容易，常见的也就是藿香正气和十滴水，主药是藿香和佩兰。

清热中成药分类

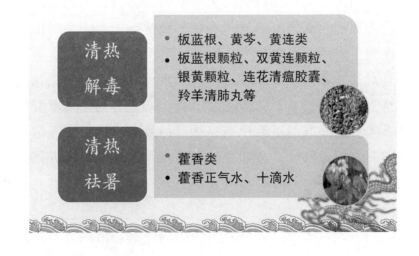

清热解毒
- 板蓝根、黄芩、黄连类
- 板蓝根颗粒、双黄连颗粒、银黄颗粒、连花清瘟胶囊、羚羊清肺丸等

清热祛暑
- 藿香类
- 藿香正气水、十滴水

　　中成药的分类了解了，接下来让我们来认识一下感冒的辩证分型。一说起感冒大家都会第一时间想到一个原因"着凉了"。的确，这是最常见的一种类型，叫做风寒证，此外感冒还有风热证、暑湿证、气虚证、阴虚证、阳虚证。我们只讲风寒证和风热证这两种常见的类型，让大家对感冒有一个更直接的认识。风寒感冒就是外感风寒引起，主要症状就是恶寒重，发热轻，咽痒，鼻流清涕，咳嗽痰白，无汗等一系列症状。而风热感冒则是外感风热引起，主要症状是发热重，恶寒轻，咽痛咽肿，鼻流黄涕，咳嗽痰黄，有汗出的一系列症状。

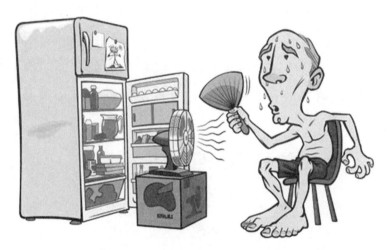

　　那么该如何选择感冒类中成药呢？大家知道了感冒有风寒风热的差别，应该就能理解感冒药也要分表里寒热。当然感冒第一时间到医院找专科医生是最好的选择，但往往感冒我们不会第一时间去医院，那我们如何快速选择合适的中成药呢，这里分享一个简单实用的方法——抓主症。

　　按照主要症状来选择药物，第一组症候群，恶寒、咽痒、流清涕，当出现这组症候时我们知道这是风寒感冒，那要选择辛温解表的感冒药，前面讲过就是荆芥、防风类。

　　第二组症候群，发热、头痛、流黄涕、咽干，这组症候群是风热感冒，我们要选辛凉解表的感冒药，就是前面讲过的金银花、连

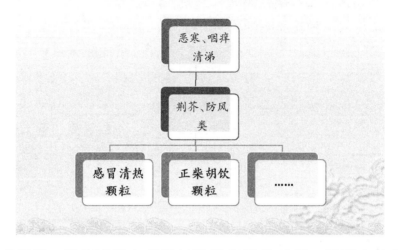

翘、柴胡类；风热感冒出现咽红肿痛症候的时候，说明内热较重，这时候就要用清热解毒类药物了，也就是前面讲过的黄芩、黄连、板蓝根类药物。

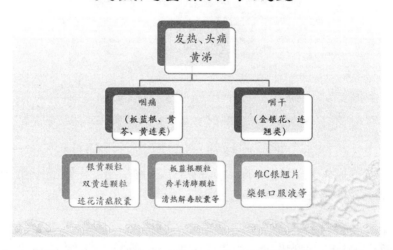

中医感冒有表里、寒热、虚实之分。我们要分清表里、辨明寒热、抓住主症、选对药物。即分清解表药和清热药，辨明风寒感冒和风热感冒，抓住主要症状，利用好家里常备"小药箱"，在感冒初起的这段时间里合理选择最有用的中成药物。最后还要提醒大家，自己选择药物只针对感冒轻症，如果感冒症状较重，体温38.5℃以上还是要到医院就诊，接受专业治疗。

作者简介

姓名：杨磊

性别：男

工作单位：航天中心医院第二门诊部

学历及学位：研究生　硕士

技术职称：主治医师

研究方向：针灸神经生物学机制

通信地址：北京海淀区阜成路 8 号

邮编：100048

E－mail：leiyang2009@126.com

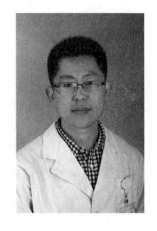

根据生物节律正确使用药物

周　静

随着社会的进步发展，我国人民生活日益改善，部分已达到小康。生活质量的提高，给民众也带来了很多健康的问题。如高血压、高血脂、糖尿病等慢性病患者数量有所增加。为了提高生活质量，慢性病患者除了注意日常饮食，正确服药使药物达到最佳治疗效果，也是控制疾病发生最有效的手段。那么了解各类药物服用的最佳生物节律性是很有必要的。

人的血压在一天 24 小时中呈"两峰一谷"的波动状态，即 9：00—11：00、16：00—18：00 最高，从 18：00 起开始缓慢下降，至次日凌晨 2：00—3：00 最低。降压药服用后 0.5 小时起效，2～3 小时达峰值。因此，高血压患者以上午 7：00 和下午 14：00 两次服药，可使药物作用达峰时间正好与血压自然波动的两个高峰期吻合。利尿降压药，早晨 7 点服用较其他时间副作用要小，可避免夜间尿频的不便。双氢克尿塞在早晨 7 点服药疗效好，副作用小；呋塞米于上午 10 点服用，利尿作用最强。

糖尿病患者空腹血糖和尿糖具有昼夜节律性，在早晨有一峰值。胰岛素降血糖作用的昼夜节律性表现为上午较下午强、5：00—9：00 时机体对胰岛素最敏感，低剂量给药可获较大效果。致糖尿病因子的昼夜节律在早晨也有一峰值，其作用增强的程度较胰岛素更大。上午 8：00 可口服作用强而持久的降糖药物，使药效与体内血糖浓度变化的规律相适应。

他汀类药物可以阻碍肝内胆固醇合成，增强肝细胞膜低密度脂蛋白受体的表达，使血清胆固醇及低密度脂蛋白降低。胆固醇主要在夜间合成，所以晚间给药比白天给药更有效。

　　硝酸甘油治疗心绞痛，其扩张冠脉的作用早上强下午弱。6：00给药可有效预防运动性心绞痛发作，15：00给药效果很差。阿司匹林早晨服用在上午时间段内血药浓度最高，可有效治疗缺血性心脏病。心力衰竭患者对洋地黄、地高辛和西地兰等强心苷类药物的敏感性以凌晨4：00最高，比其他时间给药的疗效高40倍。地高辛于上午8：00—10：00服用，血浆峰浓度稍低，但生物利用和效应最大，14：00—16：00服用，血浆峰浓度高而生物利用度低，所以上午服用不仅能增加疗效，而且能减低其毒性作用。暴风雨和气压低时，人体对强心苷的敏感性显著增强，早晨或遇有暴风雨时注射强心苷应减少剂量，否则易出现毒性反应。

作者简介

姓名：周静

性别：女

工作单位：南京晨光集团有限责任公司晨
　　　　　光医院药剂科

学历及学位：本科

职务：主任

技术职称：主管药师

研究方向：临床药学

通信地址：南京市秦淮区正学路1号

邮编：210006

E‐mail：1124926486@qq.com

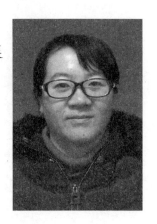

滋补中药人参

毛敏娟

人参为五加科植物人参的根。主产于吉林、辽宁、黑龙江。以吉林抚松县产量最大，质量最好，称吉林参。野生者为"山参"；栽培者为"园参"。园参一般应栽培6至7年后收获。鲜参洗净后干燥者称"生晒参"；蒸制后干燥者称"红参"；加工新下的细根称"参须"。山参经晒干称"生晒山参"，切片或粉碎用。

人参对中枢神经功能有兴奋与抑制的调节作用，可以增强机体免疫功能、增强造血功能；影响内分泌系统，促进核酸和蛋白质合成，降血脂，降血糖；抗应激作用、强心、调节血压、抗休克、抗心肌缺血；还有延缓衰老和抗肿瘤作用。

大剂量的人参（15～50g）煎服或炖服，或以人参注射液（每毫升含生药0.57g）2～4mL行肌肉或静脉注射，可用于心源性休克的急救，或其他一时极端垂危的患者。人参对于高血压病、心肌营养不良、冠状动脉硬化、心绞痛等，都有一定治疗作用，可以减轻各种症状。人参对不正常的血压具有调整作用，或认为不同的剂量可以出现不同的作用：小剂量能提高血压，大剂量能降低血压。对慢性胃炎伴有胃酸缺乏或胃酸过低者，服人参后可见胃纳增加，症状减轻或消失，但对胃液分泌及胃液酸度无明显影响。也有报告称人参可使慢性胃炎患者胃痛消失，食欲增强，大便正常，胃液总酸度增加。对于急性传染性肝炎，在一定的治疗条件下，服用人参对于防止转变为慢性肝炎似有一定的积极意义。人参能改善糖尿患者的一般情况，但不改变血糖过高的程度。人参对神经系统有显著的兴奋作用，能提高机体活动能力，减少疲劳；对不同类型的神经衰弱患者均有一定的治疗作用。人参在中药里，一般用作强壮剂，可以补养元气。研究证明它有增强性腺机能的作用。人参酊对于麻痹型、早泄型阳痿有显著的疗效，但对精神型无效；对因神经衰弱所引起的皮质层和脊髓性阳痿也有一定治疗效果。人参还有提高视力及增强视觉暗适应的作用。

但临床上对于实症，如由于突然气壅而得的喘症，由于燥热引起的咽喉干燥症，一时冲动引发的吐血鼻衄等，均忌用人参。

人参有"补五脏、安精神、定魂魄、止惊悸、明目开心益智"功效，它的食用方法很有讲究。

1）泡茶：切成薄片，每次 1～2g，放入杯中冲入沸水，而后盖上杯盖泡 5 分钟左右，做茶饮用，直至药味消失，而后将人参渣嚼食。

2）冲粉：烘干研末，每次 1～2g，如上法服食，或吞服，用温开水送下。

3）含化：将人参切为极细薄片，每日分数次放入口中，缓缓噙化咽下。

4）炖服：取人参 5～10g，切薄片后与晶糖 30g 加适量水炖开，待晶糖融化后，饮汤食参。

5）煮粥：将人参 3g 切片后加水炖开，去渣取汁，加大米、清水适量，煮为稀粥，待热时调入适量蜂蜜或白糖服食，嚼食人参，亦可将人参粉冲入粥中取食，每日 1 剂可益气养血，健脾开胃。

6）炖鸡：取母鸡（乌骨鸡为佳）1 只，去毛杂后将人参 5～10g 切片放入鸡腹中，缝合肚口放砂锅中，加水及调味品文火炖至肉熟汤浓，食鸡、饮汤、吃参，每周 1～2 次。

作者简介

姓名：毛敏娟

学历及学位：大专

性别：女

工作单位：南京晨光集团有限责任公司南
　　　　　京晨光医院药剂科

职务：副主任

技术职称：药师

研究方向：门诊药房工作

通信地址：南京市江宁区 21 世纪现代城 40 栋 604 室

邮编：211100

E – mail：110920437@qq.com

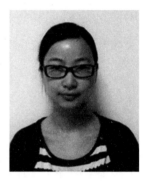

第十四篇

运动饮食减重篇

软组织损伤与处理

舒晓琴

生活中常见各种软组织损伤，比如网球肘、肩周炎、落枕、"鼠标手"、腰肌劳损、踝关节扭伤等，有急性的也有慢性的，有严重到韧带肌腱断裂需要外科手术的，也有比较轻微只是影响到个人舒适度的。严重的情况反而不足为虑，因为你一定会去医院，得到专业的救护和处理，需要大家重视的、更应该科学地认识及处理的是那些不太严重的慢性损伤和不适——因为不够重视而未能得到及时恰当的诊治，导致个人长时间感觉不适并留下健康隐患。长时间不适还可能让你变得像祥林嫂一样经常絮叨你的痛苦，满满的负能量，不仅你自己郁闷还让周围的人都想躲着你。

那么什么是软组织损伤呢？教科书定义：软组织损伤是在日常生活及体育运动中发生的以韧带、关节囊、肌肉、肌腱、筋膜及软骨等软组织为主的急性和慢性损伤。其实大家都经历过或者至少见过听说过这类损伤，大多数时候，急性损伤也就是磕了碰了扭了，然后青了紫了肿了或者出血了，疼痛发胀等，症状不严重的话，也没人管它，疼几天，慢慢也就消了肿，退了瘀，最后痊愈。但有些时候，有些损伤，却没这么简单，一方面，因为损伤修复不彻底，新伤变成旧伤影响我们的活动范围和活动强度，另一方面，旧伤容易反复受伤，给康复带来难度，也给生活带来更多困扰，我国著名运动员刘翔就因为跟腱问题，在全国甚至全球名医的治疗和复健下，也没能完好如初，以至最后被迫终止运动生涯，可见软组织损伤康复的重要性和难度。所以，意外损伤后如何处理，是一个很严肃的问题。

下面先看看软组织的损伤修复过程，一般，我们把这个过程分为四个阶段。

（1）损伤及出血

以踝关节为例，崴脚时，韧带瞬间被扭曲拉长到它从未有过的长度和位置，于是，各条微细的小血管、小淋巴管、小纤维丝，以至细胞被撕开破裂出血形成大小不定的血肿，一般有疼痛感，肉眼能看到的是局部青肿。

（2）炎症反应及肿胀

血肿形成后出现炎症反应，可以理解为，本来稳定有序错落有致的房间突然门窗水管全破了，闯入了大大小小的泡泡熊，于是周边的正常组织受到挤压干扰，被折腾得气不顺、心不平，不能好好干活了，于是各种对抗反应，医学术语叫毛细血管通透性增加，渗出液增多，出现组织水肿，肉眼所见，就是扭伤的地方及其相关远端青紫块和鼓包。

（3）肉芽组织机化

损伤部位成纤维细胞增生形成肉芽组织。这个过程可以理解为泡泡熊们慢慢被教化了，不闹腾了，就像肉皮熬成了肉皮冻。

（4）瘢痕形成及塑性

肉芽机化最后形成瘢痕连接断端，在生物力学的作用下瘢痕逐步塑性以适应功能需要。

理解了它的病理修复过程我们也就比较容易了解对策了。首先急性期，相当于病理过程的第一二阶段，应用 RICE（Rest Ice Compression Elevation）原则常规处理，即局部休息冰敷、加压包扎及抬高患肢。损伤后尽快局部外垫棉花，弹力绷带加压包扎，没弹力绷带也没关系，皮筋式宽腰带、丝袜等也可以，然后冰敷30分钟，这样的初期处理可以镇痛止血防止进一步肿胀，十分重要而且有效。然后是稳定期，一般是在受伤后48小时以后，这时出血停止，治疗重点是促进血肿及渗出液的吸收，这个阶段可以进行被动活动，但尽量避免有压力的活动，该拄拐就拄拐，不要嫌难看。使用物理疗法以及中药外敷等促进创伤恢复是最明智的选择。很多人不了解物理治疗，对它的效果半信半疑，这得归咎于我们几乎零分的科普宣传。事实上，理疗是一种真正安全无副作用的康复利器，桑兰摔倒后如果没有现代的理疗康复技术，就只能在床上躺着了。损伤较重的还应该尽量使用支具保护一直到创伤愈合，比如踝关节损伤后使用护踝，膝关节有护膝，腕关节有护腕等。最后是恢复期，损伤约三周后局部肿胀消失、瘢痕形成连接断端，这时候要做的就是给瘢痕塑形。打个比方说就是肉皮冻熬成了，可是它太硬，不会动，又没有灵气，我们必须在它还年幼的时候好好地训练它，让它变成我们想要的模样。所以你就明白，为什么说康复训练要尽早，因为晚了它就老了，瘢痕挛缩了，就不容易驯化了，早了也不行，破口还没长结实，用劲大了它扛不住。怎么训练呢？就是活动，刚开始应该达不到你的预期，没关系，坚持训练，尽量往你过去日常活动所能达到的力度和角度努力，再辅以理疗按摩等，假以时日，一般的损伤都能恢复如初。

上面说的是软组织急性损伤，还有一种比较折磨人却又不太容易被他人理解的损伤是慢性劳损，如腰肌、颈背肌的劳损，常见的描述是经常性的脖子发紧，看会儿书就疼痛，背部发紧发沉像背了一块铁板，腰部酸痛不能翻身等，这类病痛不像急性损伤那么明显激烈，却又非常不适，令人烦躁不快，有时甚至影响睡眠。这类病痛因其隐匿更要引起重视，因为经常性的不适烦躁及睡眠困扰会影响一个人的心境，导致抑郁、免疫力下降等而危害健康。

这类慢性损伤的治疗要点主要有两个方面，一是改变引起劳损的生活方式，比如不要久坐低头，不要长期长时间驾驶，长时间站立不动等，二是在劳动和工作中适时地改变姿势进行哪怕只有数分钟的反向活动，比如低头看了两小时书，可以站起来望望天空数数小鸟或星星，做做颈部操，浇浇花刷刷碗等。三是去医院或社区进行物理治疗，效果也很好，但长期的健康维护还是要靠自己。

关于软组织损伤，还有两点要强调，一是平时一定要经常运动，一个缺乏运动的人如果突然活动（突然跑起来追小偷或帮忙搬饮料、提行李箱等），很容易因为骨骼肌肉韧带等软组织结构的协调性、稳定性不足，力量不够而造成运动损伤，这还是轻的，近两年已经发生多起在马拉松活动中猝死的事件了，所以平时要加强锻炼，否则，就不要去做突然的或者大运动量的活动。二是运动要适量，更要因人而异。美国《骨科与运动物理治疗杂志》（Journal of Orthopaedic & Sports Physical Therapy，JOSPT）2017 年 6 月刊上的一篇关于跑步与膝关节炎的发生的回顾与荟萃分析指出，竞技跑步者关节炎的发生率为 13.3％，久坐不动人群关节炎的发生率为 10.2％，健身跑步者的关节炎发生率为 3.5％，由此可见，要坚持运动，但不能过量。

作者简介

姓名：舒晓琴

性别：女

工作单位：中国航天科工集团七三一医院
　　　　　社区卫生服务中心

学历及学位：护理学本科，医学学士；汉
　　　　　　语言文学本科，文学学士

技术职称：主管护师

研究方向：康复理疗

通信地址：丰台区云岗街道云岗北区社区
　　　　　卫生服务站

邮编：100074

E-mail：2552811961@qq.com

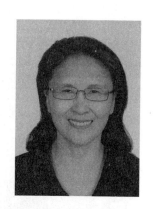

踝关节扭伤

何静婷

踝关节扭伤是我们遇到的最常见的运动损伤，而大部分人都不以为意，认为只是小小的扭伤，会自然愈合。其实不然，如果对踝关节扭伤不重视，经常会导致旧疾未愈，新伤又发，如此反复发作，成为习惯性扭伤，将影响运动机能与日常生活。那么怎样对待踝关节扭伤才是正确的方法呢？

首先我们来认识一下踝关节扭伤的原因和机制，以更好地预防踝关节扭伤。踝关节扭伤80％发生在外侧，20％发生于内侧，这是由踝关节的解剖结构决定的。踝关节扭伤常发生于跳跃着地时，脚处于跖屈位，脚掌突然内翻，使脚踝外侧韧带（主要是前距腓韧带）受到剧烈拉扯而扭伤，严重者甚至完全断裂，其他原因还包括足部先天性构造异常，场地凹凸不平及不适合的鞋子等。

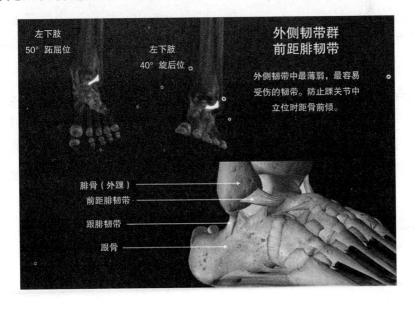

踝关节扭伤后有哪些表现呢？症状较轻者只是局部轻微疼痛，严重者可出现整个足面淤青、肿胀，甚至寸步难行。根据扭伤的程度分为三级：第一级扭伤主要是患部轻微肿胀、疼痛；第二级扭伤是肿胀疼痛更厉害，但韧带未完全断裂；第三级扭伤即是韧带完全撕裂并足外侧跗骨撕脱骨折，严重者还会合并小腿骨折及关节不稳定等，故绝不可轻视。

踝关节扭伤后，我们要遵守 RICE 原则。R：rest（休息），I：ice（冰敷），C：compress（加压包扎），E：elevate（抬高）。扭伤后应立即休息，停止运动、比赛。同时应用拐杖，避免患肢的早期负重。冰敷非常重要，可以降低发炎反应，有效止痛。冰敷每次 15 至 20 分钟，每 3～4 小时 1 次，直至肿胀不再继续增加为止。另外使用弹性绷带自脚趾近端往上逐渐压迫包扎，以防出血及肿胀。切记不要施予不当的推拿和按摩，因为此种作法反而会加重病情。休息时尽可能把脚抬高，以促进静脉、淋巴回流，降低脚踝肿胀。RICE 原则是踝关节扭伤后早期处理的法宝。

那么踝关节扭伤到底要怎么治疗呢？一般较轻微的外踝韧带损伤可进行保守治疗，保守治疗的方案一般为用石膏或支具将踝关节于轻度外翻中立位固定。固定时间为 3～6 周。固定期间尽量避免负重。拆除石膏或支具后应立即进行相应的康复训练以防止肌肉萎缩及可能出现的关节粘连。拆石膏可负重行走。经过康复一般三个月后可恢复肌肉力量并进行体育活动。对于较严重的外踝韧带损伤，出现踝关节不稳及关节囊撕裂的患者建议进行手术治疗修复韧带，以防止出现因踝关节不稳导致的反复扭伤。术后需要进行石膏固定 3～6 周，拆石膏后可负重行走。一般术后三个月至半年可恢复体育活动。

因此我们应对踝关节扭伤予以足够的重视，根据扭伤程度做相应的处理，个性化治疗，不应一概而论。

作者简介

姓名：何静婷

性别：女

工作单位：湖南航天医院医保科

学历及学位：本科　学士

职务：医疗保险部副主任

技术职称：主管护师

研究方向：医院管理

通信地址：湖南省长沙市岳麓区枫林三路
189号

邮编：410205

E-mail：21846451@qq.com

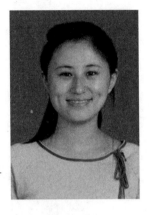

有氧慢跑减肥的黄金法则

尉宝霞

我们知道只有有氧运动才能够燃烧脂肪，所谓有氧运动是指人体在氧气充分供应的情况下进行的体育锻炼。很多人都选择慢跑进行减肥，一般来讲，慢跑 30 分钟以上就能够达到有氧运动的标准，但有些细节需要注意，不然效果会不太明显。

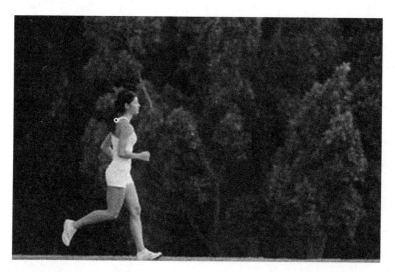

（1）慢跑特点

强度低、有节奏、不中断和持续时间长，既有利于脂肪燃烧又能保持身体健康。

（2）跑步的最佳时间

可在适合自己的时间，选择晨跑和夜跑。重要的问题是既不要在空腹时，也不要在满腹的时候跑步，空腹的话会使不上力气，满腹则会由于血液在消化道集中，剧烈运动会对健康不利。最佳跑步时间是在饭后 2～3 小时。在清晨空腹跑步时，最好提前 30 分钟左右饮用一些帮助消化和补充体力的运动型饮料。

（3）跑多长时间合适

跑步时间不宜过短或过长，有氧运动要持续 30 分钟以上才开始动用脂肪，小于 30 分钟则达不到瘦身效果，但是时间过长则会造成肌肉劳损甚至关节磨损，对健康造成伤害。每人可依自己的身体状态和体能而定，初始可以先定 20 分钟，基本不会让人觉得很难坚持，并且这个时间也可以给身体的代谢一个转换，呼吸顺畅自然足下轻松，以后可逐渐延长。最佳运动周期每周 3～4 次，每次 40～60 分钟。

（4）跑步最合适的速度

不是赛跑，所以没必要跑那么快，开始时跑得太快很容易在途中无力而导致半途而废。正确的速度是以差不多能够呼吸顺畅的节奏来跑步，并且有余力跟遇见认识的人微笑着交谈几句，这也是我们常说的"微笑节奏"。此外还应当注意气温、湿度、风向等周围的环境变化而适当调节自己的速度。不要误以为运动越剧烈减肥效果越好，仅仅关注每次所消耗的热量是错误的。一般慢跑控制在 6～8km/h 就十分合适了，强度一旦加大加快，消耗的确增多了，但是会对小腿及膝盖造成过大的负担，肌肉会加速增长。

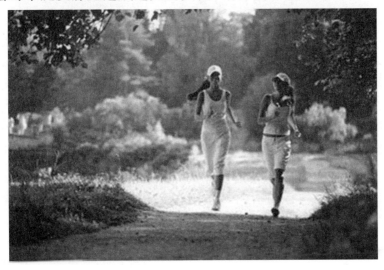

（5）注意热身

运动前要做热身运动，对腿部的拉伸尤为重要。只有在预热充分并且拉伸到位的情况下，小腿才能以最佳状态投入"减肥大战"。

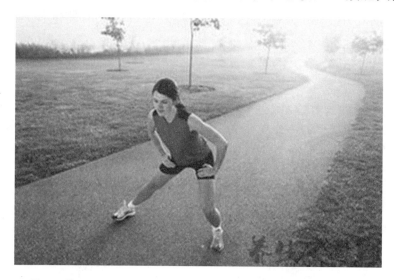

（6）脚跟落地

为了避免小腿变粗，跑步时就要用脚跟落地，接着全脚掌触地慢跑。可以相比成竞走。

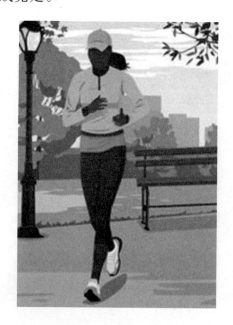

（7）拉伸小腿

运动完之后拉伸是小腿塑形的关键，除去传统的翘腿按压，更便捷的方式是站到离墙一臂宽的距离，然后用手扶墙支撑，身体与墙面成 30°角，坚持 5 分钟，感受到小腿被无限拉伸，可以根据自己的身体柔韧度来调节。

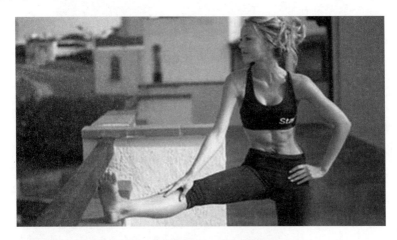

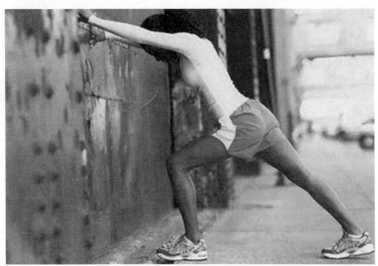

（8）热水泡腿

为了美腿计划更完美，那就是跑步后坚持用热水浸泡小腿，充分促进血液循环。泡好后用乳液按摩小腿，由下而上按摩，然后打圈圈按摩直到彻底吸收，轻轻拍打小腿，让肌肉彻底放松。

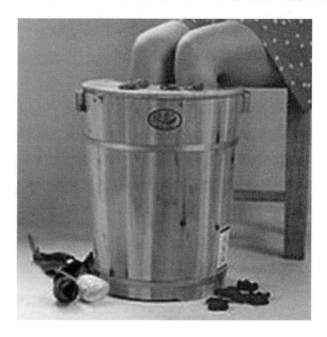

作者简介

姓名：尉宝霞

性别：女

工作单位：航空航天工业部红外激光专科
　　　　　医院

学历及学位：本科　学士

技术职称：主治医师

研究方向：中医骨科、中医养生保健、中
　　　　　医急救

通信地址：天津南开区科研东路 17 号

邮编：300192

E – mail：tjjgyy@sina.com

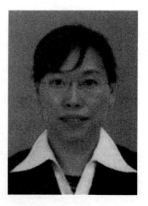

春天的三项健康运动

王月琴

初春时节，万物复苏，春意盎然。随着天气日益转暖，越来越多的人走出家门，走向户外，参加健身运动，有三项非常适宜春天的运动，你做了吗？

1. 放风筝

春天放风筝，对人体健康有很多益处。在明媚的春光里放风筝，可以舒展筋骨，吐故纳新，促进人体新陈代谢，改善血液循环。

放风筝要讲究天时地利。春天气温适宜，有比较稳定的上升气流，风筝很容易升空。一般风力在 2～5 级时，比较适宜风筝放飞。放风筝时，手牵引线，来回奔跑，有张有弛，手臂、腰部及腿部的肌肉可以得到锻炼。放飞后，要精神抖擞，把线看作缰绳，如同驯马一般，然后望天入静，随风筝飘移而前后奔走。

2. 骑车

天气晴好，约上三五好友，骑上自行车，来一场说走就走的骑行，实在是一件乐事。随着共享单车的普及和绿色低碳理念的兴起，骑自行车已成为人们出行、健身的重要选择。

骑车是一项很好的有氧运动。从跨上自行车的那一刻起，两只手紧握车把，两只脚轮回踏动，全身的锻炼就开始了。骑自行车可以加速血液循环，使心肺功能得到提高，对于内脏器官的耐受锻炼与游泳相当。此外，两腿依次运动能有效提高神经系统对下肢的管理准确度，防止偏废和早衰。下肢的肌力在锻炼过程中也会得到加强。

中医认为，人的手心和脚心是十分重要的穴位，手心的劳宫穴属心包穴，脚心的涌泉穴则属肾经穴。在骑车过程中，按摩劳宫穴和涌泉穴，就可以加强心肾功能。

骑行时，应注意放松上身，以免引起肩痛和颈痛。同时身体也不宜压得过低，否则易影响正常的呼吸。在骑行路线的选择上，应选择那些风景优美、空气清新的道路，既可锻炼又能观赏自然风景，两全其美。

3. 登山

春季，正是极目远眺的好时节。登山也是一项极佳的有氧运动，山中的空气新鲜，对于提高肺功能有很多益处，同时还能增强心脏的收缩能力。山间道路坎坷不平，有益于改善人体的平衡功能，增强四肢的协调能力，尤其是行走在非台阶路段，可使人体肌纤维增粗、肌肉发达，增强肢体灵活度。另外，在山巅之上极目远眺，可以解除眼部肌肉的疲劳，还可使紧张的大脑得到放松和休息。

登山前，应先了解登山路线和山上的气候特点，带好必需的衣物以备早晚御寒。登山过程中，要控制好活动量。秘诀是"慢慢走，轻轻摆，不停顿，少歇息"，保持均匀使用体力，一般以无明显出汗为宜，这时的活动强度相当于平地快走的强度。

下山时应挺胸、轻步、莫甩手，有利于稳定重心，保持良好的身体平衡。不要走得太快，更不能奔跑，否则会使膝盖和腿部肌肉感受过重的张力，导致膝关节受伤或肌肉拉伤。

如果你还没有开始运动，赶紧约起来吧！

作者简介

姓名：王月琴

性别：女

工作单位：南京晨光集团有限责任公司晨
光医院医保办

学历及学位：中专

职务：主任

技术职称：主管护师

研究方向：护理

通信地址：南京市秦淮区正学路 1 号

邮编：210006

E - mail：935411735@qq.com

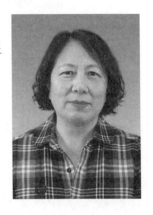

您对绿叶蔬菜真的了解吗？

张国华

《中国居民膳食指南2016（科普版）》中提出了六条膳食指南，其中第三条是多吃蔬果、奶类、大豆，这里的"蔬果"指的是蔬菜和水果。但随着近年来人们生活节奏的加快，越来越多的人（尤其是上班族及学生）选择了快餐食品，食用快餐食品带来的突出问题是绿叶蔬菜摄入量过少。《中国居民膳食指南2016（科普版）》中明确提出：人们每天绿叶蔬菜的推荐摄入量应为300～500g，其中深色蔬菜占一半，不妨对照一下，我们每天有多少人蔬菜的摄入量能够达到标准？下面带您真正了解一下我们一日三餐都离不开的绿叶蔬菜。

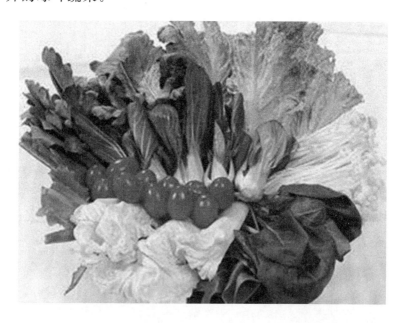

1. 食用绿叶蔬菜能给我们的身体带来什么样的好处

1）绿叶蔬菜含有丰富的钙、钾、镁元素和维生素 K，能够预防骨质疏松和高血压。

绿叶蔬菜能提供大量的钙、钾、镁元素和维生素 K。尤其是颜色越深绿的蔬菜，镁元素的含量越高。钾、钙、镁元素均能在一定程度上对抗钠元素的升压作用，故对预防和控制高血压有益；另外，充足的钾、镁元素供应能减少钙的流失，而维生素 K 对于钙元素沉积到骨胶原上是必需的，从而能够有效地预防骨质疏松。

2）绿叶蔬菜提供大量的胡萝卜素和叶黄素，对保证正常视力有益。

所有深绿色叶菜都富含胡萝卜素和叶黄素。尤其是菠菜等深绿色叶菜中的叶黄素含量最高。胡萝卜素可以在人体中转变为维生素 A，而体内叶黄素缺乏时会导致夜盲症；叶黄素不仅有利于帮助紧张用眼人群预防眼睛疲劳，还对预防老年性视网膜黄斑变性有积极作用。

3）绿叶蔬菜能够提供相当多的维生素 B2、维生素 C、叶酸，对预防维生素缺乏导致的疾病有益。尤其是绿叶蔬菜中丰富的叶酸，对预防出生畸形有益，同时能降低患动脉粥样硬化、中风、心脏病等风险。

4）流行病学研究表明，十字花科蔬菜中的硫甙类物质，以及叶绿素、类黄酮、类胡萝卜素等成分可能对预防食道癌、胃癌、肺癌、乳腺癌、前列腺癌等多种癌症有益。

5）绿叶蔬菜膳食纤维含量较高，这有利于食物的消化。绿叶蔬菜中含有大量的膳食纤维，能有效增加饱腹感，对控制体重有益。

2. 如何选择蔬菜并合理加工

日常食用蔬菜应多选深色蔬菜，如深绿色、红色、橘红色、紫红色蔬菜。有研究表明，叶菜的颜色越深绿，其中的叶酸、维生素 K、维生素 B2、叶黄素、胡萝卜素、镁元素等营养素的含量就越高。

蔬菜的合理加工口诀：先洗后切、急火快炒、开汤下菜、炒好即食。

3. 常见的高营养价值的深绿色叶菜

十字花科的深绿色叶菜：芥蓝、芥菜、小白菜、油菜、西兰花、萝卜缨、羽衣甘蓝等。

伞形科的深绿色叶菜：茴香菜、香菜、带叶子吃的嫩芹菜等。

菊科的深绿色叶菜：大叶茼蒿、小叶茼蒿、油麦菜、莴笋叶、深绿色生菜品种等。

百合科的深绿色叶菜：韭菜、蒜苗、小香葱等。

另外提示：一般蔬菜都有草酸，尤其以圆形叶子中较多，对于患有结石病的人群来说，尽量少吃圆形叶子的蔬菜，如：菠菜、竹笋、茭白、苋菜等。

通过以上介绍，希望您对绿叶蔬菜有个更新、更全面的认识，同时也能够更好地应用于一日三餐中，从而降低和减缓各种慢性病的发生和发展。为了健康，请从今日起，多食用绿叶蔬菜。

作者简介

姓名：张国华

性别：女

工作单位：沈阳二〇一医院预防科

学历及学位：医学本科　学士学位

职务：科长

技术职称：副主任医师

研究方向：社区健教、院感防控

通信地址：沈阳市大东区新东一街 12 号

邮编：110043

E－mail：418307131@qq.com

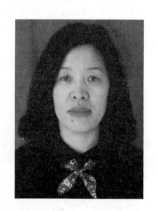

防治骨质疏松该怎么吃？

张熙洋

骨质疏松症目前已成为全球性的公共卫生问题之一，其最严重的后果是骨折，髋部骨折患者 1 年内因各种并发症死亡高达 20％，存活者则有 50％终身致残。骨质疏松的危害还在于它静悄悄地进行，被称为"寂静的杀手"。因此，积极防治骨质疏松显得尤为重要。亚洲食品信息中心专家指出，防治骨质疏松，必须达到 3 个关键的目标：通过膳食摄入足够的钙；保证机体从膳食或通过阳光获得足量的维生素 D；每天规律地进行锻炼。今天，单从饮食方面和大家谈谈具体该怎么吃。

牛奶是最好的钙质来源，富含乳酸钙，人体容易吸收，健康人每天喝 500mL 的高钙奶，再吃些绿色蔬菜就可以基本满足一天所需的钙质。不喜欢喝牛奶的老人也可以常喝豆浆并搭配豆制品补钙，豆腐和黄豆制品除了含有丰富的钙质外，还含有一种叫做异黄酮的物质，可以降低骨溶解、促进骨形成、增加骨密度。饮食中应含有足够的蛋白质，蛋白质是组成骨基质的原料，可增加钙的吸收和储存，有利于体内血钙水平稳定。虾蟹等动物肉本身也含有一定的钙，如小虾米能嚼壳一起吃，吃进去的钙就更多。另外，紫菜、海带、黑木耳等菌藻类食物，鱼干、芝麻酱、杏仁、花生、莲子等也含有丰富的钙质，做菜时可以多利用这些食材或调料。另外，食用动物骨头，最好骨髓和软骨一起吃，这些都是补钙的好方法。

增加富含维生素 D 食物的量。维生素 D 调节钙、磷代谢，促进钙、磷吸收和骨胶原合成。富含维生素 D 的食物主要包括鱼肝油、动物内脏、深海鱼和蛋类等。

　　食物要保持清淡，因为盐摄入过量，人体需要排泄钠就越多，钙消耗也就越大，最终必定会影响骨骼健全。乙醇对骨骼有毒性作用，人体摄入过多会影响骨质新陈代谢，破坏的骨质大于形成的骨质，骨质大量流失。嗜酒者骨细胞活动受到抑制，会妨碍钙、镁等矿物质的吸收和利用。日常生活中一些饮料，如咖啡、浓茶和可乐中所含咖啡因，在过量摄入后会产生轻度利尿作用，钙质随尿液排泄，增加发生骨折的机会。因此，咖啡因一直被认为是引起骨质疏松的危险因子。此外，应尽量少吃酸性食品，如白糖、乳酪等。因为人体是弱碱性体质，若摄入酸性食品过多，则机体需要消耗大量钙、钾、镁、钠等碱性元素来中和这些酸性物质，导致血钙降低，骨强度降低，骨脆性增强。所以，不能偏食，应多吃蔬菜和水果，保持体内酸碱平衡。

　　注意营养均衡，主食应以米、面、杂粮为主，注意粗细搭配，副食以高蛋白质、低脂肪饮食为主，尽可能做到食物多样化且能满足人体对各类营养素的需求。尽早采取科学的饮食方式，远离骨质疏松！

作者简介

姓名：张熙洋

性别：女

工作单位：航天中心医院内分泌科

学历及学位：本科　研究生

技术职称：副主任医师

研究方向：糖尿病、甲状腺疾病、骨质疏
　　　　　松等内分泌代谢科常见病的综
　　　　　合诊治

通信地址：北京市海淀区玉泉路 15 号院

邮编：100049

E-mail：zhxy_gm@126.com

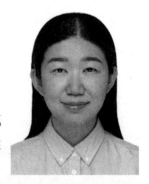

骨质疏松的膳食营养防治

张国华

　　骨质疏松症是一种以骨量低下、骨组织微细结构损坏导致骨脆性增加、易发生骨折为特征的全身性疾病。骨质疏松症主要分为原发性骨质疏松症、绝经后骨质疏松症、老年型骨质疏松症、继发性骨质疏松症、特发性骨质疏松症。妇女绝经后及老年人的骨质疏松症发病率较高。

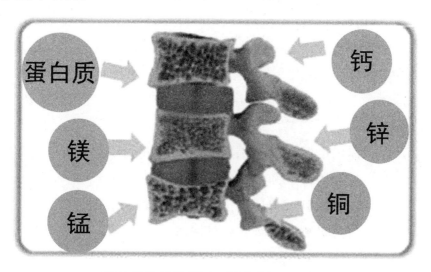

强健骨骼营养联盟（图片来源于网络）

1. 骨质疏松的高危人群

1）大量喝浓茶、咖啡的人群；

2）大量吸烟、饮酒的人群；

3）大量喝碳酸饮料的人群；

4）钙摄入不足，挑食、偏食的人群；

5）缺乏体力活动的人群；

6）缺乏日照的人群；

7）低体重人群，BMI 指数小于 19 的人群；

8）近期服用激素的人群；

9）过早绝经者的人群。

2. 膳食营养在骨质疏松中发挥的作用

（1）蛋白质

长期蛋白质缺乏，合成骨基质蛋白质不足。若蛋白质摄入过多，会使钙排泄增加，因而两种情况均可以引起骨质疏松。

（2）矿物质（又称无机盐）

1）钙：人身体内的钙 90% 分布在骨骼内，钙的摄入量直接影响骨骼内储存的钙量。

2）磷：人体内的磷 80% 在骨骼内，钙磷比例适宜是维持骨骼坚固的必备条件。

3）镁：体内的镁 60% 在骨骼内，与钙共同维持骨骼的结构。

4）锌：参与骨形成和骨重建。

5）钠：高盐膳食增加尿钙排出，影响骨骼正常代谢。

6）钾：可促进钙吸收，缓解骨溶解。

（3）维生素

1）维生素 D：促进钙吸收，直接参与骨代谢和成骨作用。

2）维生素 K：参与合成骨基质蛋白质，减少尿钙排出。

3）维生素 A：参与合成骨基质蛋白质，保证骨正常生成和重建。

4）维生素 C：促进骨胶原蛋白的合成及促进钙吸收和增加骨钙储存。

（4）膳食纤维

过多摄入膳食纤维可增加钙流失。

3. 骨质疏松的膳食营养防治

1）从儿童期开始骨质疏松的预防措施，增加骨峰值。

2）经常晒太阳，合理运动。

•合理负重练习：快走、慢跑、举哑铃等；

•身体协调性练习：跳舞、太极拳等。

3）控制总能量，保持适宜体重。

4）膳食蛋白质要适量，一般应占总能量的 15%，避免过高或不足。适量蛋白质可以增加钙的吸收和储存，因为构成骨骼的有效成分就是骨胶原蛋白。值得注意的是，过量摄入蛋白质会增加尿钙的排出。

5）摄入充足的钙。钙的最佳来源是奶类，其次是大豆类、带壳的食物、菌藻类、绿叶蔬菜、芝麻酱等。值得注意的是几个特殊时期的钙的补充：婴幼儿时期、青春发育期、孕期及哺乳期、女性绝经期和老年期等。

6）注意其他矿物质与钙的平衡，其中磷、镁、锌尤其重要。磷的过多摄入会引起尿钙的流失，故应适量；多摄钾可促进钙吸收；增加含镁饮食，可增强维生素 D 的活性。有研究表明：每天增加 100mg 镁的摄入，全身骨密度可增加约 2%。

7）经常摄入富含维生素 D、维生素 A、维生素 C、维生素 K 的食物，必要时可补充维生素制剂。

8）建议低钠饮食。过量的钠的摄入会引起钙的流失。每天食盐摄入量不超过 6g。值得注意的是，同时要小心其他食品中的隐形盐。

9）养成良好习惯，戒烟酒，忌饮用浓咖啡。

10）膳食纤维要注意烹调方式和摄入量。

作者简介

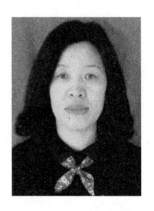

姓名：张国华

性别：女

工作单位：沈阳二〇一医院预防科

学历及学位：本科　学士

职务：科长

技术职称：副主任医师

研究方向：社区健教、院感防控

通信地址：沈阳市大东区新东一街 12 号

邮编：110043

E－mail：418307131@qq.com

痛风能吃海蜇、海参吗？

许美艳

大家都知道痛风或高尿酸血症的人要少吃海鲜类食物，因为多数海鲜食物的嘌呤含量都较高，而尿酸最主要的来源就是嘌呤。那海蜇、海参属于高嘌呤食物吗？痛风或高尿酸血症人群能吃吗？

海蜇、海参营养成分及嘌呤含量表（100g）

食物	水分/g	蛋白质/g	脂肪/g	碳水化合物/g	热量/kcal	嘌呤/mg
海蜇皮	76.5	3.7	0.3	3.8	33	9.3
海蜇头	69	6.0	0.3	11.8	74	
海参	18.9	50.2	4.8	4.5	262	4.2
鲜海参	77.1	16.5	0.2	0.9	71	

根据嘌呤含量，食物分为高嘌呤食物表（超过150mg/100g，急性期不宜选用，缓解期限量）、中嘌呤食物表（50～150mg/100g，急性期不宜选用，缓解期适量）、低嘌呤食物表（小于50mg/100g，各期均可选用）。由上表看出海蜇、海参属于低嘌呤食物，即使痛风或高尿酸血症患者急性发作期也可放心选用。

海蜇、海参食用前一定用凉开水反复冲洗干净，防止微生物污染，造成食物中毒等。海蜇的加工过程可能会用到明矾、防腐剂、漂白剂等，有一些食品添加剂是国家禁止使用的，过量食用会影响健康，采购时需到售后有保障的商超或菜市场购买。

作者简介

姓名：许美艳

性别：女

工作单位：航天中心医院营养科

学历及学位：硕士

技术职称：主管医师

研究方向：临床营养与疾病防治

通信地址：北京市海淀区玉泉路 15 号院

邮编：100049

E - mail：312572599@qq.com

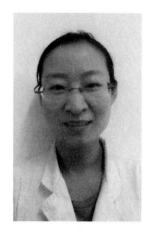

甲状腺结节饮食注意事项

许美艳

一旦查出甲状腺结节需及时抽血化验甲状腺功能，如果甲状腺功能指标都正常，一般建议3～6个月定期复查甲状腺超声和甲状腺功能指标即可。

甲状腺功能正常的甲状腺结节患者饮食需要注意什么呢？正常平衡饮食即可，除非明确检查提示缺碘，否则不建议额外补碘，因为碘过低或过高均可能导致甲状腺结节。

合并甲亢的甲状腺结节患者的饮食需要限制富碘食物：不要过量食用海产品，如海鱼海虾、紫菜、海带，尽量使用无碘盐，如果购买无碘盐不方便可以把碘盐放在太阳下暴晒或炒菜的时候先放油盐再放菜。

合并甲减的甲状腺结节患者的饮食可适当增加富碘食物：比正常平衡饮食稍微增加一些即可，不建议天天大量吃，否则会增加甲状腺硬度。

不管甲状腺功能是否异常，以下食物都应该避免长期大量食用：卷心菜、木薯、油菜、菜花、大豆、白菜、芥蓝、榨菜、萝卜等，这些食物中含有生甲状腺肿的成分，可竞争结合碘，导致甲状腺素合成不足。除了饮食，精神紧张、压抑、忧虑、易生气等对甲状腺疾病影响也较大，所以放宽心、适当运动对甲状腺疾病的防治也很关键！

作者简介

姓名：许美艳

性别：女

工作单位：航天中心医院营养科

学历及学位：硕士

技术职称：主管医师

研究方向：临床营养与疾病防治

通信地址：北京市海淀区玉泉路 15 号院

邮编：100049

E - mail：312572599@qq.com

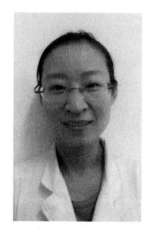

激活天然食物中的"酵素"

曲静涛

夏节到了，如果想要拥有健康苗条的身材，就要大量摄取消化、代谢时所必需的营养素——酵素，同时避免食用会抑制酵素作用的食物（例如白砂糖、食品添加物等），改善停滞的代谢力，推掉堆积在体内的脂肪、宿便、毒素，才能自然养成不易胖的体质。

遵循以下8个活化酵素的饮食规则，让你越吃越窈窕！全面激活食物中的酵素成分！

饮食规则1：将生的蔬菜、水果磨成泥可以提升酵素量，酵素可透过磨碎方式使其活性化。除了山药与白萝卜之外，洋葱、小黄瓜、胡萝卜、大头菜、土豆等蔬菜也都是适合磨成泥的美味食物。而和生吃水果相比，将水果做成果汁更能使酵素活性化。磨泥果蔬可使用果汁机或食物调理搅拌棒来制作，比使用榨汁机更能留下食物原有的纤维质。

饮食规则2：避免食用会抑制酵素的食物，植物种子之所以不容易腐败，是因为具备了ABA（脱落酸），而对人体来说却是一种会抑制细胞活性、加速老化的有害物质。若持续大量食用，除了有可能会导致肝癌、胰脏癌外，还会成为引发各种癌症的因子。生的坚果类或豆类等食物，里面就含有这种酵素阻碍剂。当吃下这类食物时，体内为了分解这些食物，就会消耗掉大量的酵素。因此，在食用米、大豆及小米等种子，以及生的核果类、毛豆、蚕豆等豆类前，都必须先浸泡在水中12～24小时，以中和酵素阻碍剂，并消除酵素抑制物质。

饮食规则3：多吃发酵食品可以促进酵素活性化。发酵食品因为乳酸菌含量丰富，可以增加肠道内有益菌的活性，也能活化酵素，让肠道的消化吸收运作更顺利。其中，内含植物性乳酸菌的发酵食品能更有效率地增加肠内有益菌。植物性乳酸菌发酵食品——纳豆，包含了可以让血液干净顺畅的纳豆酵素、异黄酮、胆硷、丰富的膳食纤维等。同时，可以降血压、控制血糖、消除疲劳的醋，酵素活性化的功能也很强，也是很优秀的酵素食品。当然，酵素补充品，是便捷快速地补充人体酵素的方法。

饮食规则4：均衡摄取热食，并适时食用营养补充品加热过的食物，虽然里面酵素都损失殆尽，但是也有经过加热后营养价值会提高的食物。例如，香菇与白萝卜晒干后会增加纤维质与矿物质，比新鲜的更好。此外，所有蔬菜加热后细胞膜都会被破坏，其中的营养素反而更容易被人体吸收。若是太忙或其他因素而无法好好摄取足够酵素时，选购酵素补充品也是一种方法。不用过度局限于一种摄取方式，均衡摄取各式各样的食物，并用不同的方式料理，这样的饮食习惯才能瘦得漂亮又常保健康。

饮食规则5：膳食纤维可以增强酵素的力量。膳食纤维能帮助食物消化、吸收，促进毒素及老旧废物代谢出体外，以此维持肠胃顺畅，从而在酵素瘦身法中扮演十分重要的角色。柿子干、黑麦面包、地瓜等，都是富有膳食纤维的食物。

饮食规则6：豆浆与酸奶比牛奶好。由于牛奶属于动物性蛋白质的一种，会大量消耗体内酵素，因此应尽量控制摄取。若想要摄取乳制品，建议用属于发酵食品的酸奶取代，酸奶从牛奶发酵而成，但难消化的乳糖已被葡萄糖所分解。此外，酸奶还拥有比非德氏菌等有益菌，可调整肠道环境。另外，属于植物性蛋白质的豆浆也可以对身体发挥很好的效用，有诸多的好处。

饮食规则7：适量摄取优良的油脂。减肥时很多人都会严禁摄取任何脂肪，但脂肪是人体所必需的，不但可以维持体温，也可以帮助粪便顺畅地排出体外。若饮食中抽去油脂，就会妨碍肠胃顺畅运作，因此应适当地摄取优良的油脂。可选择含有丰富 α-亚麻酸的油，如亚麻仁油、胡麻仁油、紫苏油等来当沙拉的淋酱，这些是可使血液清澈的优良油脂。而此类油容易氧化、不适合加热处理，若当淋酱使用，尽量在 30 分钟内食用完毕。而若要加热调理，则可选择不易氧化，含有丰富油酸的油（菜籽油、新红花油、芝麻油、玄米油）。

饮食规则 8：一天喝一公升以上的水。想要使酵素充满活力地运作，就不可缺少水。水可以使酵素良好运作，提升代谢力，促进体内老旧废物排出体外，因此每天都应该要摄取充足的水分。但不要一次大量摄取，而是要经常一点一点慢慢地喝。也要注意，尽量只喝水，而不以咖啡或茶来取代。因为喝其他液体，身体会消耗酵素来分解。

作者简介

姓　　名：曲静涛

性　　别：男

工作单位：沈阳二〇一医院信息科

学历及学位：本科

职　　务：科长

技术职称：工程师

研究方向：医疗信息化

通信地址：沈阳市大东区新东一街 12 号

邮　　编：110043

E-mail：1806120620@qq.com

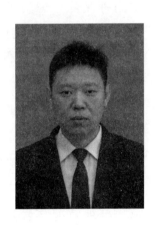

低钠盐是保命盐还是送命盐？

许美艳

　　低钠盐以普通加碘盐为原料，添加一定比例的氯化钾（20%～30%）和硫酸镁（10%），改善体内钠、钾、镁的平衡状态，可预防高血压及心脑血管疾病，是一种健康盐，适合健康中老年人及普通高血压患者长期食用。低钠盐会不会没咸味？低钠盐可以不限量食用吗？额外添加氯化钾会不会导致高钾血症？

　　食盐的咸味主要是氯化钠中氯离子的作用，用少量氯化钾代替氯化钠不会降低咸味，如果感觉咸味降低更多的应该是心理作用。正常人体血钾浓度为 3.5～5.5mmol/L，高于 5.5mmol/L 时，会发生高钾血症；但对健康人来说，没有服用保钾利尿剂或其他影响代谢的药物，身体会自动将多余的钾排出体外，从而保持血钾浓度在正常范围内，所以低钠盐对于正常健康人群来说不是送命盐。但是，低钠盐不适合肾功能不全、高血钾症、心脏疾病或服用保钾利尿药者，可能会加重肾脏代谢负担导致高钾血症。

　　健康人群多吃点低钠盐是不是更有益身体健康呢？如果低钠盐的食用量比普通盐还多，那就失去了低钠盐本来的意义了，低钠盐食用过量一样不利于健康。在适量范围内，对健康人群而言，食用低钠盐比普通盐更有益健康。

　　适当补钾有预防高血压及心脑血管疾病作用，目前钾的推荐量是 2000mg/d，一般饮食结构合理，多吃蔬菜、水果、豆类、菌类等，可保证一般推荐量。

作者简介

姓名：许美艳

性别：女

工作单位：航天中心医院营养科

学历及学位：硕士

技术职称：主管医师

研究方向：临床营养与疾病防治

通信地址：北京市海淀区玉泉路 15 号院

邮编：100049

E - mail：312572599@qq.com

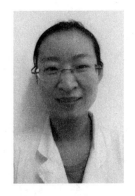

中秋佳节话月饼

许美艳

中秋节是全家团圆的时刻，吃月饼是必备的经典节目。传说吃月饼的习俗始于唐朝，宋朝时由宫廷流传到民间，经过元、明两代的发展，中秋节吃月饼、互赠月饼的风俗逐渐盛行，人们赋予了月饼"团圆"的象征。最早的月饼为圆形，馅主要是糖和酥油。如今月饼有圆的也有方的，有厚的也有薄的，有光面的也有花纹的，味道有甜、咸、麻辣等，馅也涵盖了核桃仁、杏仁、芝麻仁、瓜子、山楂、枣泥、双黄、莲蓉、豆沙、鲜肉、冰激凌等，并发展为广式、京式、苏式、潮式、滇式等各具特色的地方美食。

月饼的营养特点是什么？月饼是由面粉、各种馅料、食用油等制作而成，月饼馅多为高淀粉、高脂肪、高胆固醇的食材，属于高能量密度的食物。肥胖、糖尿病、高血脂、心脑血管及胆管疾患者群不宜多吃，以免加重病情。婴幼儿和老年人消化吸收能力差，也不适宜多吃，以免导致消化不良、腹泻等。

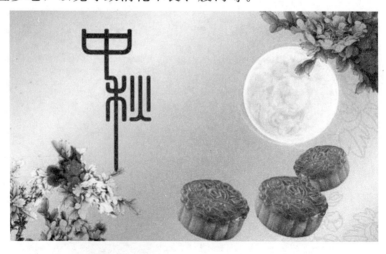

　　月饼是可以随意吃的零食吗？月饼本身就是粮食制作的，应把月饼当成主食吃，不能把月饼当成低热量的零食。尤其糖尿病患者更需要控制月饼的摄入量，吃月饼需减掉相应量的主食，以免热量超标，导致血糖升高。

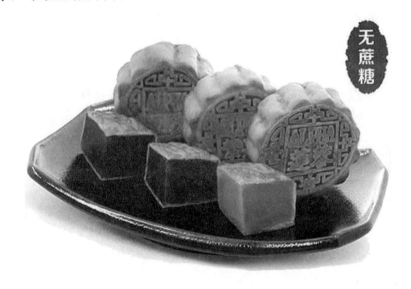

　　什么是"无糖月饼"？因为月饼热量高，影响血糖，所以无糖月饼应运而生。市面上所谓的"无糖月饼"多是指不添加蔗糖的月饼，但可能有木糖醇和麦芽糖等，和国家规定的无糖食品不是一回事，国标规定无糖食品是固体或液体食品中每 100g 或 100mL 的含糖量不高于 0.5g，实际上"无糖月饼"也含糖，糖尿病患者不能盲目相信商家的虚假宣传。

　　如何合理选购月饼？第一，选购月饼需警惕商家的虚假宣传，如"无糖月饼""保健月饼""减肥月饼"等，对月饼要有科学的定位，即月饼是一种高热量主食；第二，学会用食品标签获取相关信息，如生产日期、保质期、保存方式、配料表、食物成分表、特殊功能的营养声称等。大多数月饼保质期都在 7～10 天，建议随买随吃，以免浪费。大多数月饼常温保存即可，但冰激凌类的月饼需低温保存。有人认为放在阳光下暴晒可以延长月饼保存期，其实这样做反而会缩短保存期，因为月饼里的油脂易被光照氧化，油脂酸败影响口感，容易滋生细菌。

如何健康吃月饼？吃月饼的时候要搭配清淡食物，不宜大鱼大肉，搭配新鲜蔬菜和水果食用，可减少热量的摄入，促进消化，帮助代谢。吃月饼时不宜喝凉饮料，以免腹泻；可配点淡花茶，有助于消化。有兴趣的还可以自己制作药膳月饼，既增加了节日乐趣，又减少了膳食负担，还有保健作用。

节日过后剩下的月饼怎么处理？如果月饼超过保质期一定要扔掉，不要怕浪费，不然可能会出现胃肠道反应或食物中毒。保质期内正常可食用的月饼可以去掉馅后代替淀粉做成汤、沙拉等，馅可以和面粉等制作成馒头、馅饼等，既不浪费还可以降低热量摄入。

作者简介

姓名：许美艳

性别：女

工作单位：航天中心医院营养科

学历及学位：硕士

技术职称：主管医师

研究方向：临床营养与疾病防治

通信地址：北京市海淀区玉泉路 15 号院

邮编：100049

E－mail：312572599@qq.com

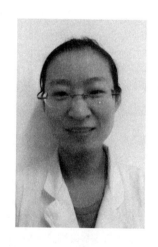

塑料袋装食品对健康的影响

曲静涛

早餐你怎么吃？很多人喜欢打包走，比如热腾腾的油条，拿个塑料袋来装。里面是不是有危害？油条、肉饼类等有油脂的食物可不能用塑料袋装！因为：塑料袋＋高温＋油脂＝有毒！

曾经有媒体报道，记者在市面上买了几种塑料袋，用棉签在彩色塑料袋上擦拭，结果发现会掉色。事实上，几乎所有的塑料袋都含有塑化剂。而让人不安的是，塑料袋含有的塑化剂特别容易对食物造成污染。油脂性的、温度高的食物，接触到塑料包装后，塑化剂从塑料中迁移出来，最终进入食物，进入人体。塑化剂能诱发多种疾病：

（1）肝癌

如果长期大量摄取塑化剂，有可能导致肝癌。

（2）不育

塑化剂进入男性体内会抑制睾固酮分泌，造成睾丸功能低下，影响生育功能，甚至导致不育。

（3）性早熟

由于幼儿处于内分泌系统、生殖系统发育期，塑化剂对幼儿带来的潜在危害，会比对成人的危害更大。

（4）损害生殖器

塑化剂对男童的主要影响是男性性功能发育障碍。

（5）伤害基因

塑化剂会造成基因毒性，伤害人类基因，长期摄入对心血管的危害风险最大，对肝脏和泌尿系统也有很大伤害。

远离塑化剂应该这么做：

1）不用塑料袋装熟食。包装熟食、点心等直接食用的食物时，最好不要用塑料袋，尤其是有颜色的，因为这种塑料袋不少是用回收的废旧塑料制品重新加工而成，不能直接装食品。

2）不用塑料袋保鲜果蔬。冰箱里的冷藏、冷冻食品应使用保鲜膜，而不要用普通的塑料袋代替。保鲜膜的特殊工艺和原料具备良好的透气和保险性能，普通塑料袋达不到保鲜的目的。

3）塑料袋不放微波炉加热。普通塑料袋、食品袋、保鲜膜尽量都不要用作微波炉加热，否则其中的塑化剂在加热过程中很容易挥发出来。要选用标有"微波炉专用"的容器。

4）少涂指甲油。指甲油中含有塑化剂，刚涂上指甲油后不要用手拿东西吃，尤其不能拿油条、油饼等食品。因为指甲油是脂溶性的，易溶解于含油的食品中。

5）包书最好用纸质书皮。书籍建议使用相对健康环保的牛皮纸做书皮，塑料书皮虽然漂亮，但可能含塑化剂，长期使用不利健康。

6）少用塑料杯喝水。用塑料杯装热水、开水的时候，有毒的化学物质，就很容易溶解到水中。

7）慎选有烫画的童装。烫画中含有塑化剂，会通过皮肤接触进入人体，严重的会导致咳嗽、头痛、眩晕等。

8）不用塑料瓶装油。选用玻璃、铁制、陶瓷等器皿装盛食用油。

9）少用塑料容器长期盛放食品。选择食品容器时，以不锈钢、玻璃、陶瓷等容器为主。避免食物与塑料容器长时间接触，以降低塑化剂溶出的机会。

10）不要选购来历不明的玩具，别一味贪图便宜而购买来历不明如路边摊、网站的塑料玩具。特别是当宝宝处于喜欢咬玩具的阶段，更是要对玩具严格把关。孩子玩具总体要求原则是：无味、不掉色、颜色不浑浊。

11）喝茶有助排出塑化剂。茶叶中富含茶多酚，多喝茶不仅可以抗氧化，而且可以帮助肝、肾脏排毒，增强塑化剂的排出。

12）多喝水帮助排出塑化剂。对于小量的塑化剂，人体的内脏具有一定的解毒功能，通过代谢系统，自行排出体外。但因为人体需要通过肝脏解毒，所以，如果长期地小量摄取，仍会对身体造成损害。

作者简介

姓名：曲静涛

性别：男

工作单位：沈阳二○一医院信息科

学历及学位：本科

职务：科长

技术职称：工程师

研究方向：医疗信息化

通信地址：沈阳市大东区新东一街 12 号

邮编：110043

E - mail：1806120620@qq.com

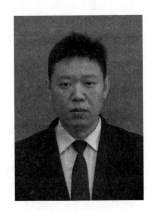

减肥的饮食与运动误区

倪艳丽

为了拥有健康的身体和挺拔的身材，减肥已经成为一种社会风潮。但是很多朋友会不小心掉入减肥的误区，每天饿的头晕眼花，累的呲牙咧嘴，却没收到什么效果。下面从饮食和运动两方面谈谈减肥中的"陷阱"。

1. 管住嘴但要避免节食

减肥的过程中，饮食占据了重要的位置，怎么吃，什么时候吃，吃什么，都很重要。饮食计划对了，加上持之以恒的运动，想不瘦都难！现在错误的减肥方式是摄入低于自己基础代谢率的饮食，任何节食方法都会造成基代降低。人的身体是一个很神奇的机器，无论你把身体至于何种状况下身体都会尽力去适应新的情况。每天的摄入太低，你除了感觉饿的头昏眼花，你的身体会形成一种自我保护模式，会自动减低身体的基础代谢率。基础代谢率是人体在清醒而极端安静情况下，不受精神紧张、肌肉活动、食物和环境温度等因素影响时的能量代谢率。也就是一个人每天什么都不做，安静而清醒地躺着需要消耗的能量。基础代谢率高意味着一个人就是什么都不做，消耗的热量都要

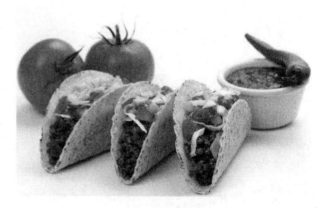

比基础代谢率低的人要多。减肥很重要的一点就是提高基础代谢率，增加每天的能量消耗。

先从调节饮食结构着手，先不改变热量，而是把不健康不利于减脂的食物慢慢用健康食物代替，比如慢慢增加蔬菜摄取量，慢慢用粗粮取代一些现有的白米饭、白面馒头、白面包等，慢慢提高蛋白质摄取，增加奶，蛋白，豆类和豆制品如豆腐，鱼，海鲜，瘦肉在饮食中所占比例，减少外食，减少垃圾速食和快餐，减少零食，大概到一个月左右你再开始从一天三餐增加到一天5~6餐。少食多餐的前提仍是总量控制，可以是"正餐＋间食"，多餐少吃会提高人体的代谢，同时不至于使人体进入饥饿状态，从而增加减肥的效果。加餐一般以一份水果或者一份奶制品为主。逐步达到你每天的饮食热量目标。

2. 有效运动避免做无用功

运动可以实现改善基础代谢率，长期坚持不懈地运动，可以提高个体的基础代谢率，形成高代谢体质。但这其中涉及一个有效运动的问题。很多人把出汗作为有效运动的判断标准，觉得出汗越多越有效，其实这是片面的。因为运动的时候出再多的汗，如果没有达到或超过燃脂心率区间，减肥效果就不会有多理想。燃脂心率是指让运动强度达到燃烧脂肪时的心率，明确自己的燃脂心率是多少可以有效控制运动强度。目前最常用的公式是：燃脂心率＝（220－年龄）×60%（下限）、（220－年龄）×80%（上限）。在这个范围内选择合适的运动效果最好。常见的有氧运动项目中，减肥

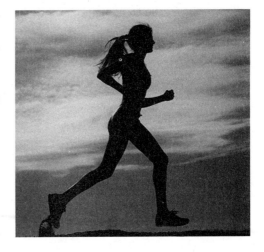

效果比较好的是慢跑、动感单车和健身操等。但这要根据个人的情况选择，比如体重过大的人，跑、跳、跃、蹲起、高抬腿对膝关节的压力及损伤是比较大的，所以并不推荐体重大的人一开始就跑步。

人体是一个适应力惊人的机器，人体会在六个月内适应新的运动，特别是有氧运动。如果长时间地使用同一种运动方式，燃脂效率就会下降。建议尝试定期更换一些运动方式。例如：一直做匀速有氧的可以试试力量练习，即使是长期跑步也可以把匀速跑换成间歇变速跑，匀速有氧是比较节省的耗能方式，无氧间歇是在能量需求大的情况下的产能方式。

减肥瘦身的过程，不仅是对饮食和运动的调整，更是对心理与意志的磨练。

作者简介

姓名：倪艳丽

性别：女

工作单位：北京航星机器制造有限公司北京东城航星医院体检中心

学历及学位：本科　学士

职务：副主任

技术职称：主治医师

研究方向：健康管理

通信地址：北京市东城区和平里东街 11 号

邮编：100013

E-mail：13611216429@163.com

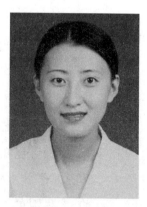

减肥——你试过多少回？

舒晓琴

不得不说，任何事物都有两面性。比如核能，可以是核电造福人类，也可以是核弹毁灭地球；比如汽车，可以是代步工具带你去天涯海角，也可以是马路杀手夺去你的生命；又比如经济发展了，生活富裕了，日子超变越美好，可一不小心，你又肥胖了——而肥胖有害健康。

肥胖有害健康，这是个科学结论。有大量充分的循证医学证据，包括对肥胖与正常体重人群各类健康指数及疾病谱的统计对比结果，以及动物试验结果等。一般来说，肥胖是单独的发生糖尿病的高危因素之一，并与高血压、高血脂、心脏病、痛风等密切相关。还有一点教科书没写，那就是肥胖有损形象，简单粗暴地说那就是不好看！

那么你究竟胖不胖呢？现实生活中，真见过一些瘦得像竹竿的女孩，还总在嚷嚷减肥的，所以，确实有必要诊断一下。临床比较靠谱的判断肥胖与否的指标是体重指数（BMI）：

BMI＝体重（kg）÷身高（m）^{2}

BMI＜18.5kg·m^{-2}为体重过低

18.5≤BMI≤23.9kg·m^{-2}为正常

BMI＞24kg·m^{-2}为超重

BMI＞28kg·m^{-2}为肥胖

需要注意的是，单纯性肥胖与肥胖症并不是一回事，肥胖症是一种慢性代谢性疾病，与内分泌紊乱相关，而单纯性肥胖是指没有代谢障碍等内分泌问题的真小胖。

一旦成为真小胖，你的日子就有了波澜，就有声有色了：一场场你与家人之间的控制与反抗，你与你之间的自我控制与自我放纵的时空大战，轮番上演，战场一片硝烟。

首先是不让你吃，或者你自己不吃——至少是吃不痛快。然后是逼你跑步健身或者是你自己逼自己，然而总也坚持不了，就像戒烟一样，一次次地戒，一次次地复发，你一次次地减重，一次次地反弹。然后，你开始寻找能舒服减肥的偏方：减肥药、减肥茶、减肥腹带、针灸减肥、拔罐减肥、减肥班、减肥大师课……遗憾的是，你还是小胖。

所以，今天，我要认真地告诉你两点。第一，所有的单纯性肥胖都是吃出来的，不要狡辩，我听过无数人跟我抱怨说："我喝凉水都长肉"，然而这只是借口，你可以不减肥，也不是每个肥胖者都会罹患与肥胖相关的疾病，你也完全可以按你的喜好过日子——但每一粒脂肪都真的是你吃出来的，奥斯维辛集中营里有胖子吗？那些瘦的惨绝人寰的非洲难民的图片，你还记得吗？所以不要找任何借口，请直面现实，这样才不会给自己逃遁的空间。

第二，减肥只有一条路，那就是你身体消耗的能量要比你吃进去的能量多，就像你的钱包，支出比收入多，你的钱包就会越来越瘦，收入比支出多，你的钱包就会越来越胖，你的身体也是这样，就这么简单，没有第二条路，没有偏方。即使手术也还是那同一条路：吸脂是直接把你用不掉的能量拿走，缩胃是控制你能吃进去的量。

先来看看我们的"收入"。人体摄入的食物在体内一般都被转化为六大营养素，分别是蛋白质、脂肪、碳水化合物、维生素、水和矿物质，膳食纤维现在被称为第七大营养素，在体内也发挥了重要作用。能够产生能量（热量）的是蛋白质、脂肪和碳水化合物，它们的产热量是多少呢？看图：

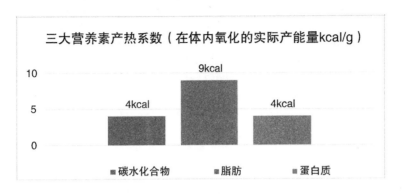

三大营养素产热系数（在体内氧化的实际产能量kcal/g）

没错，1g碳水化合物和1g蛋白质在体内氧化给人体带来的能量都是4kcal，1g脂肪的产能量是9kcal，是蛋白质和碳水化合物的一倍多。所以经常听到有人抱怨说我每天都不敢吃饭只吃菜怎么还是胖啊，那很可能就是因为你吃了一堆油汪汪的菜，一两油相当于二两饭呢。碳水化合物常见于粮食中，如米面、薯类、豆类、水果、饮料、糖类等；脂肪常见于植物油，各种肉类尤其肥肉，各种干果如大豆、花生、核桃、松子、葵花子等，民间有云"一两瓜子二两油"，也算言之有理。蛋白质主要存在于肉类、蛋奶以及豆类及豆制品。以一天半斤粮食、二两肉、两个小鸡蛋、二两油计算，能获得的热量大约是2700kcal，再加上各类水果蔬菜（不包括你一不小心就吃了一口的各种零食及喝了两口的各类碳酸饮料），基本每天都在3000kcal左右。

那我们每天又需要用掉多少呢？下面是一个大概的能量消耗表，来看看我们的支出：

不同劳动强度日能量消耗

劳动强度	工作性质	能量消耗/kcal
极轻劳动	以坐为主，如办公室工作，业余有一定文体活动	2400
轻劳动	以站或少量走动为主，如售货，一般实验室操作，教师讲课等	2600

续表

劳动强度	工作性质	能量消耗/kcal
中等劳动	学生日常活动,机动车驾驶员,电工安装、金工切削等	3000
重劳动	非机械化农业劳动、炼钢、舞蹈、体育运动等	3400
极重劳动	非机械化装卸、伐木、采矿、砸石等	4000

我们看到,中等劳动强度的日消耗在 3000kcal 左右,而我们一不小心就可能摄入超量了。当然偶尔一天两天或几天的摄入略超量或支出略超量都不会那么快那么明显地反映出来,体重有一定的维持恒定的能力,只有连续的比较多的出入失衡才会导致肥胖或消瘦。

所以怎么才能减肥?增加消耗减少摄入。怎么样才能消耗得更多呢?传统说法是:运动。运动就不说了,估计大家都清楚,其实除了运动,我们还有其他各种增加消耗的办法,比如紧张亢奋,天天斗智斗勇殚精竭虑,赶飞机赶火车还老赶不上,比如熬夜,天天加班,没出成绩焦虑、出成绩了兴奋,等等,这些也都有能量消耗。有一个坏消息是,《环球科学》2017 年 3 月刊上发表了一篇论文《运动悖论:锻炼无关减肥?》,文章的结论是,一般的运动与减肥关系好像不怎么亲近(有兴趣的自己搜来看看吧)。所以,减肥的终极利器是:减少摄入,也就是少吃。

少吃两个字,看似简单,却又至难。因为这是一场意志的较量,更是一场抵抗诱惑的战斗。意志这个东西大多数人都缺——淘宝又不卖,至于诱惑,除了法律,貌似没人管的了它,所以,对普通人而言,这场较量和战斗,正面对抗,赢的机会真心不大,但也不能就此认输,所幸,我们是有智慧的人,强攻不行,那就智取。

如何智取?我的建议是:根据你的实际情况采取简单容易又比

较便于坚持的措施。比如：天天让你早起一小时去操场跑 5000m，一身臭汗回去洗澡再去上班，这真的很难，尤其是有了家庭以后，但是你可以提前两站下车或者把车停在一个地方走去上班。比如让你坐一小时就起来运动几分钟，这不容易，但如果你把水杯、电话远远地放屋内一个安全又美观的角落，就会在不知不觉中使长期持续的坐姿被间断很多次，对颈椎、腰椎都有好处，这是增加消耗。减少摄入量呢？更要智取。让一个人面对一桌美食而不动心，或吃到三分就停箸，这个太难。但如果你家里没有呢？或者你没看见呢？所以，首先，所有的零食都不要进入家门，把食物购买的权利交给能认真执行的人。其次，如果每餐减量做不到，就索性少吃一顿，眼不见为净，比如上班族，午餐很头痛，长期食堂、外卖让人倒胃口且有各种安全风险，所以午餐只喝点牛奶吃点水果不是正好吗？又省钱又减肥又健康。所谓午餐要吃饱，是指要保证下午活动的能量，对于非体力劳动的小胖来说，牛奶水果一样够用，只要下午不至于低血糖头晕即可。不要神话早餐，也不要敌视晚餐，说什么晚餐不吃才能减肥，或者长肉的都是晚餐，哪一餐都一样，晚餐吃多了能量超了，早餐吃少，上午还有各种消耗一样会把多余的热量用掉；早餐吃了两人份，午餐吃了一人半，晚餐不吃，热量一样超，一样会被转化成脂肪储存。所以，怎么减少入量？是一个需要动脑的问题，更需要个性化的方案，方案要切实可行、容易操作坚持，减肥也就没那么艰难痛苦了，总之，方法要比困难多。不要给自己找借口，要清清楚楚明明白白地告诉自己，每一个脂肪都是自己吃多了存下来的，不是喝凉水长出来的。

最后一招，去正规医院的减肥门诊求助。

预祝你减肥成功。

作者简介

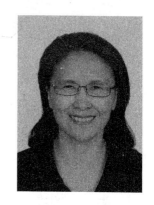

姓名：舒晓琴

性别：女

工作单位：中国航天科工集团七三一医院
　　　　　社区卫生服务中心

学历及学位：护理学本科，医学学士
　　　　　　汉语言文学本科，文学学士

技术职称：主管护师

研究方向：康复理疗

通信地址：丰台区云岗街道云岗北区社区
　　　　　卫生服务站

邮编：100074

E-mail：2552811961@qq.com

你适合哪种减肥方式？

许美艳

减肥是个永恒的话题，尤其初春伊始，爱美的女生都开始想着再不减肥夏天就没法穿漂亮的衣服了。到底怎么减肥才靠谱？轻断食？节食？强化运动？水果代餐？奶昔代餐？高蛋白饮食？

目前，中国减重专家共同给出的建议是：高蛋白饮食更适合普通人群快速减肥，尤其单纯肥胖或合并高血脂的人群，但有慢性肾病的人群慎选；轻断食有益于体重控制和改善代谢，一般采用"5+2"的模式，即5天正常饮食，2天低能量饮食（平时能量的1/4左右）；限制能量的平衡膳食适合普通人群长期减肥，安全性高，反弹几率小，短期效果不明显，需长期坚持。

所以作为一个健康的胖子，如果想快速减肥，可以首选高蛋白饮食，一般建议蛋白质摄入量每千克体重1.5～2g，同时服用膳食纤维增加饱腹感，多喝水加速代谢，其他食物可根据个人饮食习惯合理搭配。高蛋白饮食是低能量的前提下提高蛋白质的供能比例，并不是正常吃饭的情况下多吃高蛋白食物就可以减肥。单纯增加肉、蛋、奶等高蛋白食物的摄入远远达不到高蛋白饮食减重的要求，需借助蛋白粉补充饮食摄入蛋白质不足的部分。因为整体食物摄入量减少，需要补充复合维生素和矿物质、鱼油等，避免出现营养不良。

如果想无声无息地长期慢慢减肥，还是首选限制能量的平衡膳食。要知道每天多吃一个水饺或两三口米饭，一年就可以稳稳地长两斤体重，很多人都是五年或十年之后才发现自己也没吃啥好东西，正常饮食和运动啊，咋就胖了一二十斤呢？可能就是每天多吃的一两口饭或没往心里去的一点点小零食的作用。每顿有意识地少吃两三口饭或少吃点零食或多活动半个小时，体重也会润物细无声地慢慢变回原来的样子，只不过时间有点长。

如果耐力比较好，要求减肥速度不是太快但也不能时间太久，可以尝试轻断食或更严格的限制能量的平衡膳食。

不管哪种减肥方式，减肥成功后都需坚持适合自己的平衡膳食，适量运动，这样体重才能维持理想水平。如果减肥成功后饮食和生活又返回老样子，体重肯定就跟着回去了，所以减肥容易反弹，以至于减肥成了很多人常年坚持的事业。

作者简介

姓名：许美艳

工作单位：航天中心医院营养科

学历及学位：医学硕士

技术职称：主管医师

研究方向：临床营养与疾病防治

通信地址：北京市海淀区玉泉路 15 号院

邮编：100049

E - mail：312572599@qq.com

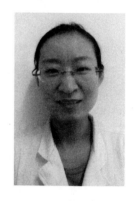

减肥的秘笈

贺小旭

能量守恒定律告诉我们，能量既不会凭空产生，也不会凭空消失，它只能从一种形式转化为另一种形式，或者从一个物体转移到另一个物体。在转化或转移的过程中，其总量不变。下面我们根据这个理论，来研究一下如何减肥。

经常有胖友说：我喝口凉水都长肉。这么说肯定是不正确的，如果喝凉水都能长肉，养猪场为什么还要花钱买猪饲料？水对生物体来说根本不能提供能量。即使你喝的是重水，体内也不会发生核聚变。但是胖友为什么这么说呢？肯定是觉得自己吃的东西比瘦子还少，却不见体重下降，真是太委屈了。下面我们来分析一下这是怎么回事。

体内脂肪多称为胖。脂肪从何而来？脂肪就是体内剩余能量的沉积。摄入的能量大于同一时期消耗的能量，就会有剩余能量沉积，就会变胖。反之，摄入的能量小于同一时期消耗的能量，一部分脂肪就会分解供能，来填补能量的亏损，就达到了减肥的目的。打个比方来说，挣钱多、花的少，存款就会变多，挣得少、花的多，存款就会变少，这是一样的道理。总想着中个彩票或者马路边捡钱来个一夜暴富的愿望一般是不会实现的。减肥也一定要踏踏实实的才行，不要以为花点钱报个减肥班或者吃几副中药就能变成窈窕淑女或者长腿欧巴。

广告里说了，不节食、不运动就能减肥。这是一个美好的愿望，就像 200 年前能量守恒定律提出之前人们狂热地研究永动机一样荒诞。

减肥重要的手段就是减少能量摄入并增加能量消耗。

减少能量摄入最简单的办法应该就是节食了，而且只要坚持，就一定会成功。看到过纳粹集中营里的照片吗？里面的人都骨瘦如柴。另外，油脂的热卡非常高，有意地减少油脂和脂肪的摄入可以在一定程度上减少能量摄入。不可忽视的是，全脂牛奶、膨化食品、巧克力等食物中的油脂含量非常高，应小心提防；甜饮料和酒类看起来是水，喝进去能量可真不少，堪称长膘利器。至于什么食物含有多少能量，一定要做到心中有数，可以参照中国营养学会颁布的《食物成分表》。有些药物，比如奥利司他，可以产生油脂穿肠过、没有被吸收的效果。中药里的番泻叶、芦荟可以导致腹泻，干扰食物的吸收从而达到减少能量摄入的目的。

增加能量消耗最常见的办法是运动。无论你是跑步、游泳、练拳击和瑜伽都可以，只要消耗了足够能量就能达到目的。这些年北方雾霾很严重，户外运动前先看看霾表宜不宜锻炼，空气不好就转为室内活动。另外还有一种不推荐的减肥方法是增加基础代谢率，比如吃咖啡因或甲状腺素，或许真的能达到"不节食不运动"就能减肥的效果，就像肥猪吃了"瘦肉精"，但这是以牺牲健康为代价的，得不偿失。

为什么胖友觉得自己吃的比别人少，还比别人胖呢？这或许是因为你在吃饭的时候做了比较，而活动的时候没有做比较的缘故。如果胖友还是觉得这个回答不满意，我再透露一个深奥的原因，这与脂肪强大的保温特性有关。人是恒温动物，体温恒定在37℃，这个温度多数时间会高于环境温度，那么就会有一些热量从体内流失到环境中去。对于瘦子来讲，脂肪层比较薄，热量散失就多，摄入的很多能量都被用于维持体温消耗掉了。胖友则不然，脂肪层厚，就像穿了个棉大衣，热量损失少，一点点能量就可以维持体温了，在相同食量、相同运动量的条件下，剩余能量就多了。因此胖友要减肥，是要付出更多努力的。

怎样知道自己的能量摄入和消耗量的关系呢？有一个简单的办法就是称一下体重，体重没有下降自然是努力不够。胖友都喜欢问某种减肥方法会不会反弹？如果读到这里你还在问这个问题，应该从头再读一遍。不过我确实有一个秘笈，请不要告诉任何人：我有一个秤。

作者简介

姓名：贺小旭

性别：男

工作单位：航天中心医院重症医学科

学历及学位：大学本科

技术职称：主治医师

研究方向：危重症医学

通信地址：北京市海淀区玉泉路 15 号院

邮编：100049

E - mail：hexx1@126.com

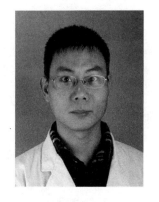

减肥——你选对方法了吗？

魏志宇

有人"曾瘦过"，也有人"还胖着"，但不管何种情况，人们对于窈窕身材的向往和追求，都是永恒不变的。带着寻找当年小蛮腰的愿望，无数人加入了减肥的大军，不吃主食、剧烈运动、服用减肥茶、减肥药以及采用一些稀奇古怪的方法。面对众多的减肥"妙"法，你会选择哪种呢？可千万不要越减越肥或者把自己减到医院里去。为了避免这种情况的发生，下面就聊聊关于减肥的一些误区。

首先，很多人认为不吃主食是非常有效的减肥方法，甚至曾因此将自己饿昏过去，可是事实真的是这样吗？当然不是！不吃主食不但不能减肥，还会对身体造成危害。

危害一：让维持生命的能量缺乏。主食是我们身体三大产能营养素之一——碳水化合物的主要来源，它是人体不可缺少的营养物质，也是人体重要的能量来源，人体所需能量的 50% 以上是由碳水化合物供给的。碳水化合物是红细胞唯一可利用的能量，也是神经系统、心脏和肌肉活动的主要能源。如果长期不吃主食，身体就会缺乏养料，造成头晕、乏力、心律失常、贫血等症状。

危害二：让体内"好煤"当"柴火"烧。如上所说，人体能量主要由碳水化合物，也就是主食来提供。如果不吃主食，我们的身体就会动用体内肩负着重要使命的蛋白质来代替碳水化合物供能，这就好比把炼钢的好煤当成了柴火，既浪费了重要资源，又影响了身体健康。

危害三：可能会越减越肥。不吃主食在短期内可能会有一定的体重下降，但只要恢复到正常饮食，体重就会出现反弹，甚至比减肥前还重。

危害四：患病几率提高并加速衰老。长期不吃主食的人会出现皮肤松弛、黯淡、变糙，还会引起失眠、贫血、闭经、浮肿、记忆力下降等表现，让人提前步入老年，而这绝对不是一个减肥者想要的结果。大量研究证实肥胖的真正原因是能量过剩，而高脂肪的饮食则是能量过剩的主要原因，富含碳水化合物的主食并不容易造成能量过剩。所以要想减肥，不能采取不吃主食的做法，而是要调整饮食结构，少吃高脂饮食，多吃蔬菜及水果，这样才能既减肥又不影响身体健康。

下面再说说运动减肥吧！运动是公认的减肥妙方，可有些人一直运动却不见效，还有些人因为运动进了医院，这是什么原因呢？是运动不管用吗？当然不是！而是走入了运动减肥的误区。首先，不是所有的运动都能起到减肥作用，只有那些有氧运动，例如快步走、骑车、游泳等达到 20 分钟以上时才能动用身体的内存，燃烧体内的脂肪，起到减肥的作用。而像短跑、俯卧撑、举哑铃等都属于无氧运动，只能增强体质，而与减肥无关。还有运动一定要适度适量，循序渐进，否则不但减不了肥，还会对身体造成伤害。有实例为证：曾有一个决心瘦成闪电的美女，之前从不运动，但为了梦想，在健身房里激情澎湃地骑了半个小时的动感单车，结果导致横纹肌溶解（简单说就是过度运动引起骨骼肌细胞破坏）住进了医院。

俗语说"一口不能吃个胖子"，同样减肥也不是一天两天就能看出效果的，它是一件需要毅力并且长期坚持的事情。所以为了健康，为了美丽，让我们从现在开始合理饮食，合理运动！

作者简介

姓名：魏志宇

性别：男

工作单位：中国航天科工集团七三一医院
　　　　　信息中心

学历及学位：本科　学士

职务：主任

技术职称：副主任医师

研究方向：骨科疾病诊治

通信地址：北京市 7204 信箱

邮编：100074

E - mail：18800098863@139.com

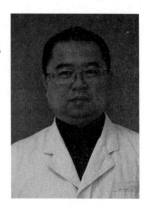

科学选择运动　实现减肥减脂

杨　光

目前，中国航天科工集团有限公司的科研生产任务异常繁重，广大干部职工工作生活节奏快，整天忙于工作、学习，加上现代社会的科技进步，日常生活电子化趋势，很多人由于缺少运动而导致身体处于亚健康状态，甚至成为"三高"人群。但如何科学地运动锻炼，改善身心健康状况、提高工作效率？需要给予科学的指导。

1. 健康公式

健康＝15％遗传因素＋10％社会因素＋8％医疗条件＋7％气候条件＋60％自我保健

通过公式，我们应该看到，健康主要是掌握在我们自己手里。重视健康、加强运动，永远都是健康长寿的不二法门。

2. 运动时的能量消耗次序

目前减肥减脂和保持身体健康理念已经成为人民群众选择运动的主要原因，要把多余的能量消耗掉，保持进食与体力活动的平衡，甚至负平衡，才能达到预期的效果。运动时能量消耗机体营养物质的顺序是不同的。运动前期以消耗葡萄糖为主，蛋白质为辅，脂肪很少参加。运动中后期，体内储存的糖元基本消耗殆尽，脂肪才开始分解供能。所以，为了达到运动减肥的效果，每次的持续时间和运动强度必须达到一定的最低标准，否则就达不到减肥减脂的目的。

3. 运动的选择

（1）要区分有氧运动与无氧运动

无氧运动是指肌肉在"缺氧"的状态下高速剧烈的运动，大部分是负荷强度高、瞬间性强的运动，主要功能是锻炼骨骼、肌肉、关节和韧带，起到强筋健骨的作用。常见的无氧运动项目有：短跑、举重、投掷、跳高、跳远、拔河、俯卧撑、肌力训练（长时间的肌肉收缩）等。

有氧运动是指人体在氧气充分供应的情况下进行的体育锻炼，是强度低、有节奏、持续时间较长的健身的主要运动方式。要求每次锻炼的时间不少于45分钟，每周坚持三到四天。常见的有氧运动项目有：瑜伽、步行、慢跑、滑冰、游泳、骑自行车、打太极拳、跳健身操广场舞等。

（2）运动减脂应以有氧运动为主

在实际运动中，有氧运动与无氧运动很少独立存在，只不过是谁占主导，所有高强度运动，都是有氧运动和无氧运动并存。在有氧运动时，人体消耗的氧是安静状态下的8倍。有氧运动是能量消耗的最佳运动方式，也应该是减肥运动的主要选择，目前普遍认为，长距离步行、慢跑、游泳等活动是适合的选择。

（3）推荐的运动形式

1）快走和慢跑是简单易行的有氧运动项目，每天快走和慢跑时间宜在40～60分钟，每周3～4次。跑步的速度依自身体质而定，一般以心率120～130次/分、运动者能边跑边说话为宜。

2）游泳是一项推荐的运动，尤其是对于有关节疾病的人和长期缺乏运动的人。训练的强度很容易控制在有氧域之内，又不容易造成运动损伤，每次应持续45分钟，每周3～4次。

3）集团内部很多职工爱打羽毛球，羽毛球属于无氧运动与有氧运动结合的运动。羽毛球运动量可根据个人年龄、体质、运动水平和场地环境的特点而定，可调整性极强。但如果强度过大，无氧运动占比较高，对于降血脂不利，而且比较容易造成膝盖、跟腱的运动损伤，需要加以注意。

4）乒乓球是集团干部喜爱的运动项目，属于脑力与体力结合的运动，是一项较好的有氧运动，长期锻炼，对人的心肺功能具有极大的好处。

4. 循序渐进，坚持运动

运动是身体健康的基础，每种运动都有自己的适合人群，没有任何可以成为拒绝运动的理由。希望我们集团的干部职工把握好科学运动的客观规律，探索最适合自己的运动方式，坚持运动的原则不能变，把运动当做生命的一部分，同时希望大家认识到，你的健康和快乐既是集团各级领导最大的期盼，更是对自己亲人的爱的最好表达！

作者简介

姓名：杨光

性别：男

工作单位：中国航天科工集团七三一医院

学历及学位：本科　学士

职务：党委书记兼副院长

技术职称：副主任医师

研究方向：普外科疾病诊治　健康管理

通信地址：北京市 7204 信箱院办

邮编：100074

E - mail：yangguangem@sina.com

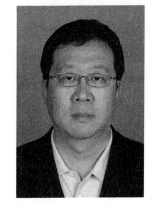

第十五篇

家庭护理篇

中暑急救该怎么做？

邓本立

夏日炎炎，全国各地持续高温，进入"烧烤模式"，炙热的阳光让街上的行人纷纷变成了一块行走的"烤肉"。19岁的军军（化名）参加了长跑比赛，没想到这一跑，就因为中暑跑进了医院ICU。

中暑都这么严重？！很多人肯定会有不解。经验丰富的急诊科医生就要提醒大家了，中暑不是小事情，一旦发展为热中风热衰竭，可导致多脏器功能衰竭，将会危及生命。

1. 19 岁大学生中暑住进 ICU

军军是一名军校生，今年19岁，平时身体素质好，经常跑步锻炼。上午艳阳高照，学校举行运动会，有军军报名的长跑项目。刚跑起来没多久，军军就开始脸色苍白，感到头晕、恶心，最后支持不住，晕倒在地。学校赶忙将军军送往医院救治，但在途中，军军已经开始抽搐、失去意识，并伴有呕吐咖啡渣样胃内容物等消化道出血症状。经过急救后，军军被收治住进了ICU，还需做进一步的检查和治疗。

急诊科医生表示，军军这种症状，医学上也称之为"热衰竭"，就是我们常说的"中暑"的典型症状。热衰竭进一步发展为热中风，须立即救治，如果不及时救治或者治疗反应差，可造成多脏器功能衰竭，最后导致死亡。

2. 热痱子其实也是中暑？

大部分人对中暑的了解可能都来自电视中的报道，对真正的中暑知之甚少。我们常说的中暑，医学上有个更专业的称呼：暑热病。常见的热痱子其实也是与暑热病相关的轻微热性疾病。

暑热病分为脱水、热痉挛、热衰竭、热中风四个阶段，其严重程度依次递进，部分互相重叠。

脱水常为先兆中暑，表现有头晕恶心、疲倦、口渴、唇干、尿少等。成人可饮用含盐的清凉饮料、茶水、绿豆汤等，若孩子有脱水症状，需根据其体重先按 15～10mL/kg 的计算进行补水（含盐分），后按每一刻钟 5～10mL/kg 连续补水 1～2 小时。如果孩子的尿色清晰或变浅，说明脱水纠正。否则进展为热痉挛，表现为肌肉抽搐、皮肤潮红、头晕虚弱等。高温环境下，如果大汗淋漓，感到头晕、心跳加速，并伴有恶心呕吐等消化道症状，要当心热衰竭。如继续进展至热中风，此时人体的体温调节机能崩溃，皮肤停止出汗，体温可达 41℃，出现意识状态改变如嗜睡，严重者会有抽搐、昏迷等，需马上送院救治。

3. 中暑时的紧急救护

夏天高温炎热，大家要注意做好防护措施，以防中暑。万一中暑了，应该怎么急救呢？

首先脱离高温环境，迅速将中暑者转移至阴凉通风处或空调房内休息，降低体温。先兆与轻度中暑者可饮用含盐清凉饮料，口服人丹、十滴水、藿香正气水等，用清凉油等涂擦穴位。然后是降温，办法有：环境降温（阴凉通风、电扇、空调）；体表降温（酒精敷擦、冰水浸浴 15～16℃）；体内降温（4～10℃、5%～10%糖盐水 1000mL 注入股动脉、胃内或灌肠）；药物降温常用冬眠灵等。同时要纠正水电解质、酸碱平衡失调，防治循环衰竭、休克及肾功衰竭。

作者简介

姓名：邓本立

性别：男

工作单位：中国航天科工集团七三一医院
　　　　　急诊科

学历及学位：本科　硕士

技术职称：主治医师

研究方向：脑血管病学，急诊医学

通信地址：北京市 7204 信箱急诊科

邮编：100074

E－mail：dengbenli@126.com

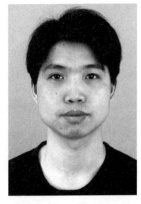

掌握急救知识　互救也是自救

郝　薇

面对生活中有人突发急症，我们应该怎么做？如果您能掌握一些简单的急救知识并伸出援助之手，或许可以挽救一条生命；如果人人都能掌握这些知识，就能更好地实现自救和互救！

如果有人突然倒地，首先不要慌乱、不要离开，要在周围环境安全的情况下做到"一判断、二呼救、三急救"，即先判断患者意识、呼吸，然后呼救，拨打 120 或 999 急救电话，告知地点、病情并保持通话畅通，再进行相应急救措施。

急救措施视具体情况而定。我国每天约有 1500 人死于心脏骤停，每年总死亡人数高达 54.4 万人，位居全球之首，其中 90％ 发生在医院外。如果判断为成人心跳骤停患者，我们要立即做心肺复苏：摆好急救体位（仰卧于平坦坚实的物体表面，解开衣领、裤带），做胸外按压。按压部位在胸骨下段、胸廓正中，按压频率 100～120 次/分，按压深度为胸廓下陷 5～6cm，胸壁下陷与回弹比为 1∶1，按压不能中断，然后开放气道、人工通气（对人工呼吸有不卫生、怕传染病等顾忌者，也可持续单纯胸外按压，同样有效），按压通气比例为 30∶2。2015 年 9 月，云岗电厂的一名职工在上班途中突发心跳骤停，同事一边呼救 120，一边为他做心肺复苏，120 到达后持续心肺复苏 6 分钟，患者即恢复自主心跳，互救——也许就在我们身边。

随着全国急救意识的普及，被誉为"救命神器"的 AED（自动体外除颤器）走入我们的视线，它是一种便携式、可供非专业人员使用的、抢救心源性猝死患者的医疗设备，它可以诊断特定的心律失常，并给予电击除颤。首都机场是该配备分布最密集的地方，如果我们拿到该仪器，打开后按照电极片图示部位贴于患者胸部（左乳外侧和右锁骨下方），按提示将电极线插入 AED 的相应接口，仪器会自动分析患者心电图，并提示是否进行除颤。选择除颤后，仪器充电并提示可以除颤，离开患者身体、按下除颤按钮，除颤完成并继续分析患者心律，操作简单，如果第一时间应用，很可能挽救患者生命。

　　突发昏迷除心脏疾病外，脑血管疾病较常见。发现患者昏迷，应立即将患者置于稳定侧卧位，防止呕吐物误吸，不要喂水、喂药，对抽搐的患者，可以试着按压人中穴（鼻唇沟的中点），将手帕等物卷成卷置于患者舌下，以防舌咬伤；如怀疑为一氧化碳中毒，应立即将患者移至通风处，清理口腔异物，注意保暖并立即求救；怀疑有毒气体中毒时，不可掉以轻心，要确保安全后再去救人；遇到意外电击患者，要立即切断电源，拨打急救电话并说明电击情况，对无意识、无呼吸者立即胸外按压；溺水患者，要将其口内异物取出，开放气道、人工通气、胸外按压；外伤特别是疑有颈部、胸部、腰部损伤者，不可轻易移动患者，要待医务人员指挥搬动。

　　掌握几点急救知识，可能会挽救一条鲜活的生命，保全一个完整的家庭！您的付出，让我们的生活更暖心、更安心！

作者简介

姓　名：郝薇

性　别：女

工作单位：中国航天科工集团七三一医院
　　　　　急诊科

当前学历及学位：本科　学士

技术职称：主治医师

研究方向：急诊内科

通信地址：北京市 7204 信箱急诊科

邮　编：100074

E - mail：wenwen5642@sina.com

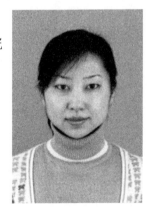

预防跌倒 我有妙招

闫　烁

跌倒（Fallen）是指患者突发的、不自主的、非故意的体位改变，倒在地上或更低的平面上。老年跌倒不仅是老年人的一种突发事件，而且是一种健康问题的并发症或疾病，它是机体功能下降和机体老化过程的反应，是一些慢性疾病的非特异性表现，是"衰老"造成意外伤害和导致老年人致残或致死的主要原因。

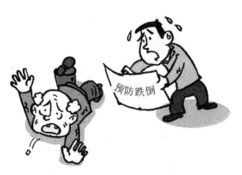

世界卫生组织（WHO）认为跌倒是老年人慢性致残的第三大原因，每年大约30％的65岁以上的老年人发生过跌倒，15％发生过两次以上。老年人跌倒后会造成身体器质性伤害、身体机能下降、心理障碍等，在老年人跌倒中，40％～70％会引起伤害，10％～11％有严重伤害，5％可造成骨折。

怎么判断老年人跌倒风险呢？临床使用最广泛、最简易的测量方式是平衡能力测量方式。

时间与平衡能力的关系

	男性	女性
非常好	110 秒以上	110 秒以上
较好	38～109 秒	36～109 秒
标准	13～37 秒	12～35 秒

续表

	男性	女性
较低	5～12 秒	4～11 秒
非常不好	4 秒以下	3 秒以下

1. 平衡能力测量方式

1）两手扶于腰间，紧闭双眼。

2）选择您认为站立较为容易的一条腿单腿站立。

3）抬起的那只脚可高可低，但不能与支撑的脚接触。

4）记录从开始到结束的时间。结束的标志是支撑脚移位或抬起的脚接触到地面。

5）进行两次测试，把较长的一次时间记下来。

6）两次之间可以变换支撑脚。

疾病因素、生理因素、心理因素、环境因素、行为因素、药物因素都会增加老年人跌倒风险，适量加强身体锻炼，通过科学的平衡能力练习，可以有效降低老年人跌倒的发生。

2. 平衡能力的练习方法

1）单腿站立：双脚与肩同宽站立，双臂向前伸直，一足后抬，膝部弯曲45°，保持这一姿势5秒或者更长时间。重复练习5次，而后换另一条腿。

2）坐立练习：在椅子上坐直（不要靠椅子的靠背），双臂交叉，在不依靠双臂的情况下，尽可能快地站直和坐下。重复这一练习10次。每天1～2次。

3）前脚跟碰后脚尖式行走：将一只脚放在另一只脚前，让前脚跟刚好碰到后脚尖。一次走 3m，每天重复练习 1～2 次。

4）侧步练习：面对墙壁，一条腿向一个方向侧步移动 10 次，另一条腿自然跟上。熟练掌握侧步后，可以试试舞蹈式的侧步移动，即右腿先向右侧移一步，然后左腿在身体后交叉移动到右腿右侧，然后右腿在身前越过左腿右移。重复该动作10次，然后再换方向进行。

跌倒是老年人疾病发生的一种危险信号，跌倒发生后一定要明确跌倒发生的原因，要判断和鉴别跌倒发生的各种危险因素；老年人发生跌倒后一般都应到医院就诊，就诊科室应是老年跌倒门诊或老年综合评估室，如医院没有这些科室设置，应根据跌倒损伤的具体情况到相应科室就诊。

对老人尽一份孝心，给社会添一分和谐。

作者简介

姓名：闫烁

性别：男

工作单位：航天中心医院老年医学二科

当前学历及学位：专科

技术职称：护士

研究方向：老年护理、危重症护理

通信地址：北京市海淀区玉泉路15号院

邮编：100049

E-mail：yan7062619@vip.qq.com

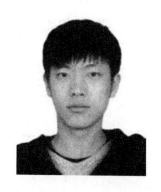

吃东西"呛到了"怎么办？

高希景

吃东西"呛到了"专业上叫气道异物。如果较浅，通过有意识地咳嗽就可解决问题，但是若异物较深进入喉部及以下，就会引起窒息，非常危险。这种事故多见于7岁以内儿童，尤其是刚学会走路至3岁的小孩。此年龄段的小儿会厌软骨发育不健全，当婴儿呛奶，小儿口中含物说话、哭笑、打闹、跑跳时，容易将口含物吸入气道引起气道阻塞甚至窒息，死亡率很高。成年人尤其是老年人由于感知觉功能减退、咽喉部肌肉松弛，进食过快、食物较黏等原因，异物进入气道的现象也时有发生。

1. 如何判断有异物进入气道？

异物进入气管，患者会剧烈呛咳、喉鸣、声嘶、甚至呼吸困难。若异物直接堵塞声门，患者会突然屏气不语，口唇面色青紫，甚至呼吸停止。患者往往会在数分钟内因窒息缺氧而死亡。这个时候情况十分危急，救助者不要慌忙抬着患者去医院，仅仅几分钟的时间不仅无法赶到医院实施抢救，还会贻误宝贵的抢救时机。这就需要我们具有现场急救的一些技能。

2. 如何急救？

救护者首先应清除患者鼻腔口腔内的呕吐物或食物残渣，但不要试图用手把气管内的异物挖出来，这样容易导致异物进入更深。可采用以下急救方法。

（1）婴幼儿（3 岁以内）的急救方法

①背部叩击法

让婴儿趴在救护者一侧前臂，面部朝下，用手支撑头颈部并固定，头部要低于躯干，拍其背部 5 次。

较大的幼儿可让其趴在救护者一侧大腿上，头面部朝下同样拍背 5 次。检查口腔，若异物仍未排出，将患儿翻转仰卧，用食指、中指冲击性按压患儿上腹部 5 次，要刚中带柔。检查口腔，若异物排出，迅速取出；若未能排出，反复进行背部叩击和胸腹部冲击。

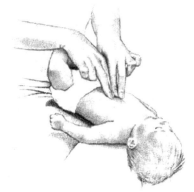

②倒立拍背法

较大幼儿也可倒提其两腿，头朝下，轻拍其背部，这样可以通过异物的自身重力和呛咳时胸腔内气体的冲力，迫使异物向外咳出。

（2）成人急救法

①互救腹部冲击法

救护者站在患者身后，双臂从背后围抱住其上腹部，一手握拳，拳心向内按压于患者的肚脐和肋骨之间；另一手掌捂按在拳头之上，双手急速用力向里向上挤压，反复实施，直至异物吐出为止。如果患者意识不清，体重较大，可用仰卧腹部冲击法，同时呼叫 120。救助者骑跨在患者髋部两侧；一只手的掌跟置于患者上腹部，两手掌跟重叠，合力快速向上、向内有节奏冲击患者的腹部，连续 5 次，可重复操作若干次，检查口腔，如异物被冲出，迅速用手将其取出。

②自救腹部冲击法

患者若意识清醒，当时无其他人在场相助，打电话又困难，可进行自救。将上腹部压在坚硬物上，如：桌边、椅背和栏杆处，连续向内向上冲击 5 次，可重复操作，直至异物排出。

（3）儿童急救法

方法同成人，只是注意立位时救助者对于身材较小的儿童可采用前腿弓、后腿蹬的姿势站稳，然后让患儿坐在自己弓起的大腿上，并让其身体略前倾。双臂分别从患者两腋下前伸并环抱患儿施救，注意力量较成人弱。仰卧位推压上腹部时也要注意推压的力量不可过大。

实施上述方法要注意一边施救一边呼救。上述方法不能奏效，需立即就近送医院救治。

如何预防：

1）宝宝的身边不可以没有大人，注意吐奶情况发生。

2）不要给婴儿吃各种坚果、花生、果冻等大块的食物。

3）检查婴儿活动的范围内是否安全，如是否有钱币、图钉、小纽扣等；给宝宝的玩具要安全，检查玩具上的小部件是否容易掉落。

4）避免儿童口含食物哭闹、跑跳、大笑。

5）老年人进食勿过快，避免吃太黏的食物，如年糕、糍粑、月饼等。

作者简介

姓名：高希景

性别：女

工作单位：湖南航天医院

学历及学位：本科　学士

技术职称：副主任医师

研究方向：急诊急救

通信地址：湖南省长沙市岳麓区枫林三路

189 号

邮编：410205

E－mail：1656985074@qq.com

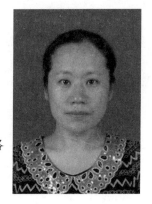

烫伤了怎么办？

余巧霞

一旦意外被烫伤了，你该如何处理？第一时间正确处理伤处，可减轻痛苦、减轻损伤、避免进一步伤害，烫伤后正确处理请记住五个字：冲、脱、泡、盖、送。

一冲：立即打开水龙头冲洗至少15分钟，目的是中和余热，尽可能减轻损伤，这是烫伤急救最关键的一步。

二脱：在冲够时间后，再轻轻脱下患处的衣服，目的是避免余热的持续损伤，脱下有困难时可用剪刀剪开衣服，但如果衣物已经严重粘连，就不要硬脱，否则可能连皮肤一起撕下来，造成二次伤害，这时只需把伤处周围的衣服剪开即可。

三泡：经过前两步的处理，用一盆冷水浸泡约30分钟，不要冰敷，因为冰敷温度太低，会导致创面下血管强烈收缩，不利于伤口恢复。不要涂酱油、牙膏等，会给后续医师查看创面和大小、深度及治疗带来困难。

四盖：用清洁敷料覆盖伤口以保护创面被外界污染或碰伤。

五送：处理完上述四步后就送医院进一步治疗。

作者简介

姓名：余巧霞

性别：女

工作单位：柳州长虹航天技术有限公司职
　　　　　工医院

学历及学位：本科　学士

职务：院长

技术职称：副主任医师

研究方向：内科学及医院管理

通信地址：广西壮族自治区柳州市柳北区
　　　　　柳长路 611 号

邮编：545012

E - mail：1318165116@qq.com

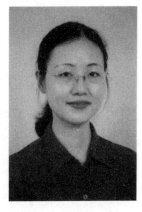

烧伤的早期处理

李云青

烧伤一般指热力，包括热液（水、汤、油等）、蒸汽、高温气体、火焰、热金属液体或固体等，所引起的组织损伤，主要是指皮肤和粘膜，严重者也可伤及皮下和粘膜下组织，如肌肉、骨、关节甚至内脏。火焰、蒸汽、高温液体、高温金属等是热力烧伤最常见的致伤原因。

在家居中发生的烧伤及烫伤大部分都是轻度烧伤，有数字统计2/3的烧伤都是在家中发生。烫伤多数在儿童中发生，弄翻的热水和热食物都是引起烫伤的主要原因。烧伤及化学性灼伤多数在青年及成年人中发生。对于烧伤处理，预防永远胜于治疗。

烧烫伤的急救原则：迅速移除致伤原因，使伤员脱离现场，并及时给予适当的治疗和做好转送前的准备工作。烧烫伤的早期急救很重要，要保持镇定。

早期处理方法可概括为"冲、脱、泡盖、送"。冲：以15～20℃流动的冷水冲15～30分钟，快速降低皮肤表面热度。脱：充分湿润后再小心除去衣物，尽量避免将伤口的水疱弄破，必要时可用剪刀剪开衣物，并暂时保留粘住的部分。泡：继续浸泡于15～20℃冷水中15分钟，可减轻疼痛及稳定情绪；但要注意大面积烧伤伤患，尤其是小孩和老人，应避免过长时间浸泡于冷水中而致体温流失。盖：用干净的毛巾、布单或纱布覆盖伤口，不要任意涂上外用药物或民间偏方。送：除去极小且极浅（仅一度烫伤）的烫伤外，最好送往邻近的医院做进一步的创面处理，若伤势较大需要住院治疗，则最好送到设施条件好、经验丰富的烧伤专科。

　　特别提醒注意的是，烧烫伤后，千万不要给伤处涂抹酱油、醋、碱、牙膏或紫药水之类的东西，这样不但不能减轻伤情，而且会继续刺激创面，加深受伤程度，增加感染机会，到医院后也给医生的诊治造成了困难，在冲洗这些涂抹物的时候会加重伤员的痛苦。

作者简介

姓名：李云青

性别：男

工作单位：南京晨光集团有限责任公司晨光
　　　　　医院

学历及学位：本科学历

职务：外科主任、综合科副主任

技术职务：副主任医师

研究方向：烧伤整形

通信地址：南京市秦淮区正学路 1 号

邮编：210006

E - mail：liyunqingnj@sina.com

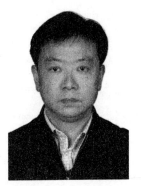

被动物咬伤、抓伤后一定要打狂犬病疫苗吗？

代明岩

"医生，我被自己家狗挠了一下，用不用打狂犬病疫苗啊？""医生，我被小乌龟咬了，用不用打狂犬病疫苗啊？"这是我们狂犬病门诊医生经常被问到的问题，那么被动物咬伤、抓伤后到底需不需要打狂犬病疫苗呢？下面就跟大家聊聊关于狂犬病的一些问题。

狂犬病又名"恐水症"，是由狂犬病病毒引起的一种传染病，至今没有任何可以治愈的药物。人被患病的动物咬伤或抓伤后，如果进行及时规范的处理，这个病就能完全预防；但如果伤后未进行处理，就会出现狂犬病的临床症状，如恐水、怕风、恐惧不安，咽肌痉挛、进行性瘫痪等，这时死亡率将达100％，也就是说狂犬病是一种可防不可治的高致死性传染病。

狂犬病，从病名即可知道狗是狂犬病的主要传染源，那么只有被狗咬才会得狂犬病吗？正确答案：当然不是的！狂犬病由哺乳动物中的肉食目动物和蝙蝠类传播。我国2016年《狂犬病预防控制技术指南》指出，导致狂犬病的主要动物是狗，约占90％；其次是猫，占5％左右，其他致伤动物包括马、松鼠、猪、蝙蝠、猴和獾等；啮齿类（就是各种鼠）和兔形目（包括家兔和野兔）极少感染狂犬病；禽类、鱼类、昆虫、龟和蛇等不传播狂犬病。

那么狂犬病是如何发病的呢？我们通过狂犬病致病机理图来给大家介绍说明。

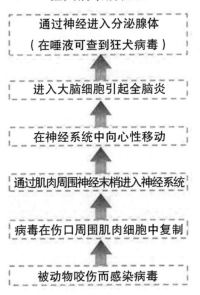

狂犬病致病机理

通过神经进入分泌腺体
（在唾液可查到狂犬病毒）

↑

进入大脑细胞引起全脑炎

↑

在神经系统中向心性移动

↑

通过肌肉周围神经末梢进入神经系统

↑

病毒在伤口周围肌肉细胞中复制

↑

被动物咬伤而感染病毒

说完了狂犬病的发病机理，我们就进入了狂犬病预防的重点，那就是被患病的动物咬伤或抓伤后，如何进行及时规范的处理。按照卫生部CDC的《狂犬病暴露后预防处置流程图》的要求，人被动物咬伤或抓伤后首先应该对伤口暴露进行分级，然后按分级进行处置。具体分级及处置情况见下表。

分级	定义	处置
I 级	接触或者喂养动物,或者完好的皮肤被舔	无须处置
II 级	裸露的皮肤被轻咬,或者无出血的轻微抓伤、擦伤	立即处理伤口 接种狂犬病疫苗
III 级	单处或者多处贯穿性皮肤咬伤或者抓伤,或者破损皮肤被舔,或者开放性伤口、粘膜被污染	立即处理伤口 注射狂犬病被动免疫制剂 随后接种狂犬病疫苗
特例	II 级暴露者免疫功能低下;II 级暴露位于头面部且致伤动物不能确定健康者	按 III 级暴露处置

下面针对表中的处置方式给大家做个详细说明：

1）立即处理伤口：被动物咬伤或抓伤后，要立即用肥皂水（狂犬病毒在肥皂水中可以灭活）和流动的清水交替冲洗伤口至少15分钟，有条件的话可以用碘伏消毒，这样能最大限度地清除伤口内的狂犬病毒。

2）接种狂犬病疫苗：由于狂犬病发病死亡率100％，可防不可治，所以狂犬疫苗接种没有任何禁忌！包括孕妇及哺乳期妇女！目前我国推荐的狂犬病疫苗接种方法有两种——5针法和4针法。5针法为在动物致伤的第0、3、7、14和28天各接种1剂；4针法为在动物致伤的第0天接种2剂，第7天和第21天各接种1剂，也称"2－1－1"程序。

3）注射狂犬病被动制剂：狂犬病疫苗诱导产生抗体需要1～2周时间，而狂犬病潜伏期最短只有5天，在这段时间里人体内没有抗体的保护，所以对于Ⅲ级伤口还需注射狂犬病免疫球蛋白，它有利于中和局部残留的病毒，降低病毒量，为诱发主动免疫赢得时间。

狂犬病是如此可怕的一种疾病，所以人被动物咬伤或抓伤后一定要第一时间评估是否有患狂犬病的风险，不要觉得是自己家养的狗、猫就一定没事；也不要觉得是轻微咬伤或抓伤，皮肤没有明显流血或破损就不注射狂犬病疫苗；更不要觉得老鼠和兔子传播狂犬病非常罕见就掉以轻心，一定要及时就诊，获得正确的伤后处理！当然，健康的动物是没有传染性的，也不要谈犬色变！

作者简介

姓名：代明岩

性别：女

工作单位：中国航天科工集团七三一医院
急诊科

学历及学位：本科　学士

职务：主任

技术职称：副主任医师

研究方向：急诊急救

通信地址：北京市 7204 信箱

邮编：100074

E-mail：15110121373@.163.com

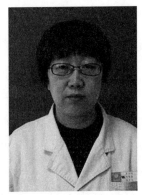

生活方式与健康

梁　辰

俗话说的好，身体是革命的本钱。在科技不断发展的今天，健康对我们来说实在太重要了。

世界卫生组织对人的健康评价认为人的健康获得：15％取决于遗传因素，10％取决于社会条件，8％取决于医疗条件，7％取决于自然环境，60％取决于个人的生活方式行为。所以说正确的生活方式对于我们的健康是十分重要的。

我们常认为，生病时身体一定会出现各种症状。比如：感冒了会打喷嚏，发烧了会全身乏力，肠胃炎会恶心呕吐……但有些疾病的来临却悄无声息，初期几乎没有任何症状，就像身体被病魔捂住了嘴巴，不能发声，一旦被发现，往往已经比较严重了。例如：高脂血症、适应性高血压、脂肪肝、隐性冠心病、早期乳腺癌和宫颈癌、肝血管瘤、肝肾囊肿、腹主动脉瘤等，这些疾病早期多半以上可能无任何症状，但是如果任其发展，很可能恶化病变，只有通过体检才能发现。每年做一次体检，除了常规检查，还可以给体检做加法。40岁以上，增加骨关节、心血管系统、内分泌系统、肿瘤标志物等检查项目。50岁以上，胰岛素释放检查、葡萄糖耐量试验。60岁以上，神经内科、B超、经颅多普勒、脑电图、眼底照相以及血糖、血流变和肝肾功能检查。40岁以上的女性，每年一次妇科检查，如乳腺癌筛查、妇科检查、宫颈涂片检查等。65岁以上的女性，每年检查骨密度。对查出的无症状疾病，不仅要积极治疗，还要定期复查治疗效果并进行评估，必要时修改治疗计划，谨遵医嘱。

饮食方面，多吃绿色蔬菜，不但可以补充足够的抗氧化素，保护眼睛的健康，让眼睛免受外界的侵害，同时可以减小患关节炎的可能性。所以不妨在每日的饭桌上多一点绿色蔬菜，例如芹菜、黄瓜等都对健康大有益处。多吃鱼类，鱼肉中含有丰富的镁元素可以润肺、补肺，从而缓解哮喘病的症状。有些人的皮肤一旦受到小小的碰撞和伤害就会变得青一块紫一块的，这是因为体内缺乏维生素（尤其是维生素 K）的缘故。补充维生素 K 的最合适途径就是多吃花椰菜，据调查显示，每周吃几次花椰菜会使血管壁加厚、加强，且不容易破裂。还有喝醉了酒，不仅仅是翻江倒海的呕吐让人非常失态，而且会造成体内的钾、钙、钠等元素的大量流失，醉酒呕吐后一定要及时补充钾、钙、钠等养分。最简单易行的办法就是喝些西红柿汁，因为西红柿汁中丰富的钾、钙、钠成分刚好补充了体内流失的元素。

我们每个人都应为自己的健康承担主要责任，每个人又应在不同的生活"圈子"里选择自己的生活方式。如果你要想获得健康，就应该了解、控制自己的行为、习惯，从获得健康的角度趋利避害。如：远离烟酒；保证睡眠（成年人每天不少于 5 小时，不多于 10 小时）；营养平衡；坚持适量运动；提高心理应激能力；定期体检（千万不要走入"自我感觉良好"的误区）；适当性生活到老；遵医嘱服药；不乱用和滥用保健品（药）和精神药物；遵守交通规则等。

黑格尔说，方法是一种不可抗拒的至高无上的力量。生活方式与健康是一种因果关系。健康的生活方式能够让人拥有健康，获得长寿！

作者简介

姓名：梁辰

性别：女

工作单位：沈阳市二〇一医院

学历及学位：本科

技术职称：护士

研究方向：护理

通信地址：沈阳市大东区新东一街 12 号

邮编：110043

E－mail：1066358844@qq.com

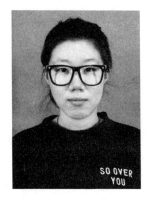

节日期间常见的消化系统疾病——急性胰腺炎

杨友鹏

2017 年已经过半，我们轻松愉快地度过了春节、五一小长假，马上就要到孩子们放暑假的时间了，之后便是大家期待已久的国庆长假了，相信很多家长会利用这段时间申请休假，做好出游计划，又或者大学生们趁着放暑假的时间约上三五好友，一起出行，尽览美景之余，尝遍各地美食也是必不可少的一个项目。但在这里想要提醒大家的是，很多人由于长假里作息安排不科学，生活节奏不规律，加上暴饮暴食，会导致身体出现各种心理及生理上的异常反应，也就是我们常说的"节日病"。

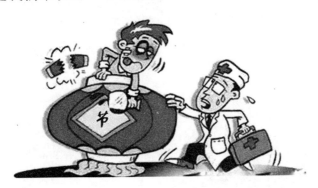

节日期间，亲戚朋友相聚，"享美食、饮美酒"几乎是每日"必修课"，开怀畅饮之余很容易诱发一种常见而且可能致命的节日病——急性胰腺炎。急性胰腺炎是一种常见急腹症，往往发生在有胆结石病史的患者中。既往有胆结石病史，再加上进食大量油腻食物，很容易诱发急性胰腺炎，但是并不是没有胆结石病史就不会发生胰腺炎，健康人群大量饮酒、暴饮暴食等都可诱发胰腺炎。

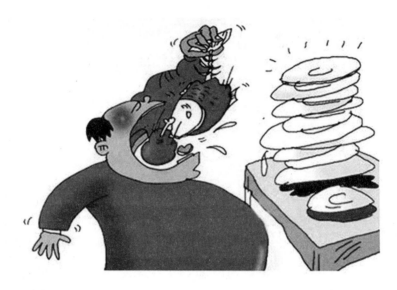

急性胰腺炎症状轻重不一，轻症胰腺炎症状相对较轻，重症胰腺炎则起病急骤，症状严重，进展迅速，并可出现休克和各种严重致死并发症。主要表现为上中腹部疼痛，可阵发性加剧，当并发腹膜炎时疼痛可弥漫全腹，可有明显压痛和反跳痛，另外尚有恶心、呕吐、腹胀及发热等症状。重型胰腺炎可并发休克、水电解质紊乱和酸碱平衡失调，甚至并发多器官功能衰竭，抢救不及时可导致死亡。

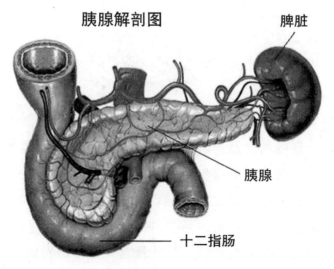

胰腺解剖图

脾脏

胰腺

十二指肠

急性胰腺炎诊断常需结合临床症状、抽血化验及腹部 CT 等影像学检查综合评判。对于确诊急性胰腺炎的患者来说，大部分患者经过禁食水、减压补液，以及抗炎、使用酶抑制剂等常规治疗而缓解，仅有少数患者可能演变成重症胰腺炎。对于重症胰腺炎除积极应用上述基本治疗外，还要及时处理及预防各种并发症的发生，必要时可能需要外科手术治疗。急性胰腺炎不仅使患者心理生理饱受摧残，而且花费巨大，严重影响人们的生活质量。

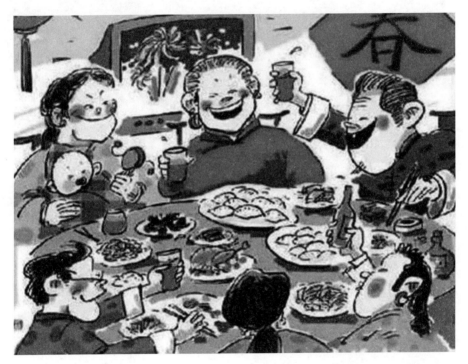

在这里提醒大家，预防急性胰腺炎的发生，关键在于切忌暴饮暴食和酗酒，特别是有胆道疾病的患者，更应注意饮食清淡，严格戒酒。如果万一有腹痛、恶心、发热等症状发生，及时就医，防患于未然。

最后，在节假日期间，要善待自己的身体，不要让疾病趁火打"节"。

作者简介

姓名：杨友鹏

性别：男

工作单位：航天中心医院消化内科

学历及学位：研究生　硕士

技术职称：主治医师

研究方向：消化疾病的诊断与治疗

通信地址：北京市海淀区玉泉路 15 号院

邮编：100049

E－mail：yangyoupeng7@163.com

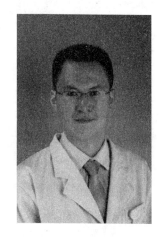

胸部慢慢变大的罪魁祸首竟是猫

刘锦文

喜欢养猫咪的"铲屎官"们要注意了，可爱猫咪竟是"隐形杀手"，舔舐抓咬或将有生命危险！

近日，湖南航天医院普外科收治一名特殊的患者，身体一向不错的刘先生得了"怪病"。半个多月前，他发现左胸部慢慢变大，发展为肿块，赶紧到医院进行治疗。普外科刘德见主任医师与黄焱主治医师详细问了病史后，怀疑刘先生的怪病可能与猫有关，建议其住院检查治疗。

原来，半个多月前，在深圳居住的外孙回长沙过寒假，得知小外孙喜欢小猫咪，于是刘先生为了投其所好就托人在市场买了一只可爱的小猫咪，刘先生与外孙天天好吃好喝地照顾着它。可没想有次在与小猫咪的玩乐中，他左胸部被小猫咪抓伤并出血。刘先生当时没有特别在意，简单消毒后，以为就没事了，谁知道惹上了病。入院经相关检查后，予以手术切除。刘先生的病检结果为左侧胸壁肉芽肿性炎，见星状坏死，小脓肿形成，结合患者近期有被猫抓病史，他被确诊是患了"猫抓病"。在对症用药治疗 10 天后，刘先生现已痊愈出院。

1. 何为猫抓病？

猫抓病是由汉氏巴尔通体经猫抓、咬伤后引起的以局部淋巴结炎为主要特征的传染性疾病。猫抓病的病原菌是汉氏巴尔通体。猫是本病的带菌者，病菌通过猫的跳蚤在猫与猫之间传播，没有证据显示有人与人之间相互传染。人通常是在被猫抓伤、咬伤或与其密切接触后而感染。常易与结核相混淆。要是医生的经验不够丰富，说不定这病还会变成"漏网之鱼"。

猫抓病临床表现因多样易误诊。典型的表现是在被猫抓伤或咬伤的部位出现类似昆虫咬伤的小皮损，3～10天后在抓痕处形成圆形、棕红色、无痛的丘疹，1～2周后出现淋巴结肿大。受累淋巴结以肘部、腋部和颈部居多。多数有触痛，少数可化脓。部分患者有发热、全身不适及肝脾大的表现。重症者及免疫系统损伤的宿主，如不治疗有致命危险。

2. 怎样预防猫抓病？

1）要特别注意宠物卫生，要做到定期给宠物猫体检、修剪爪甲、灭虱、灭蚤，猫、犬的排泄物要妥善处理，以免污染水源。

2）需避免被动物咬、抓伤，尤其在春季动物发情时，不要和宠物过分亲密接触，要特别注意与流浪猫狗保持距离。

3）接触宠物后要及时洗手，被猫、犬等动物抓伤后立即用碘酒或莫匹罗星软膏外用消毒处理，并及时上医院注射狂犬疫苗，定期观察局部淋巴结。出现较明显的症状及时就医。

作者简介

姓名：刘锦文

性别：女

工作单位：湖南航天医院

学历及学位：本科　学士

职务：女职工委员会委员

技术职称：护师、助理政工师

研究方向：护理、医院管理

通信地址：湖南省长沙市岳麓区枫林三路189号

邮编：410205

E - mail：jinwenatwhere@163.com

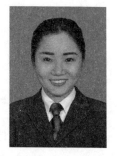

水银体温计不小心摔碎了怎么办?

唐 柳

水银体温计是目前国内医院主要使用的体温测量器材。临床上医护人员、患者及家属在使用体温计时触碰硬物、不慎将体温计掉落地面导致摔碎或折断体温计，均可能造成水银外漏。

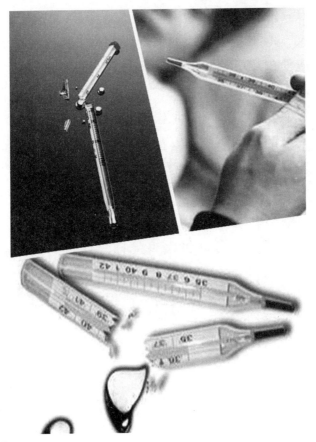

汞，俗称"水银"，是一种黏度小，易流动，在常温下即能蒸发的液态金属，其表面张力大，完整的皮肤基本上不吸收汞，但汞

蒸气具有高度亲脂性，能透过血脑屏障引起中枢神经系统的毒性。环境中的汞可经呼吸道、消化道、皮肤粘膜进入机体引起体内器官不同程度的损害，最常见的是肺。

水银体温计意外破碎的紧急处理流程如下：

1）打开门窗，通风换气，最好将室温降到＜16℃，室内人员撤离房间。

2）遇到体温计破损，水银泄漏，正确收集并处理泄漏汞滴。根据汞滴的大小，可采用不同方法收集：

·较大的汞滴可用稍硬的纸或湿润棉签收集，将汞滴装在封口瓶或专用的有盖容器，液面加入少量水、油或 5％硫化钠溶液等覆盖抑制汞蒸发。或用一次性注射器抽吸收集，再抽吸少量水后密封保存，建议应使用 20mL 注射器或相同针头直径的针筒，去除针尖部分后抽吸使用。

·对不能完全收集起来的水银，根据撒落地面的水银面积，剪取几段适宜长度的宽透明胶带，把胶带贴在落有水银的地面上，透过胶带可以看见水银，用手指按压胶带，使水银粘在胶带上，然后小心揭去胶带，把胶带叠成小块，水银面被叠在里面，收集后放入专用的有盖容器中。

·在应急情况下，可以将生鸡蛋打碎后代替硫磺粉覆盖在汞滴上。

3）遇到洒落水银用硫磺覆盖，使生成不挥发的固体硫化汞，然后收集。建议每个护理单元配备一小瓶硫磺。

4）清扫污染垃圾，包括打碎的玻璃，装于密闭容器内，妥善保管。

5）有条件时，可用小电扇对着可能遗留汞滴的地方吹风，促使汞滴尽快挥发。

6）若汞滴散落在被褥、衣服上面，应尽快找出汞滴，并按上述方法进行处理，还要将被污染的被褥和衣服在太阳下充分晾晒。

7）由于水银在常温下即可蒸发成气态，很容易被吸入呼吸道，引起中毒，所以，处理散落在地的水银时最好戴上口罩及手套。

作者简介

姓名：唐柳

性别：男

工作单位：柳州长虹航天技术有限公司职
　　　　　工医院

学历及学位：本科　学士

职务：综合科主任

技术职称：临床医师

研究方向：内科学及相关科室管理

通信地址：广西壮族自治区柳州市柳北区
　　　　　柳长路 611 号

邮编：545012

Email：59463348@qq.com

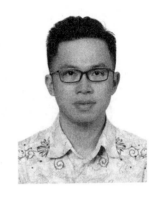

高考来临之际　家长能做点啥？

田连英

孩子要高考了，很多家长为此紧张、担心。那么作为家长应该怎样做才是对孩子真正的帮助？

1. 高考，把整个家庭带入"焦虑"状态

"高考日益临近，看孩子一阵儿慌乱，一阵儿又无所谓的样子，我不知道该怎么办。说了，孩子不爱听；不说，我自己忍着难受。毕竟寒窗苦读十二载，在此一搏了。为了不影响孩子的高考成绩，为了帮助到孩子，作为家长，我到底该怎么办？"这是一位在航天中心医院挂号候诊的两个妈妈愁眉不展的聊天情景。事实上，这也是很多高考家长的苦恼。

高考，大多数人一生经历一次，作为应激性事件，无疑会把整个家庭带入这种焦虑的状态，即由有序的阶段，向不确定的新阶段过渡。而且，这个特殊的阶段也往往伴随着"分离"的发生。之后，大多数孩子将离开家，独立展开自己的人生轨迹。

如何应对"焦虑"和"分离"？需要家长考虑和权衡，不断地思量，并付诸行动。事实上，适当的焦虑，给家庭带来的是振奋。成功地把握情境，整个家庭将会因这种经验，更为成熟、更加坚强，以饱满的热情，迎接即将到来的高考。所以，感谢这样的"危机"，"危机"给家庭的每个成员都获得成长和发展的契机。

2. 此时此刻父母的角色

高考在即，父母能为孩子做点什么？您的孩子，需要您的"陪

伴"。这种陪伴，是以独立的、有自己想法和感受的陪伴者出现在孩子身边，而不仅以父母的角色出现。即"此陪伴非彼陪伴"。

现提出几条建议供父母们参考。

首先，如果父母在家，要保证孩子营养的均衡，可以做孩子喜欢的饭菜，给孩子提供安静整洁的学习环境等。同时，父母也要有能力照顾好自己的生活。因为父母的焦虑会传播给孩子，父母照顾好自己是给予孩子正能量的首要保障。

其次，亲朋好友们的关注，有张有弛。一旦家庭遇到困难，亲朋好友可以帮忙解决问题。父母要有能力保护好自己的孩子以及核心家庭，抵挡住来自外面的压力，比如来自老师或长辈对孩子的过高期待。父母要允许孩子遵从自己内心的渴望，赋予生活的意义，更多成为自己期盼成为的样子。

第三，来源于父母的支持和信任重于泰山。做合格的父母，与孩子沟通中，既参与孩子的互动，又能与孩子保持适宜的距离。每位父母都要了解自己的能力、梦想和价值观，同样也需要了解自己的孩子。父母有自我的感受和愿望，也能体会到孩子的想法、感受和愿望，父母能够明确在某种情境之下孰是孰非，并且能够采取有效的行动。父母不会感到孤独，而是知道去哪里寻求支持和帮助。

最后，父母在有限的时间里，保证好自己的身心健康，就是给考生最有力的家庭支持。虽然说："有妈的孩子是个宝"，但对于考生来讲，无论父亲还是母亲在场，都会让孩子拥有安全感，父母的情绪稳定与心情舒畅，是保障孩子积极主动学习的有力武器。

神经生物学研究发现，人的大脑一直到老都在改变，每当我们心情好的时候，当我们惊奇地体验一些积极美好的东西时，包括巧克力、美妙音乐、动人的话、好看的相貌等，此时大脑中的一种神经递质系统"多巴胺"系统会被激活，神经可塑性最强大，大脑学习的意愿就会增加。积极快乐的情绪能够增强注意力和开发创造力。

此外，父母需要了解孩子这一特定发育阶段的特点，能更好地与孩子相处，并提供必要的支持。孩子的健康成长离不开有益的尝试。面对孩子，我们不能嘲笑，不该动不动就拒绝、否定、批评，而需要充分地进行换位思考。孩子会碰到很多问题，大多数时候，他们只是有些混乱，注意力不够集中，忽略了重要细节。很多人认为，孩子是故意心不在焉，把大人的话当耳旁风，其实这些认识是错误的。作为父母，下决心直面问题，改进自己的教育方法，才是明智之举。

面对高考，父母应该做的是和孩子一起，改变能改变的部分，接受不能改变的部分；设定现实的目标，并为之努力；换位思考，正确理解孩子面对高考巨大压力的不容易，不给施加更大的压力。同时，父母要关注自己的需求，父母最好的状态就是给孩子最有力的家庭支持。孩子看到他最爱和在乎的父母活得滋润和洒脱，也就可以安心地去追逐自己的梦想了。

最后预祝全体考生们用最饱满的状态迎接高考，一起加油！

作者简介

姓名：田连英

性别：女

工作单位：航天中心医院永定路社区服务
　　　　　中心

学历及学位：大专

技术职称：护师

研究方向：心理学

通信地址：永定路 57 号院 213 楼 1 层咨
　　　　　询室

邮编：100039

E-mail：TLY721@126.com

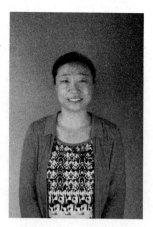

小心泡脚

迟国庆

患"老寒腿"的人群中中老年人居多。"老寒腿"主要表现为下肢感觉发凉、麻木，走路没力、下肢疼痛，很有可能是下肢动脉硬化性疾病造成的。中医认为泡脚具有疏通经络、活血化瘀的作用。尤其秋冬季，很多人以热水泡脚来养生，但对于一些血管疾病患者，热水泡脚往往带来的却是病情加重或恶化。从现代医学角度看，泡脚的时候，局部温度增加，会导致动脉扩张，尤其是皮肤血管，活血化瘀的说法大致来源于此。但热水泡脚，并不能扩张闭塞的血管。医学研究已有定论：周围温度的升高，可以增加组织的耗氧量，加重缺血，加重病情。所以有腿疼症状的老年人需要注意，慎重泡脚。

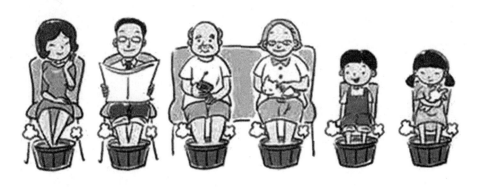

1. 哪些疾病不宜泡脚

糖尿患者不能烫脚，这一点随着电视、网络健康科普的不断深入，也逐渐被更多人所熟知。糖尿病会导致患者发生周围神经病变、血管病变，或两者同时存在。由于神经不敏感，糖尿患者很容易在泡脚时局部过热导致烫伤，而血管病变导致血供很差，烫伤后难以恢复，可能溃烂、截肢。

另外，静脉曲张患者也不要泡脚，本身就曲张的血管会由于受热而扩张，症状会进一步加重；心血管患者泡脚也要当心，一方面心血管病和周围血管病都属于动脉硬化症的范畴，冠心患者接近三分之一有下肢缺血的问题，下肢缺血患者也有近一半合并冠心病；另一方面，因为泡脚提高组织代谢，全身也会出汗，会大大增加心功能的输出，加重心脏负担。

2. 双脚冰凉怎么办？

最好的办法是注意保暖，穿厚一点的鞋、袜子，在屋里用被子裹一裹，尽可能减少双脚热量的散失，想通过几分钟的烫脚"活血化瘀"，一劳永逸把血管打通是不太可能的，反而可能导致烫伤；若是有明显的"凉、麻、痛"症状或者走一段路就感到双腿疼痛，需要停下休息才能缓解的，建议到医院找血管外科医生看一看；当然，如果老年人相信"药浴"，想泡脚，那也不要执拗，在身体允许的情况下进行，注意水温，时间也不宜过长，糖尿病患者泡脚的水温不宜超过体温，最好家属帮助试一下水温，避免发生不必要的危险。

3. 老人泡脚注意事项

1) 水温 40～45℃，从 40℃开始逐渐增至 50℃，不应超过 60℃。

2) 最好是在晚饭后 1 小时或临睡前开始。

3) 每次泡脚的时间一般以 30 分钟左右为宜。

4) 脚部皮肤感染、肺炎等疾病发热期、严重心脑血管病等均不宜泡脚。

5) 部分糖尿病患者对痛觉、水温的感觉反馈机制失灵，烫伤也浑然不知，不宜泡脚。

总之，泡脚养生只是辅助作用，如果老年人有腿脚疼痛、下肢寒凉的症状，不要以为用热水泡泡就能缓解，更不可寄希望以此改善下肢动脉硬化闭塞，最好到医院来正规检查和治疗。

作者简介

姓名：迟国庆

性别：男

工作单位：航天中心医院外周血管介入科

学历及学位：研究生

技术职称：主治医师

研究方向：外周血管介入

通信地址：北京市海淀区玉泉路 15 号院

邮编：100049

E－mail：accgq@126.com

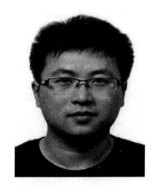

你不知道的"旅行病"

何水波

去年夏天我的一个朋友带着全家自驾去内蒙大草原旅游，一大早出发驱车 8 个小时，来到内蒙，刚下车朋友就感觉胸闷、憋气，一瞬间意识丧失，这可把家人急坏了，刚才还好好的，怎么说不行就不行了呢？急呼 120 送当地医院，诊断心肌缺血，输液后症状缓解，遂回宾馆休息，可还没进宾馆门上述症状又出现了，这次还伴有左下肢疼痛，这时他想起了我这个医生朋友，打电话简单地说了一下情况，还说"没事吧，可能休息一下就好了"，此时，我已惊出了一身冷汗，我说："你听我的，不要动了，现在马上立即要急救车回北京，不然你可能连性命都保不住了！"他将信将疑，觉得没那么严重，但还是听了我的话火速赶回来了………

1. 那么，我的朋友到底得的什么病呢？

当他来到我病房时已是深夜 11 点，急抽血化验、床旁彩超、心电图等一系列检查结果出来了，证实了我的猜想：高度怀疑肺栓塞！立即给予肝素抗凝、吸氧、制动等处理，次日做肺动脉 CTA 检查明确诊断为：多发肺动脉栓塞，下肢深静脉血栓形成。

2. 我的朋友为什么会得这种病呢？

您听说过"经济舱综合征"或"旅行血栓症"吗？

早在 1974 年美国前总统尼克松因为政治外交的需要，连续长途飞行于奥地利、中东埃及等地，引发了左腿深度静脉血栓，从那时起，人们就认识到长途空中飞行会造成静脉血栓征。1977 年有研究者首次对乘经济舱长时间飞行肢体固定少动引起的下肢深静脉血栓形成并发肺栓塞称之为"经济舱综合征"。但事实上 VTE 并不局限于经济舱的乘客，长时间乘坐其他交通工具如汽车、火车等也会增加 VTE 的风险。因此有人提出，合适的名称应该为"与飞行旅行相关的静脉血栓栓塞"或者"旅行者血栓症"。

3. "旅行者血栓症"是怎么形成的？

"旅行者血栓症"的学名为静脉血栓栓塞症（VTE），是指乘客长时间坐在狭小的座位上，腿部血液流通不畅，形成凝块，这些血块有的会自行溶解，有的则随血液而流动，当其进入支持肺部或心脏的一些小血管时，极易引起大面积栓塞，严重时可致猝死。

4. 哪些人容易得"旅行者血栓症"？

一般来说，长途旅行中出现 VTE 的几率并不大，除了远距离的飞行和狭窄的座位这些客观因素外，乘客的个人因素也是会增加此类风险的：严重肥胖、高血脂、高尿酸、糖尿病、恶性肿瘤或近期有创伤史的患者，以及正服用避孕药的妇女，应特别注意血栓的预防。另外医学上还有一部分称为"易栓症"的人群，往往存在一些先天或自身免疫性因素导致特别容易长血栓。

5. 如何预防"旅行血栓症"呢？

一般措施：

1）乘坐交通工具前或过程中，避免服用镇静药，饮用咖啡、茶和含乙醇饮料，应该多饮水和果汁，最好每小时喝 200mL；

2）旅途中尽量穿着宽松服饰，保持坐姿舒适，每小时走动一次，交通工具驾驶者，至少每 2～3 小时离开驾驶位置一次并作下肢运动；

3）对于年龄超过 40 岁且有活动性炎症如关节炎或近 3 日内曾

作小手术者，更应遵守一般预防措施；

4）髋或膝关节人工关节置换术后三个月内，不宜长时间乘坐交通工具。

对于有中危或高危因素的旅客应着医用长统袜。对存在静脉血栓高危因素的乘客（如有静脉血栓病史，有血栓形成倾向的疾患等）应该考虑使用包括低分子肝素在内的药物进行预防。抗血小板药物阿司匹林并不能降低 VTE 的发病率，并且有胃肠道副作用，不建议使用。

6. 一旦发生"旅行血栓症"该怎么办？

如果旅客在旅途中或旅行后，出现小腿明显肿胀、疼痛，站立或行走时加重，小腿抽筋或远侧浅表静脉曲张，下肢伸直时急速背屈踝关节，小腿深部疼痛，则提示有可能发生了"旅行血栓症"。此时，应该尽量避免再让下肢活动并抬高患肢，立即请人协助求医。值得注意的是，不应将长途旅行引起的踝关节轻微肿胀，误认为发生"旅行血栓症"；也不应将浅表性血栓性静脉炎误认为"旅行血栓症"，它多由静脉壁损伤引起，好发于四肢浅表静脉，急性期局部红肿疼痛、触及条索状物，故不难鉴别。"旅行血栓症"患者血栓脱落，也可引起脑栓塞，称为"经济舱脑卒中综合征"，并发脑栓塞者少见。如果患者在提示发生"旅行血栓症"后数小时或数天内，突然出现呼吸困难、胸痛、心悸、咳嗽、咯血、晕厥等症状，即提示存在肺栓塞，应该紧急求救。

我的朋友很幸运，及早发现并得到了及时恰当的处理，使他转危为安，经过半个月的治疗康复出院，不过出院后仍需在医生的指导下继续口服抗凝药至少半年。

作者简介

姓名：何水波

性别：女

工作单位：航天中心医院老年医学一科

学历及学位：硕士

职务：副主任

技术职称：主任医师

研究方向：血栓相关性疾病

通信地址：北京市海淀区玉泉路 15 号院

邮编：100049

E-mail：heshuibo721@sina.com

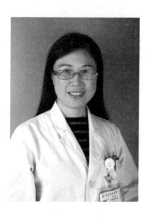